G. Weiss · Diagnostische Bewertung von Laborbefunden

Diagnostische Bewertung von Laborbefunden

Von Dr. GERMAN WEISS
Facharzt für Innere Krankheiten

Mit einem Geleitwort von
Professor Dr. A. SCHRETZENMAYR

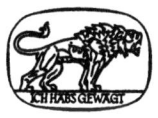

J. F. LEHMANNS VERLAG
MÜNCHEN

4. Auflage 1976 (10.–13. Tausend)
© 1969, 1970, 1976 J. F. Lehmanns Verlag München
Softcover reprint of the hardcover 4th edition 1976

Alle Rechte vorbehalten

ISBN 978-3-642-86200-7   ISBN 978-3-642-86199-4 (eBook)
DOI 10.1007/978-3-642-86199-4

Inhalt

Geleitwort VII

Vorwort IX

Abkürzungen X

Symbole XII

Einleitung 1

Laboruntersuchungen (alphabetisch geordnet) 4

Literatur 397

Bezugsquellennachweis 427

Register 451

Normalwerte des eigenen Labors 491

Geleitwort

Dieses Buch ist aus der Sprechstunde heraus geboren und für eben diese Sprechstunde des Praktikers und des Facharztes geschrieben. Die rasante Entwicklung der labordiagnostischen Methoden in den letzten Jahren hat den Arzt der Praxis mit neuen Problemen konfrontiert. Der eine Teil — es ist vorwiegend die jüngere Generation — macht freudig, oft zu ausgiebig von den neuen diagnostischen Möglichkeiten Gebrauch, ein anderer Teil verhält sich ablehnend, ja begründet diese Ablehnung nicht selten mit dem Argument, die moderne Medizin ginge einen falschen Weg. Die Mehrzahl der in der Praxis stehenden Ärzte bemüht sich jedoch ehrlich und oft auch beschwerlich, das Neue, den Fortschritt mit Hilfe der Labordiagnostik in den Griff zu bekommen. Der Kollege sammelt Laborprospekte, er besucht labordiagnostische Fortbildungskurse und Seminare, er macht sich viele Notizen, er kauft sich ausgezeichnete Laborbücher in neuester Auflage — aber die Zeitnot der Praxis hindert ihn, all dies Wissen im speziellen Fall zu integrieren und bei dem vor ihm sitzenden Patienten sofort in Anwendung zu bringen. Wenn er erst nach seinen Notizen suchen muß, wenn er sich erst durch mehrere Seiten verschiedener Bücher mit den vielen „wenn" und „aber" hindurchmühen muß, um sich über Möglichkeiten und Bewertung einer bestimmten Laboruntersuchung zu orientieren, dann resigniert er.

Diese Lücke zwischen dem großen Interesse an der medizinischen Labordiagnostik und der schwierigen Bewertung der Ergebnisse in der Praxis will das vorliegende Buch überbrücken. Der erste Teil geht dabei von den Labortesten aus, zählt sie stichwortartig auf, und ordnet ihnen nur die Krankheitsbilder und Syndrome zu, bei denen diese Labormethoden eine Rolle spielen können. Eine kritische Bewertung, gleichfalls in Schlagworten, bewahrt vor Über- und Unterschätzung der Befunde, Hinweise auf zugehörige Abschnitte des Buches erweitern die Kenntnisse der differentialdiagnostischen Möglichkeiten.

Der zweite Teil* geht von den Krankheitsgruppen und Symptomen aus und ordnet diesen die Labormöglichkeiten zu. Beide Blickrichtungen zusammen ermöglichen ein rasches Finden und Erfahren, sei es, daß der Arzt Bedeutung und Bewertung eines Laborbefundes sucht, sei es, daß er einen klinischen Verdacht durch rationellen Einsatz von Labormethoden erhärten will.

---

* Der zweite Teil wird in einem bald folgenden 2. Band veröffentlicht.

Möge dieses Buch dem Arzt der Praxis „zur Hand gehen", in der Sprechstunde und am Krankenbett, möge es ihm helfen, den Anschluß zu ebnen an die großen Fortschritte, die heute die Labordiagnostik für die Diagnose, Therapie, Prognose und Prophylaxe auf allen Gebieten der Medizin gebracht hat.

Professor Dr. A. SCHRETZENMAYR

Die technische Entwicklung hat auch die Zahl der Laboratoriumsuntersuchungen und Methoden in den letzten Jahren sprunghaft ansteigen lassen. Dadurch wird dem Arzt eine Fülle von Informationsmaterial zur Verfügung gestellt, welches er bis in alle Einzelheiten nur noch schwer zu übersehen vermag. Vor allem die Wechselbeziehungen der einzelnen Ergebnisse zueinander können wertvolle diagnostische Hinweise geben. Weiss hat sich deshalb bemüht, diese Problematik besonders herauszustellen.
Er geht aus der praktischen Erfahrung heraus von dem Krankenbild aus und setzt die Laborergebnisse dazu in Beziehung. Es wäre interessant, auch den umgekehrten Weg noch zu gehen und von dem Laborbefund ausgehend die Palette der zuzuordnenden Krankheiten auszumalen.
Sicherlich ist die Arbeit von Weiss auch wertvoll für die Datenspeicherung und Datenverarbeitung, da Zuordnungen dieser Art bisher nicht vorhanden sind.
Die Laboratoriumsdiagnostik müßte eine tote Wissenschaft bleiben, wenn es nicht gelänge, ihre Ergebnisse den Krankheitsabläufen zuzuordnen.

Dr. FENNER

Vorwort zur 4. Auflage

Das positive Echo seit dem Ersterscheinen des Büchleins gibt mir Mut zur weiteren Arbeit. Der Erfolg, der sich in der Auflagenzahl, positiven Zuschriften und positiven Buchbesprechungen ausdrückt, beweist, daß bis zum Erscheinen des Buches eine Lücke bestand. Die Anregungen für Veränderungs- oder Verbesserungswünsche waren sehr gering. Auch in der neuen Auflage möchte ich auf Funktionsprüfungen nicht primär Laboratoriums-diagnostischer Methodik und kompliziertere Untersuchungen, die nicht in den meisten Labors durchgeführt werden können, verzichten. Auch stärker spezifische Untersuchungsmethoden, die nur in geringem Grade eine Differentialdiagnostik des Ergebnisses erforderlich machen, wurden wiederum nicht berücksichtigt, da ihre Bedeutung bei Einleitung der Diagnostik dem Studenten und Arzt schon bekannt sind.
Die manchmal nicht ganz konsequent durchgeführte Einheitlichkeit der einzelnen Kapitel ist einerseits auf verschiedene Literaturangaben zurückzuführen, andererseits darauf, daß Schönheitskorrekturen oft mit größerem Zeitaufwand verbunden sind als die eigentliche Grundarbeit. Da mir jedoch Assistenten und Doktoranden zur Unterstützung nicht zur Verfügung stehen und ich diese Arbeit neben der normalen Praxistätigkeit durchführe, habe ich nur in dringenden Fällen zur besseren Verständlichkeit Änderungen durchgeführt.
An Ergänzungen und Neueinführungen finden sich in der Neuauflage vor allem neu eingeführte Teste, wie Gamma-GT, LAP usw., die in der Diagnostik bereits einen festen Platz eingenommen haben, weiterhin wurden v. a. Veränderungen bezüglich der Haltbarkeit der einzelnen Bestimmungen eingeführt, da neuere und exaktere Literaturangaben vorliegen.
Für eine weitere Zusendung von Anregungen und Vorschlägen bin ich sehr dankbar. Ich bitte um Verständnis, wenn ich nicht jede der Zuschriften persönlich beantworten kann oder aber die Antwort erst lange Zeit später kommt.

Augsburg, den 1. 11. 1975

Abkürzungen

Alb.	Albumine
a_1Glob.	a_1-Globuline
a_2Glob.	a_2-Globuline
alk.	alkalisch
Alk. Phos.	Alkalische Phosphatase
BB	Blutbild
βGlob.	β-Globuline
BKS (= BSG)	Blutkörperchensenkung
Bili	Bilirubin
BSP	Bromsulphalein
C	Celsius
Ca	Calcium
CHE (ChE)	Cholinesterase
Chol.	Cholesterin
chron.	chronisch
Cl	Chlorid
CO_2	Kohlendioxyd
CRP	C-reaktives Protein
Cu	Kupfer
dir.	direkt
Elphor	Elektrophorese
Ery	Erythrozyten
Fe	Eisen
F. I.	Färbeindex
γ Glob.	γ-Globuline
GE	Gesamteiweiß
GLDH	Glutaminsäuredehydrogenase
Glob.	Globuline
GOT (= SGOT)	Glutamat-Oxalazetat-Transaminase
GPT (= SGPT)	Glutamat-Pyruvat-Transaminase
h	Stunde(n)
Hb	Hämoglobin
HCG	Human-Chorion-Gonadotropin

Abkürzungen

IE	Internationale Einheit
indir.	indirekt
IU	International Unit (= IE)
K	Kalium
KBR	Komplementbindungsreaktion
LDH	Laktatdehydrogenase
LE	Lupus erythematodes
Leuko	Leukozyten
Mg	Magnesium
Min (= min)	Minute
mval/l	Milliäquivalent pro Liter
Na	Natrium
P	anorganischer Phosphor (entspr. d. Phosphat)
PCP	Primär chronische Polyarthritis (= progressiv chronische Polyarthritis = Rheumatoide Arthritis)
pH	negativer dekadischer Logarithmus der Wasserstoffionenkonzentration
Phos.	Phosphatase
PO_4	Phosphat
RES	Retikuloendotheliales System
Rest-N	Reststickstoff
RF	Rheumafaktor
Sec (= Sek)	Sekunde
Std (= h)	Stunde
vgl.	vergleiche
Vol.	Volumen
Vol.-%	Volumenprozent
z. B.	zum Beispiel
z. T.	zum Teil

Zeichen und Symbole

- $<$ Weniger als
- $>$ Mehr als
- ↑ Erhöhte Werte
- ↗ Leicht erhöhte Werte
- → Normale Werte
- ↘ Leicht erniedrigte Werte
- ↓ Erniedrigte Werte
- L̗ Die Befunde können normal oder erhöht sein
- ⟨ Die Ergebnisse schwanken zwischen leicht erhöhten und leicht erniedrigten Werten
- ∠ Normale oder leicht erhöhte Werte
- ↑↑ Stark erhöhte Werte
- ↑↑↑ Extrem erhöhte Werte
- ⊔ Die Befunde können zwischen starken Erhöhungen und normalen Werten schwanken
- L̗ Meist normale, selten erhöhte Werte
- L̗ Meist liegen erhöhte Werte vor, es können aber auch normale Befunde vorkommen
- ⇌ Normale oder hochnormale Werte (d. h. im oberen Grenzbereich der Norm)
- ⇌ Normale oder niedernormale Werte (d. h. im unteren Grenzbereich der Norm)
- ∼ Schwankende, unsichere oder nicht festlegbare Werte
- ♂ Symbol für das männliche Geschlecht allgemein, im Text zur besseren Hervorhebung auch für „Männer" gesetzt
- ♀ Symbol für das weibliche Geschlecht allgemein, im Text zur besseren Hervorhebung auch für „Frauen" gesetzt
- α alpha
- β beta
- γ gamma
- μ my

Einleitung

Die Laboruntersuchungen finden sich alphabetisch geordnet, um ein rasches Auffinden der Kapitel zu ermöglichen. Die einzelnen Abschnitte beginnen jeweils mit den Normalwerten, soweit erforderlich auch nach verschiedenen Altersstufen und Geschlecht gegliedert. Die angegebenen Werte dienen nur zur orientierenden Übersicht. Es bestehen je nach Art der verwendeten analytischen Methodik gewisse Abweichungen der Normalwerte, ebenso können in Abhängigkeit von ernährungsbedingten und geographischen Unterschieden Verschiebungen der Norm auftreten. Weitere Abweichungen bestehen bei manchen Untersuchungen im Zusammenhang mit der Tageszeit, der Körperlage und der vorhergegangenen Nahrungsaufnahme. So sind z. B. beim liegenden Patienten die Hämatokritwerte, Eiweißwerte und Cholesterinwerte um etwa 10% höher als beim sitzenden Patienten. Daher sollte bei Untersuchungen und Verlaufskontrollen von möglichst konstanten Bedingungen ausgegangen werden. Welche Normalwerte gelten, wird vom jeweiligen Labor festgestellt. Im Anhang findet sich eine Tabelle, in die die Normalwerte des eigenen Labors und die erforderliche Menge des Untersuchungsmaterials eingetragen werden können. Bei der Bewertung darf keine Verwechslung der Einheiten (Enzymeinheiten) oder Maße (mg % und mval/l) vorkommen. Es ist zu beachten, daß der Normalbereich immer eine Größe statistischer Art darstellt und der Übergang vom Normalen zum Pathologischen nicht an einem starren Grenzwert erfolgt, sondern in einem mehr oder weniger fließenden Bereich.

Ebenso wie bei der Festsetzung der Normalwerte Unterschiede auftreten können, sind durch viele Faktoren Veränderungen und Verfälschungen der Laborergebnisse zu erwarten. Auch einem guten Labor gegenüber sollte der Arzt kritisch sein und mit falschen Ergebnissen bis zu 10% der angeforderten Untersuchungen rechnen. Es ist daher grundsätzlich zu fordern, daß die Laborergebnisse immer im Zusammenhang mit dem klinischen Bild bewertet werden. Bei pathologischem Ausfall sollte noch vor Beginn einer einschneidenden therapeutischen Maßnahme, aber auch bei fraglich normalen Befunden das Ergebnis durch Wiederholung der Laboruntersuchung kontrolliert werden. Es ist jedoch besser, ein Spektrum mehrerer Untersuchungen durchzuführen, als wenige Teste häufig zu wiederholen. So wird z. B. die Diagnose einer chronischen Hepatitis wesentlich sicherer, wenn neben dem klinischen Befund nicht nur das Ergebnis einer vermehrten SGPT-Aktivität, sondern auch erhöhte SGOT-Werte und evtl. ein erhöhtes Serumbilirubin vorliegen. Eine mehrfache alleinige Erhöhung der SGPT kann z. B. durch einen systematischen Fehler im Labor entstehen. Diese

Einleitung 2

Fehler des Labors werden dem aufmerksamen Arzt dadurch auffallen, daß alle Werte eines Tests bei verschiedenen Patienten auffällig oft erhöht, d. h. pathologisch ausfallen. Zufällige Streuungsfehler spielen bei der Diagnostik keine so entscheidende Rolle, da sie bei der Verlaufskontrolle ausgeglichen werden. Grobe Fehler des Labors, z. B. durch Verwechslungen, falsche Reagenzien oder Photometerfilter können durch das Herausfallen eines Wertes aus dem klinischen Gesamtbild erkannt werden. Wer sich nur auf einen oder wenige Laborbefunde verläßt, wird hier oft mit seiner Diagnose versagen.
Jedes Labor sollte die Zuverlässigkeit seiner Untersuchungen ständig überprüfen. Hierzu gehört auch die Verwendung von Kontrolllösungen, mit denen die Ergebnisse der Analysen laufend kontrolliert werden. Wenn die Werte der Analysen nicht täglich wirkungsvoll überprüft werden, so kommt es zu einer beträchtlichen Streuung der Laborergebnisse. Es sei noch daran erinnert, daß die Fehler, die vor der eigentlichen Analytik entstehen können, oft eine wesentlich größere Rolle spielen als technische Analysenfehler. So ist bei vielen Untersuchungen die Art der Probenverwahrung und Vorbereitung von großer Bedeutung. Dazu gehören der Zeitpunkt und die Art der Abtrennung des Serums (bzw. Plasmas) von den zellulären Blutelementen, die Zeit, Temperatur und Lichteinwirkung bei der Aufbewahrung, die Beschaffenheit des Gefäßmaterials sowie evtl. Erschütterungen und Nachgerinnung. Im Rahmen des Möglichen wurde bei den einzelnen Kapiteln auf Fehlermöglichkeiten hingewiesen. Die Umstände der Probennahme, z. B. Tageszeit, Körperlage, Zeit und Intensität der Stauung, Beschaffenheit der Nadel und Entnahmegefäße, Zahl der Stiche (bei Blutentnahme) sowie Zeitpunkt und Zusammensetzung der letzten Nahrungsaufnahme haben ebenfalls einen Einfluß auf das Ergebnis. Die Forderung, daß der Patient *nüchtern* sei, ist jedoch fast immer *unnötig*. Nur bei wenigen Untersuchungen, z. B. bei der Bestimmung des anorganischen Phosphors, bei der Magensonde und bei Blutzuckerbelastungsproben, muß der Patient nüchtern sein. Bei ambulanten Untersuchungen (besonders bei langer Anreisezeit, Wartezeit beim Arzt usw.) können durch zu langes Nüchternsein vegetative Sensationen ausgelöst werden, die ihrerseits eine Verfälschung der Ergebnisse bewirken können. Das Frühstück sollte jedoch in jedem Falle fettfrei sein, also ohne Butter, Milch, Wurst usw. Schwacher Tee und ein Brötchen können empfohlen werden. Eine nüchterne Blutentnahme in der Klinik hat natürlich ihre Vorteile, wenn sie frühzeitig erfolgt.
Ich habe versucht, die wichtigsten und am häufigsten vorkommenden Krankheitsbilder an den Anfang der Kapitel zu setzen. Zur besseren Übersicht, aus kausalgenetischen Gründen oder infolge

topographischer Unterschiede wurden jedoch teilweise Gruppierungen nötig. Deshalb steht nicht immer die häufigste Ursache einer Laborveränderung am Beginn, bzw. die seltenste am Ende. Manchmal konnte überhaupt keine befriedigende Einteilung gefunden werden, so daß die verschiedenen Punkte nur aufgezählt wurden. Da das Bändchen kein Lehrbuch darstellt, wurde auf Erklärung der verschiedenen Krankheitsbilder verzichtet. Es wird vorausgesetzt, daß der Arzt die genannten Krankheiten kennt oder sich in den entsprechenden Nachschlagewerken, Lehrbüchern usw. orientiert. Bei seltenen Syndromen wurde in der rechten Spalte (Rubrik Bemerkungen) eine Zusammenstellung der wichtigsten Befunde und evtl. der Ursache gegeben. Sonst findet sich unter Bemerkungen mancher Hinweis, der mir wichtig erschien, oder eine Angabe über andere ebenfalls pathologisch ausfallende Laborbefunde.
Obwohl das Buch im allgemeinen in alphabetischer Reihenfolge gehalten ist, wurden die Harnbefunde meist hinter die Serumbefunde der entsprechenden Substanz gesetzt (z. B. Calcium), da infolge häufig bestehender Zusammenhänge manchmal auf das vorhergehende Serumkapitel verwiesen wurde.

Aceton s. Azeton S. 43
Acetessigsäure s. Azetessigsäure S. 42 und S. 205
Achylie s. Magensonde, fraktionierte

ACTH-Test *

1. Mit Bestimmung des Na/K-Quotienten im Harn

Normalwerte:
Na/K-Quotient < 1,0 nach ACTH-Injektion

Technik:
An zwei aufeinanderfolgenden Tagen werden um 8 Uhr jeweils 120 I.E. (= 40 I.E. alte Methodik) ACTH i.m. injiziert. Der 24-Stunden-Urin wird 24 Stunden vor der ersten Injektion sowie an den zwei darauffolgenden Tagen gesammelt. Die Veränderung des Na/K-Quotienten ergibt sich aus der Summenwirkung aller mineralokortikoid-wirkenden Steroide der zona fasciculata. Diese Methode ist als Screening-Test brauchbar, da auch in kleinen Laboratorien Na und K einfach bestimmt werden können.

Bewertung:
Na/K-Quotient sinkt nicht unter 1,0 bei:
1. Morbus Addison
2. Adrenogenitales Syndrom
3. Hypophysenvorderlappeninsuffizienz: *Die Umkehr des Quotienten unter 1,0 kommt vor, jedoch nicht regelmäßig.*

2. Eosinophilen-Test (Thorn-Test)

Normalwerte:
Abfall der Eosinophilen 4 Stunden nach ACTH-Injektion um 50—60% des Ausgangswertes (= positiver Thorn-Test).

Bewertung:	Bemerkungen:
Abfall geringer als 50%:	*Da die Eosinophilen auch spontane Schwankungen bis ± 50% zeigen, ist der Wert des Testes gering!*
1. Primäre Nebennierenrindeninsuffizienz	
2. Hypophysenvorderlappeninsuffizienz	
3. Hypothyreosen	

* Literatur: 335

3. Mit Bestimmung der 17-Hydroxykortikoide
Normalwerte:
Gesamtkortikoide im Plasma 6—30γ%, nach Belastung Anstieg um 100%.
24-Stunden-Ausscheidung im Urin ca. 8,5 mg, nach ACTH-Belastung Anstieg um ca. 250% (am Tag nach der Belastung).

Technik:
Nach Dauertropfinfusion einer physiologischen Kochsalzlösung, der 50 I.E. ACTH hinzugefügt wurden, kommt es bei einer gesunden Nebenniere zu einer Steigerung der 17-Hydroxykortikoid-Ausscheidung.

Bewertung:	Bemerkungen:
Fehlen eines Anstiegs der 17-Hydroxykortikoide:	*Diese Methode ist die genaueste, kommt im*
1. Morbus Addison	*allgemeinen jedoch nur für*
2. Adrenogenitales Syndrom	*die Labors großer Kliniken*
Erhöhte Ausgangswerte der	*in Frage.*
17-Hydroxykortikoide (mit unterschiedlichem Ansprechen) finden sich beim Cushing-Syndrom.	

Adrenalin (Ausscheidung im Harn) *

Normalwerte:

Jahre	µg/24 Stunden	
0—10	9,2 ± 8,6	Über Normalwerte
10—30	22 ± 14	s. auch Normalwerte
30—50	26 ± 22	des eigenen Labors
50—70	28 ± 21	zu Beginn.
70—99	19 ± 12	

Die Normalwerte hängen von der Analysenmethodik ab. Der 24-Stunden-Urin wird mit Essigsäure angesäuert (nach mindestens fünftägiger medikamentenfreier Pause) zur Untersuchung gebracht.

Einheiten:
Keine, sondern Gewichtsangabe pro Zeit.

Funktion:
Das Adrenalin hat zusammen mit Noradrenalin eine stimulierende und reizübermittelnde Wirkung auf das sympathische Nervensystem. Unter anderem bewirkt Adrenalin eine Erhöhung

* Literaturauswahl: 75, 76, 108, 142, 147, 240, 245.

Adrenalin

des systolischen und mittleren Blutdrucks bei Senkung des diastolischen Blutdrucks (Vasodilatation), Vergrößerung des Schlagvolumens und der Schlagfrequenz des Herzens (Pulsfrequenz). Weiterhin bewirkt es einen Anstieg des Blutzuckers, des Serumkaliums und des Serumkalziums, einen Anstieg der Lymphozyten- und der Leukozytenzahlen bei gleichzeitiger Verminderung der Eosinophilen.

Vorkommen:
Das Adrenalin wird vor allem im Nebennierenmark synthetisiert, weniger in sympathischen Nerven und Ganglien, die vor allem Noradrenalin synthetisieren. Adrenalin wird ebenso wie Noradrenalin direkt ins Blut sezerniert, wo sich weniger als 10^{-10} g/l Adrenalin bzw. weniger als 10^{-9} g/l Noradrenalin befinden.

Erhöhte Werte:	**Bemerkungen:**
Phäochromozytom (= Tumor der chromaffinen Zellen) a) der Nebenniere (80%) meist einseitig, selten doppelseitig b) der Paraganglien/sympathische Ganglienkette (ca. 20%)	*Beim Phäochromozytom werden pro 24 Stunden bis zu 0,25 mg Adrenalin ausgeschieden. Es gibt 3 verschiedene Verlaufsformen: 1. Paroxysmale Hochdruckkrisen bei sonst normalem Blutdruck (ca. 25—30% aller Phäochromozytome). 2. Dauerhochdruck vom Bilde der essentiellen Hypertension oder malignen Sklerose (Hypertoniker haben in etwa 0,5% ein Phäochromozytom). 3. Kombination von Dauerhochdruck und gelegentlichen akuten Anfällen.*
Leichte Erhöhungen der Adrenalinausscheidung können zustande kommen durch 1. Insulininduzierte Hypoglykämie 2. Stress-Situationen 3. Ängstliche, passiv emotionelle Erregung 4. Operationen 5. Reizung des sympathischen Nervensystems.	

N. B.: Bei der Diagnostik des Phäochromozytoms spielt neben der Messung der Ausscheidung von Adrenalin auch die Ausscheidung von Noradrenalin und Vanillin-Mandelsäure (3-Methoxy-4-Hydroxy-Mandelsäure) eine besondere Rolle (s. dort).

Weniger zuverlässige diagnostische Methoden sind pressorische und depressorische Testverfahren. Bei normalem Blutdruck wird entweder der „Cold-pressure-Test" (Hand in Eiswasser tauchen), die Tumorpalpation (Knetversuch) oder die Histamininjektion (0,01—0,05 mg Histamin in 10 ml physiologischer Kochsalzlösung rasch i.v.) durchgeführt. Letzteres Verfahren zeigt bei etwa 75% ein positives Ergebnis. Als am zuverlässigsten wird der Thyramin-Test bezeichnet. Nach 1000 γ Thyramin steigt beim Phäochromozytom der systolische Blutdruck mehr als 20 mm Hg.

Kontraindikationen für pressorische Test-Verfahren:
1. Blutdruck über 170 mm Hg
2. Herzinsuffizienz
3. Zerebrale Komplikationen

Bei konstanter Hypertonie werden die depressorischen Verfahren angewandt (Regitin oder Benzodioxan). Positives Ergebnis bei Blutdruckabfall von mindestens 35 mm Hg systolisch, bzw. 25 mm Hg diastolisch. Falsch positive Ergebnisse kommen auch bei essentieller Hypertonie vor. Siehe auch unter Vanillin-Mandelsäure und unter Noradrenalin.

Adrenalin (Serum)

Normalwerte:
4,1—9,6 μg.

Bewertung:
Erhöhte Werte wie bei Adrenalin-Harn.

N. B.: Bei der Insulinhypoglykämie kann der Adrenalinspiegel auf das Zehnfache ansteigen; bei katecholamin-produzierenden Tumoren noch wesentlich höher (ein Noradrenalinanstieg wurde hier bis über das Hundertfache beobachtet).

Agammaglobulinämie s. Elektrophorese S. 153

Agglutinations-Reaktion

Das serologische Agglutinationsverfahren wird durchgeführt, um evtl. im Blutserum vorhandene Antikörper (Agglutinine) nachzuweisen, wobei lebende und abgetötete Bakteriensuspensionen verwandt werden. Die Agglutinine sind die immunologische Reaktion des Organismus auf die Einwirkung verschiedener Krankheitserreger (s. 2. Teil bei entspr. Krankheiten).

Agranulozytose *

Typische Werte:
Leukozyten 1000—3000/mm³ (Gesamtzahl)
Neutrophile Granulozyten 500/mm³ und weniger bzw. 0—20%
Nicht jede Leukopenie mit Werten unter 3000/mm³ ist eine Agranulozytose. Wenn es auch subakute Verlaufsformen gibt (ca. 20%), so ist doch das akute Bild meist im Vordergrund stehend. Ätiologisch handelt es sich um einen anaphylaktischen Mangelzustand der Granulozyten, verursacht durch Sensibilisierung mit chemischen Stoffen, vor allem Medikamenten. Diese werden von den Körperproteinen zu Vollantigenen komplettiert, die eine Agglutination der Granulozyten bewirken.
Folgende Tabelle bringt die am häufigsten in der Literatur aufgeführten Stoffe, Medikamente und Wirkungsgruppen, die eine Agranulozytose verursachen können. Zur leichteren Auffindung handelt es sich um eine rein alphabetische und nicht um eine logische Reihenfolge. Durch Anführung von Gruppen, chemischen oder Handelsbezeichnungen können manche Stoffe doppelt aufgeführt sein. Die Tabelle ist nicht vollständig, denn es können hier unmöglich alle Kombinationspräparate aufgezählt werden, die einen der aufgeführten Stoffe enthalten.

Acetazolamid	Arsenverbindungen	Chlorpromazin
Acetanilid	Aspirin	Cibalgin
Amidopyrin	Atophan	Conteben
Aminophenazon		
Analgetika	Benzol	DDT
Antibiotika	Busulfan	Diamox
Antidiabetika	Butazolidin	Dihydrostrepto-
Antimon-		mycin
Verbindungen	Chinin	Dinitrophenol
Antiepileptika	Chloralhydrat	Diuretika
Antihistaminika	Chloramphenicol	
Antiphlogistika	(meist jedoch toxi-	Eu-med
Antipyrin	sche Leukopenie)	
Antistin	Chloromycetin	Favistan
Antithyreotoxika	Chlorophenotan	Goldpräparate

* Literaturauswahl: 31, 109, 125, 128, 177, 206, 279, 285, 296.

Hydantoin

Irgapyrin
Isoniacid

Karbutamid

Lachgas (Anästhesie)
Leukomycin

Megaphen
Melubrin
Mepyramin
6-Merkaptopurine
Mesantoin
Methylmerkapto-
  imidazol
Methylthiouracil
Myleran

Neostibosan

Optarson

Pamaquin
Paraaminosalizyl-
  säure

Paraxin
Penicillin
Phenothiazine
Phenylbutazon
Phosphor
Phenacetin
Plasmochin
Procainamid
Prontosil
Psychopharmaka
Pyramidon
Pyribenzamin
Pyrithyldion

Quecksilberdiuretika
  und andere
  Quecksilber-
  präparate

Salizylsäure
Salvarsan
Sedativa
Senfgasabkömmlinge
Spirocid
Streptomycin
Sulfapyridin
Sulfathiazol

Sulfonamide
Sulfonylharn-
  stoffe

Tebethion
Tetanusantiserum
Thiantoin
Thioglykollate (Zu-
  satz bei der Anti-
  Streptolysin-
  Titerbestimmung,
  Kaltwellmittel für
  die Haare)
Thiosemikarbazon
Thiouracil
Tolbutamid
Tranquilizer
Trimethadion
Trinitrotoluen

Uliron
Urethan

Wismutpräparate

Zytostatika

Albumin s. Elektrophorese S. 141

Albumin-Globulin-Quotient s. Elektrophorese S. 155

Albuminurie, schlechte Bezeichnung für Proteinurie s. S. 205

Aldehyd-Probe (Harn) *

Normalwerte:

Tägliche Ausscheidung:
Säuglinge   0— 4 mg
Kleinkind   4— 8 mg
Erwachsener   3—25 mg
(Sterkobilinogen/Urobilinogen)

* Literaturauswahl: 16, 34, 104, 159, 214, 239, 286, 305, 334.

Aldehyd-Probe

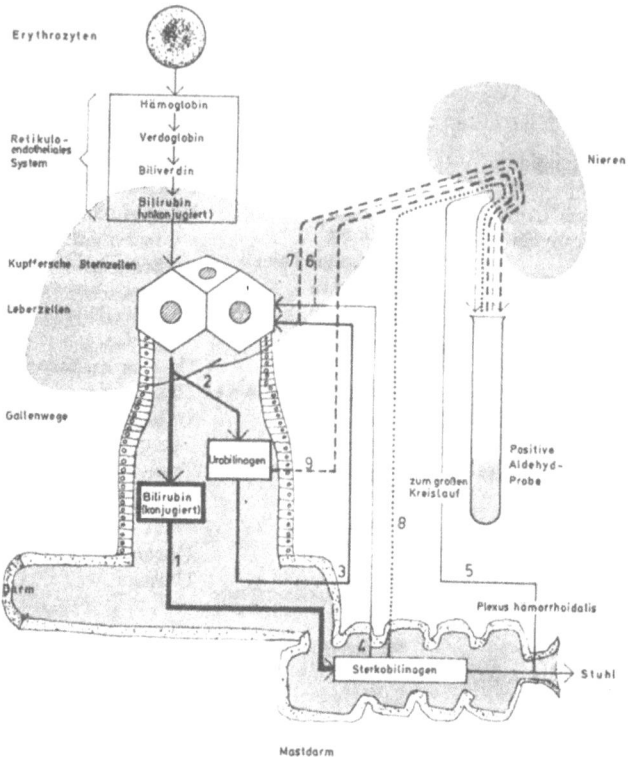

▬▬▬ 1 = Normaler Weg des Bilirubins
▬▬▬ 2 = Teilweise Entstehung von Urobilinogen in den Gallenwegen
▬▬▬ 3 = Urobilinogen wird normal im Darm resorbiert und in der Leber wieder abgefangen
──── 4 = Entstehung von Sterkobilinogen im Darm
──── 5 = Normale Reaktion Ubg —/+ (geringe Sterkobilinogenresorption)
- - - - 6 = Sterkobilinogen
  und
- - - - 7 = Urobilinogen bei Leberzellschaden (verstärkte Aldehydprobe)
.... 8 = Vermehrte Resorption bei Obstipation
- - - - 9 = Ubg bei Entzündung der Gallenwege

Abb. 1: Schematische Darstellung der Urobilinogen/Sterkobilinogen-Entstehung und -Ausscheidung

Aldehyd-Probe

In der Praxis genügt die grobe Abschätzung der Ausscheidung mit dem Ehrlichschen Aldehyd-Reagens. **Normalwert:** —/+

Der 1. Wert — bedeutet „in Kälte negativ", der Wert nach dem Schrägstrich bedeutet „in Wärme positiv", also Rotfärbung.

N. B.: Frische Urine können bei sofortiger Untersuchung infolge der Körperwärme fälschlicherweise +/+ ergeben.

Die Aldehyd-Probe (schlechter auch Urobilinogen-Probe genannt, denn Urobilinogen bildet nur einen Teil der Aldehyd-Probe und ist oft nicht vorhanden) wurde oft als wertlos bezeichnet. Während dies ohne kritische Wertung der Möglichkeiten noch dazu als Einzelsymptom sicher der Fall ist, kann die Aldehyd-Probe unter Beachtung der vielen Möglichkeiten und zusätzlichen Befunde, nicht zuletzt wegen ihrer Schnelligkeit und Billigkeit nach wie vor als wertvolles Hilfsmittel bezeichnet werden.

Die normalerweise vorhandene leichte Ausscheidung (Aldehyd-Probe —/+) kommt vom im Darm gebildeten und über den Plexus haemorrhoidalis resorbierten Sterkobilinogen, das über die Nieren ausgeschieden wird. Das über die anderen Darmabschnitte resorbierte Sterkobilinogen wird über den Pfortaderkreislauf in der Leber abgefangen und daher nicht ausgeschieden. Ähnlich wird das in den Gallenwegen gebildete Urobilinogen in der Leber abgebaut. Bei Leberschäden ist dieser Mechanismus gestört, weshalb dann eine positive Aldehyd-Probe vorliegt.

Vgl. auch das Schema der Sterkobilinogen- und Urobilinogenentstehung.

N. B.: Beim Stehen an der Luft, besonders unter Lichteinwirkung geht Urobilinogen in Urobilin über, bzw. Sterkobilinogen in Sterkobilin.

Bei der Bestimmung der 24-Stunden-Menge muß der Harn vor starker Belichtung geschützt werden. Um die Oxydation zu hemmen, kann der Patient mit Ascorbinsäure belastet werden.

Erhöhte Werte: **Bemerkungen:**
(+/+ bis ++/+++)

Hämolyse/Erythrozytenzerfall
Erworbene hämolytische
Anämie (chronisch)
Kongenitaler (familiärer)
hämolytischer Ikterus

Aldehyd-Probe

Acrocyanosis haemopathica
(= chronische Kälteagglutinin-
krankheit)

*Blaßbläulich verfärbte Akren
bei Kälte, chronische
Bilirubinämie, Retikulozyten
ca. 40‰, mäßige Anämie,
Eryresistenzbestimmung bei
38° C normal.*

Schwarzwasserfieber (Malaria)
Transfusionsunverträglichkeit
Lungeninfarkt
Perniziöse Anämie

*Vorausgesetzt, daß es nicht zur
Anurie kommt.*

Bleivergiftung
Große Hämatome

*Nur bei starkem Erythrozyten-
zerfall.*

Hepatogene Ursachen
Cholangitis
Mit Infektion verbundene
Gallenwegsverschlüsse
Akute schwere Hepatitis
Frühe Stadien der akuten
Hepatitis
Heilungsphase der akuten
Hepatitis
Chronische Hepatitis

Auf dem Höhepunkt oft —/—

*Unzuverlässig; am häufigsten
findet sich zwischen 16.00 und
18.00 Uhr eine erhöhte
Aldehydausscheidung infolge
der Tagesrhythmik.*

Leberzirrhose

*In 70% der Fälle ist die
Aldehyd-Probe +/+*

Toxische Leberschäden
Leberatrophie
Herzfehler mit starker
Stauungsleber
Schwere Infektionen mit
Leberbeteiligung

Andere Ursachen
Obstipation
Porphyrie

*Vermehrte Resorption
Porphobilinogen läßt sich im
Gegensatz zu Urobilinogen
nicht mit Chloroform
ausschütteln.*

Hohes Fieber
Pneumonien
Thyreotoxikose

Prognostisch ernstes Zeichen, die verstärkte Aldehydausscheidung gibt Anlaß zur genaueren Leberuntersuchung wegen Verdacht auf thyreotoxische Leber.

Scharlach
Formalinvergiftung
Zustand nach Äthernarkose
und Äthervergiftung
Langdauernder Gebrauch von
barbitursäurehaltigen
Schlafmitteln
Zuführung weiterer chemischer
Substanzen und Medikamente
z.B. Sulfonamide, Senna etc.
Nach großen Mengen
vegetabilischer Nahrung

*Bei Leberbeteiligung
Solange keine Anurie auftritt.*

Chlorophyll wird in Phylloerythrinogen umgewandelt, das bei der Aldehyd-Probe +/+ reagiert.

Negative Aldehyd-Probe

(—/—)
Vollständiger Gallenwegsverschluß
Zu Beginn, aber auch auf dem
Höhepunkt einer akuten,
schweren Hepatitis.
Mangel an reduzierenden
Bakterien im Darm.

*Wenn nicht gleichzeitig ein Gallenwegsinfekt besteht.
Es können aber auch Ubg-Werte +/+ gefunden werden (s.o.)
Physiologisch bei Neugeborenen.*

*Andere Färbungen
bei der Aldehyd-Probe*

Schmutzige Blaufärbung:
 Verdacht auf Dünndarm-
 Carcinoid
Intensiv orangerote Färbung:
 Die meisten Sulfonamide
 reagieren so.

*Die Untersuchung auf
5-Hydroxyindolessigsäure
ist angezeigt.*

Aldolase *

Normalwerte:

Im allgemeinen können als oberer Grenzwert 6 mU/ml angenommen werden. Bei den einzelnen Altersstufen werden folgende Werte gefunden:

4.— 8. Tag	6,4 ± 2,9 mU/ml
2.— 3. Monat	3,8 ± 1,8 mU/ml
4.—12. Monat	3,1 ± 1,3 mU/ml
2.— 6. Jahr	2,4 ± 0,9 mU/ml
7.—15. Jahr	2,4 ± 0,7 mU/ml
Erwachsene	6,2 ± 2,4 mU/ml (2,7 mU/ml)

In Bruns-Einheiten:

Alter	♂	♀
Nabelschnurblut	13,5 ± 4,7	18,3 ± 7,3
0—24 Monate	12,5 ± 3,8	14,1 ± 5,7
2— 5 Jahre	10,9 ± 3,7	11,1 ± 2,9
5—10 Jahre	10,6 ± 3,0	9,1 ± 2,4
10—15 Jahre	10,3 ± 2,8	9,2 ± 3,2
15—25 Jahre	10,0 ± 2,1	9,4 ± 6,1
25—40 Jahre	8,8 ± 2,0	8,7 ± 3,0
40—60 Jahre	9,3 ± 2,4	9,7 ± 3,8
über 60 Jahre	8,8 ± 3,1	9,5 ± 2,8

Hauptfunktion:

Unentbehrliches Enzym beim Abbau der Glukose, bzw. beim Aufbau des Glykogens; es kondensiert aus Dioxyacetonphosphorsäure und Glycerinaldehyd die 1-Fructosephosphorsäure.

Vorkommen:

Skelettmuskel	48 U/g Organ	Glatter Muskel	2,6 U/g Organ
Leber	5,7 U/g Organ	Niere	1,1 U/g Organ
Herz	4,9 U/g Organ	Erythrozyten	1 U/g Organ

Einheiten:

I.U. = μmol/min./l bei 25° C.
Bruns-E. = 1 μl Fructose — 1,6-diphosphat/Std./ml
Schapira-E. = 1 mg Triosephosphat — P/1 min × 1000 ml bei 37° C.

Umrechnungsfaktoren:

Bruns × 0,16 = mU/ml
Schapira × 16 = mU/ml

---

* Literaturauswahl: 56, 71, 141, 201, 234, 253, 275, 284, 297, 306.

Aldolase

Haltbarkeit:
Serumaktivität bei + 4° C — 8% nach 5 Tagen
bei Raumtemperatur — 15% nach 15 Tagen

Erhöhte Werte: Bemerkungen:
Progressive Muskeldystrophie *Die höchsten Aldolasewerte*
(Erb) *finden sich im Beginn einer*
a) Typ Duchenne *Erkrankung, oft bevor noch*
b) Gliedergürteltyp *wesentliche neurologische Sym-*
c) Facio-scapulohumoraler Typ *ptome erkennbar sind. Mit*
(dx) Dystrophia myotonica *zunehmender Erkrankung ge-*
hen die Werte schließlich bis
zum Normalen zurück. S. auch
Tab. S. 363 über Muskelkrank-
heiten.
N. B.: Neurogene Muskel-
erkrankungen, z. B. die Polio-
myelitis gehen ohne oder nur
mit geringen Aldolaseerhö-
hungen einher. Häufigkeit und
durchschnittliche Höhe des
Enzymanstiegs nehmen von
a) nach d) ab.

Dermatomyositis *Leichte Erhöhungen*
Paroxysmale Myoglobinurie
Muskelgangrän
Traumatische Muskel- *Nur geringe Erhöhungen,*
schädigung *differentialdiagnostisch darf*
(Operation, Unfall) *ein begleitender Leberschaden*
nicht übersehen werden.
Herzinfarkt *Maximum nach 24—48 Stun-*
den, Normalisierung nach
2—9 Tagen. S. Abb. S. 16
Schwere körperliche Arbeit *Durch eine fünfstündige*
schwere körperliche Arbeit
steigt die Aldolaseaktivität auf
Akute Hepatitis *das Doppelte an.*
Intoxikation mit Lebergiften
(z. B. Tetrachlorkohlenstoff)
Megaloblastenanämie
Hämolytische Anämie *Nur selten und bei schweren*
Erkrankungen erhöht.
Neoplastische Erkrankungen,
vor allem bei Lebermetastasen
Akute Paramyeloblastenleukämie *Meist erhöhte Werte*

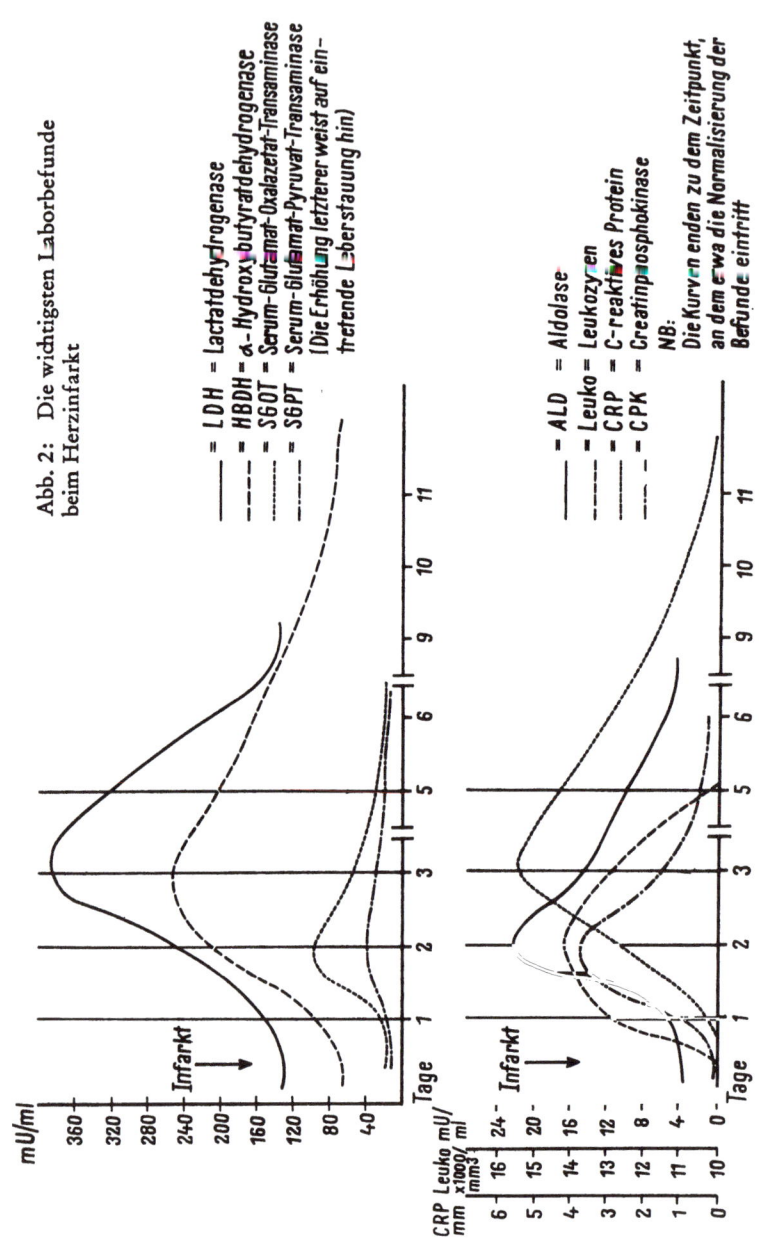

Abb. 2: Die wichtigsten Laborbefunde beim Herzinfarkt

Chronische myeloische Leukämie	*Ebenso oft normale wie erhöhte Werte*
Chronische lymphatische Leukämie	*Nur selten erhöhte Werte*
Lungeninfarkt	*Nur leicht erhöhte Werte mit schwachem Anstieg*
Herzinsuffizienz	*Stauungsbedingte geringe Anstiege*

Fehlerquellen:

Bei hämolytischen Seren können erhöhte Werte gefunden werden, die der Erythrozyten-Aldolase entstammen.

Alkalireserve (Serum) *

Normalwerte:

53—68 Vol.-% (CO_2)
(53—77 Vol.-%)
(Verschiedene Literaturangaben)

Umrechnungsfaktor:

Vol.-% dividiert durch 2,2 sind mÄq/l(= mval/l)

Definition:

Unter Alkalireserve versteht man diejenige Menge säurebindender Valenzen im Blut, die zur Absättigung der im Organismus auftretenden Säuren v. a. der freiwerdenden Kohlensäure vorhanden ist.

Bedeutung:

Die Methode wird verwandt zur Erkennung von Störungen des Säure-Basen-Gleichgewichtes. Sie ist nicht geeignet zur Unterscheidung von primären metabolischen Störungen und sekundären Reaktionen. Der differentialdiagnostische Wert der Untersuchung ist gering. In Ergänzung zur übrigen klinischen Diagnostik vermag sie jedoch einen wertvollen zusätzlichen Hinweis für Prognose und Therapie zu geben.

Erhöhte Werte:

Physiologisch:
Trainierte Hochleistungssportler

* Literaturauswahl: 121, 187, 327

Alkalireserve 18

	Serum-Alkalireserve	Blut-pH	Urin-pH
Respiratorische Azidose	↑	↓	↓
Metabolische Alkalose	↑	↑	⟨
Renale Alkalose	↑	↑	⌐
Respiratorische Alkalose	↓	↑	↑
Metabolische Azidose	↓	↓	↓↓
Renale Azidose	↓	↓	↑ – ↘

Pathologisch:

I. Respiratorische Azidose

Mit CO₂-Retention im Plasma einhergehend, zur Erhaltung des Plasma-pH steigt die Alkalireserve.

1. pulmonal
z. B. Lungenemphysem
Asthma bronchiale
Pneumonie
Silikose
Asbestose usw.
Weitere Krankheiten, die mit fortschreitender Destruktion der Lungen einhergehen.
Pulmonale Stauung bei Herzfehlern
Pulmonale Hypertonie
(M. Ayerza)

Alle Erkrankungen, bei denen entweder eine schwere pulmonale Ventilationsstörung oder eine Störung des alveolären Gasaustausches vorliegt.

Die Alkalireserve ist sonst bei Herzkrankheiten normal oder leicht erniedrigt.

2. zentral, durch Hemmung des Atemzentrums
z. B. unter Einwirkung von
Opiaten,
in der Narkose.

Alkalireserve

II. Metabolische Alkalose

Vermehrte Aufnahme von
Kationen z. B. in Form von
  Bikarbonat
  Laktaten
  Zitraten
  Burnett-Syndrom = *Milchtrinker-Syndrom, bis jetzt nur bei ♂ beobachtet, die bei Ulcus ventriculi oder duodeni große Mengen von Milch oder alkalisierende Substanzen über längere Zeiträume zu sich nahmen. Ca ↑, PO_4 ↘, Alkalireserve ↗, Niereninsuffizienz.*

Vermehrter Chloridverlust
z. B. unstillbares Erbrechen
  Magensaftdaueraspiration
  (Sonde)
  Akute Gastroenteritis(?)
  Ruhr(?)
  Chloriprive Tetanie *Alkalireserve ↑, Cl ↓, Na ↓, Phosphat ↗, Rest-N ↑, Ca ↙*

Erniedrigte Werte:

I. Respiratorische Alkalose
Hirnschäden
Hitzschlag
Narkose mit forcierter
Beatmung
Fieber
Psychogene Hyperventilation
Absichtliche, bewußte
Hyperventilation

II. Metabolische Azidose

Diabetische Ketose *Alkalireserve > 40 Vol.-%
= leichte Ketoazidose
Alkalireserve 30—40 Vol.-%
= mittelschwere Ketoazidose
Alkalireserve < 30 Vol.-% CO_2
= schwere Ketoazidose (Koma)*

Hungerketose
Starke Durchfälle

*Größerer Natrium- als Chloridverlust!
Na ↓, Cl ↓, die Alkalireserve kann bis unter 30 Vol.-%
sinken.*

Und deren Folgestadium,
die saloprive Exsikkose
(= Salzmangelsyndrom)
Säuglingsintoxikation
Methylalkoholvergiftung

Alkalireserve-Werte bis unter 10 Vol.-% können vorkommen, unter 20 Vol.-% Sehnervenschädigung!

Cholinesteraseblocker
z. B. E-605
Weitere Ursachen:
Unterkühlung
Anämien
Allergosen
Gallen-Pankreas-Fisteln
Zystinspeicherkrankheit
Ammoniumchloridaufnahme

Das Anion wird nicht metabolisiert.

Calciumchloridaufnahme
Kala-Azar

Alkalische Phosphatase ↓, BKS ↑↑

III. Renale Azidose

Akutes Nierenversagen,
II. Stad.

*Oligurie oder Anurie
Harnstoff ↑, K ↑, Phosphat ↑, Ca ↓, Mg ↑;
Bei einer Alkalireserve unter 30 Vol.-% HCO₃ ist eine Dialyse angezeigt.*

Chronische Niereninsuffizienz

Harnstoff ↑, Harnsäure ↑, Kreatinin ↑, Sulfate ↑, Phosphate ↑, K ↑, Mg ↑, Ca ↓, Cl ↑, Na veränderlich.

Tubuläre Azidose
1. Kongenitale Form

Cl ↑, wesentliche Harnstofferhöhungen liegen in der Regel nicht vor, häufig Pyelonephritis aufgepfropft, Nephrokalzinose, Skelettveränderungen.

2. Chronische Pyelonephritis Cl ↑, *Albuminurie, häufig*
   (bei ausgedehnter distaler *Leukozyturie, Polyurie mit*
   Tubulusepithelatrophie)   *Isosthenurie. Als Folge der*
                              Azidose kann es zu einer
                              Osteoporose kommen.
3. Toxische Nephrose bei
   Gelbfieber
4. De-Toni-Debré-Fanconi-   = *renale Rachitis mit renalem*
   Syndrom   *Phosphoglukoaminodiabetes*
5. Tubuläre Azidose mit   *Cl* ↓, *PO₄* ↓, *K* ↓, *Ca* ↗, *Alkal.*
   Osteomalazie   *Phosphatase* ↙, *häufig*
                              Nephrolithiasis.

Alkalische Leukozytenphosphatase

Die Bestimmung der alkal. Leukozytenphosphatase hat in letzter Zeit auch allgemein in der Praxis eine erhöhte Bedeutung erlangt.

Normalwerte: 20—80

Prinzip:
Die alkal. Leukozytenphosphatase hydrolisiert das Substrat-Alpha-Naphthyl-Phosphat. Das dabei frei werdende Naphthol wird mit einem Diazoniumsalz gekoppelt, mit dem es einen unlöslichen Azofarbstoff bildet.

Einheiten:
Die Summe der positiven Wertungen in 100 Zellen ergibt den Index der alkal. Leukozytenphosphatase. Die Wertungen werden dabei von negativ über einfach bis fünffach positiv je nach Dichte der Granulation durchgeführt.

Erhöhte Werte:	**Bemerkungen:**
Physiologisch	
Schwangerschaft	
Pathologisch	
Polycythaemia vera	
Osteomyelosklerose	
Myeloische Reaktionen	
Agranulocytosen	
Leukämische Reticulosen	
Lymphadenosen	
Aplastische Anämien	*Wenn eine aplastische Anämie (was selten einmal vorkommt) in eine paroxysmale nächtliche*

*Haemoglobinurie sich umwandelt, kommt es zu einem Abfall der alkal. Leukozytenphosphase.
Im fortgeschrittenen Stadium*

Morbus Hodgkin
Essentielle Thrombozythaemie
Tumoren
Gewebszerfall verschiedener
Ursachen
Infekte
Stress-Situationen
Azidosen
u. a. Coma diabeticum

Erniedrigte Werte:
Chronisch-myeloische Leukämie
Unreifzellige Leukämien
Sideroachrestische Anämien
Paroxysmale nächtliche
Haemoglobinurie

Literaturangaben: 371, 368.

Alkalische Phosphatase *

Normalwerte:
Abweichungen bei den verschiedenen Einheiten ergeben sich aus den verschiedenen Literaturangaben.
Erwachsene: bis 30 mU/ml, optimierte Methode: bis 170 U/l
Kinder: bis über das Doppelte der Erwachsenen-Norm!
Ältere Angaben in anderen Einheiten:

Kinder:	Nabelschnurblut	22— 99 I.U.
	2.— 3. Monat	39—157 I.U.
	4.— 6. Monat	35—162 I.U.
	7.—12. Monat	48—145 I.U.
	2.—15. Lebensjahr	38—138 I.U.
Erwachsene:		13— 45 I.U.

---

* Literaturauswahl: 57, 71, 108, 111, 126, 148, 160, 164, 168, 169, 196, 199, 216, 229, 234, 235, 263, 264, 275, 319.

Alkalische Phosphatase

Schwangere:
(letztes Schwangerschaftsdrittel)   28—115 I.U.

Neugeborene:	2,7— 12 BE
Kinder ca.:	4,2— 17 BE
Erwachsene:	2 — 5 BE
Schwangere:	3,5— 14 BE
Kinder:	11 — 20 KAE
Erwachsene:	3 — 13 KAE

Hauptfunktion:

Mobilisierung biologisch aktiver Phosphate aus ihren organischen Verbindungen.

Vorkommen:

Duodenum	51,1 U/g Organ
Knochen	42,5 U/g Organ
Leber	33,1 U/g Organ
Niere	28,8 U/g Organ
Prostata	7,2 U/g Organ

Granulozyten: In den Granulozyten ist die alkalische Phosphatase bei Entzündungen, Allgemeininfekten, Polyzythämien, Osteomyelofibrosen und Osteosklerosen vermehrt, bei chronisch myeloischer Leukämie und präleukämischen Zuständen stark vermindert oder verschwunden.

In der Zelle kommt die alkalische Phosphatase vor allem im Nucleus und in den Mikrosomen vor.

Einheiten:

1 internationale Einheit (I. U.) = die Enzymmenge, die 1 μ Mol Substrat in 1 Min. bei 37° C umsetzt.

1 Bodansky-Einheit (BE) = die Phosphatasemenge, die innerhalb einer Stunde bei 37° C und pH 8,6 aus α-Glyzerin-Phosphorsäure 1 mg Phosphor freisetzt.

1 King-Armstrong-Einheit (KAE) entspricht der Freisetzung von 1 mg Phenol durch 100 ccm Serum in 30 Min.

1 Huggins-Talalay-Einheit (HE) = 0,1 mg Phenolphthalein / 60 Min/100 ml Serum.

1 Sommer-Einheit (SoE) = mMol/Std/1 ml Serum.

Soweit es die Methode zuläßt, sollten allgemein nur noch I.U. verwandt werden.

Alkalische Phosphatase

Umrechnungsfaktoren:
1 BE = 8,3 I.U.
1 KAE = 4,0 I.U.
1 HE = 4,9 I.U.
1 SoE = 16,7 I.U.

Haltbarkeit:
Serumaktivität bei + 4° C — *unverändert nach 7 Tagen*
bei Raumtemperatur — *— 10% nach 7 Tagen*

Erhöhte Werte: | Bemerkungen:

Physiologisch
Im Wachstumsalter — *Knochenwachstum!*
In der Schwangerschaft im letzten Schwangerschaftsdrittel — *Aus der Plazenta stammend. Plötzlicher Abfall weist auf drohende Fehlgeburt hin!*

Pathologisch
Extrahepatische Gallenwegsstenose — *93% der Fälle zeigen mehr als 12 BE. (S. auch unter Bilirubin)*
  Stein, Gallenwegstumor, Gallenblasen-Ca, Striktur, Pankreatitis, Pankreastumor, Tumoren von Magen, Duodenum, Kolon ausgehend, die den Abfluß behindern.

Cholangitis/Cholangiolitis
Leberschäden:
  Hepatitis — *S. auch unter Bilirubin. 40% der Hepatitisfälle zeigen mehr als 12 BE.*

  Cholangiohepatitis (!)
  Leberzirrhose — *Stenosierung kleiner Gallengänge durch Umbauvorgänge?*

  Lebermetastasen — *Aus Mamma, Lunge, Prostata, Magen, Ovarien und Knochen stammend. Die alkalische Phosphatase ist lange vor dem Bilirubin erhöht.*

  Leberabszeß — *(Amöbiasis!)*
  Leberechinokokkus
  Sarkoidose der Leber
  (Morbus Boeck)

Intrahepatische Cholestase durch Ovulationshemmer Medikamente	↑ extrem selten (Äthinylöstrenol + Mestranol) S. auch unter Bilirubin S. Tab. S. 56
Zieve-Syndrom	Leberschädigung bei Alkoholismus, starke Hyperlipidämie, Hämolyse, Anämie, Ödeme.
Leberregenerationsvorgänge Gallengangsproliferation Vitamin-D-Mangel: Rachitis	Empfindlichstes und sicherstes Kriterium! Ein Anstieg der alkalischen Phosphatase läßt sich bereits bis zu 1½ Monaten vor der klinischen Manifestation der Krankheit nachweisen. Der Ca-Spiegel ist dabei →, der anorganische P ↓.
Osteomalazie	Anorgan. P →, Serum-Ca ↓
Renale Rachitis Debré-de-Toni-Fanconi-Syndrom	Anorgan. P ↑, Serum-Ca ↓ = renale Rachitis mit Hyper-Aminoazidurie und Hyperphosphaturie
Renale Azidose Renale Ostitis fibrosa Hyperparathyreoidismus	Erst bei Skelettveränderungen, dabei Ca ↑, P ↓.
Morbus Paget — Ostitis deformans	Serum-Ca und anorgan. P →.
Knochenmetastasen	Mit vermehrter Osteoblastentätigkeit! Anorgan. P →, Serum-Ca ↙. Die Primärtumoren liegen in Mamma, Prostata (gleichzeitig saure Phosphatase ↑), Thyreoidea, Blase, Uterus, Niere, Parathyreoidea oder Lunge.
Osteosarkom (osteoblastisches) Ostitis fibrosa Recklinghausen Osteosklerose	Anorgan. P <, Serum-Ca ↑↑.

Primärer Kalzium- und
 Phosphormangel:
Malabsorptionssyndrom
Steatorrhoe
Chronische Diarrhoe
Gastro-kolische Fistel
Morbus Cushing
Morbus Hodgkin   *Nur wenn Knochen oder Leber*
                                          betroffen sind — das Bilirubin
                                          ist dabei meist →.
Infektiöse Mononukleose   *Höchster Anstieg in der*
                                            3. Krankheitswoche.

Adenokarzinom des Ileums
Paramyeloblastenleukämie   ↳
Chronische myeloische   ↳
Leukämie
Chronische lymphatische   ↳
Leukämie
Abortus imminens
Chronische Pyelonephritis

(Dubin-Johnson-Syndrom)   *Meist →, selten ↗*
(Plasmozytom)   *Meist →, selten ↗*
(Osteoklastisches Knochen-   *Meist →, selten ↗*
sarkom)

N. B.: ACTH und Kortikoide können einen Abfall der alkalischen Phosphatase bewirken, häufig folgt aber ein Reboundeffekt mit starkem Wiederanstieg der alkalischen Phosphatase.

Erniedrigte Werte: **Bemerkungen:**

Schilddrüsenunterfunktion/
   Kretinismus
Skorbut
Strahlenschäden durch radio-   *Vermutlich durch Osteoblasten-*
   aktive Strahlung   *schädigung*
Schwere Anämie
Kwashiorkor
Achondroplasie
Kala Azar
Hypophosphatasämie   *Weitgehend ungeklärtes*
   (hereditäre)   *Krankheitsbild mit gestörter*
                                           Kalzifizierung des Knochens
                                           bei normalen Kalzium- und
                                           Phosphatwerten im Kindes-
                                           alter.

N. B.: Normale Werte werden gefunden bei benignen Knochengeschwülsten, bei Vitamin-D-Überdosierung, bei Hypoparathyreoidismus und Osteoporose (bei gleichzeitiger Osteomalazie besteht hier jedoch auch Erhöhung).

Alkohol-Probetrunk, veraltete Methode zur Magensaftuntersuchung, ungenügender Aussagewert. Am besten ist die fraktionierte Aushebung nach Lambling (s. S. 316).

Alpha-Amylase s. Amylase.

Alpha-Globulin s. Elektrophorese S. 145.

Ammoniak

Normalwerte:	ca. 50—80 μ/ml *Je nach Methodik bestehen erhebliche Unterschiede, weshalb hier die Normalwerte des eigenen Labors besonders zu beachten sind. Im Vollblut liegen die Normalwerte etwa doppelt so hoch als im Plasma, in Erythrocyten etwa 3 × so hoch als im Plasma.*
Funktion und Bedeutung:	*Ammoniak entsteht im Stoffwechsel beim Abbau von Aminosäuren, auch im Stoffwechsel der Darmbakterien durch Abbau von Eiweiß. Die Ammoniakkonzentration im Blut ist physiologischerweise sehr niedrig wegen Giftigkeit des A. Im Körper erfolgt die Entgiftung in der Leber unter Bildung von Harnstoff, in der Niere durch Bildung von Glutamin. Wegen der Schwierigkeit der Bestimmung, vor allem im Zusammenhang mit der Flüchtigkeit und wegen der relativ seltenen Anforderung der Bestimmung wird die Untersuchung auf A. nur in wenigen Labors durchgeführt.*
Haltbarkeit:	*Ausgeprägte Flüchtigkeit, Verluste treten schon innerhalb*

Erhöhte Werte:
Leberzirrhose
Oesophagusvarizenblutung
Nach Einnahme von
Ammoniumchlorid
Agonal
Praecoma hepaticum /
Coma hepaticum

Leberzerfalls-Koma

Leberausfalls-Koma

Metabolische Azidose:
  Hungerzustände
  Länger andauernde diabetische Ketose unter Dehydratation
  Hyperemesis
  Profuse Diarrhoen
Respiratorische Azidose
Verbrennungen
Schockzustände
  Trauma
  Operationsfolge

weniger Minuten ein. Aus diesem Grunde muß auch zur Herabsetzung des Gasdrucks das Blut vom Patienten eingekühlt ins Labor transportiert werden.
Bemerkungen:
nach proteinreicher Ernährung

normalerweise können Werte über 80 µ/ml als pathologisch bezeichnet werden. Eine direkte Korrelation zwischen Ammoniak-Konzentration und der Schwere der neurologischen Symptome besteht nicht. Respiratorische Alkalose begünstigt den Durchschritt des nicht ionisierten Ammoniaks durch die Liquorschranke. Opiate steigern die Gefahr eines Coma hepaticums.
tritt bei schweren Leberschäden auf, z. B. bei schweren Vergiftungen, v. a. Tetrachlorkohlenstoff und Knollenblätterpilz.
tritt bei Leberzirrhose auf, wenn toxische Substanzen aus dem Darm unter Umgehung der Leber über einen portocavalen Umgehungskreislauf ins Gehirn gelangen.

Niereninsuffizienz
Kongenitale Störungen des Harnstoff-Stoffwechsels

Erniedrigte Werte:
Keine klinische Bedeutung bekannt.

Ammoniak — Harn

Normalwerte: 20—100 mMOL / 24 Std.

Erhöhte Werte:
Physiologisch
Vermehrung des Fleischgehaltes in der Nahrung
Durch Kohlenhydratreduktion
Kataboler Stoffwechsel (Abbau von Körperproteinen z. B. bei Hungerzuständen)
Gravidität
Zufuhr von Ammoniumchlorid oder ähnlichen Substanzen.

Pathologisch
Siehe wie bei „Erhöhte Werte" Ammoniak (Serum)
Weitere Faktoren einer vermehrten Ausscheidung sind:
Kaliummangelzustände
Natriummangelzustände
Primärer Hyperaldosteronismus
Fanconi-Syndrom
Metabolische Azidose
Respiratorische Azidose

Erniedrigte Werte:
Physiologisch
Vegetarische Ernährung
Pathologisch
Metabolische Alkalose
Respiratorische Alkalose
Nephritis mit Schädigung der distalen Nierentubuli
Addison-Syndrom

Amylase (Alpha-Amylase) — Serum*

Normalwerte:

1. Internationale Einheiten:

Erwachsene	230—3500 I. E.
Neugeborene	0— 593 I. E.

* Literaturauswahl: 44, 117, 136, 138, 164, 186, 190, 213, 234, 246, 258, 338.

Amylase-Serum

Die Werte nehmen im Laufe des ersten Lebensjahres zu bis nahe zu den Erwachsenenwerten.

2. *Somogyi-Einheiten:*

Erwachsene	20— 150 S. E./100 ml
bei Kinder und Neugeborene	S. E./100 ml

3. *Smith-Roe-Einheiten:*

Ca. 10% unter den Somogyi-Einheiten liegend.

4. *Wohlgemuth-Einheiten:*

Erwachsene	16— 128 W. E.
Säuglinge und Kleinkinder	32 W. E.
Neugeborene	4— 8 W. E.

Funktion:

Fermentativer Abbau höher molekularer Kohlenhydrate (Stärke) im Verdauungstrakt.

Vorkommen:

Pankreas
Speicheldrüsen (Parotis)
Physiologisch tritt von dem Ferment immer eine geringe Menge in das Serum über und kann dort nachgewiesen werden. Über die Nieren wird das Ferment im Harn ausgeschieden und kann auch dort nachgewiesen werden.

Einheiten:

1 internationale E. (I. E. oder I. U.) ist die Zahl der Mole-Substrat, die pro Minute durch 100 ml Serum (Harn) bei 37° C gespalten werden.

1 Somogyi-E. entspricht derjenigen Enzymmenge, die bei pH 7,5 und 37° C innerhalb 30 Min. 10 mg Stärke hydrolisiert.

1 Smith-Roe-E. entspricht dem fermentativen Abbau von 10 mg Stärke in 30 Min. bei 37° C.

1 Wohlgemuth-E. (W. E.) ist diejenige Verdünnungszahl ($\times 2$) einer fortlaufenden Verdünnungsreihe einer Stärkelösung, in der die Stärke gerade noch abgebaut wird (gemessen im Indikator n/50 Jodlösung).

Amylase-Serum

Umrechnungsfaktor:
1 S. E. × Faktor 0,185 = I. E. bei 37° C.

Haltbarkeit:
Sehr stabil, Aktivität bleibt bei Zimmertemperatur mindestens eine Woche konstant.

Erhöhte Werte: Bemerkungen:
Falsch erhöhte Werte:
1. Speichelbeimengung beim Pipettieren
2. Versprühte Speichel-   *Sprechverbot bei der Blutent-*
tröpfchen beim Sprechen   *nahme und Amylase-Bestimmung.*

Pathologisch erhöhte Werte:

A. *Pankreaserkrankungen*
(ca. 82%)
Akute Pankreatitis   *Die höchsten Blutspiegel werden*
a) ohne erkennbare Ursache   *5—12 Stunden nach dem akuten*
b) Verschluß   *Beginn festgestellt, dann fallen*
c) traumatisch   *die Serumspiegel rasch zu Normwerten und darunter ab, während die Harnamylase noch längere Zeit erhöht ist.*

Chronische Pankreatitis im   *Über Provokationstest und*
akut entzündlichen Schub   *Evokationstest s. am Schluß dieses Kapitels.*

1. Chronisch kalzifizierende   *Genese: Kommt bei Personen*
Pankreopathie   *mit ständig erhöhtem Alkohol- und Fettgenuß vor.*
Symptome: Heftige durchdringende Schmerzkrisen im Epigastrium können für 2—3 Tage vorkommen, sind jedoch nicht die Regel, können durch Anteflexion gelindert werden. In einem Drittel der Fälle findet sich im Anschluß an die Schmerzkrise ein flüchtiger Ikterus. Hauptalter: 33—45 Jahre, meist Männer betroffen, kein oder nur wenig Fieber, röntgenologisch nachweisbare Verkalkungen des Pankreas auf Spezialaufnahmen.

2. Primäre sklerosierende Pankreatitis ohne Verkalkungen

Vermutlich Autoaggressionskrankheit, Pathogenese unbekannt.
Symptome: Schmerzen sind selten oder nur gering vorhanden trotz besonders schweren Verlaufs. Meist finden sich ein Ikterus und Fieber, das durch Antibiotika unbeeinflußbar ist; meist höheres Alter betroffen, Prognose schlecht: Hypoproteinämie, Ödeme, Kachexie; eine Kortikoidbehandlung ist wirksam.

3. Sekundäre Pankreassklerose

Genese: Mechanisch durch Abflußhindernis erzeugt (Papillitis, operative Läsion, Kompression, Pseudozyste).
Symptome: Oft verlaufend wie eine Gallenkolik mit Ikterus und Fieber meist über 39°. Falls nicht operiert wird, kommt es zur cholestatischen Zirrhose.

4. Familiäre verkalkende Pankreopathie

5. Pankreatitis bei Parathyreoidea-Adenom

Auch verkalkend.

B. *Oberbaucherkrankungen*
(ca. 7%)
Magengeschwür, ins Pankreas perforierend
Darmgeschwür, ins Pankreas perforierend
Perforierte Gallenblase
Obstruktion des afferenten Schenkels nach Billroth-II-Operation (wenn keine Braun'sche Anastomose angelegt worden war)
Peritonitis
Hoher Ileus
Mesenterialinfarkt
Milzruptur

Amylase-Serum

Verschluß der abführenden Pankreaswege:	Als auslösende Ursache einer akuten Pankreatitis ebenfalls in Frage kommend.
durch Stein aus: a) den Gallenwegen b) dem Pankreas (?) b) Pankreas (?)	
durch Tumor	Nur mittelgradige Erhöhung der Alpha-Amylase.
Verschluß des Sphinkter Oddi durch Medikamente: Morphin andere Opiate Codein Methylcholin	
Kortikosteroid-Therapie	In einigen Fällen wurde der Beginn einer akuten Pankreatitis beobachtet.
Cholezystitis	Fortgeleitete Entzündung?
C. Speicheldrüsenerkrankungen (ca. 3,5%)	Vermutlich ist der prozentuale Anteil höher!
Parotitis epidemica	Die Alpha-Amylase-Erhöhung stammt nicht immer allein von der Parotis, denn bei der Parotitis epidemica kann ebenso das Pankreas betroffen sein.
Parotitis purulenta	Leukozytose
Speichelsteinverschluß	
D. Andere Ursachen (ca. 4%)	
Vergiftungen a) Methylalkohol b) Äthylalkohol	Vor allem nach starken Alkoholaufnahmen bei chronischen Säufern.
Salpingitis Rupturierte Tubargravidität Zysten, die mit Tubenepithel ausgekleidet sind Aortenaneurysma Hepatitis	

Nierenerkrankungen mit Niereninsuffizienz (ca. 3,5%)	*Im algemeinen nur geringer Anstieg, Alpha-Amylase-Serum > Alpha-Amylase-Harn! Eine isolierte Ausscheidungsstörung für Alpha-Amylase kann aber auch ohne Niereninsuffizienz vorkommen.*
Diabetische Azidose (Koma!)	
Medikamentös:	
Sekretin	*Volumenvermehrung des Pankreassekrets*
Pankreozym	*Erhöhung der Fermentkonzentration des Pankreassekrets*
Mecholyl	*Erhöhung der Fermentkonzentration des Pankreassekrets*
Äther intraduodenal	*Ferment- und Volumenvermehrung*
Erniedrigte Werte:	*Im allgemeinen ohne große diagnostische Bedeutung, andere Symptome stehen mehr im Vordergrund!*

1. Akute schwere Pankreasnekrose
2. Vergiftungen
   a) Tetrachlorkohlenstoff
   b) Barbiturate
   c) Arsen
3. Hepatitis
4. Cholezystitis
5. Schwere Verbrennungen
6. Schwere Thyreotoxikose
7. Schwangerschaftstoxikose
8. Gelegentlich bei dekompensierten Herzinsuffizienzen
9. Gelegentlich bei Diabetes mellitus
10. Physiologisches Fehlen der α-Amylaseaktivität in den ersten beiden Lebensmonaten

N. B.: Der **Prostigmin-Test** ist ebenso wie Teste mit anderen Azetylcholin-Derivaten (z. B. Doryl, Mecholyl, Urecholin) *ungeeig-*

net zur Diagnostik chronischer Pankreaserkrankungen. Die Grundidee im sog. Provokationstest ist, mit Anregung der äußeren Pankreasfunktion, eine Verschiebung des Amylasespiegels zu erreichen. Der Test ist ungeeignet, weil etwa zu 70% bei Gesunden ebenfalls eine Erhöhung der Amylase eintritt.
Der Evokationstest (Stimulation mit Sekretin oder Pankreozymin) zeigt bessere Werte. Zur Zeit werden klinische Erprobungen durchgeführt.
Normalwerte: Amylase (und Lipase) bleiben im Normbereich.
Pathologische Werte: Anstieg (bei entzündlichen und tumorösen Erkrankungen).

Amylase (Alpha-Amylase) — Harn

Normalwerte:
5—50 g Stärkeabbau in 30 Min. bei 37° C durch den 24-Stunden-Urin.
Die Harnwerte liegen etwa ähnlich wie die Serumwerte. Es besteht bei normaler Nierenfunktion eine parallele Beziehung zwischen der Aktivität der Alpha-Amylase im Plasma und im Urin. Infolge Schwankungen der Diurese im Tagesablauf treten jedoch nicht selten Unterschiede zwischen Harn- und Plasma-Aktivitäten auf, weshalb die Bestimmung der Tagesausscheidung empfohlen wird.

Leicht erhöhte Werte:
50—75 g Stärkeabbau / 24 Std.

Pathologische Werte:
75 g bei einmaliger Bestimmung.
Ausgeschiedene Amylaseaktivität pro Tag =
$$\frac{g \% \text{ Amylaseaktivität}}{100} \times \text{Tagesharnmenge.}$$
Veränderungen der Amylase-Aktivitäten im Harn wie bei Serum-Amylase angegeben. Besonderheiten siehe unter Bemerkungen.
Bei akuter Erkrankung:
z. B. Pankreatitis
α-Amylase-Serum $>$ α-Amylase — Harn
im späteren Verlauf:
α-Amylase-Serum $<$ α-Amylase — Harn

Bemerkungen:
Bei Nephritiden und anderen Nierenerkrankungen kommen niedrige Urinaktivitäten trotz hoher Serumaktivitäten vor (Ausscheidungssperre). Umgekehrt können reduzierende Substanzen im Urin wie Stoffwechselprodukte und Arzneimittel z. B. bei der Wohl-

gemuth'schen Technik die Jodlösung reduzieren, so daß falsche hohe Werte gefunden werden. Es sollten am besten immer sowohl die Serum- als auch die Harnamylase bestimmt werden, da die Harnamylase-Aktivitäten (Tage) immer viel länger erhöht bleiben als die Serumaktivitäten (Stunden).

Amyloid-Test	s. Kongorotprobe S. 271
Anazidität	s. Magensaftuntersuchung S. 316
Anämie	s. Erythrozyten S. 163
	s. Färbe-Index S. 182
	s. Hämoglobin S. 202
Anisozytose	s. S. 170
Anorganischer Phosphor	s. Phosphat S. 334

Anti-Hyaluronidase-Reaktion (AHR) *

Normalwerte
oder Grenztiter können nur im Zusammenhang mit einer bestimmten Untersuchungstechnik angegeben werden. Es empfiehlt sich die Rücksprache mit dem jeweiligen Labor.

Bedeutung:
Die Anti-Hyaluronidase ist ein Antikörper bzw. Antiferment des Organismus gegen die von Streptokokken produzierte Hyaluronidase. Etwa ²/₃ der Streptokokken der Gruppe A besitzt die Fähigkeit, Hyaluronidase zu bilden. Es handelt sich um ein Ferment, das die im Bindegewebe reichlich vorhandene Hyaluronsäure depolymerisiert (aufspaltet), wodurch es zu einer Diffusionssteigerung von toxischen Stoffen infolge Auflockerung des Interzellulargefüges kommt.

Bewertung:
Die Antihyaluronidase-Reaktion verläuft etwa gleichsinnig wie die Antistreptolysin-Reaktion.

Bemerkungen:
Die AHR-Reaktion hat eine höhere serologische Konversionsrate als die Antistreptolysin-Reaktion, die bei etwa 85% der Patienten mit rheumatischem Fieber erhöhte Titer aufweist. Wenn man beide Reaktionen (Antistreptolysin-Reaktion und Anti-Hyaluronidase-Reaktion) zusammen durchführt, kommt man etwa auf 96% positive Ergebnisse bei rheumatischem Fieber.

---
* Literaturauswahl: 82, 249

Anti-Nikotinamid-Adenin-Dinukleotidase *
(Anti-NAD-ase)

(= Anti-Streptokokkendiphosphopyridinnukleotidase-Reaktion
[Anti-DPNasereaktion])

Normalwerte:
Werte von mehr als 300 Einheiten sind als positiv zu bewerten.

Bedeutung:
Mit diesem Test werden die Antikörper des Organismus gegen von Streptokokken gebildete Nikotinamid-Adenin-Dinukleotidase bestimmt.

Erhöhte Werte:	Bemerkungen:
Der Test verläuft im allgemeinen parallel der Anti-Streptolysin-Reaktion. Normale -Anti-NADase-Titer bei erhöhtem Anti-Streptolysin-Titer können dadurch erklärt werden, daß die betreffenden Erreger keine NADase produzieren oder daß der Anti-Streptolysin-Titer „unspezifisch" ist. Unspezifische Anti-NADase-Titer wurden bisher nicht beobachtet.	*Der Test hat den Vorteil der photometrischen Auswertung, wozu die Alkoholdehydrogenase-Methode verwandt wird. Zur Bestimmung der Anti-DPNase stehen noch kein internationales Standardserum und noch keine gereinigten Enzympräparate zur Verfügung.*

Anti-Staphylolysin-Reaktion (AStaL-Reaktion) **

Normalwerte: 0,2—2,0 I. E./ml
leicht positiv   2,5—3,2 „
mittelstark positiv   4 —5 „
stark positiv   5 „

Bedeutung:
Pathogene Staphylokokken bilden neben verschiedenen exogenen Stoffwechselprodukten auch Staphylolysin (Staphylokokken-α-Hämolysin). Dieses Staphylolysin vermag Kaninchenblutkörperchen zu hämolysieren, weshalb diese als Indikator verwandt werden. Im Organismus enthaltenes Antitoxin (Anti-Staphylolysin) vermag die Hämolyse zu hemmen, woraus bei einem Vergleich mit

---

* Literaturauswahl: 249
** Literaturauswahl: 82, 122, 124, 125, 249

dem bei der Untersuchung mitgeführten Standardserum das Ergebnis abgelesen werden kann.
Pat. Serumverdünnung = I. E./ml Standardserumverdünnung.
Die AStaL-Reaktion sollte ebenso wie die ASL-Reaktion vor allem im Krankheitsverlauf beobachtet werden mit mehreren Bestimmungen. Einmalige schwach positive Ergebnisse haben nur geringe Aussagekraft.

Erhöhte Werte:	Bemerkungen:
Staphylokokkenosteomyelitis	*Sehr hohe Titer! Die AStaL-Reaktion ist wichtig zur Differentialdiagnose von anderen Knochenerkrankungen, z. B. bei Tbc, Lues und Geschwülsten.*
Staphylokokkensepsis	*Sehr hohe Titer!*
Mastitis	*Fast immer deutlich erhöhte Titer.*
Meningitis	
Pneumonie	
Prostatitis	
Akute Tonsillitis	*Nach Tonsillektomie lassen sich abfallende Titer feststellen.*
Chronische Tonsillitis	
Akute Polyarthritiden (Rheumatisches Fieber)	*40%/o positiv.*
Primär chronische Polyarthritis	*30,4%/o erhöhte Titer (zusätzliche Infekte?)*
Morbus Bechterew	*72%/o positiv. Auffällig häufig positiv bei „Verdacht auf beginnenden Morbus Bechterew".*
Degenerative Gelenkprozesse Degenerative Wirbelsäulenprozesse	*20%/o. Auf die Möglichkeit zusätzlicher Infekte bei den degenerativen Erkrankungen wird in den letzten Jahren zunehmend hingewiesen.*
Entzündliche Herzerkrankungen	*34,6%/o*
Kongenitale Herzklappenfehler	*30,8%/o*
Erworbene Herzklappenfehler	*22,8%/o*

Erkrankungen der Urogenital- organe (Nephritis) Lebererkrankungen Tuberkulose	*Diese Erkrankungen bedürfen im Einzelfall jeweils kritischer Erörterung, auch wenn eine Staphylokokkenbeteiligung nicht ohne weiteres ersichtlich ist, da sich hier in gewissen Pro- zentsätzen ebenfalls positive AStaL-Werte finden.*

Anti-Streptokinase-Reaktion

Wie bei der Anti-Streptolysin-Reaktion wird der Antikörper-Titer bestimmt. Die Reaktion verläuft etwa gleichsinnig wie die Anti-Streptolysin-Reaktion.

Bemerkungen:
Der Nachteil liegt in einer fehlenden Standardisierung.

Antistreptolysin-Reaktion / Antistreptolysin-Titer *

Normalwerte:	—200 I. E./ml
Mäßige Erhöhung:	200—500 I. E./ml
Starke Erhöhung:	>500 I. E./ml
(Durchschnittswerte!)	

Andere Bezeichnung:

Leichte Erhöhung:	—450 I. E.
Mittelstarke Erhöhung:	450—600 I. E.
Starke Erhöhung:	>600 I. E.

Für den Grundtiter sind auch Jahreszeit, Geographie und Lebensalter von Bedeutung.

(Kinder 5 Mon. — 5 Jahre 150 E.
6 Jahre — 59 Jahre 250 E.
über 60 Jahre 200 E.)

Mehrmalige Bestimmungen sind angezeigt.

Bedeutung:
Die Antistreptolysinbildung ist die immunologische Reaktion des Organismus auf das von den Streptokokken gebildete Streptolysin-O bzw. auf die Infektion mit β-hämolysierenden Streptokokken der Gruppe A (C und G). Bei der Ausführung des Testes wird geprüft, bei welcher Patientenserumverdünnung eine bestimmte

---
* Literaturauswahl: 82, 95, 122, 124, 125, 127, 134, 174, 203, 220, 249, 254;

Antistreptolysin-Reaktion 40

Streptolysinmenge noch gehemmt wird, d. h. in welcher Verdünnung die Hämolyse von Hammelblutkörperchen als Indikator noch verhindert wird.

Einheiten:

1 Antistreptolysin-Einheit ist diejenige Streptolysinmenge, die zur Neutralisierung der 2¹/₂fachen minimalen hämolysierenden Dosis Antistreptolysin erforderlich ist.
Als internationale Einheit des Streptolysin-O wird diejenige Aktivität definiert, die in 0,0213 mg des internationalen Standardserums enthalten ist.

Erhöhte Werte:

Diagnostische Erhöhungen:
Rheumatisches Fieber (= akuter Gelenkrheumatismus) 80 bis 100%
(Rheumatische) Karditis *(der erhöhte ASL ist der Laborbefund, der bei der Karditis am häufigsten positiv gefunden wird: 11,1% + +, 40,7% +, 27,7% [+]).*
Streptokokkenangina (Tonsillitis)

Akute Glomerulonephritis (in über 80% der Fälle erhöht ASL, meist um 1000 E.)
Chronische Glomerulonephritis (in 36% der Fälle positiv)
Pyelonephritis (in 35% der Fälle positiv)

Bemerkungen:

Eine einmalige Feststellung einer Titererhöhung besitzt noch keinen sicheren Aussagewert, nur der Titeranstieg sollte für die Beurteilung maßgebend sein. Allerdings muß einschränkend gesagt werden, daß die Behandlung mit Penicillin oder Kortikosteroiden die Entwicklung eines Titeranstiegs oder überhaupt eines erhöhten Wertes verhindern kann. In der Regel erfolgt die Erhöhung des ASL 1—3 Wochen nach dem Streptokokkeninfekt und erreicht ihr Maximum in der 3. — 6 Woche. Beim rheumatischen Fieber ist der Antikörperanstieg meist um 2 Wochen verzögert. Bleibt die Titererhöhung länger als 6 Monate bestehen, ist mit einem Rezidiv zu rechnen. Ein Titeranstieg um wenigstens 2 Stufen bei einem schon erhöhten Titer weist auf eine erneute Streptokokkeninfektion hin. Als Titersteigerungen oder Titerabfälle dürfen nur Werte aufgefaßt werden, die sich im Vergleich zur vorhergehenden Titerbestimmung um ±20 bis ±30% unterscheiden.

Jugendliche Hypertonie (in 57% der Fälle pathologisch erhöhter ASL)	Eine nephrogene Ursache wird hierbei angenommen, bzw. sollte im Vordergrund differentialdiagnostischer Überlegungen stehen. Die Kreatininwerte sind hierbei signifikant erhöht.
Scharlach Erysipel Erythema marginatum (= Erythema anulare)	
Purpura rheumatica (Erythema nodosum)	Nur selten bei Tuberkulin-Negativen im Rahmen einer Rheumatose vorkommend, meist ist die Ursache eine Tuberkulose.
Chorea minor	Es besteht eine starke zeitliche Verschiebung zwischen Streptokokkeninfekt und Auftreten der Chorea minor (bis zu 7 Mon.), weshalb häufig niedrige oder abfallende ASL-Werte gefunden werden, trotzdem ein Zusammenhang mit dem Formenkreis des rheumatischen Fiebers unbestritten ist.
Weiterhin können Erhöhungen vorkommen bei: Spondylarthritis ankylopoetica Primär chronische Polyarthritis	39%
Unspezifische und falsch positive Erhöhungen: Hypercholesterinämie Hepatitis Leberzirrhose Pneumonie Pleuritis Lungen-Tuberkulose Morbus Boeck Maligne Tumoren Nephrosen	Unspezifisch erhöhte Werte kommen durch Inhibitoren zustande, die in den Alpha-2- und Beta-Lipoproteinen sitzen. Diese lassen sich mit Dextransulfat und mit $CaCl_2$ fällen. Die vorher (falsch) erhöhten Antistreptolysin-Titer zeigen dann wesentlich niedrigere (richtige!) Werte. Albuminzusätze werden zur Ausschaltung unspezifischer Reaktionen ebenfalls verwendet, sind in ihrer Wirkung jedoch nicht so sicher.

Ikterisches Serum
Lipämisches Serum
Hämolytisches Serum
Bakteriell verunreinigtes Serum

Antithrombinzeit

Normalwert:
Keine absolute Zeit, wesentlich ist die prozentuale Verlängerung der Gerinnungsdauer gegenüber dem Ausgangswert in den verschieden lang inkubierten Proben. Nach 5 Minuten normalerweise Steigerung um 50%, nach 10 Min. von 100% gegenüber dem 1-Minuten-Wert. Der 5-Minuten-Wert überschreitet nicht 100 Sekunden.

Bedeutung:
Der Plasma-Antithrombinspiegel wird als die intravasale Reaktion des (bei Pankreaserkrankungen) ins Blut übergetretenen Trypsins aufgefaßt. Der Antithrombintest läßt also indirekt auf den Trypsingehalt des Blutes schließen. Die Untersuchung ist mit Vorsicht zu bewerten und sollte nur als Zusatzbefund Beachtung finden.

Erhöhte Werte:	Bemerkungen:
(Steigerung der Gerinnungszeit)	
Akute Pankreatitis	*5-Minuten-Wert um mindestens 100% gesteigert, 15-Minuten-Wert über 300 Sekunden.*
Pankreaszysten	
Chronische Pankreatitis	*A.* ↗
Rezidivierende Pankreatitis	*A.* ↗
Pankreaskopfkarzinom	*Erhöht, wenn Ikterus weniger als 6 Wochen besteht.*

Erniedrigte Werte:
Pankreasatrophie
Fibrozystische Pankreaserkrankung des Kindesalters

N. B.: Beim Verschlußikterus ist der Antithrombintiter unverändert, wenn das Pankreas nicht mitbetroffen ist.

Australia-Antigen s. Seite 199 unter HAA

Azetessigsäure (Blut/Harn)

Die Azetessigsäure entsteht bei Störung im Fettstoffwechsel, vor allem wenn die Verwertung der aus dem Abbau der Fette und der ketoplastischen Aminosäuren stammenden Azetylgruppen gestört ist. Dabei werden diese durch Kondensation zu Azetessigsäure aus dem Stoffwechsel des Zitronensäurezyklus herausgenommen. Da die Vermehrung der Azetessigsäure im Blut bzw. die Ausscheidung im Harn mit einer Vermehrung von Azeton im Blut und einer Ausscheidung von Azeton im Harn im wesentlichen parallel geht, erübrigt sich für praktische Zwecke die Bestimmung der Azetessigsäure. Die differentialdiagnostische Bewertung erfolgt daher wie bei Azeton.

Azeton

Normalwerte für Gesamtazeton (= präformiertes Azeton + Azetessigsäure): bis 2 mg% (Serum)
(Normalwerte für β-Hydroxybuttersäure bis 6 mg%)

Normalwerte Harn:
Keine Ketonkörper, Azeton negativ.

Entstehung:

Das Azeton ist ebenso wie die anderen Ketonkörper (Oxybuttersäure und Azetessigsäure) ein Zwischenprodukt des intermediären Stoffwechsels beim Abbau der Fettsäuren und ketoplastischen Aminosäuren. Beim Mangel an verwertbaren Kohlehydraten (Kohlehydratmangel oder Insulinmangel) nehmen die Ketonkörper im Blut zu, die Ausscheidung im Harn hängt von der Höhe der Nierenschwelle ab. Die Bildung der Ketonkörper erfolgt größtenteils in der Leber, aber auch in anderen Organen wie Niere, Lunge, Herzmuskulatur usw. In Leber, Niere und Muskulatur können die Ketonkörper wieder abgebaut werden.

Erhöhte Werte der Serumketonkörper:	Bemerkungen:
Positive Harnausscheidung:	*Die Harnausscheidung geht im allgemeinen der Erhöhung des Blutspiegels parallel. Bei tubulärer Nierenschädigung können jedoch erhöhte Blutspiegel gefunden werden, ohne daß eine Harnausscheidung erfolgt.*
Dekompensierter Diabetes mellitus	
Formen: Leichte Ketoazidose	*Alkalireserve bis 40 Vol.=% CO_2*
Mittelschwere Ketoazidose	„ „ 30 Vol.=% CO_2
Schwere Ketoazidose (Koma)	„ unter 30 Vol.=% CO_2

Azeton

Ursachen der diabetischen Azidose:

Unbekannter Diabetes ohne Behandlung
Verminderung oder Absetzen der Insulindosis durch den Patienten
Mehrbedarf an Insulin, u. B. beim Infekt
Magen-Darm-Krankheiten
v. a. mit Erbrechen
  Durchfällen
Diätstörungen
Inappetenz
Menstruation
Schwangerschaft
Operationen (Störungen der Nahrungszufuhr neben allgemeinem Stress)
Schwere körperliche Belastung in der Rekonvaleszenz
Starke seelische Belastungen (?)

Hyperlipämie diabetische Sehr hohe Insulindosen	*Bei Verminderung der freien Kohlehydrate*
Renale Glukosurie	*Nur in schweren Fällen, wenn die Kohlehydratreserven rasch verbraucht werden.*
Xanthomatose, eruptive hyperlipämische Postpankreatektomie-Syndrom	*Besondere Erscheinungsform beim Diabetes mellitus.*
Glykogenspeicherkrankheit (von Gierke-Syndrom)	*Blutzucker ↓, Cholesterin ↗, Azeton vor allem nüchtern, kann nach Mahlzeit verschwinden.*
Hyperemesis Hyperemesis gravidarum Azetonämisches Erbrechen	*Bei Kindern, meist zwischen 2. und 9. Lebensjahr. Ursache: Neuropathische Konstitution.*

	Labilität des intermediären Kohlehydrat-Fettstoffwechsels, Infekte, Diätfehler, emotionale Erregungen. *N. B.: Wird oft mit Appendizitis verwechselt, macht nicht selten den Eindruck eines akuten Abdomens.*
Fieber	Erhöhter Kohlehydratverbrauch

Thyreotoxikose
Akromegalie
Cushing-Syndrom
Überangebot an Fettstoffwechselhormon
Behandlung mit Wachstumshormon
11 — Oxysteroidbehandlung
Zentrale Ketose
  nach apoplektischem Insult
  nach Schädeltraumen
Hungerazidose
Kohlehydratmangel bei normaler Fettzufuhr
Reduktionsdiät mit kohlehydratfreier Fett-Eiweiß-Diät
	Erhöhter Kohlehydratverbrauch

Basophile Leukozyten
(Basophile Granulozyten/Blutmastzellen)*

Normalwerte:
ca. 0,5 rel. %
Absolut: 15—100/mm³

Aussehen:
Kerne nur schwach angefärbt, wenig Chromatin, wenig dichte Struktur, nicht so ausgeprägt segmentiert wie der Neutrophilenkern; schwach basophiles Zytoplasma mit dunkelvioletten bis beinahe schwarzen Granula von 0,3—0,8 μ. Die Granula verdecken oft den Kern und sind infolge Wasserlöslichkeit nicht selten ganz oder teilweise ausgewaschen, so daß an ihrer Stelle leere, runde Felder im Zytoplamsa entstehen. Direkte Kammer-

---
* Literaturauswahl: 109, 177, 279

Basophile Leukozyten

zählung möglich durch selektive Anfärbbarkeit der metachromatischen Granula mit Tolouidin-Blau.

Physiologische Funktion:
Noch wenig erforscht. Die peroxydase-negativen, großen Granula enthalten Heparin oder eine heparin-ähnliche Substanz. Außerdem enthalten die Basophilen 50 × soviel Histamin als andere Blutzellen.

Erhöhte Werte/Vermehrung:	Bemerkungen:
Chronische Myelose (Endstadium)	*Kann zur Differentialdiagnose gegenüber einer leukämischen Reaktion (ohne B.) verwandt werden. Bis zu 83°/o Basophile wurden beobachtet.*
Basophile Leukämie	*Umstritten. Vermutlich identisch mit obiger Erkrankung.*
Eosinophilie	*Nicht selten mit Basophilensteigerung einhergehend.*
Chronische hämolytische Anämie	
Zustand nach Splenektomie	
Zustand nach Injektion artfremden Eiweißes	
Idiopathische Thrombopenie	
Erythraemia vera	
Morbus Hodgkin	
Postinfektiöse Rekonvaleszenz	
Heilphase nach Lobärpneumonie	
Chronische Entzündungen	
Sinusitis	
Pocken	
Windpocken	
Purpura (anaphylaktoide)	
Hypothyreose	
Polycythaemia vera	
Leberzirrhose	
Ionisierende Strahlung a) nach Röntgenbestrahlung b) präleukämisch nach Atombombenexplosionen	
Therapeutisch erhöhter Östrogenspiegel	

**Erniedrigte Werte/
Verminderung:**
(Ohne diagnostische Bedeutung)
Akutes Stadium allergischer
Reaktionen
Akutes Stadium einer Lobär-
pneumonie
Hyperthyreose
Durch Medikation von
Kortison oder verwandten
Substanzen
Durch Medikation von ACTH

Bence-Jones-Eiweißprobe im Urin[*]

Normalwerte: negativ

Eine positive Bence-Jones-Eiweißprobe liegt dann vor, wenn bei langsamer Erwärmung des Urins im Wasserbad zwischen 50 und 60° C ein Niederschlag auftritt. Die Gegenwart dieses Paraproteins ist dann besonders wahrscheinlich, wenn bei weiterem Erhitzen sich der Niederschlag wieder auflöst und beim Rückgang zum kritischen Temperaturbereich wieder ausfällt. Die Zugabe einiger Tropfen 10%iger Essigsäure macht die Probe empfindlicher.

Bedeutung:

Die Bence-Jones-Proteine, auch als mikromolekulare Paraproteine bezeichnet, sind nicht ganz einheitliche Eiweißkörper, die partielle Antigengemeinschaften zu normalen Globulinen und Paraproteinen besitzen. Bei Plasmozytomen werden sie infolge ihres geringen Molekulargewichts von ca. 35 000 häufig ausgeschieden. Bei einer positiven Bence-Jones-Eiweißprobe sollte auf alle Fälle zur weiteren Differenzierung eine Urinelektrophorese angeschlossen werden.

Eine positive Bence-Jones-Probe kann im Harn bei folgenden Krankheiten vorkommen:	Bemerkungen:
Plasmozytom	*Häufig, jedoch keineswegs regelmäßig.*
Knochenmetastasen	
Osteoplastisches Sarkom	
Lymphogranulomatose	

---

[*] Literaturauswahl: 71, 299, 308

Lymphatische Leukämie
Myeloische Leukämie
Amyloidose
Osteomalazie
Ausgedehnte Empyeme
Bei manchen Nierenerkran-
kungen, wenn eine lang-
dauernde Proteinurie bestan-
den hat.
Gelegentlich auch bei Pyurie
vorkommend.
Beimischung von Sekret der
Glandulae vesiculosae kann
ebenfalls ähnliche Reaktion
verursachen.

Benzidinprobe   s. Stuhl auf Blut

Beta-Lipoproteide

Normalwerte:
Bis ca. 550 mg %
Genaue Durchschnittswerte lassen sich wie beim Cholesterin nicht angeben, da bei verschiedenen Bevölkerungskollektiven entsprechend den Ernährungsgewohnheiten deutliche Unterschiede bestehen.
Die Beta-Lipoproteide sind an Proteine gebundene Serumlipide, die qualitativ ähnliche Eigenschaften haben und sich mit verschiedenen Trennmethoden von den Alpha-Lipoproteiden unterscheiden lassen. Sie machen 70—80% des Blutfettes aus. Die Beta-Lipoproteide sind weniger von krankheitsdiagnostischer als vielmehr von prophylaktisch-diagnostischer Bedeutung.

Erhöhte Werte:	Bemerkungen:
Durch starke Zufuhr von hydrierten und tierischen Nahrungsfetten	
Familiäre Hypercholesterinämie	
Idiopathische Hyperlipämie	
Nephrotisches Syndrom	
Hypothyreose	
Biliäre Leberzirrhose	
Lipoidgranulomatose (Schüller-Christian)	

Arteriosklerose	*Nur von prognostischer und prophylaktisch-therapeutischer, nicht von diagnostischer Bedeutung. Ein erhöhter Beta-Lipoproteid-Spiegel deutet nicht automatisch auf eine Arteriosklerose hin.*
Diabetes mellitus (vor allem dekompensierter) Östrogenmangel bei Frauen im geschlechtsreifen Alter	

Erniedrigte Werte:
A-Beta-Lipoproteidämie
(Bassen-Kornzweig-Syndrom)

Hyperthyreose Leberdystrophie Kachexie	*Ohne diagnostische Bedeutung.*

N. B.: Heparinzufuhr senkt den Beta-Lipoproteidanteil durch Aktivierung der Lipoproteidlipasen. Mehrfach ungesättigte Fettsäuren in der Nahrung senken ebenfalls den Beta-Lipoproteid-Spiegel.

Bilirubin (Harn)*

Normalwerte: negativ

Bewertung:
Eine Bilirubinausscheidung im Harn erfolgt bei allen Erkrankungen mit erhöhten direkten Bilirubinwerten im Blut. Bewertung s. Bilirubin Serum.
Erkrankungen, die mit erhöhten indirekten Bilirubinwerten im Serum einhergehen, bewirken keine Bilirubinausscheidung im Urin.

Bilirubin (Serum)

Normalwerte: 0,3—1,0 mg % (Gesamtbilirubin)
(Keine oder nur geringe Menge direkten Bilirubins)

---

* Literaturauswahl: 9, 10, 39, 49, 65, 97, 112, 135, 154, 170, 194, 195, 202, 217, 238, 244, 292, 309.

Bilirubin ↑

Entstehung:
Das Bilirubin entsteht im Rahmen des physiologischen Erythrozytenabbaus und wird in den Zellen des retikuloendothelialen Systems (Leber, Milz und Knochenmark) sowie in den Leberzellen (?) gebildet. Es handelt sich hierbei um das indirekte (nur in Gegenwart von Alkohol oder Koffein darstellbare) Bilirubin. In den Leberzellen wird mittels der Glukuronyltransferase Glukuronsäure an das Bilirubin gekoppelt, so daß das direkte Bilirubin entsteht. Physiologischerweise wird das Bilirubin über die Leberzellen via Gallenwege in den Darm ausgeschieden. Dementsprechend bestehen 5 Möglichkeiten des Zustandekommens eines erhöhten Serumbilirubinspiegels:

1. Vermehrte Bilirubinbildung durch verstärkte hämolytische Vorgänge.
2. Bilirubinaufnahme und Bilirubintransportstörung in der Leberzelle.
3. Störung der Konjugation mittels der Glukuronyltransferase in den Lebermikrosomen.
4. Ausscheidungsstörung in den Lebercanaliculi.
5. Extrahepatischer Gallengangsverschluß.

Haltbarkeit:
Bei Schutz vor Licht und bei + 4° C maximal 4 Tage,
bei Zimmertemperatur maximal 2 Tage

Erhöhte Werte: **Bemerkungen:**

Physiologisch:
Neugeborene (s. auch Abb. S. 52)   *Indirektes Bilirubin ↑*

Pathologisch:
Hämolytische Anämie   *Retikulozyten ↑ (> 40‰), LDH ↑, HBDH ↑, Fe ↑, indirekt. Bilirubin ↑.*

a) angeboren (genetischer Enzymdefekt)

b) erworben
chemisch
toxisch
infektiös
NB: Einige chemische Substanzen bzw. Medikamente (bei den wichtigsten auch Firmenbezeichnungen), die hämolytische Schübe auslösen können:
Acetanilid
Acetylphenylhydracin
Acetylsalizylsäure
Aminophenazon
Anilinderivate

Antipyrin
Atebrin
Azulfidine
Chloramphenicol
Chloromycetin
Diasone
Dimercaprol
Fungizide
Hydantoin
Leukomycin
Metacrin
Methylenblau
Nitrofurantoin
Naphthalin und Derivate
Pamachin
Paraxin
PAS
Pentachin
Phenacetin und Derivate
Phenylhydracin
Salazosulfapyridin
Sulfonamide
Sulfoxon

Vegetabilien:
Fava-Bohnen
Einheimische grüne Bohnen
Stachelbeeren (?)
Johannisbeeren (?)

Morbus hämolyticus neonatorum	*Indirekt. Bili ↑ (s. auch unter Bilirubinvermehrung beim Kind).*
Hämolyse bei Bluttransfusionsunverträglichkeit	
Hämolyse bei Übertragung sehr alter Blutkonserven	
Bergkrankheit	*Vergrößertes Blutvolumen, Polyglobulie, RR ↓, Hyperventilation. Auftreten bei längerem Aufenthalt in Höhen von 4000 m, z. B. Andenhochplateau.*
Akute Hepatitis	*SGPT ↑, SGOT ↑, direktes Bili ↑, indirektes Bili ↑, Fe ↑, Aldolase ↑*

Bilirubin ↑

a) durch Viren
  Hepatitis epidemica

  Infektiöse Mononukleose

  Gelbfieber

b) durch Bakterien
  Listeriose

  Coli-Infektionen
  Spirochaeten/Leptospiren
  Lues
  Morbus Weil
  Andere Leptospirosen
Chronische Hepatitis

Verschlußikterus
  extrahepatisch
    durch Stein
    Tumor (z. B. Pankreaskopfkarzinom)
    Entzündung (Cholangitis/Cholezystitis)
    chron. Pankreatitis
  intrahepatisch
    durch medikamentöse Cholostase (siehe auch Tabelle am Schluß des Kap. S. 60)

(lymphatische Reaktion des BB, Thymoltrübungstest +, Cephalinflockungstest +)

Paul-Bunnel-Reaktion Titer > 1:64 (ansteigend), Mononukleosetest +, Leukozytose, starke Zunahme der mononukleären Zellen (Lymphozyten, lymphoide Monozyten, Monozyten)

Kein spezifischer serologischer Nachweis. Beim Auftreten einer toxischen Nephrose im Urinsediment reichlich Zylinder, Alkalireserve ↓, Ca ↓, Harnstoff ↑, prognostisch ungünstig.

S. auch Bili-Erhöhung beim Neugeborenen und in der Schwangerschaft

Selten und nur geringe Bilirubinerhöhungen, leichte Transaminasenerhöhungen. Histologie + +, direkt. Bili ↑, alk. Phos. ↑

S. auch unter Alpha-Amylase

Im ganzen sind 157 Arzneimittel bis jetzt bekannt, die eine Cholostase auslösen können. Nur in einem geringen

	Prozentsatz (0,5—2%) liegt eine zusätzliche Leberzellschädigung vor. Die Medikamente sind in den Acta hepatoslenol. (1962) 74 und (1964) 356 angegeben. **Cave:** *Frühzeitige Butazolidinanwendung bei „Gelenkschmerzen", da es sich hierbei um eine Hepatitis im Beginn handeln kann.*
Cholangiolitis/Cholangitis	BKS ↑, alk. Phos. ↑, Leuko ↑, Alpha-2-Glob. ↑, Gamma-Glob. ↑.
Cholostase durch Ovulationshemmer	*Extrem selten, Bericht über Äthinylöstrenol und Mestranol.* Alk. Phos. ↗.
Benigne rekurrierende, intrahepatische Cholestase (Summerskill-Walshe-Tygstrut-Sherlock)	Alk. Phos. ↗, Chol. ↗, Leberbiopsie ++ (Cholestase, geringe Rundzellinfiltration der Portalfelder) — Pruritus.
Segmentäre intrahepatische kongenitale Gallengangserweiterung ohne Fibroangioadenomatose mit Fibroangioadenomatose (Caroli)	
Lebertumoren maligne meist Metastasen selten primär	*Anfänglich keine oder nur geringe Bilirubinerhöhung, viel rascher zeigt die alk. Phos. und die LDH erhöhte Werte. Starker Bilirubinanstieg ist prognostisch sehr ungünstig. Mit Szintigraphie lassen sich Tumoren über 2 cm Durchmesser nachweisen, durch das Ultraschallecholot schon kleinere Tumoren.*
Leberzirrhose	*Bili ↑, nur im Stadium der Dekompensation bzw. bei stärkeren entzündlichen Schüben.* Elphor: Gamma-Glob. ↑↑

Fettleber	Bili selten ↑, nicht über 4 mg %. Meist sind sämtliche Leberteste negativ, am häufigsten zeigt der Bromsulfaleintest oder der Zweifarbstofftest pathologische Werte. Leberbiopsie + +! Evtl. Chol. ↑, evtl. β-Glob. und β-Lipoproteide ↑. Bei (noch reversibler) alkoholischer Fettleber ChE ↑. Vergrößerte Leber bei normalen Lebertesten ist immer verdächtig auf Fettleber.
Stauungsleber	Bei Rechtsherzinsuffizienz Bili nicht über 4 mg %
Toxische Leberschäden	Der Ikterus tritt meist nach 1—3 Tagen auf.
z. B. Lorchelvergiftung Knollenblätterpilzvergiftung Phosphorvergiftung	
Medikamente	s. Tab. bei SGPT
Akute Leberdystrophie	
Zieve-Syndrom	Alkoholfolgeschaden. Alk. Phos. ↑, Transaminase ↗, Hyperlipämie, Anämie, Ödeme.
Endophlebitis venae hepaticae (Chiari-Krankheit)	
Chronische Pankreatitis	S. auch unter Alpha-Amylase
Posthepatitische Hyperbilirubinämie Ikterus juvenilis intermittens (Meulengracht)	Alle Leberteste normal, Leberbiopsie normal, innerhalb von Stunden stark schwankende Bilirubinwerte, ebenso rasch wechselnde Leber- und Milzgröße. Es handelt sich um eine Bilirubinaufnahmestörung der Leberzelle. Die posthepatitische Hyperbilirubinämie unterscheidet sich vom Ikterus juvenilis nur durch den Nachweis einer durchgemachten Hepatitis. Die posthepatitische Hyperbilirubinämie ist häufig, der Ikterus juvenilis selten. Bili 1,5—4 (—6) mg %, BKS ↓.

Kongenitale, nicht-hämolytische Hyperbilirubinämie (Crigler-Najjar-Syndrom) Chronische idiopathische Gelbsucht (Dubin-Johnson-Syndrom)	*Extrem selten. Vererbbarer Glukuronyltransferasemangel. Indirekt. Bili ↑. Ausscheidungsschwäche der Leber, auch für Bromsulfalein und Gallekonstrastmittel, normale Leberteste, Leberbiopsie: schwach braunes Pigment in der Leberzelle. Indir. Bili ↑, dir. Bili ↑ (40%).*
Chronische Hyperbilirubinämie (Rotor-Syndrom)	*Ähnlich dem Dubin-Johnson-Syndrom, jedoch alleinige Bilirubinausscheidungsstörung ohne die genannten anderen Symptome.*
Shunt-Hyperbilirubinämie	*Retikulozyten ↑, LDH ↗, indir. Bili ↑, Leberteste sonst normal. Leberbiopsie: Hämosiderose, Neigung zu Cholelithiasis.*
Siderophilie	*Bromsulfaleintest nicht selten pathologisch, Fe > 150—200 γ %.*
Hyperbilirubinämie bei kongenitalem Hypothyreoidismus Hemmung der Glukuronyltransferase durch chemische Substanzen: Hydrokortisonhyperbilirubinämie Novobiocinhyperbilirubinämie Rivomycinhyperbilirubinämie	

Bilirubinerhöhungen beim Neugeborenen:

Ikterus neonatorum	*Physiologisch s. Abb. 3a*
Morbus haemolyticus neonatorum Rh-Faktoren-Unverträglichkeit	*Coombs-Test + in 96% der Fälle.*

Bilirubin ↑

ABO-Faktoren-Unverträglichkeit	Serologischer Nachweis schwierig, falsch negative Ergebnisse kommen vor, der Coombs-Test ist meist negativ oder verzögert positiv. Besser Objektträgertest mit Nabelschnurblut (austropfen lassen, nicht ausstreichen!).

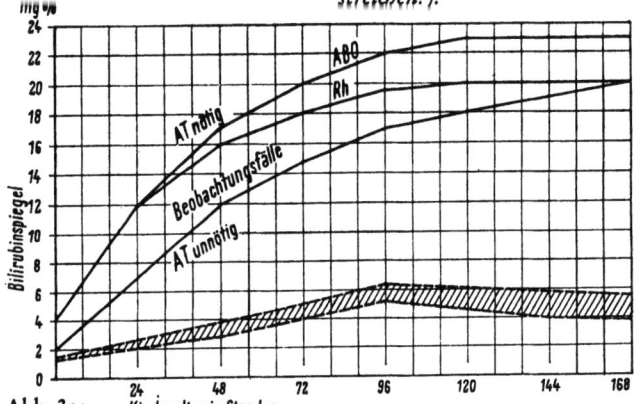

Abb. 3a: Kindesalter in Stunden
——— Indikation zur Austauschtransfusion nach POLACEK (1965)
▨▨▨ Physiologische Erhöhung des Bilirubins im Serum von Neugeborenen (nach VEST)
(AT = Austauschtransfusion)

Familiäre passagere Neugeborenenhyperbilirubinämie	Aus dem mütterlichen Plasma stammender Hemmfaktor der Glukuronyltransferase, der den Bilirubinanstieg bewirkt, verschwindet nach wenigen Wochen. Es können jedoch kurzzeitig neurotoxische Bilirubinkonzentrationen erreicht werden.
Pregnandiolhyperbilirubinämie	Um den 9.—27. Lebenstag auftretend. Bili 14—24 mg %. Betrifft ca. 1% aller voll gestillten Neugeborenen. Das mit der Muttermilch ausgeschiedene Pregnandiol hemmt die Glukuronyltransferase. Indir. Bili ↑, Normalisierung nach Abstillen.
Leberunreife	Erythroblasten + +

	Bilirubin ↑
Nabelsepsis	Leukozytose, Erythroblasten ++
Zytomegalie	Erythroblasten ++, Anämie
Toxoplasmose	Sabin-Feldmann (Farb)-Test Titer über 1:256 stark verdächtig, Titer bis 1:4000 vorkommend. Diaplazentar übertragene Antikörpertiter fallen innerhalb von 4 Monaten. Komplementbindungsreaktion (KBR): Im akuten Krankheitsstadium oft negativ, Titer steigt verzögert.

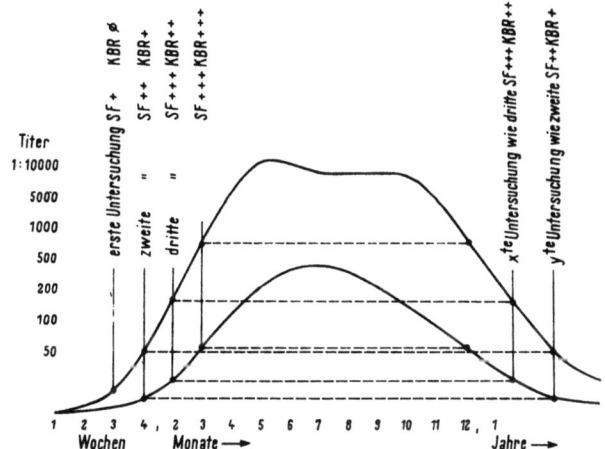

Abb. 3b: Toxoplasmosetiter-Verlauf (nach O. Fenner)
SF = Sabin-Feldmann-Test
KBR = Komplement-Bindungs-Reaktion

Listeriose	Kultureller Nachweis (Blut, Liquor, Urin, Mekonium), evtl. Agglutinationsreaktion.
Lues	Wassermann'sche Reaktion +, Klärungsreaktion II nach Meinicke +, weitere Reaktionen: Kahn, Müller, Meinicke-Trübungsreaktion, Citochol-Reaktion, Mikrocardiolipin-Reaktion u. a.

Bilirubin ↑

Hyperbilirubinämie bei Säuglingspyurie	*Häufig! Weniger bei Neugeborenen als bei jungen Säuglingen auftretend. Coli-Infektion.*
Angeborene Hepatitis	*S. o. Nicht selten haben Geschwister nacheinander eine angeborene Hepatitis. Indir. und dir. Bili ↑, niedrige Dosen eines Kortikosteroids bewirken Bilirubinabfall.*
Gallengangsatresie	*Dir. Bili ↑, alk. Phos. ↑, durch probatorische Kortikosteroidgabe nicht beeinflußbarer Bilirubinanstieg.*
Syndrom der eingedickten Galle	*Dir. Bili ↑, alk. Phos. ↑*
Galaktosämie	*Indir. Bili ↑*
Hämolytische Anämie (Erythrozytopathien)	*Indir. Bili ↑*
Toxische Fermenthemmung (Pharmaka)	
Rotor-Syndrom	*s. o.*
Crigler-Najjar-Syndrom	*s. o. Indir. Bili ↑, es entwickelt sich ein Kernikterus.*
Lucey-Driscoll-Syndrom	*Indir. Bili ↑. Konjugationsstörung des Bilirubins beim Neugeborenen nach vorhergegangener hoch dosierter Vitamin-K-Behandlung der Mutter.*

Bilirubinerhöhungen in der Schwangerschaft

A. Icterus in graviditate	*Ursachen wie oben aufgeführt, aber nicht mit der Schwangerschaft zusammenhängend.*
I. Übliche Ikterusformen, wie oben angeführt (Hepatitis usw.)	
II. Ikterus bei typischen internistischen Schwangerschaftskomplikationen	

1. Ikterus bei schwerster Pyelonephritis (Sepsis)
2. Ikterus bei Pyelonephritis und Tetrazyklin-Toxizität (akute Fettleber)
3. Ikterus bei Chloroform-Toxizität
4. Ikterus nach kriminellem Abort (Clostridium perfringens Sepsis, Chininvergiftung etc.)
5. Belastungsikterus

Bei vorbestehendem Leberschaden. Durch die Schwangerschaft tritt eine Dekompensation ein.

6. Schwangerenikterus durch Listeriose

In der Gravidität besteht eine besondere Disposition zu dieser Erkrankung. 31,8% aller klinisch diagnostizierten Listeriosen sind Schwangerschaftslisteriosen. Agglutinationstiter gelten von 320 an als positiv, die KBR von 10 an. Eine Therapie ist dann unbedingt angezeigt.

B. Icterus e graviditate

I. Idiopathischer Ikterus der Schwangerschaft

1. Intrahepatische Schwangerschafts-Cholestase
2. Akute Schwangerschafts-Fettleber
3. Akute gelbe Leberdystrophie

Oft akut eintretende Verschlechterung Proteinurie, Sediment: Leucin und Thyrosin, schlechter Appetit, Erbrechen. Bei raschem Bilirubinanstieg und Quickwert-(Prothrombin-) Abfall Schwangerschaftsunterbrechung.

II. Ikterus als Komplikation einer anderen, an die Schwangerschaft gebundenen Krankheit:

1. Ikterus bei Hyperemesis gravidarum
2. Ikterus bei unstillbarem Erbrechen der Spät-Schwangerschaft (meist andere Primärerkrankungen)
3. Ikterus bei Spätgestose
4. Ikterus bei Schwangerschafts-Perniciosa
5. Ikterus bei Schwangerschafts-Hämolyse

Tab. 1

Medikamente, die einen ikterischen Leberschaden *mit* Verschlußsyndrom erzeugen können.

(Nach W. *Siegenthaler* in Anlehnung an *Dölle/Martini*)

1. *Psychopharmaka:*
   a) Phenothiazine: z. B. Largactil, Prazine, Trilafon, Stemetil, Stelazin
   b) Benzodiazepine: z. B. Librium
   c) Barbiturate
   d) Antidepressiva: z. B. Imipramin (Tofranil), Iproniazid (Marsilid)

2. *Chemotherapeutika:*
   a) Arsenpräparate: z. B. Arsphenamine (Salvarsan), Carbarsone (Amoebenmittel)
   b) Sulfonamide
   c) Furadantin
   d) Paraaminosalizylsäure

3. *Antibiotika:*
   a) Triazetyloleandomycin (z. B. Witrion, Sigmamycin)
   b) Erythromycin-ester, Lauryl-sulfat (z. B. Ilosone)
   c) Novobiocin (z. B. Albamycin)
   d) Penicillin

4. *Thyreostatika:*
   a) Methyl- und Propylthiouracil (z. B. Thiomidil)
   b) Thiamazol (z. B. Mercazole, Tapazole)

5. *Antidiabetika:*
   a) Carbutamid (z. B. Nadisan)
   b) Tolbutamid (z. B. Rastinon)
   c) Chlorpropamid (z. B. Diabinese)

6. *Zytostatika:*
   a) 6-Mercaptopurin (z. B. Purinethol)
   b) Dimethasulfonoxybutan (z. B. Myleran)
   c) Demecolcin (z. B. Colcemid)
   d) Diäthyldioxystilbendiphosphat (z. B. Honvan)

7. *Androgene und Anabolika:*
a) Methyltestosteron
 (z. B. Perandren)
b) Fluoxymesteron
 (z. B. Ultandren)
c) Methandrostenolon
 (z. B. Dianabol)

8. *Gestagene Hormone:*
a) Methylostrenolon
 (z. B. Orgasteron)
b) Novethisteronum (z. B. Norlutin Primolut-N)

9. *Antirheumatika:*
a) Goldpräparate
b) Phenylbutazon
 (Butazolidin)

10. *Verschiedenes:*
Ajmalin, Cinchophenum (Atophan), Chlorothiazid, Dinitrophenol, Halothan, Hydantoine, Ilidar, Nikotinsäure, Phenacetin, Phenindione.

Tab. 2
Medikamente, die einen ikterischen Leberschaden *ohne* Verschlußsyndrom erzeugen können.
(Nach W. *Siegenthaler* in Anlehnung an *Dölle/Martini*)

1. *Psychopharmaka:*
a) Monoaminooxydasehemmer: z. B. Marplan, Niamid, Marsilid
b) Phenothiazine: z. B. Phenergan, Melleril, Pacatal
c) Chloralhydrat

2. *Chemotherapeutika:*
a) Tuberkulostatika: Isoniazid (Rimifon, Neoteben), Pyrazinamid, Thiosemicarbazone (Conteben), Tebefen (Isoniazid + Thiosemicarbazone)
b) Sulfonamide
c) Sulfone (Lepramittel)
d) Stilbamidin, Emetin, Plasmochin, Atebrin

3. *Antibiotika:*
a) Streptomycin
b) Chloromycetin
c) Tetracycline

4. *Antidiabetika:*
a) Carbutamid
 (z. B. Nadisan)
b) Tolbutamid
 (z. B. Rastinon)
c) Metahexamide
 (z. B. Euglycin)

5. *Antirheumatika:*
a) Goldpräparate
b) Phenylbutazon (Butazolidin), Pyramidon, Antipyrin

6. *Zytostatika:*
a) Actinomycin-C
 (Sanamycin)
b) Aminopterin
c) 6-Mercaptopurin
 (z. B. Purinethol)
d) Chlorambucil
 (z. B. Leukeran)
e) Methotrexate
 (z. B. Amethopterin)
f) Urethan
g) Diäthyldioxystilbendiphosphat (z. B. Honvan)

7. *Antiepileptika:*
a) Hydantoine (Diphenylhydantoine, Mesantoin, Nirvanol)

b) Oxazolidine
(z. B. Tridione)
8. *Antikoagulantien:*
a) Dicumarine
b) Phenindione
9. *Narkotika:*
a) Bromchlorotrifluorāthan
(Halothan, Fluotan)
b) Chloroform, Trilen,
Avertin (direkte Hepatotoxine!)

10. *Verschiedenes:*
Acetanilid (Antifebrinum), Acriflavin (Diacrid), Aloe, Benemid, Chenopodiumöl, Chiniotonum (Yatren), Eisensulfat, Filix mas, Flexin, Jod, Leberextrakte, Nepresol, Östrogene, Ovulationshemmer, Phenacetin, Quecksilber-, Antimon- und Wismuthpräparate, Biligrafin.

s. Blutkörperchensenkung

Blutausstrich s. Differentialblutbild S. 127
und Erythrozyten S. 163

Bluteiweißkörper s. Elektrophorese S. 137

Blutfarbstoff s. Hämoglobin

Blutgerinnungszeit s. Gerinnungszeit

Blutkörperchensenkung / Blutkörperchensenkungsgeschwindigkeit (BKS / BSG) *

Normalwerte:	1. Std.	2. Std.
Männer	3— 8 mm	6—20 mm
Frauen	3—10 mm	6—20 mm
Säuglinge	1— 2 mm	2— 4 mm
Kinder	gering, weniger als Erwachsene	

Bedeutung:

Bei der Blutkörperchensenkung erfolgt unter standardisierten Bedingungen eine Sedimentation der Erythrozyten, deren Geschwindigkeit bzw. Größe gemessen wird. Es handelt sich um eine einfache, unspezifische Methode, die eine der wichtigsten klinischen Routineuntersuchungen ist. Sie eignet sich als Suchreaktion ebenso wie zur Verlaufsbeobachtung bestimmter Krankheitsfälle. Eine normale BKS schließt jedoch das Vorliegen einer Krankheit auch einer Tuberkulose oder eines Karzinoms nicht aus. Die wichtigsten Fak-

---

* Literaturauswahl: 23, 37, 46, 67, 68, 72, 106, 107, 108, 251, 268, 310, 314, 323, 337.

toren, die den Ausfall der BKS beeinflussen, zeigt folgende Abbildung.

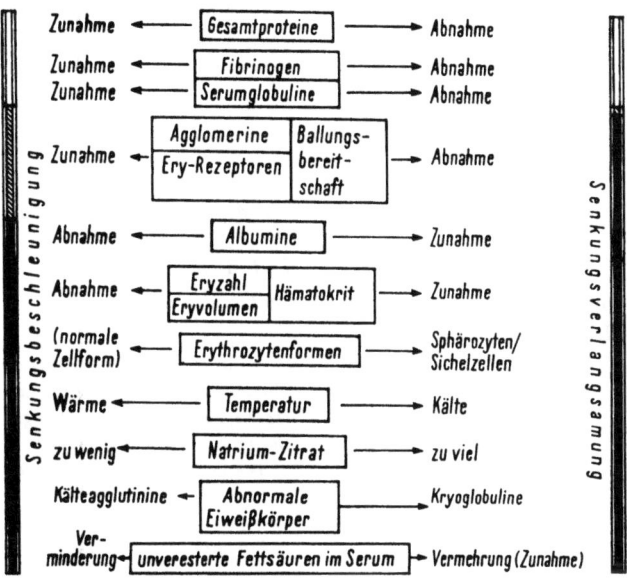

Abb. 4: Die wichtigsten Faktoren, die die Blutsenkungsgeschwindigkeit beeinflussen.

Auswahl der wichtigsten Erkrankungen oder krankhaften Veränderungen, die eine Veränderung der BKS bewirken.	Bemerkungen:
Beschleunigte BKS	
Entzündungen, vor allem exsudative	*Die BKS-Beschleunigung und Normalisierung benötigt eine Latenzzeit von ein bis mehreren Tagen.*
Infektionskrankheiten z. B. Sepsis Pneumonie	*Ausnahmen kommen vor, z. B. bei der Hepatitis epidemica (Fibrinogenverminderung!) oder beim Typhus, bei dem trotz hohen Fiebers die BKS im allgemeinen nicht oder nur gering beschleunigt ist.*

Blutkörperchensenkung ↑   64

Tbc

Kollagenosen
u. B. Lupus erythematodes
Sklerodermie
Periarteriitis nodosa

Rheumatische Krankheiten

Gicht
Nekrosen
Neoplasmen

Paraproteinämien
z. B. Plasmazytom oder
Makroglobulinämie Waldenström

N B: Das kohlehydratfreie, kleinmolekulare Gammamikro- oder Bence-Jones-Paraprotein bewirkt auch in größeren Konzentrationen keine wesentliche Zunahme der Sedimentationsrate.

Dysproteinämien
z. B. Nephrotisches Syndrom
Anämien
v. a. Perniziöse Anämie
(dekompensiert!)

Vor allem bei exsudativen und infiltrativ käsigen Prozessen. Bei der Miliartuberkulose kann die BKS initial verlangsamt sein, nach 24 Std. ist sie stark erhöht.

Die BKS ist für die Beurteilung der Aktivität bzw. des Verlaufs wichtig.

Im Gefolge eines Anfalls!

V. a. Sarkome, Hypernephrome, Karzinome mit Knochenmetastasen, Leukämien, Lymphogranulomatose. Die Stärke der Senkung gibt ungefähr Hinweis auf die Malignität der Verlaufsform. Infolge starker Zunahme unveresterter Fettsäuren im Serum ist die BKS-Geschwindigkeit oftmals gering. Zur Differentialdiagnostik s. am Ende des BKS-Kapitels.

BKS ↑↑
Bei bestimmten hämolytischen Anämien kann auch eine normale oder verlangsamte BKS

Erworbene hämolytische
Anämien
Aplastische Anämien
Kälteagglutinine

Hypercholesterinämie
Hypertriglyzeridämie
Exogene Ursachen, die eine
Beschleunigung der BKS aus-
lösen können:
  Orale Antikonzeptionsmittel
  Starke Fibrinogenverabfol-
  gung
  Hochmolekulare Dextran-
  oder Polyvinylverbindungen
  (Infusion)

Verlangsamte BKS
Polyglobulie
Polyzythämie
Allergie
  in der Sensibilisierungsphase
  im allergischen Anfall
Kryoglobulinämie
Bestimmte hämolytische
Anämien
Sphärozytose
Hydrämie

Freie Fettsäuren hemmen ebenfalls die BKS
Exogene Ursachen, die eine
(manchmal erhebliche) Hemmung der BKS auslösen können (auch wenn erhebliche
Plasmaproteinverschiebungen
bestehen):
Na-Salizylat
Phenylbutazon   (Butazolidin,
        Elmedal)
Pheniramin

*vorkommen (Erythrozyten-
form!)*

*BKS im Brutschrank bei 37°
langsamer als in Kälte
Blutprobe darf nicht abkühlen!*

*Ein Molekulargewicht von
60 000 verhält sich etwa neutral. Mit steigendem Molekulargewicht nimmt die BKS-
Geschwindigkeit zu.*

*Senkung um 0
Sichelzellanämie*

*Reduktion der Proteinkonzen-
tration des Plasmas*

*Entnahme nach fettreichen
Mahlzeiten.*

Fettsäuren in vitro
unveresterte in vivo
Fettsäuren
Kortison und Abkömmlinge
Conteben
Periston
Rheomakrodex (Infusion)

Zusätzliche Aussagemöglichkeiten durch die BKS bestehen:

Wasserhelles Plasma	*Eisenmangelanämie*
Gelbfärbung des Plasmas	*Verdacht auf Ikterus, Bilirubinbestimmung angezeigt.*
Serumtrübung	*Kontrolle des Fettstoffwechsels angezeigt. Trübungen finden sich bei folgenden Krankheitsbildern: Xanthomatosis diabetica, Diabetische Azidose (Koma!), Essentielle Hyperlipämie, Nephrotisches Syndrom, Glykogenspeicherkrankheit, Sekundäres Myxödem, Schwere Anämie, Alimentäre Hyperlipämie.*
Nach 24 Std., besonders nach Schrägstellung des Röhrchens, können Rückschlüsse auf das Gesamterythrozytenvolumen bzw. den Hämatokrit gezogen werden.	
Beachtung der Leukozytenmanschette (weißer Ring zwischen Plasma- und Erythrozytensäule).	*Wesentliche Abweichungen sollten zu einer Zählung der Leukozyten führen. 1 Teilstrich entspricht ca. 10 000 Leukozyten/mm³.*
Erythrozytenschleier am Ende der Erythrozytensäule	*Hinweis auf Retikulozytenvermehrung.*

Wesentlichste Fehlerquellen bei der Bestimmung der BKS

1. Temperatur — *Richtig 17—20° C.*
2. Natrium-Zitrat — *Muß 3,8%ig sein, das Mischungsverhältnis streng 4:1.*
3. Keine Entnahme nach fettreichen Mahlzeiten (freie Fettsäuren)

4. Der Durchmesser des Röhrchenvolumens soll nicht weniger als 2,0 mm betragen, da sonst die Senkung verlangsamt wird.

5. Die Röhrchen müssen absolut sauber sein. Bereits geringe Proteinrückstände verlangsamen die BKS.

6. Die Röhrchen dürfen nicht feucht sein.

7. Die Röhrchen müssen vertikal stehen. *Schrägstellung beschleunigt die BKS.*

8. Langes Stehen des entnommenen Blutes vor Ansetzen der BKS kann eine bakterielle Veränderung an der Erythrozytenoberfläche sowie eine Herabsetzung der Neuraminsäurekonzentration bewirken, so daß die BKS verlangsamt wird.

Differentialdiagnose der neoplastisch bedingten BKS-Beschleunigung von der entzündlich bedingten BKS-Beschleunigung

Tumorbedingte Blutsenkungsbeschleunigungen weisen eine geringere Bereitschaft zur Desaggregation ihrer Erythrozyten auf als entzündungsbedingte. Bei Kranken mit Entzündungen besteht im Vergleich zu Kranken mit malignen Tumoren eine unterschiedliche Wärmeinaktivierung von Plasmen bezüglich ihrer Senkungsbereitschaft (unterschiedliche Wärmestabilisierung der Blutsenkung).

Methodik: Frisches Zitratblut (4 Teile Blut, 1 Teil 3,8%iges Natriumzitrat) wird durch Zentrifugieren (3000 r 10 Min.) in Plasma und Zellbestandteile getrennt. Die Erythrozyten werden in physiologische Kochsalzlösung resuspendiert und dreimal mit Kochsalzlösung gewaschen, indem jeweils zentrifugiert, die überstehende Salzlösung abpipettiert und die Erythrozyten mit frischer Kochsalzlösung resuspendiert werden. Das letzte Konzentrat wird bis 30 Min. vor Gebrauch im Kühlschrank oder auch bei Zimmertemperatur aufbewahrt. Es werden 2 Blutsenkungen mit folgender Zusammensetzung angesetzt: 0,7 ml Zitratplasma, 0,3 ml physiologische Kochsalzlösung, 0,5 ml gewaschene Erythrozyten (Konzentration aus der letzten Waschung). Die 1. Senkung wird mit frischem Plasma angesetzt, die 2. Senkung mit wärmestabilisiertem Plasma. Die Inkubation des 2. Plasmas erfolgt bei 37° C über 4 Stunden. Es empfiehlt sich eine Doppelbestimmung beider Vergleichssenkungen, wozu insgesamt etwa 20 ml Zitratblut erforderlich sind. Die Ergebnisse werden als Restsenkung in Prozenten der ursprünglichen BKS (ohne Inkubation) angegeben.

Bewertung:

Tumorverdacht: Restsenkung > 25% nach 4stündiger Inkubation bzw. > 20% nach 5stündiger Inkubation.

Entzündungsverdacht: < 25% (bzw. < 20%), gerechnet von der Senkung, die nicht mit wärmeinaktiviertem Plasma angesetzt ist.

NB: Die Restsenkungen bei akuter und chronischer Hepatitis neigen dazu, größer zu sein als bei normalen Entzündungen. Die Differentialdiagnose zu Tumor ist jedoch nicht schwierig. Umgekehrt weisen Lymphosarkome, Retothelsarkome und Lymphogranulomatosen eine stärkere Wärmeinaktivierung auf als Karzinome und andere Sarkome, so daß eine entzündungsbedingte BKS vorgetäuscht werden kann. Eine intensive zytostatische (sowohl chemo- als auch strahlentherapeutische) Behandlung führt ebenso wie die Behandlung mit Kortikosteroiden oder Phenylbutazon zu einer rascheren Inaktivierung der Senkung bei Tumorkranken.

Blutungszeit[*]

Normalwerte: 3—5 Minuten

Methodik Siehe Laborbücher

Verlängerte Blutungszeit:	Bemerkungen:
Symptomatische Thrombopenie	*Allergisch, immunologisch-toxisch*
Morbus Werlhof	*Hereditär*
Thrombasthenie (Glanzmann)	
Thrombopathie (Willibrand-Jürgens)	*Blutungszeit gelegentlich auch nicht verlängert.*
Purpura rheumatica	
Symptomatische vaskuläre Purpura	
Skorbut (bzw. Möller-Barlow'sche Krankheit)	*Vitamin C-Mangel*
Schwere Leberparenchymschäden	

[*] Literaturauswahl: 23, 70, 177, 210, 279.

Blutungszeit

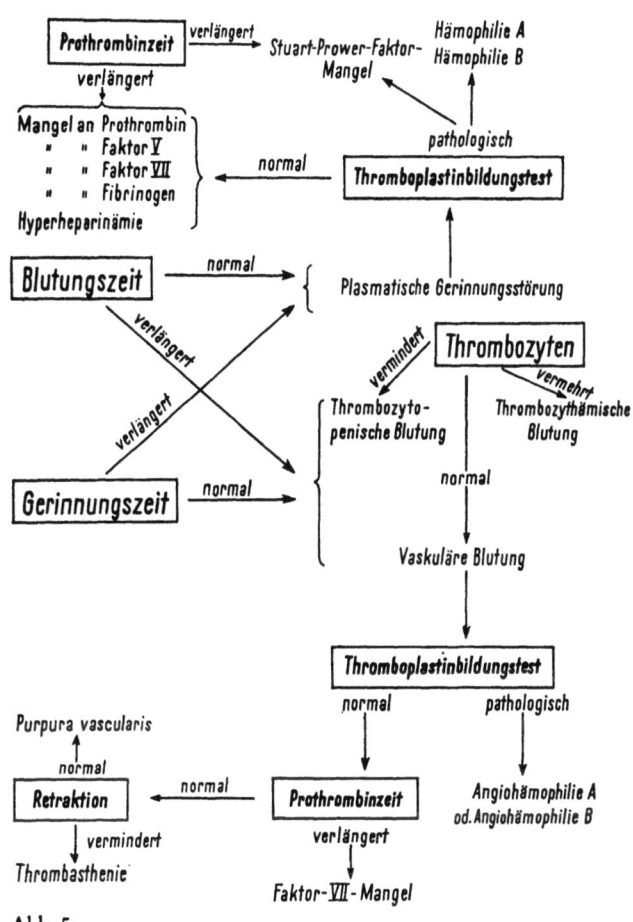

Abb. 5

Lange bestehender Verschluß-   *Prothrombinmangel durch*
ikterus   *Ausfall der Vitamin-K-*
    Resorption
Hyperheparinämie

**Weiterhin kann die Blutungszeit verlängert sein
(jedoch nicht in der Regel)**
bei
Fibrinogenmangel
Faktor-V-Mangel

Faktor-VII-Mangel
Faktor-VIII-Mangel
Faktor-IX-Mangel

Fehlerquellen:
Es bestehen viele Fehlermöglichkeiten (siehe genaue Beachtung der Methodik in den Laborbüchern!), unter anderem bewirkt Drücken der Fingers (Ohrs) durch Einfluß von Gewebsthrombokinase eine Verkürzung der Blutungszeit.
Zu wenig tiefes Stechen (normal 3—4 mm) bringt ebenfalls falsche Werte.
Genauer wird die Untersuchung, wenn man Ohrläppchen oder Fingerkuppe in ein Glas mit physiologischer Kochsalzlösung von ca. 37° C hält. Bei Abreißen des zu Boden sinkenden Blutfadens wird die Zeit gemessen.
Wenn man sofort nach Sistieren der Blutung mit der Blutdruckmanschette eine Stauung verursacht (Druck ca 30 mm Hg unter systolischem Blutdruck), so gibt eine erneute Blutung den Hinweis auf eine mangelhafte Gerinnselfestigkeit. Dies ist ein Hinweis auf eine Gerinnungsstörung, z. B. auch auf eine Hämophilie, bei der die Blutungszeit sonst meist normal ist.

Blutvolumen*

Normalwerte:

1. Gesamtblutvolumen
    a) 72— 100 ml/kg Körpergewicht
    b) 2500—4000 mg/qm Körperoberfläche
    Neugeborene   85 ml/kg Körpergewicht
    Frühgeborene 108 ml/kg Körpergewicht

2. Gesamtplasmavolumen
    a) 49— 59 ml/kg Körpergewicht
    b) 1400—2500 ml/qm Körperoberfläche

Erhöhte Werte: **Bemerkungen:**

Physiologisch
Trainingsanpassung
Anpassung an heiße Klimata
Anpassung an O_2-Mangel der Luft
Schwangerschaft

---
* Literaturauswahl: 22

Tab. 3: Blutvolumen (Schema verschiedener Formen der Blutvolumenänderungen)

Blutzustand	Blutvolumen	Erythrozytenvolumen	Hämatokrit	Veränderungen und Krankheiten
Normalbefund	↑→	↑→	↑→	
Normovolämische Anämie	↑→	→	→	Häufigste Anämieform (70% der Fälle), z. B. kompensierte Blutungsanämie.
Normovolämische Polyglobulie	↑→	↑	↑	Polyglobulie
Normovolämische Polyzythämie		↑	↑	Polyzythämie
Polyämie	↑	↑	↑→	Z. B. Herzinsuffizienz und larvierte Polyzythämie (selten)
Hydrämie	↑	→	→	Physiologisch in der Schwangerschaft ab mens VI, Maximum mens VII. Über-Infusion von Plasmaexpandern 6 Wochen nach der Entbindung wieder normal. Z. B. Anämie bei Leberzirrhose
Hypervolämische Anämie	↑	↑	→	Z. B. Tumoranämie, Anämie bei Splenomegalie, Herzinsuffizienz, bei chronischer myeloischer Leukämie
Hypervolämische Polyglobulie	↑	↑	←	Lange bestehende Polyglobulie
Hypervolämische Polyzythämie	↑	↑		
Oligämie	→	→	↑→	Zustand nach akuter schwerer Blutung
Hypovolämische Anämie	→	→	→	Z. B. schwere und lange bestehende Anämie, die tatsächliche Anämie ist schwerer als Hb- u. Hämatokrit-Wert zeigen.
Hämokonzentration	→	↳	↑	Schwere Exsikkose, z. B. durch profuse Durchfälle, profuses Erbrechen, Verbrennungen, Dünndarmileus, Addisonkrise, Coma diabeticum. Höhenanpassungen zu Beginn eines Höhenaufenthalts

Pathologisch
Hämopathien
  Polyzythämiephasen   *Das Plasmavolumen ist bei der*
                                       Polycythaemia vera erniedrigt!
                                       S. auch Tab. S. 67
  Chronische Anämien
  Gewisse Leukoseformen
Herzinsuffizienz, gewisse Formen
  Dekompensierte Mitralvitien
  Vorhofseptumdefekte
  Kammerseptumdefekte
  Offener ductus Botalli
  Dekompensiertes cor pulmonale
  Hyperthyreosen

Erniedrigte Werte:

Physiologisch
  Flüssigkeitsverlust bei starker körperlicher
  Belastung (Training)
  Lange Bettruhe

Pathologisch
  Blutverluste
  Dehydratation
  Schockzustände
  Herzinfarkt (initiales Stadium)
  Kachexien und endokrine Störungen
  Perniziosa

Blutzucker[*]

Normalwerte nach Hagedorn-Jensen:

Erwachsene	90—110 mg %
Kinder	80—110 mg %
Säuglinge	60—110 mg %
Neugeborene	26— 93 mg %

Normalwerte für wahre Glukose (enzymatisch):

Erwachsene	50— 95 mg %
Neugeborene	8,4—81,3 mg %

---

[*] 71, 204, 205, 287, 300, 339, 340, 344.

Bedeutung:
Der Blutzucker (Blutglukose) ist der Brennstoff, der sämtlichen Körperzellen für den Energiestoffwechsel zur Verfügung steht. Die Konzentration der Glukose im Blut, der sog. Blutzucker-Spiegel, ist von vielen regulierenden Faktoren abhängig (s. u.). Neben der wahren Glukose werden bei manchen Verfahren der Blutzuckerbestimmung die übrigen reduzierenden Substanzen im Blut mitbestimmt. Sie sind für die ca. 20 bis 30% höheren Angaben beim Blutzuckerwert verantwortlich. Man bezeichnet diese Differenz als Restreduktion.

Blutzuckerbeeinflussende Faktoren

Hebung des Blutzuckers	Senkung des Blutzuckers
Resorption aus dem Darm	*Insulinabhängig*
Glykogenabbau (Adrenalin, Glukagon)	Einschleusung von Glukose in die Körperzellen
Glukoneogenese (Kortisol)	
Insulinantagonisten (STH, Kortisol)	Glukoseverbrennung
Insulinaktivierung	Glykogenbildung
1. Leber	Lipogenese
2. Antikörper	*Insulinunabhängig*
	Muskelarbeit
(Nach J. *Teppermann*, "Metabolic and Endocrine Physiology")	Glukosurie

Haltbarkeit:
Nach sofortiger Enteiweißung:
+ 4° C: *Serum maximal 24 Stunden*
Zimmertemperatur: *Serum maximal 24 Stunden*

Erhöhte Werte (Hyperglykämie) **Bemerkungen:**
A. *Physiologisch*
Bei Erregungszuständen (sympathikoton)
B. *Pathologisch*
1. *Diabetes mellitus* (*Essentieller Diabetes, idiopathischer, spontaner oder primärer Diabetes*)

a) Jugendlicher Diabetes mellitus (Insulinmangeldiabetes) — *Seltenere, meist bei Jugendlichen vorkommende Diabetesform mit mangelnder oder fehlender Insulinproduktion. Der Diabetes ist labil und neigt zur Ketoazidose.*

b) Erwachsenen- und Alters-   *Meist bei Adipösen. Es handelt*
diabetes   *sich um eine Glukoseverwertungsstörung, trotz ausreichend vorhandenen Insulins. Nicht selten besteht sogar ein Hyperinsulinismus. In späteren Stadien kommt es dann auch zum Insulinmangel. NB: Im diabetischen Koma werden Blutzuckerwerte bis 600 mg % und mehr gefunden. Werte bis 2000 mg % sind beschrieben.*

c) Subklinischer (= chemischer)   *Diese Diabetesform zeigt*
Diabetes   *primär keine erhöhten Blutzuckerwerte, sie ist nur durch Belastung erkennbar. Siehe bei Belastungsproben S. 76.*

2. *Andere endokrine Ursachen*
Im adrenogenen Anfall
a) Phäochromozytom
b) Paragangliom
Cushing-Syndrom
Cushingoid   *Bei Steroidtherapie*
Eosinophiles Adenom
(Akromegalie)
Basophiles Hypophysenadenom
Hyperthyreose/Thyreotoxikose

3. *Pankreaserkrankungen*
Akute Pankreatitis
a) serös-interstitiell
b) hämorrhagisch-nekrotisierend
Chronische Pankreopathien   *Seltener, kann mit Hypoglykämie abwechseln. S. auch unter Hypoglykämie*

Pankreaskarzinom   *Hyperglykämie selten*
Hämochromatose
Traumatische Pankreasschädigung
Zustand nach chirurgischer Entfernung des Pankreas

4. *Zentral nervöse Ursachen*
Schädeltraumen
Gehirnödem
Gehirnblutung
Tumoren
Enzephalitis
Basalmeningitis

Hyperglykämie besonders dann, wenn Gebiete des kaudalen Hypothalamus direkt betroffen sind.

5. *Andere Ursachen*
Leberkrankheiten
(v. a Zirrhose)

Sympathikotone, vegetative Dystonie

Kreislaufkollaps
z. B. Myokardinfarkt
Starke Dehydratation
Akute Blutung
Allgemeine Störungen des Zellstoffwechsels
z. B. Kaliumkarenz
Vergiftungen

Vitamin-B_1-Mangel
Künstliche Hibernisation
Nach Verbrennungen
Säuglingstoxikose
Galaktosämie

Pathologische Glukosebelastungskurve, aber normaler Tolbutamid-Test. Leicht erhöhte Nüchternblutzuckerwerte sowie erhöhte Belastungszacken. Vermutlich wird ein latenter Diabetes vorübergehend manifest.

Substanzen s. unter Glukosurie bei Harnbefunden.

Galaktosurie, meist auch Proteinurie. In $3/4$ der Fälle ist der Serumbilirubinspiegel erhöht.

C. *Exogene Ursachen*
Nach Injektion von
Adrenalin
ACTH
STH
Glukokortikoiden
Erniedrigte Werte (Hypoglykämie)

A. *Physiologisch*
Neugeborene und Kleinkinder
Schwangerschaft
Laktation

Blutzucker ↓

Schlaf	*Vagotonie!*
Rekonvaleszenz	*Vagotonie!*
Starke muskuläre Beanspruchung	
a) Sportkrankheit	*Unmittelbar nach sportlichen Höchstleistungen auftretend mit erheblichen subjektiven Beschwerden, jedoch rasch wieder normalisiert.*
b) Außergewöhnliche körperliche Belastung beim Diabetiker	

B. *Pathologisch*

1. Hyperinsulinismus (pankreatogen)
Primär:
Benigne Inselzelladenome (442)*
Pankreaskarzinome (90)*
Inselzell-Hyperplasie/Hypertrophie (84)*
Suspekt maligne Adenome (61)*
Adenomatosen (18)*   = *Inselzellhyperplasie in extremem Ausmaß*

Fehlen von α-Zellen (?)
Sekundär:
Chronische Pankreopathie   *Pankreasabflußstörung mit relativer Inselhyperplasie. Th: Beseitigung des Abflußhindernisses ohne Resektion!*

2. Relativer Hyperinsulinismus   *Fehlen einer ausreichenden Gegenregulation.*

Erwachsenendiabetes (frühe Stadien)
Neugeborene von diabetischen Müttern
Zwischenhirnläsionen
Hypophysenvorderlappeninsuffizienz   *z. B. Simmonds-Krankheit, Hypophysektomie, Kraniopha-*

---

* In Klammern sind die in der Literatur beschriebenen Fälle angegeben, so daß sich ungefähr das Verhältnis der Häufigkeit abschätzen läßt.

(Hypopituitarismus)

Nebenniereninsuffizienz
(Vollbild M. Addison)
a) Tbc
b) Zytotoxisch
c) Nach Verbrennungen
d) Blutungen
e) Thrombosierung der Nebennierenvene
f) Kongenitale Hypoplasie
Hypothyreose/Myxödem
Zustände gestörter Schilddrüsenfunktion nach Strumektomie

3. Funktionelle und symptomatische Hypoglykämien
Kohlenhydratinduzierte H.

Koffeinmißbrauch
Nikotinmißbrauch
Alkoholmißbrauch

Prädiabetische Hypoglykämie
Magen-Darm-Erkrankungen
Starke Schmerzen
Blutungen
Ulcera
Zustände nach Resektionen
Spät-Dumping-Syndrom

Chronische Gallenblasenleiden

4. Primäre Kohlenhydratbilanzstörungen und angeborene Kohlenhydratstoffwechselstörungen

ryngeome, chromophobe Tumoren!

Nach reichlichem Genuß schnell resorbierbarer KH bei Gesunden.

Auf dem Weg einer primären Blutzuckersteigerung können sich bedrohliche hypoglykämische Erscheinungen entwickeln (funktioneller Hyperinsulinismus).

Funktioneller Hyperinsulinismus

NB: Umgekehrt können hypoglykämische Zustände auch subjektive Oberbauchbeschwerden auslösen.

Etwa 20—30 Min. nach kohlenhydratreicher Mahlzeit tritt eine gegenregulatorische Hypoglykämie ein.

Blutzucker ↓

Hungerhypoglykämie	*Es besteht bei den Betroffenen meistens eine gewisse Prädisposition oder vagotone vegetative Labilität.*
Kohlenhydratentzugshypoglykämie	*Nach langdauernder exzessiv einseitiger Kohlenhydraternährung und plötzlichem Absetzen dieser Kost*
Azetonämisches Erbrechen	
Leberkrankheiten	*Erschöpfung der Glykogenreserven! Verminderte Glykogenbildung*
Leberzirrhose	
Maligne Lebertumoren	*Besonders starkes Absinken der*
Metastasenleber	*Glykogenreserven. C a v e : Sulfonylharnstoff-Test!*
Fettleber	
Hepatitis	*Selten*
Stauungsleber	
Cholangitis	
Gelbfieber	
Lebergifte	
Arsenverbindungen	
Chloroform	
Cinchophen	
Phosphor	
Tetrachlorkohlenstoff	
Galaktosämie	*Auch Hyperglykämien kommen vor, s. d.*
Fruktoseintoleranz	*Störung der 1-Phospho-Fruktaldolase, Bilirubin ↑. Rasche Normalisierung bei Fruktoseabstinenz.*
Heriditäre Glykogenosen	*Fermentschäden mit gestörtem Glykogenabbau.*
z. B. v. Gierke-Krankheit	*Hochgradige Hypoglykämie ohne hypoglykämische Allgemeinsymptome, morgens meist Azeton +, Chol. ↑.*
5. Andere Ursachen	
Allergie	
Bakterientoxine	
Infektionskrankheiten	

Extrapankreatische (fraglich hormonaktive) Tumoren

Fibrome } der Brust- oder
Sarkome } Bauchhöhle
Nebennierenrindenadenome
Nebennierenrindenkarzinome

Ursache der Hypoglykämie noch nicht geklärt. Im Gegensatz zu den Insulomen sind diese Tumoren sehr groß (4000 bis 10 000 g)

6. Artefizielle Hypoglykämie

Insulinüberdosierung bei Diabetes
Gleichbleibende Insulindosis bei reduzierter Nahrungsaufnahme
Insulinsucht
Suizidale Insulinüberdosierung
Psychiatrisch-therapeutische Insulinüberdosierung
Orale Antidiabetika
Sulfonylharnstoff-Test
Blutzuckersenkende Substanzen sind weiterhin:
Salizylate in hohen Dosen
Reserpin
Chlorpromazin
Mangan
ATP
Kaliuminfusionen
INH
Nikotinsäure und Nikotinsäureamid
Monoaminooxydase-Hemmer

Wichtigste Arten der Entstehung einer Hypoglykämie bei Kindern, v. a. Kleinkindern und Säuglingen

1. Frühgeborene
2. Kinder diabetischer Mütter
3. Schwere Leberschäden
4. Azetonämisches Erbrechen

5. a) Infantile idiopathische
spontane Hypoglykämie
(leucinunempfindlich)   *Familiär! In der Regel zwischen
4. Monat und 2. Lebensjahr
auftretend, meist mit morgend-
lichen Krampfanfällen einhergehend. Hungerunverträglich-
keit. Gefahr von Hirnschäden!*

b) Infantile idiopathische   *Leucinhaltige Kost verursacht*
spontane Hypoglykämie,   *Blutzuckerstürze.*
leucinempfindliche Form
(ein Teil der Fälle)

6. Inselzelladenom

7. Hypoglykämosen (?)   *Fehlen oder Verminderung der
A-Zellen.*

8. Hypophysenvorderlappeninsuffizienz

9. Nebenniereninsuffizienz
(Morbus Addison)

10. Galaktosämie

Blutzuckerbelastungsproben

Die Blutzuckerbelastungsproben sind angezeigt bei allen zweifel-
haften Blutzuckerwerten (Grenzbereich), bei jeder zufälligen, un-
erklärten Glukosurie ohne wesentliche Erhöhung des Blutzuckers,
bei Diabetes-verdächtigen Krankheitserscheinungen, z. B. Furunkulose, Neuropathien, peripheren Durchblutungsstörungen ohne defi-
nitive Hyperglykämie, bei Personen aus Diabetikerfamilien, besonders wenn Übergewicht besteht, nach Geburt übergroßer Kinder
(mehr als 5 kg bei der Geburt). Nur mit den Belastungsproben
kann eine Störung im KH-Stoffwechsel frühzeitig erkannt werden.

I. Glukosetoleranz-Test

Nach Gabe von 50 g Glukose soll der Blutzucker eine bestimmte
Höhe nicht überschreiten, diese ist auch altersabhängig. Für Diabetes verdächtige Werte liegen nach 60 Min. bei

145—170 mg^0/o   (20—29 J.)
155—185   „   (30—39 J.)
165—200   „   (40—49 J.)
185—215   „   (50—59 J.)
195—230   „   (über 60 J.)

Werte darüber sind sicher diabetisch. Nach 2 Std. sollte der Wert
auf unter 120 mg^0/o abgesunken sein.

II. Doppelbelastung nach Staub-Traugott

Wie beim Glukosetoleranz-Test werden 50 g Glukose gegeben. Nach 1½ Std. wird noch einmal eine Glukosemenge von 50 g verabfolgt. Die Blutzuckerwerte werden von der 1. Glukosegabe bis 3 Std. halbstündlich und bis 5 Std. stündlich bestimmt. Beim Gesunden steigt der Gipfel der Blutzuckerkurve nach der 1. Gabe nicht über 160—180 mg%, der 2. Gipfel der Kurve liegt unter der Höhe des 1. Gipfels. Beim Diabetiker liegt der 2. Gipfel höher.
NB: Es ist wichtig, daß der Patient in den Tagen vor dem Glukosetoleranz-Test oder vor der Staub-Traugottschen Doppelbelastung eine gleichmäßige Kost erhält, in der ca. 150—300 g KH täglich enthalten sind.

III. Kortison-Glukosetoleranz-Test

Durch Belastung der antidiabetischen Reserven mit einem zusätzlichen Stress können unter Umständen schon prädiabetische Personen ermittelt werden.

Durchführung:

Am Vortag letzte Mahlzeit um 20.30 Uhr. Um 24 Uhr Gabe von 50 mg* (62,5 mg bei einem Körpergewicht über 75 kg) Kortisonazetat. Um 6.30 Uhr wiederum Gabe von 50 mg (62,5 mg bei einem Körpergewicht über 75 kg) Kortisonazetat. Um 8.30 Uhr Gabe von 1,75 g Glukose/kg Körpergewicht.

Bewertung:
Obere Grenzwerte

nüchtern	110 mg%
nach ½ Std.	175 „
nach 1 Std.	190 „
nach 1½ Std.	165 „
nach 2 Std.	150 „ (wahre Glukose)

IV. Tolbutamid-Test

Nach 8—10 Std. Nahrungskarenz (vorher einige Tage kohlenhydratreiche Kost) wird der Nüchternblutzucker bestimmt und 1g Tolbutamid langsam i.v. injiziert (3 Min.). Nach 20, 30 und 60 Min. wird der Blutzucker wieder bestimmt.

Bewertung:

Nach 20 Min. muß beim Gesunden mindestens eine Blutzuckersenkung um 20% des Ausgangswertes erreicht sein.
Bei Senkung zwischen 15 und 19% muß der 30-Minuten-Wert einen Abfall von mindestens 25% aufweisen.

---

* Andere Kortikoide entsprechend weniger.

Vorteil der Methode:
Kürzere Dauer, weniger Blutzuckerbestimmungen, ein hepatogen-pathologischer Glukosetoleranz-Test (überhöhte Kurve) ist beim Tolbutamid-Test normal.

Nachteile:
Beim Gesunden und vor allem beim Hyperinsulinismus können gefährliche Hypoglykämien auftreten, so daß die Methode für ambulante Diagnostik weniger geeignet ist, es sei denn, der Patient wird mehrere Stunden unter Anwesenheit eines Arztes beobachtet.

V. Weißbrotbelastung nach Umber

Nach der Nüchternblutzuckerbestimmung erhält der Patient 25 g Weißbrot mit Tee, nach 1 Std. erneute Blutzuckerbestimmung und Gabe von 50 g Weißbrot. Nach 1 weiteren Stunde Blutzuckerentnahme und Gabe von 75 g Weißbrot. Nach 3 Std. erneute Blutzuckerbestimmung und Gabe von 100 g Weißbrot. Nach 4 Std. erfolgt wieder eine Blutzuckerbestimmung.

Bewertung:
Beim Stoffwechselgesunden verläuft die Blutzuckerkurve horizontal oder leicht abfallend. Beim Diabetiker steigt die Kurve nach jeder weiteren Weißbrotbelastung stufenweise an.

Bromsulfalein-Test (Bromsulphthalein-Test) *

Normalwerte:
45 Min. p. i. werden weniger als 5% des Farbstoffgehalts der 3-Minuten-Probe gefunden (über 7% Retention sind sicher pathologisch).
Normalwert bei Angabe in mg%: weniger als 0,2 mg% (Werte über 0,3 mg% sind sicher pathologisch). Bei der direkten Angabe der Bromthaleinretention entfällt der 3-Minuten-Wert, so daß man mit 2 Blutentnahmen auskommt.

Bedeutung:
Der Bromthalein-Test wird zur Prüfung der exkretorischen Leberfunktion angewandt. Er ist ein hochempfindlicher, sehr zuverlässiger sowie leberspezifischer Test, wenn man die möglichen Störfaktoren berücksichtigt. Alle Komponenten, die auf den Bromthalein-Test einwirken, sind noch nicht sicher bekannt. Ein geringer Teil des Bromsulfaleins wird von der Skelettmuskulatur in unterschiedlichem Maße aufgenommen. Die Niere scheidet beim Ge-

---
* Literaturauswahl: 45, 61, 139, 184, 198, 243.

sunden 2%, beim chronisch Leberkranken bis zu 20% des Farbstoffs aus.

NB: Bei Säuglingen besteht eine erhöhte Bromthaleinretention. In der Weltliteratur wurde über 9 Todesfälle und 20 weitere schwere Zwischenfälle berichtet. Bei den tödlichen Zwischenfällen handelte es sich viermal um Zweitinjektionen. Die Zahl der Zwischenfälle ist bei der breiten Anwendung des Tests extrem selten und liegt unter dem Risiko der intravenösen Injektion von Kontrastmitteln in der Röntgendiagnostik. Nach Meinung führender Leberspezialisten sollte auf den Test bei Bedarf daher nicht verzichtet werden. Bei Patienten mit **Allergieanamnese** sollte der Bromsulfalein-Test **nicht durchgeführt** werden. Bei der Durchführung des Tests sollte immer Prednisolon, Adrenalin und ein Plasmaexpander zur raschen Anwendung griffbereit sein. Bei Zwischenfällen ist die subkutane Injektion des Suprarenin günstiger als die intravenöse. Die Bromthalein-Injektion sollte innerhalb 30 Sek. streng intravenös erfolgen. Wo die Möglichkeit besteht, sollte man die exkretorische Leberfunktion mit radioaktiv markiertem Bengalrosa prüfen. Die hierbei verwendeten geringen Mengen bergen nicht die Gefahr lebensgefährlicher Reaktionen.

Erhöhte Bromsulfaleinretentionen werden gefunden bei folgenden Erkrankungen und Veränderungen:

Diffuse Leberparenchymschäden
Alle Formen von Gelbsucht mit Ausnahme des Rotor-Syndroms und der hämolytischen Gelbsuchtformen

NB: Bei einem Bilirubin über 1,8 mg% ist die Durchführung des Tests nicht sinnvoll, da die photometrische Farbstoffbestimmung gestört wird.

Akute Cholezystitis
Chronische Cholezystitis im akuten Schub
Bei folgenden Krankheitsgruppen ist der Einsatz des Bromsulfalein-Tests sinnvoll

1. Abklingende latente und anikterische Hepatitis
2. Residualschäden nach abgeklungener, klinisch geheilter Hepatitis
3. Chronische Hepatitis

4. Leberzirrhose
5. Fettleber

Hier ist der Bromsulfalein-Test oft der einzig pathologische Laborbefund. Gamma-Globulinvermehrung, Bilirubinerhöhung und erhöhte Transaminaseaktivität kommen nur selten vor. Bei der noch reversiblen alkoholischen Fettleber ist ChE ↑.

6. Allgemeiner Verdacht auf Leberparenchymschädigung verschiedener Genese
7. Stauungsleber
8. Unklare gastrointestinale Blutung bei Verdacht auf Varizenblutung

Ein normaler Bromsulfalein-Test schließt eine Varizenblutung weitgehend aus. Bis zu 17% Retention nach 45. Min. ist jedoch noch nicht beweisend für eine Varizenblutung.

Falsch positive Ausfälle des Bromsulfalein-Tests (erhöhte Retention) werden gefunden bei folgenden Erkrankungen:

Fieberhafte Erkrankungen

Bereits geringe Mengen pyrogener Substanzen können ohne deutliche Fieberreaktion die Farbstoffelimination vermindern.

Primär chronische Polyarthritis (rheumatoide Arthritis)

Vermutlich unspezifischer Effekt. Es besteht eine Korrelation zwischen der Farbstoffretention und der Aktivität des Prozesses bzw. der Vermehrung der Alpha-2-Globuline und dem Ausfall des C-reaktiven Proteins.

Hochgradige Adipositas

Infolge Störung der Korrelation Körpergewicht — Plasmavolumen.

Starker Aszites

Sollte bei Dosisberechnung abgezogen werden.

Anoxämie	
Schock	
Schwere Blutung	
Ausgedehnte spontane oder portocavale Anastomose	
Andere Störungen der Leberdurchblutung als die aufgeführten und Herzinsuffizienz.	
Zustand nach Gabe von Opiaten	*Spasmus des Sphinkter Oddi*
Kompetitive Hemmung durch intravenöse Applikation von	
Albumin	
Aminosäuren	
Bengalrosa	
Decholin	
Gallenkontrastmitteln	*Der Bromsulfalein-Test soll nicht im Anschluß an eine orale oder intravenöse Gallenwegdarstellung durchgeführt werden.*
Eine ähnliche Hemmung wird von einigen Anabolika angenommen.	
Exzessive Rückresorption des Farbstoffs im Darm	*Sehr selten*

NB: Körperliche Bewegung und Veränderung der Lageposition kann bei Leberkranken in einigen Fällen eine verstärkte Retention des Farbstoffes bewirken, beim Lebergesunden kommt es nicht zu einer Störung der Leberausscheidung.

Falsch negative Ergebnisse, d. h., normale Befunde trotz Leberschäden können gefunden werden

wenn der Patient nicht nüchtern ist	*Infolge erhöhter Gallensekretion und vermehrter Leberdurchblutung*

wenn eine starke Proteinurie besteht

Vermehrte Bromsulfaleinausscheidung mit dem Harn!

Fehlermöglichkeiten:
Falsche Testzeit
Falsche Dosis
Mit Bromsulfalein verunreinigte Blutproben
Fehlerhafte Körpergewichtsbestimmung
Pigmente (Bilirubin — s.o.
— Hämolyse)

Täuschen nicht vorhandenes Bromsulfalein vor.

Bromthalein-Ausscheidungstest, duodenaler
(Bromsulfalein-Ausscheidungstest)

Normalwert:
Intravenös injiziertes Bromthalein erscheint bei freier Choledochuspassage innerhalb von 24 Min. im Duodenum.

Verlängerte Ausscheidungszeit:
Bei Passagehindernis im Bereich des Choledochus
Bei akuter Hepatitis in den ersten Tagen.

Bromthalein-Ausscheidungstest, renaler

Normalwert:
Renale Ausscheidung bis 1,5% normal, über 2% sicher pathologisch. Bei Schwierigkeiten mit der Farbstoffentnahme infolge schlechter Venen kann auch die Ausscheidung des Bromthaleins im Harn bestimmt werden.

Vermehrte Ausscheidung:
Leberschäden wie oben unter Bromthalein-Test aufgeführt
Proteinurie

BSG s. Blutkörperchensenkung S. 62

Cadmiumsulfat-Reaktion s. Serumlabilitätsproben S. 372

Calcium (Serum) *

Normalwerte:
9,0—11,0 mg%
bzw. 4,5—5,5 mval/l

* Literaturauswahl: 77, 101, 153, 175, 187, 262, 301, 303, 341.

davon ionisiertes Ca
4,2—5,2 mg%
bzw. 2,1—2,6 mval/l

Funktion und Stoffwechsel:
Für die biologische Aktivität des Calciums ist nur die ionisierte Fraktion (ca. die Hälfte des Gesamtcalciums) entscheidend. Der Rest ist proteingebunden. Das Calcium hat katalytische Funktionen und ist für eine geordnete Blutgerinnung ebenso wie für den Schwellenwert der elektrischen Impulsübertragung bestimmend. Weiterhin hat es einen regulierenden Einfluß auf die Permeabilität der Gefäßwände, wirkt ausgleichend beim Säure-Basen-Haushalt und ist als Baustoff für das Skelet notwendig, das seinerseits als Calciumspeicher dient. Im Rahmen eines regen Ionenaustausches kann das Skelettcalcium bis auf die Hälfte vermindert werden, ohne daß dadurch eine Störung des Serumcalciumspiegels ausgelöst würde. Das Nebenschilddrüsenhormon setzt Calcium aus dem Skelett frei und fördert die Calciumrückresorption in den Nieren. Außerdem hat es einen regulierenden Einfluß auf die Calciumresorption. Vitamin D hat einen fördernden Einfluß auf die Calciumresorption und Calciumeinlagerung in das Skelet. Ein noch weniger erforschtes Hormon „Calcitonin" aus Schilddrüse oder Nebenschilddrüsen hat eine Calcium-senkende Wirkung.

Tägliche Calciumaufnahme 0,7—1,0 g.

Ausscheidung
a) in Galle-, Magen- und Pankreassekreten 600—900 mg
b) im 24-Std.-Harn 100 mg

Umrechnungsfaktoren:
mval/l = mg % × 0,5
mg % = mval/ × 2,0

NB: Die neuromuskuläre Erregbarkeit bzw. Tetanieneigung hängt nicht allein von der Höhe des Serumcalciumspiegels ab, sondern vor allem vom ionisierten Ca, vom Verhältnis Ca/K und von der gesamten Szent-Györgyi-Formel (s. bei Magnesium). Das ionisierte Ca kann nach folgender Formel errechnet werden:

$$Ca^{++} = \frac{6\,Ca - \frac{GE}{3}}{GE + 6}; \quad (GE = \text{Gesamteiweiß in g\%})$$

Beachte: $\frac{K\,(mval)}{Ca\,(mval)} \approx 1 \quad (\text{in mg \%} \approx 2)$

Steigt der Quotient über 1 (bzw. 2), so kann auch bei normalem Serum-Ca eine Tetanie auftreten!

Erhöhte Werte/Hypercalcämie:
Primärer Hyperparathyreoidismus
a) Primäre Hyperplasie aller 4 Epithelkörperchen
b) Solitäres benignes Hauptzelladenom

Serum-Ca > 11 mg% bis über 20 mg%. Bei Verdacht trotz normaler Serum-Ca-Werte empfehlen sich wiederholte Kontrollen, da der Serum-Ca-Spiegel infolge Spontanschwankungen zeitweilig normal sein kann. Phosphat < 3 mg%, Sulkowitsch ++++, Ca-Harn > 200 mg, Alk. Phos. ∠. Häufig QT-Verkürzung im EKG.

c) Epithelkörperchenkarzinom — *Extrem selten!*

AT 10-Überdosierung — *NB: Überdosierung scheint Thromboseneigung zu fördern!*

D-Hypervitaminose — *Im fortgeschrittenen Stadium finden sich im Sediment Kalkzylinder und im Serum ein Harnstoffanstieg.*

Burnett-Syndrom — *Alkalose, siehe auch unter Alkalireserve.*

Hyperthyreoidismus — *Verstärkter Knochenabbau*

Morbus Addison (Primäre N.N..-Insuffizienz) — *Hypokortizismus*

Sekundäre Nebenniereninsuffizienz
Immobilisationsosteoporose durch Muskellähmung (z. B. Poliomyelitis)
Fraktur
Entzündung
Osteolytische Neoplasmen
Osteolytische Skelettmetastasen
Lymphogranulomatose
Myelosen
Lupus erythematodes } *Selten, nur bei Skelettbefall!*

Plasmozytom — *BKS ↑↑, Elphor ++, Sternalpunktat! Sulkowitsch normal bis ++.*

Makroglobulinämie Waldenström	
Karzinome ohne Skelettmetastasen	*Ca-Erhöhungen werden besonders bei Stachelzelltumoren von Bronchien und Blase sowie bei Mamma-Ca und Hypernephrom gefunden.*
Morbus Boeck (= Sarkoidose) (Die Knochenform ist die Ostitis cystoides multiplex — Jüngling)	
Kaplan-Klatskin-Syndrom	*= Sarkoidose kombiniert mit Psoriasis und Gicht.*
(Cushing-Syndrom)	*Gelegentlich bei gleichzeitiger Osteoporose vorkommend, auch erniedrigte Werte kommen vor.*
Polycythaemia vera	*Leichte Erhöhungen kommen vor, Ursache unbekannt.*
Morbus Paget	*Nur gelegentlich. Alkal. Phos. ↑↑, Röntgenbild!*
Dermatomyositis nach hochdosierter Prednisolonbehandlung	
Primäre Nierenschäden mit sekundärer Nebenschilddrüsenhyperplasie Chronische Glomerulonephritis Interstitielle Nephritis Chronische Pyelonephrose Mißbildungen der Niere Mißbildungen der Harnwege Hydronephrose Zystennieren Nierenhypoplasie	*Ca ↓↗, meist ist Ca erniedrigt, Alk. Phos. ↳, Phosphatanstieg erst wenn Glomerulusfiltrat stark eingeschränkt ist. Die leichte Ca-Erhöhung kann nach fortgeschrittenem Nierenschaden sekundär auftreten.*
Langdauernde respiratorische Alkalose (Künstliche Beatmung)	
(Chronische) idiopathische Hypercalcämie	
a) leichte Form	*Vorwiegend bei Säuglingen, vermutlich erhöhte Vitamin D-Empfindlichkeit.*

b) Schwere Form = Fanconi-Schlesinger-Syndrom	$P \nearrow$, Osteosklerose mit breiten, bandartigen subepiphysären Verkalkungen, häufig Nierenschäden bei Nephrocalcinose, körperlicher und geistiger Entwicklungsrückstand.
Hypophosphatasämie = Rathbun-Syndrom	Stark herabgesetzte Serumphosphatase Aktivität, klinisch wie Vitamin D-Mangel, therapeutisch ist Vitamin D-Behandlung nutzlos oder sogar gefährlich! $P \rightarrow$, $Ca \uparrow$, Sulkowitsch $+++$.
Polyostische fibröse Dysplasie = Jaffé-Lichtenstein-Syndrom	$Ca \searrow$, $P \sqcap$, Alk. Phos. $\uparrow$, Rö: Auftreibung des Knochens, herdförmige Aufhellung im Mark, Verbiegung, Spontanfrakturen.
Albright-Syndrom	Wie Jaffé-Lichtenstein-Syndrom, zusätzlich Hautpigmentierungen, bei ♀ Pubertas praecox.
Osteopetrosis = Marmorknochenkrankheit = Albers-Schönberg-Syndrom	Nur manchmal vorkommend.
Morbus Bechterew	BKS $\uparrow \uparrow$.
Gaucher-Syndrom	Lipidose, Alk. Phos. $\uparrow$, Leukopenie, hypochrome Anämie, Thrombopenie, Milztu.
Dysendokrinismus = Leprechaunismus-Syndrom	17-Ketosteroide im Harn $\nearrow$, manchmal Aminoazidurie, fast nur ♀ betroffen. Kongenitale Gynäkomastie, Klitorishypertrophie, Leber- und Milzvergrößerung.

Die wichtigsten Krankheitserscheinungen, die bei einer Hypercalcämie auftreten können:
1. Durst mit Trinkmengen bis zu 10 l pro Tag, Pittressin-resistente Polyurie
2. Gastrointestinale Beschwerden Obstipation

Erbrechen	*NB: Nach Spiro lassen sich zwischen Serum-Ca-Spiegel und HCl-Sekretion der Magenschleimhaut quantitative Beziehungen feststellen:*
Unklare Bauchbeschwerden	*Serumcalcium*
Ulcus ventriculi	*Unter 7 mg⁰/₀: An bis Subazidität*
Ulcus duodeni	*Zwischen 7 u. 12 mg⁰/₀: Normazidität*
Colitis ulcerosa	*Über 12 mg⁰/₀: Hyperchlorhydrie*

3. Pancreatitis necroticans
4. Nephrolithiasis
5. Nephrocalcinose mit Konzentrationsschwäche (Spez. Gew. um 1014—1016) und Niereninsuffizienz.
6. Zentralnervöse Erscheinungen
   Anergie
   Lethargie
   Dämmerzustände
   Koma
7. Digitalisüberempfindlichkeit
8. Kalkmetastasen, vor allem in der Kornea im Lidspaltenbereich (Bandkeratitis).

Erniedrigte Werte/Hypocalcämie:

Physiologisch:
Gravidität
Laktation } *Erhöhter Calciumbedarf*
Wachstum

Pathologisch:
Hypoparathyreoidismus
a) Postoperativ
b) Genuine Unterfunktion
c) Vorübergehende Funktionsstörung durch Durchblutungsstörung bei Zervikal-Syndrom

Pseudohypoparathyreoidismus = Martin-Albright-Syndrom	*Mangelndes Ansprechen des Erfolgsorgans oder zentralnervöse Störung (?) P ↑, Alk, Phos. →, Minderwuchs, Adipositas, Oligophrenie.*

Vitamin D-Mangel / Rachitis (exogen)
Malabsorptions-Syndrome *Gestörte Ca — Phosphat —*
Steatorrhoe/Sprue — ver- *Vitamin D-Resorption.*
schiedene Formen
Gallemangel
Pankreasfermentmangel
Anazidität *Fraglich, denn eine Hypocalc-*
 ämie kann ihrerseits eine
 Anazidität auslösen.

Zustand nach Dünndarm-
resektion
Whipplesche Krankheit *Intestinale Lipodystrophie mit*
 chronischen Leibschmerzen,
 Meteorismus und Durchfällen,
 nicht selten Gelenkschmerzen,
 manchmal Ödeme. GE ↓, Chol ↓
Ménétrier-Syndrom *Exsudative, eiweißverlierende*
 Gastroenteropathie. GE ↓,
 Alb. ↓, Na ↓, K ↓.
Ankylostomiasis *Selten, bei Fremdarbeitern muß*
 eher an die Möglichkeit gedacht
 werden. Meist Eosinophilie.

Isolierte Calciumresorptions-
störung
 durch Oxalsäure
  in der Nahrung *z. B. Rhabarber, Spinat, Kresse,*
 Beerenfrüchte im Übermaß.
  bei Stoffwechselanomalie
 durch Phytinsäure *z. B. in Zerealien wie Gerste,*
 Weizen, Hafer, Mais.

Mangelernährungs-Syndrom *Zustand nach chronischer Unter-*
= Achor-Smith-Syndrom *ernährung mit sekundärer*
 hypokaliämischer Muskel-
 degeneration. K ↓, Alb ↓, Cl ↓,
 Alkalose. EKG: QT-Verlänge-
 rung, ST-Senkung.
Salzmangel-Syndrom *Na ↓, Cl ↓, P↑, Harnstoff ↑.*
 z. B. durch Erbrechen
 schwere Durchfälle
 nach Punktion großer
 Mengen von Pleuraexsudaten
 und Aszites
 Nierenschäden durch Intoxikationen, z. B.

Kleesalz (Ca-Oxalat)	*Massenhaft Ca-Oxalate und Zylinder im Harn.*
Sublimat	
Lysol	
Vitamin D-Überdosierung	
Postoperative Fisteln (Cholezystektomie!)	
Salt losing-Nephritis	
Nephrotisches Syndrom	*Verlust von proteingebundenem Ca.*
Toxische Nephrose bei Gelbfieber	*Im fortgeschrittenen Stadium Harnstoff ↑, Alkalireserve ↓.*
Niereninsuffizienz	*Hypocalcämie liegt bei Niereninsuffizienz trotz schlechter renaler Ausscheidung vor, weil hier gleichzeitig eine Störung der Calcium-Resorption und eine Erschwerung der Calcium-Immobilisation aus dem Skelett vorliegt. Nur bei starker Überfunktion der Epithelkörperchen kann der Calciumspiegel wieder normalisiert oder erhöht werden. Es handelt sich dann meist um Endstadien der Urämie. Erniedrigte Werte können also bei allen auf S. 85 aufgeführten Nierenkrankheiten ebenfalls gefunden werden.*
Akute Pankreatitis	*Die durch Pankreaslipase freiwerdenden Fettsäuren binden Ca.*
Idiopathische Dysproteinämie	*Kinder betroffen, GE ↓ (3 bis 5 g%), meist Gamma-Glob. ↓ und Alb. ↓, Ödeme.*
Zystinspeicherkrankheit = Abderhalden-Fanconi-Syndrom	*Ca ↘, K ↓, Alkalires. , P ↓, Alk. Phos. ↗, GE ↑.*
Allergie	
Idiopathische Hypercalciurie	
Diabetes insipidus	
Intravenöse Gabe von Magnesiumsalzen (z. B. Magnorbin)	

Calcium ↓

Oxalaten	
Zitraten	v. a. bei Austauschtransfusion mit Blutkonserven
Impetigo herpetiformis	Besonders in der Schwangerschaft bei Multiparen auftretend, selten bei Männern, Prognose ernst, in der Schwangerschaft Interruptio angezeigt.
Hepatokardiales Syndrom	Zusammenhänge noch ungeklärt. Ca ↘, Alkalires. ↑↑, K ↓, Harnstoff ∠, Gamma-Glob. ↑, $Alpha_1$-Glob. ↓, Alb. ↓.
Cushing-Syndrom	Ca ↙.
Crampus-Krankheit	Ca ↗, Harnsäure ↑↑, lokalisierte, sehr schmerzhafte Muskelkrämpfe.

Allgemeinsymptome bei Hypocalcämie
Leichte Ca-Erniedrigung:
Erregbarkeitssteigerung des gesamten Nervensystems (mit galvanischem Strom nachweisbar — Erbsches Phänomen),
Schwache, aber nicht entspannte Muskulatur,
Blaukalte, auch feuchte oder nasse Hände und Füße,
Parästhesien,
Blässe.

Mit zunehmendem Absinken des Serum-Ca entwickeln sich Zeichen einer **latenten Tetanie**
Chvostek-Zeichen +
Hyperventilationstetanie
Im EKG entwickelt sich eine QT-Verlängerung
Bei Werten um 7 mg% tritt eine **manifeste Tetanie** auf mit
Carpopedalspasmen
Pfötchenstellung der Hände
Supinationsstellung der Füße
Plantarflexion der Zehen
Bei Säuglingen und Kleinkindern nicht selten tonisch-klonische epileptiforme Krämpfe, Laryngospasmus.
Ein absoluter Grenzwert für das Auftreten einer manifesten Tetanie läßt sich nicht angeben, da andere Faktoren mitbestimmend sind. Alkalose fördert die Tetanie.
Szent Györgyi-Quotient:

$$\frac{K, Phosphate, HCO_3}{Ca, Mg, H}$$

Zunahme der Zählerwerte führt zur Steigerung der nerv. Erregbarkeit (u. U. Tetanie), Zunahme der Nennerwerte zu einer Herabsetzung der nerv. Erregbarkeit.

Erniedrigte Ca-Werte bei Kindern (nach *A. Fanconi*):
Hypocalcämien bei allgemeinen Stoffwechselstörungen:

Hypoproteinämie	*Häufig*	*Erstes Auftreten entsprechend der Grundkrankheit*
Fortgeschrittene Niereninsuffizienz	*Häufig*	
Intestinale Malabsorption	*Häufig*	

Hypocalcämien bei primären Störungen des Ca-P-Stoffwechsels:

Einfache Neugeborenen-Hypocalcämie	*Sehr häufig*	*Auftreten am ersten Lebenstag.*
Hypocalcämische Vitamin D-Mangel-Rachitis	*Häufig*	*Erste Symptome im 1. bis 2. Trimenon.*
Transitorischer kongenitaler Hypoparathyreoidismus	*Selten*	*Erstes Auftreten von Symptomen in den ersten Lebenstagen bis zur dritten Lebenswoche.*
Persistierender kongenitaler Hypoparathyreoidismus	*Sehr selten*	
Hereditäre Pseudomangelrachitis	*Sehr selten*	*Erste Symptome im 2. bis 4. Trimenon.*
Chronischer idiopathischer Hypoparathyreoidismus	*Selten*	
Syndrom Moniliasis, Hypoparathyreoidismus, Morbus Addison	*Sehr selten*	*Erste Symptome im 3. bis 16. Lebensj.*
Postoperativer Hypoparathyreoidismus	*Sehr selten*	*Postoperativ*
Pseudohypoparathyreoidismus	*Selten*	*Erstes Auftreten im Kleinkind- und Schulalter.*

Calcium (Harn)
Normalwerte:
Tägliche Ausscheidung bei normaler Kost 100—300 mg (50—150 mval).
Bei weitgehend calciumfreier Kost maximale Ausscheidung bis 150 mg/die.
Die Nierenschwelle für Calcium liegt bei 7—8 mg%/o (Serumcalcium).

Calcium (Harn) ↑

NB: Für den täglichen Gebrauch ist die **Sulkowitsch-Probe** als Screening-Test ausreichend.

Bewertung:

Bei Normocalcämie   Sulkowitsch-Probe   (+) = schwach positiv
Bei Hypercalcämie   + bis +++ = positiv
                                        bis sehr stark positiv
Bei Hypocalcämie   ⌽ = negativ

Da der Grad der Calciurie sehr stark von der Calciumzufuhr der Nahrung abhängig ist, muß bei der genauen Bestimmung die Diät standardisiert werden, wobei es genügt, Milch, Käse sowie milch- und käsehaltige Nahrungsmittel aus der Diät wegzulassen (3—6 Tage lang).
Die Ausscheidungsmenge im Harn wird weitgehend von der Schwelle des Calciumblutspiegels reguliert. Dementsprechend entspricht, von besonders pathologischen Verhältnissen abgesehen, der Calciumgehalt des Harns dem Calciumgehalt des Bluts. Das Nebenschilddrüsenhormon greift in die Calciumausscheidung ein, indem es antagonistisch zum Phosphat die Calciumrückresorption in der Niere steigert.

Vermehrte Calciumausscheidung im Harn:

Primärer Hyperparathyreoidismus = Morbus Recklinghausen

Ca-Harn ↑, Ca-Serum ↑, Phosphat-Harn ↑, Phosphat-Serum ↑, Alk. Phosphatase ↓. Mehrmalige Bestimmungen sind nötig, da erhebliche Schwankungen vorkommen können. Im fortgeschrittenen Stadium kann die Calciumausscheidung im Harn auch normal oder erniedrigt sein.

Sekundärer Hyperparathyreoidismus = Renale Osteopathie
AT 10-Überdosierung
Vitamin D-Vergiftung
Osteoporose
 Immobilisation
 (z. B. Fraktur)
Cushing-Syndrom
Eosinophiles Adenom/ Akromegalie

Ca-Harn ↓, Ca-Serum ↑, Phosphat-Harn ↓, Phosphat-Serum ↓, Alk. Phos. ↑.

Osteolytische Knochen-
metastasen

Plasmozytom
Morbus Boeck
Morbus Paget
Tubuläre Niereninsuffizienz
im polyurischen Stadium
Renale tubuläre Azidose
Idiopathische Hypercalciurie
Idiopathische Hypophos-
phatasie
Chronisch idiopathische
Hypercalcämie =
(Lightwood)
Thyreotoxikose
Albright-Hadorn-Syndrom

**Erniedrigte Calciumausschei-
dung im Harn:**

Alle Fälle, bei denen der
Calciumspiegel im Serum erniedrigt ist mit Ausnahme der
Nierenschäden
sowie bei:

Hyperparathyreoidismus
Vitamin D-Mangel (Osteo-
malazie/Rachitis)
Genuine Vitamin D-Resistenz
Außerdem viele Fälle von
nephrotischem Syndrom
Osteomalazie bei glomeru-
lärer Niereninsuffizienz

*Eine Abnahme der Hyper-
calciurie ist ein prognostisch
günstiges Zeichen.
NB: Eine Sexualhormonbe-
handlung steigert die Calciurie!*

s. u. *Chlorid (Serum), Erhöhte
Werte.*

s. bei „Erhöhte Werte"!

Cephalin-Flockungstest s. Serumlabilitätsproben S. 372

Chlorid (Serum)*

Normalwerte:

Erwachsene	97—108 mval/l	(345—380 mg%)
Neugeborene	96—116 mval/l	
Säuglinge 2 Tage	95—118 mval/l	

* Literaturauswahl: 66, 71, 114, 179, 225.

Chlorid ↑

Säuglinge 5 Tage	102—112 mval/l
Säuglinge 1 Mon.	95—110 mval/l
Säuglinge 5—7 Mon.	96—120 mval/l
Säuglinge 11—12 Mon.	102—107 mval/l
Säuglinge 19—26 Mon.	101—108 mval/l

Bedeutung:

Chlor ist wie Natrium ein extrazelluläres Ion. Von den ca. 85 g, die im Körper enthalten sind, finden sich 75 g im extrazellulären Raum. 98% des Chlorids werden durch die Nieren ausgeschieden, etwa 2 mval im Stuhl. Schon bei leichten Durchfällen steigt die Ausscheidung im Stuhl auf ca. 60 mval/l, bei schweren profusen Durchfällen bis auf 500 mval/die.

Umrechnungsfaktor: mval/l = mg% × 0,282;
mg% = mval/l × 3,55;

Erhöhte Werte:	Bemerkungen:
Vermehrte parenterale Cl-Zufuhr mit Infusionen z. B.	
bei der diabetischen Azidose	
bei fortgeschrittenen Nierenschäden	
Vermehrte Resorption bei ureterokolischer Anastomose	
Exsikkose/Dehydratation	Na ↑
Relativ größerer Na-Verlust bei ausreichender NaCl-Zufuhr	
Durchfälle (saloprive Exsikkose)	
Darmfistel	
Intensive diuretische Behandlung mit Diamox	
Renaler Diabetes insipidus	*Bei Säuglingen und Kleinkindern oft nicht bemerkt, dann tritt ein therapieresistentes Salzfieber auf. Na ↑.*
Zustand nach Schädeltraumen mit Schäden im Hypothalamusbereich	*Gestörte Regulation.*
Renale tubuläre Azidose	
Idiopathische renale hyperchlorämische Azidose = Lightwood-Albright-Syndrom	*K ↓, Ca →, P ∠, Alkalires. ↓. Vermehrte Harnausscheidung von Na, K, Ca.*

Chlorid ↑, ↓

Kongenitale Tubulusinsuffizienz = Lowe-Syndrom	*Cl ↗, P ↘, Alk. Phos. ↗, geistiger und körperlicher Entwicklungsrückstand.*
Primärer Aldosteronismus (= Conn-Syndrom)	*Na ↑, K ↓, Konzentrationsversuch ↓, oft Alkalose, Nebennierentumor.*
Paraneoplastischer Hyperkortizismus bei extrahypophysärextraadrenalen Malignomen	*K ↓, Alkalose, RR ↑, Diabetes mellitus.*
Pseudo-Conn-Syndrom	*Glycirrhinsäurevergiftung (Antésite!)*
Zustand nach massiver Kortikosteroidbehandlung	
Zustand nach massiver DOCA-Behandlung (Cortiron!)	
Albright-Hadorn-Syndrom	*Zustand nach chronischer Unterernährung mit sekundärer hypokaliämischer Muskeldegeneration, K↓, GE ↓, Ca↑, P ↓, Alkalires. ↓, Na ↑, Alkalose. EKG: QT-Verlängerung.*
Dysmetabolisch-dysendokrines Syndrom (De Toni)	*Na ↓, P ↓, Ca↓, Adipositas, Minderwuchs.*
Respiratorische Alkalose Postimmersions-Syndrom	*Zustand bei geretteten Ertrinkenden, Proteinurie, Hämoglobinurie, Azotämie.*

Erniedrigte Werte:

Salzarme Kost	
Hitzehyperhidrosis mit ausreichendem Trinken bei ungenügender NaCl-Substitution	*NB: Nicht selten bei Europäern, die sich in tropischen oder subtropischen Gebieten aufhalten. Durch den Cl-Mangel kommt es zu einer verminderten HCl-Sekretion des Magensaftes, so daß infolge der verminderten desinfizierenden Wirkung die Entstehung von Enteritiden begünstigt wird.*
Stärkeres Erbrechen Burnett-Syndrom	*Bei stärkerem Erbrechen (s. S. 19 u. 244)*

Chlorid ↓

Schwere Durchfälle	*Z. B. Cholera*
Diabetische Ketoazidose	*Na ↓, K ↓, Ca↓.*
(einschließlich Koma)	
a) Cl-Verlust durch glukose-	
induzierte Diurese	
b) Azetonämisches Erbrechen	
Chloriprive Azotämie/	
Extrarenale Urämie	
Häufige Aszitespunktionen	
Nierenschäden mit Cl-Verlust	
Tubuläre Nierenschäden/	
Salt-losing Nephritis	
Schrumpfniere (polyurisches	
Stadium)	
Intoxikationen	
z. B. Sublimat	
Lysol	
Vitamin D	
Kleesalz	
Juhel-Renoy-Syndrom	*V. a. in der Schwangerschaft auftretende bilaterale Nierenrindennekrose. Harnstoff ↑↑, K ↑, Na ↓, Cl ↓. Lumbalschmerz beidseits, epigastrischer Schmerz. Infauste Prognose.*
Kaliumverlust mit meta-	*Komplikation bei Verabrei-*
bolischer Alkalose	*chung von Saluretika.*
Behandlung mit Quecksilber-	
diuretika	
Exzessive Natriumbikarbonat-	
Aufnahme	
Chronische Nebennieren-	*Na ↓, K ↑, 17-Ketosteroide*
insuffizienz	*Harn ↓, RR ↓, Puls ↓,*
(Addison-Syndrom)	*Temperatur ↓, Adynamie.*
Debré-Fibiger-Syndrom	*Kongenitale Nebennierenhyperplasie. Na ↓, K ↑, 17-Ketosteroide Harn ↑, Azotämie (Pseudopylorospasmus).*
Cushing-Syndrom	*Cl ↱, K ↓.*
Hypophyseninsuffizienz	
(Simmonds-Sheehan-Syndrom)	
Schädeltraumen mit Störung	
der zentralen Regulations-	
zentren	
Respiratorische Azidose	

Bromidvergiftung	*Verdrängung von Cl.*
Zunahme des Flüssigkeits-volumens	
Wasserintoxikation	
Exzessive Glukoseinfusion, bes. bei Hypothermie	
Pneumonie	
Achor-Smith-Syndrom	*Zustand nach chronischer Unterernährung mit sekundärer hypokaliämischer Muskeldegeneration. GE ↓, Ca ↓, Alkalose.*
Cast-Syndrom	*Ätiologisch ungeklärtes Syndrom, nach Anlegung von ausgedehntem Thorax- oder Beckengips- oder Pflasterverbänden auftretend. Erbrechen, Oligurie, paralytischer Ileus, Azeton +, vermutlich Grenzstrangschädigung.*
Latrodektismus-Syndrom	*Zustand nach oft unbemerktem Biß vom Latrodectus tredecim (Giftspinne in Südeuropa und Rußland). Regionaler Lymphknotenschmerz, heftigste allgemeine Muskelschmerzen, Schwitzen, Tränenfluß, Gesichtsrötung, Lidödeme, Hypersalivation, Leuko ↑, Lympho ↓, BZ ↑, K ↑, Harnstoff ↑, Na ↓. NB: Intravenöse Ca-Injektion bessert die subjektiven Beschwerden erheblich.*

Chlorid (Harn)

Normalwerte:

Erwachsene   5—10 g/24 Std. = 140—280 mval/die

Kinder 1.—2. W.
0,01—0,05 g/24 Std. = 0,28— 1,4 mval/die ⎫
Kinder bis zu 2 Mon.   ⎬ Muttermilch-
0,04—0,1 g/24 Std. = 1,1 — 2,8 mval/die   ⎬ ernährung!
Kinder 2 bis 6 Mon.   ⎭
0,1 —0,5 g/24 Std. = 2,8 —14 mval/die

Chlorid (Harn) ↑, ↓ 102

Kinder 6 bis 12 Mon. 0,1 —1,0 g/24 Std. = 2,8 —28 mval/die
Kinder 1 bis 2 Jahre 0,5 —1,5 g/24 Std. = 14 —42 mval/die

NB: Bei Kuhmilchernährung von Säuglingen wird zwei- bis fünfmal soviel Chlorid ausgeschieden wie bei der Muttermilchernährung.
Physiologischerweise wird die tägliche Chloridausscheidung im Harn von der Chloridaufnahme in der Nahrung bestimmt.

Erhöhte Werte:	**Bemerkungen:**
Physiologisch:	
Vermehrte Salzaufnahme	
Postmenstruelle Diurese	
Pathologisch:	
Renale tubuläre Schäden/Salt-losing-Nephritis	
Chronische Nebenniereninsuffizienz (Addison-Syndrom)	
Diabetes insipidus-Syndrom	*Nur hyperchlorurisch-hypochlorämische Form! Andere Formen kommen vor*
Kaliummangel-Syndrom	*S. unter Kalium.*
Behandlung mit Diuretika, vor allem mit Thiaziden	

Erniedrigte Werte:

Physiologisch:
Verminderte Salzaufnahme
Prämenstruelle Salz- und Wasserretention

Pathologisch:
Hungerzustände
Vermehrter Chloridverlust
  Profuses Erbrechen
  Schwere Durchfälle
  Darmfistel
Nierenschäden mit Oligurie
Hyperhidrosis mit ungenügender NaCl-Substitution
Diabetes insipidus

Primärer Aldosteronismus (Conn-Syndrom)	*S. unter Cl Serum, Erhöhte Werte.*

Pseudo-Conn-Syndrom S. *unter Cl Serum,*
Erhöhte Werte.
Cushing-Syndrom
Behandlung mit Nebennieren-
steroiden
NaCl-Retention verschiedener
Ursachen
z. B. Ödembildung
Hirnschäden

Cholesterin (Serumcholesterin)*
Normalwerte:

Neugeborene	3—10 Tage	110—162 mg%
Kinder	1—12 Monate	69—173 mg%
Kinder	2—14 Jahre	138—242 mg%
Erwachsene	ca. 180—250 mg% im Serum	
davon	ca. 70— 85% Cholesterinester	

Faustregel für die Toleranzwerte 180 mg% + mg% entsprechend Alter in Jahren.

Die Normalwerte für Serumcholesterin sind umstritten, weil nach Ländern, sozialen Schichten, Ernährungsweise usw. starke Differenzen vorliegen. Möglicherweise liegen die echten Normalwerte unter 200 mg%. Die Durchschnittswerte bei Frauen liegen etwas niederer als bei Männern.

NB: Beim liegenden Patienten ergeben sich um 10% höhere Cholesterinwerte als beim sitzenden. Zur Verlaufskontrolle sollte daher immer nach dem gleichen Modus entnommen werden. Auch zu langes Stauen kann Verfälschung der Blutcholesterinwerte bewirken.

Funktion:
Die Kenntnisse über das Serumcholesterin sind noch sehr lückenhaft. Im Gegensatz zu den früheren Ansichten beeinflußt nicht nur das Ausmaß der endogenen Cholesterinsynthese, sondern auch das Cholesterin der Nahrung die Konzentration im Serum. Die Annahme einer Bedeutung des Blutes für die Anlieferung von Cholesterin als Baumaterial für Zellen und Gewebe sowie für die Synthese der Steroidhormone wird dadurch eingeschränkt, daß fast alle Gewebe des Körpers selbst zur Synthese des Cholesterins befähigt sind. Das Cholesterin wird im Körper durch Kondensation aus aktivem Azetat über Azeto-Azetat gebildet. Der genaue Syntheseweg ist noch nicht geklärt.

Haltbarkeit:
Maximal 6 Tage sowohl bei Zimmertemperatur als auch bei + 4° C.

* Literaturauswahl: 98, 192, 218, 269, 270, 318.

Cholesterin ↑

Erhöhte Werte:	Bemerkungen:
Physiologisch:	
Schwangerschaft Laktation	Es kommen leichte Erhöhungen vor.
exogen: alimentär	Vor allem Fette, die reich an gesättigten Fettsäuren sind (also meist tierische Fette und durch Hydrierung gehärtete Pflanzen-, Fisch- und Walöle) bewirken eine Erhöhung des Serumcholesterinspiegels. Diese Fette haben meist einen hohen Schmelzpunkt. *Fette, die reich an mehrfach ungesättigten Fettsäuren sind*, z. B. Sonnenblumenöl, Rapsöl, Maiskeimöl und daraus hergestellte, kalt geschlagene Margarinen bewirken eine Senkung des Cholesterinspiegels.
Chemische Substanzen z. B. Äther Chloroform Alkohol	
Pathologisch:	
A. Leberkrankheiten	
Verschlußikterus	Chol. ↗, Phosphatide ↑, Neutralfett ↗
Langdauernder totaler Gallengangsverschluß	Zunehmende Erhöhung des Serumchol., extreme Blutfetterhöhungen. Bei Beseitigung des Verschlusses rascher Cholesterinabfall. Bei Eintritt eines zusätzlichen hepato-zellulären Schadens infolge des Verschlusses tritt ebenfalls ein Abfall des Chol. ein, wobei vor allem die Cholesterinester betroffen sind.

Cholostatische Hepatose
Xanthomatöse biliäre Leber- *Cholesterinwerte bis 2000 mg%*
zirrhose *und mehr kommen vor,*
Phosphatide ↑↑, Neutralfette ↑.
Fast regelmäßig finden sich
Xanthelasmen, nicht selten
Xanthome.

Primär biliäre Zirrhose/ *Weniger starke Serumlipid-*
Cholostatische Zirrhose/ *erhöhungen wie bei der*
Cholangiolitische Zirrhose *xanthomatösen biliären*
Zirrhose.

Hepatitis epidemica *Bei unkompliziertem Verlauf*
steigt in der Heilphase mit
abnehmendem Bilirubin das
Serumchol. vorübergehend
leicht an. Sonst sind hier der
Cholesterinspiegel normal, die
Cholesterinester erniedrigt,
die Phosphatide erhöht.

Zieve-Syndrom *Alkoholischer Folgeschaden mit*
Hyperbilirubinämie und
hämolytischer Anämie.

B. Nierenkrankheiten

Nephrotisches Syndrom *Chol. ↑—↑↑, Neutralfette ↑↑,*
Phosphatide ↑, Elphor!! BKS ↑
Bei Verschlechterung der
Nierenfunktion geht mit zu-
nehmender Insuffizienz die
Hyperlipidämie zurück.

Genuine Nephrose, Lipoid-
nephrose
Nephrotische Verlaufsform
der chron. Glomerulonephri-
tis
Diabetische Nephrose
Amyloidnephrose
Quecksilbernephrose
Sulfonamidnephrose
Luische Nephrose
Kongenitales Nephrosesyn-
drom

C. *Pankreaserkrankungen*
Nach Pankreatektomie
Akute Pankreatitis *Gelegentlich anhaltende oder vorübergehende Hyperlipidämie*

Chronische Pankreatitis *Chol. selten ↑, mit und ohne Xanthomatose.*

D. *Diabetes mellitus*
Hyperlipämie beim dekompensierten bzw. unkontrollierten Diabetes/Xanthomatosis diabetica *Chol. ↑, Phosphatide ↑, Neutralfette ↑—↑↑.*

Kombination von primär idiopathischer Hyperlipämie und Diabetes mellitus. *Chol. ↑, Phosphatide ↑, Neutralfett ↑↑.*

Lipidämie beim diätetisch und/oder medikamentös kompensierten Diabetes *Chol. ∠, Neutralfett ↑*

Mauriac-Syndrom *Sekundäre Glykogenose beim kindlichen Diabetes mellitus, Hepatomegalie.*

E. *Lipoidosen und Speicherkrankheiten* *Nicht alle Lipoidosen gehen mit einer Erhöhung des Chol.-Spiegels einher!*

Idiopathische Lipoidose = Bürger-Grütz-Syndrom *Chol. ↳, Phosphatide ↳, Neutralfette ↑↑—↑↑↑ In der Elektrophorese laufen die Fette mit der Alpha$_2$- und Beta-Fraktion. Xanthome, Hepatosplenomegalie, nicht selten neurologische Ausfälle, Abdominalkoliken, Glukosurie.*

Familiäre idiopathische Hypercholesterinämie = Harbitz-Müller-Syndrom *Chol. ↑, Phospholipoide ↑, Neutralfette →, nur Beta-Lipoproteide ↑. Vitamin A und Carotine im Serum vermehrt.*

Lipocalcinogranulomatose = Teutschländer-Syndrom *Lokale Cholesterinspeicherung mit sekundärer Kalkeinlagerung, schmerzhafte derbe Tumoren, bei Einschmelzung Fluktuation und Fieber.*

Cholesterin ↑

Brooke-Syndrom	*Meist in der Pubertät bei ♀ auftretendes Epitheliom (blaßgelbliche Knötchen) des Gesichts, gleichzeitige Hypercholesterinämie.*
Hand-Schüller-Christian-Syndrom	*Chol.* ↳, *Beta-Glob.* ↑, *Gamma-Glob.* ↑. *Granulomatöse Cholesterinspeicherkrankheit, Hepatosplenomegalie, Rö: Schädelaufhellungen (Landkartenschädel).*
Glykogenspeicherkrankheit = v. Gierke-Syndrom	*BZ* ↓, *verminderte Glukosetoleranz, Ketonämie, hohe Insulinempfindlichkeit, Hepatomegalie.*
Debré-Syndrom	*Kombinierte Glykogen- und Fettspeicherkrankheit mit Hepatomegalie.*

F. Andere Erkrankungen

Hypophysenvorderlappeninsuffizienz

a) Akute Nekrose	*Bei gleichzeitig bestehendem Diabetes als Houssay-Syndrom bezeichnet, wobei die Hyperglykämie in Normo- oder Hypoglykämie mit akuter Verminderung des Insulinverbrauchs einhergeht.*
b) Simmonds-Sheehan-Syndrom	*(Chronische Hypophysenvorderlappeninsuffizienz) Cl* ↓, *Na* ↓, *17-Ketosteroide* ↓, *11-Oxysteroide* ↓. *Meist postpartal auftretend.*
c) Angeboren/endogen Hypothyreose/Myxödem	*(Hypophysärer Zwergwuchs)*
Escamilla-Lisser-Syndrom	*Inneres Myxödem ohne die äußeren Zeichen eines Myxödems.*

Cholesterin ↑, ↓

Rheumatisches Fieber = Akuter Gelenkrheumatismus	*5—10 Tage nach der Erkrankung steigt der Cholesterinspiegel auf das Doppelte des Normalen. Beachte, daß umgekehrt eine Hypercholesterinämie eine unspezifische Anti-Streptolysin-Reaktion vortäuschen kann.*
Gicht	
Plasmozytom	
Lederer-Brill-Syndrom	*Hochfieberhafte hämolytische Anämie unbekannter Genese.*
Laurence-Moon-Biedl-Syndrom	*Chol. ↳, Heredo-degenerative Zwischenhirnerkrankung, Retinitis pigmentosa (!), (Schwachsinn)*
Idiopathische Hypercalcämie = Lightwood-Syndrom	
De-Toni-Debré-Fanconi-Syndrom	*Renale Rachitis mit renalem Phosphogluko-amino-Diabetes.*

NB: Bei *Arteriosklerose* ist die Cholesterin-Bestimmung nicht von diagnostischem Wert. Nur bei etwa 50% aller Patienten mit klinisch nachweisbarer Arteriosklerose werden erhöhte Blutfette gefunden. Die Cholesterin-Bestimmung ist jedoch von prognostischem Wert im Hinblick auf degenerative Gefäßerkrankungen, da eine Hypercholesterinämie erwiesenermaßen zu den sogenannten Risikofaktoren gehört. Allgemein scheint die prognostische Aussagefähigkeit einer Hyperlipidämie um so größer zu sein, je jünger die untersuchte Person ist. Nach dem 55. Lebensjahr verliert die Cholesterin-Bestimmung ihren Wert für die Vorhersage der Arteriosklerose.

Erniedrigte Werte: **Bemerkungen:**

Verminderte Aufnahme:

Längerdauernder Hungerzustand	
Urämie	*(Durch Anorexie)*
Sprue/Zöliakie	
Whipple-Syndrom	*Intestinale Lipoidose mit Resorptionsstörung, GE ↓, Ca ↓.*
Leberzellschäden	*Der Abfall betrifft primär die Cholesterinester.*

Cholesterin ↓

Hepatitis mit schwerem Leberschaden	Z. B. Virushepatitis, Gelbfieber, Leptospirosen.
Akute Leberdystrophie	Chol. ↓↓, Phosphatide ↘, Neutralfette →
Dekompensierte Leberzirrhose	Chol. ↓↓, Phosphatide ↘, Neutralfette →
Kompensierte Leberzirrhose	Chol. ↓, Phosphatide →, Neutralfette →
Stauungsleber bei Herzinsuffizienz	
Budd-Chiari-Syndrom	Lebervenenverschluß

Blutkrankheiten

Hämophilie	
Perniziöse Anämie	Chol. ↓, Gesamtfett ↑– ↑↑↑, Fe ↰ (Bili ↗), LDH ↑, histaminrefraktäre Anazidität. Der Schilling-Test ergibt den endgültigen Beweis, da die Diagnostik durch Anbehandlung meist sehr erschwert ist. Nach Behandlungsbeginn normalisiert sich der Cholesterinspiegel etwa parallel zum Retikulozytenanstieg.
Hämolytische Anämie Eisenmangelanämie	} Bei Abfall der Erythrozyten unter 2 Mill. kommt es zunächst zu einem Neutralfettanstieg, dann zum Cholesterin- und schließlich zum Phosphatidabfall.
Blutungsanämie (?) Tumoranämie (?)	} Bei abweichenden Literaturangaben findet sich bei der Blutungsanämie und bei der aplastischen Anämie keine Cholesterinerniedrigung!
Chronische Lymphadenose	

Andere Erkrankungen

Hyperthyreose/Thyreotoxikose/Morbus Basedow	Chol. ↘, Phosphatide ↘, Neutralfette ↙. Die Cholesterinbestimmung ist hier nur von bedingt diagnostischem Wert, da der Cholesterinspiegel nicht der Erkrankung parallel geht.

Cholinesterase

Abetalipoprotein-Syndrom	*Chol.* ↓, *Phosphatide* ↓, *Akanthozytose, Steatorrhoe. Rezessiv erblich!*
Infektionskrankheiten	*Lipoide allgemein* ↓.
Sepsis	
Tumorkachexie	
Insulinbehandlung	} *Bewirkt einen Abfall des*
Kortisonbehandlung	*Cholesterinspiegels*
ACTH-Behandlung	

Cholinesterase (Serumcholinesterase = Pseudocholinesterase = Butylcholinesterase = unspezifische Cholinesterase = ChE) *

Normalwerte:

3—8 U/ml (bei 25°; pH 7,7; Butyrylthiocholin-photometrische Methode)
6—18 Min. (Acholest-Methode)
Werte über 23 Min. entsprechen mit Sicherheit einer verminderten Fermentaktivität, Werte unter 6 Min. entsprechen einer erhöhten Fermentaktivität.

NB: Es soll bei einer Raumtemperatur von 20° C gearbeitet werden, 25° C sollen nicht überschritten, 15° nicht unterschritten werden, z. B. durch kaltes Kühlschrankserum. Bei 28° wird bereits eine Aktivitätszunahme von 10—15% gemessen.
Bei Angabe in I. U. ist der Normalbereich: 1900—3800 I. U. (Werte unter 1000 gelten als stark erniedrigt, Werte über 4500 als deutlich erhöht!)

Normalwerte bei Angabe im Cholinesterase-Index:
70—230% Aktivität

Beachte Normalwerte des eigenen Labors. Es existieren erhebliche methodische Abweichungen!

Funktion:

Die physiologische Bedeutung der Cholinesterase ist noch unzulänglich aufgeklärt. Es gibt zumindest zwei voneinander verschiedene Fermente oder Fermentgruppen, nämlich erstens die **echte oder spezifische Azetylcholinesterase**, die in Erythrozyten, aber auch im Nervengewebe vorgefunden wird, wo sie bei der Reizübertragung auf die motorischen Elemente eine wesentliche Rolle

---

* Literaturauswahl: 4, 14, 33, 63, 161, 171, 173, 178, 212, 288, 348, 349.

spielt. Zweitens gibt es die **unspezifische Serum- oder Pseudocholinesterase**. Allein deren Nachweis hat eine größere klinische Bedeutung erlangt. Beide Fermenttypen scheinen sich jedoch ergänzen oder ersetzen zu können. Während die spezifische Cholinesterase Azetylcholin in Essigsäure und Cholin spaltet, vermag die Pseudocholinesterase des Plasmas Benzoylcholin oder Butyrylcholin zu spalten. Die Synthese der Serumcholinesterase scheint eng mit der Eiweißsynthese gekoppelt zu sein.

Vorkommen:
Neben dem Serum finden sich vor allem größere Mengen in der Leber.

Einheiten:
1 I.U. = 1 IE ist diejenige Enzymmenge, die in einer Minute 1 μMol Substrat umsetzt bei 25° C, bezogen auf 1000 ml Serum.

Minuten:
Angabe der Zeitdauer der Farbänderung bis zur Gleichheit mit der Testfarbe.

Cholinesterase-Index:
Willkürliche Festlegung in Prozenten s. Abb. 6

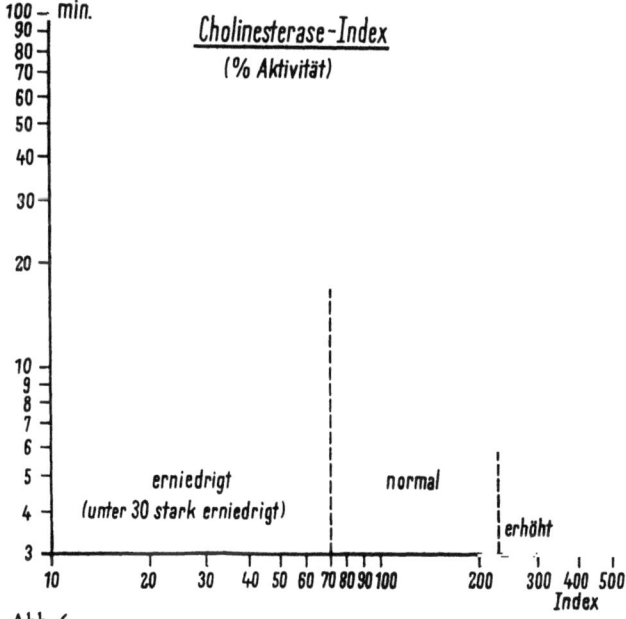

Abb. 6

Erhöhte Cholinesterase-Aktivität:

Nephrotisches Syndrom
Erholungsphase nach akuter Hepatitis
Erholungsphase nach zirrhotischem Schub (?)
Ikterus juvenilis Meulengracht
Hyperthyreose

Adipositas
Diabetes mellitus (adipöser Alterstyp)
Alkoholismus/Alkoholische Fettleber

Hauttumoren
Konstitutionelle atopische Neurodermitis
Urticaria acuta

Psoriasis
Curare-empfindliche Patienten während der Narkose

Erniedrigte Cholinesterase-Aktivität:

Akute Hepatitis (epidemica)

Bemerkungen:

Diagnostisch von geringer Bedeutung, häufig auch normale Werte.

Bei Alkoholismus spricht eine im oberen Normbereich liegende oder erhöhte ChE in Verbindung mit erhöhten Serum-β-Lipoproteiden oder Triglyzeriden und diskret erhöhten Transaminasen mit größter Wahrscheinlichkeit für Leberzellverfettung. Diese enzymologische Diagnose ist in einem sehr hohen Prozentsatz der Fälle möglich. Bei Übergang der Fettleber in Fibrose und Zirrhose beginnt die ChE abzufallen. Je stärker die irreversible Leberparenchymschädigung, desto stärker auch der ChE-Abfall.

Gelegentlich
Bei gleichzeitiger Sympathikotonie
Selten erhöhte, meist erniedrigte Cholinesterase-Aktivität.

Von geringem diagnostischem, aber von großem prognostischem Wert. Die Cholinesterase gibt diesbezüglich deutlichere Hinweise als Serumlabilitätsproben einschließlich Elektrophorese und auch Transaminasenbestimmungen. Hepatitiden mit bereits erniedrigter ChE zeigen im allgemeinen eine wesentlich langsamere Heilungstendenz und verlaufen schwerer. Eine rasche Normalisierung der ChE spricht andererseits für einen günstigen Verlauf.

Chronische Hepatitis — Stärkere Erniedrigungen der Aktivität deuten auf eine schlechte Prognose hin, vor allem den Übergang in die posthepatitische Zirrhose betreffend.

Leberzirrhose — Von großem diagnostischem Wert; es finden sich hier häufig extrem niedrige Werte, sogar schon dann, wenn Bromthalein-Test, Galaktose-Belastungsprobe oder manchmal sogar die Serumelektrophorese noch normale Werte zeigen. ChE < 30%/o der Norm (bzw. über 35 Min. Reaktionszeit) deuten immer auf einen schwerwiegenden Befund hin, meist liegen hier prognostisch ungünstige Krankheitsbilder (auch Karzinome, Leukämien, Plasmozytome, Lymphogranulomatosen vor, s. u.).
NB: Vor venösen Shunt-Operationen sollte die ChE bestimmt werden, denn eine starke Erniedrigung der Fermentwerte läßt infolge drohender postoperativer Leberinsuffizienz die Operation nicht indiziert erscheinen.

Verschlußikterus	*Meist liegen hier normale Werte vor, bei stark erniedrigter Aktivität muß an Gallenwegskarzinom, Pankreaskarzinom, Leberkarzinom oder -metastasen gedacht werden. Auch ein rezidivierender längerdauernder Verschluß ist möglich.*
Chronische kardiale Leberstauung	*Auffällig niedrige Fermentwerte, im Durchschnitt zwischen 40 und 50% der Norm. Ob hier nur der Leberschaden oder zusätzliche Ursachen eine Rolle spielen, ist noch nicht geklärt.*
Herzinfarkt Chronische Hungerzustände, vor allem mit Eiweißmangel	*Es scheint eine gewisse Parallelität zu bestehen zwischen Verminderung der ChE und dem Abfall des Serumalbumins sowie mit Ansteigen der SGOT.*
Marantische Krankheitsbilder und Kachexie Schwere Anämie a) Eisenmangeltyp b) Perniziöse Anämie	
Maligne Tumoren vor allem Karzinome im Bereich des Magen-Darm-Trakts Leukämien Plasmozytome Lymphogranulomatosen	*Bei den meisten Karzinomkranken (70—80%) werden deutliche Erniedrigungen der ChE festgestellt. Eine schwere Leberbeteiligung braucht deshalb nicht vorzuliegen. Die ChE-Aktivität geht hier nicht eindeutig parallel mit typischer Tumordysproteinämie.*
Hauttumoren Dermatomyositis Akne	*In ca. 30% der Fälle Ca. 60% der Fälle, entweder im Rahmen einer Sympathikotonie oder einer latenten Leber- oder Lipoidstoffwechselstörung deutbar.*

Cholinesterase ↓

Akute Urtikaria	*Ca. 50%/o der Fälle, ca. 5%/o können auch eine vermehrte Aktivität aufweisen.*
Chronische Urtikaria	*Nur selten!*
Arzneiexanthem	*Nur selten!*
Konstitutionelle atopische Neurodermitis	*Bei Vorliegen einer Parasympathikotonie.*
Chronische Entzündungen und schwere Infektionskrankheiten	*Gelegentlich*

Einwirkung von Cholinesterase-Inhibitoren

a) Vergiftung mit organischen Phosphorverbindungen, z. B. Pflanzenschutzmittel

Alaxon	DPTF	Metacide	R 6199
Alkron		Metasystox	Resitox
Aphannit	E 393	Mipafox	Schradan
Arafum	E 605	Mortopal	SNP
Aralo	E 838		Sulfotepp
Aramul	E 1059	Nifos	Sulphos
Arax	Etilon	Niran	Sum 75
ASP-47			Stratilon
	Folidol	OMPA	Systox
Basudin			
Bladafum	Genithion	Paradust	T 47
Bladan		Parafos	TEPP
Blades	Hanane	Paraoxone	Tetratom
Chlorthion	Hercules 528	Parathion	Thimet
Chorothion	HETP	Paridol	Thiophos
	Hexamit	Penphos	Treton
DFP	Isopestox	Pestox	Trithion
Dimethyl-parathion		Phenkapton	
	Kilax	Phosdrin	Vapophos
Dipterex	Kilphas	Plantthion	Vapotone
Di-Syston		Potasan	Veralin
Dizinin	Mackothion	P-O-X	
DMPNTP	Malathion		Zofarol N

b) Arzneimittel
  Physostigmin
  Prostigmin
  Muskelrelaxantien
  Succinylbischolin-Präparate

Familiär idiopathische Acholinesterasämie	*Es handelt sich um eine Enzymopathie, bei der eine genbedingte qualitative Änderung der Enzymstruktur vorliegt. Derartige Personen sind in der klinischen Anästhesiepraxis infolge langdauernder Atemlähmung nach Succinylbischolin (Lysthenon) gefährdet. Aus diesem Grunde sollte vor Anwendung von Muskelrelaxantien immer die Cholinesterase bestimmt werden. Nicht nur dieser qualitative Fermentmangel, sondern auch der quantitative bei Lebererkrankungen, Tumorkachexie usw. kann eine langdauernde Atemlähmung verursachen. (Beim Narkosezwischenfall soll neben der Beatmung das Enzym mit Plasmakonserven zugeführt werden!)*

Clearance *

Normalwerte (bezogen auf eine gemischte Kost, ein Harnminutenvolumen von 1—3 ml und eine Körperoberfläche von 1,73 m^2):

Inulin-Clearance	♂ 125 ±	25 ml/min
	♀ 115 ±	15 ml/min
Paraaminohippursäure-	♂ 650 ±	150 ml/min
Clearance	♀ 625 ±	125 ml/min
Filtrationsfraktion	♂ 0,20 ±	0,03 ml/min
	♀ 0,20 ±	0,03 ml/min

NB: Filtrationsfraktion- und Clearance-Werte nehmen bei Hydratation zu, bei Dehydratation ab.

Definition:

Unter Clearance versteht man das virtuelle Plasmavolumen, das pro Zeiteinheit von einer bestimmten Substanz gereinigt wird. Inulin wird durch glomeruläre Filtration ausgeschieden.

---
* Literaturauswahl: 247, 259, 260.

Paraaminohippursäure (PAH) ist zur Messung des Nierenplasmastroms besonders gut geeignet, weil es durch glomeruläre Filtration und tubuläre Sekretion bei einer Passage durch die Niere nahezu vollständig aus dem Plasma entfernt wird. Als Filtrationsfraktion wird der glomerulär filtrierte Anteil der effektiven Nierenplasmadurchströmung bezeichnet. Dieser Wert ist zur differentialdiagnostischen Erkennung primärer und sekundärer Nierenerkrankungen sehr wichtig.

$$\text{Filtrationsfraktion} = \frac{\text{Inulin-Clearance}}{\text{PAH-Clearance}}$$

Differentialdiagnose mit Clearancemethoden *

Diagnose	Filtrationsfraktion	Inulin-Clearance	PAH-Clearance
Glomerulonephritis, akute	↓	↓	↓↓
Glomerulonephritis ausheilende, akute	↓	↘	↓↓
Glomerulonephritis chronisch, latente	↓	↓	↘
Glomerulonephritis ausgeheilt mit Restproteinämie oder Resthämaturie	→	⇌	⇌
Glomerulonephritis ausgeheilt mit Resthypertonie	↑	⇌	↓
Pyelonephritis akute	↑	→	↓
Pyelonephritis chronisch rezidivierende			
akuter Schub	↑	↓	↓↓
inaktive Phase	∠	↑	↑
Nephrotisches Syndrom (Lipoidnephrose)	∼	∠	∠
Nephrotische Verlaufsform der Glomerulonephritis	↖	↑	⟨
Essentielle Hypertonie			
Nierenarterienstenose (Drosselungshochdruck)	↑	⇌	↓
Phäochromozytomhochdruck			
Primärer Aldosteronismus			

* In Anlehnung an H. Sarre: Nierenkrankheiten, Physiologie, Pathophysiologie, Untersuchungsmethoden, Klinik und Therapie. 3. Auflage. Georg Thieme Verlag, Stuttgart 1967.

Diagnose	Filtrations-fraktion	Inulin-Clearance	PAH-Clearance
Maligne Hypertonie	↑↑	↓	↓↓
Stauungsniere bei Herzinsuffizienz	↑	↓	↓↓
Akutes Nierenversagen	⌐	↓	↓
Essentielle Spätgestosen	↓	↓	∟
Aufpfropfgestosen	Wie Grundleiden		
Glomerulosklerose diabetische			
oft	→	→	→
später	↓	↓	↘
Leberzirrhose	∠	↑↑	∠
Polyglobulie	↑	↓	↓↓

CO_2-Partialdruck (arteriell) (pCO_2) *

Normalwert: 36—44 mm Hg

Bedeutung:

Die Kenntnis des CO_2-Partialdrucks ist eine wertvolle diagnostische Hilfe bei Lungenkrankheiten mit Respirationsstörungen sowie bei Operationen mit der Herz-Lungen-Maschine und bei der Anwendung einer Hypothermie.

pCO_2-Erhöhung:

1. Respiratorische Azidose — *Parallel gehend ein Anstieg des Plasmabikarbonatwerts, ein Abfall des Blut-pH-Werts. Bei Werten zwischen 80 und 200 mm Hg tritt Bewußtlosigkeit ein, Werte über 200 mm Hg sind auch für kurze Zeit lebensgefährlich.*

2. Metabolische Alkalose — *Gleichzeitig Anstieg von Plasmabikarbonat und Blut-pH-Wert.*

pCO_2-Erniedrigung:

1. Respiratorische Alkalose — *Abfall des Plasmabikarbonatwerts, der Blut-pH-Wert steigt.*

2. Metabolische Azidose — *Abfall des Plasmabikarbonats, Anstieg des Blut-pH-Wertes.*

3. Hypothermie — *Der Plasmabikarbonatwert fällt, ebenso der Blut-pH-Wert.*

---
* Literatur-Auswahl: 71

Cortison-Glukose-Belastungstest s. S. 81

Crecelius-Seifert-Reduktionsprobe

Methode der „Blutzuckerbestimmung", die infolge ihrer Ungenauigkeit veraltet ist und daher nicht mehr durchgeführt werden sollte. Neben dem Blutzucker werden hier auch andere reduzierende Substanzen im Serum mitbestimmt.

CPK (Creatin-Phosphokinase) *

Normalwerte:
CPK-aktiviert bis 50 mU/ml

Funktion:
Die CPK katalysiert die Gleichgewichtsreaktion zwischen Creatin- und Adenosin-Triphosphat einerseits und Creatinphosphat und Adenosin-Disphosphat andererseits.
Creatin + ATP $\rightleftharpoons$ Creatinphosphat + ADP

Vorkommen:

Skelettmuskel	2030 U/g
Gehirn	670 U/g
Herz	350 U/g
Glatter Muskel	12 U/g
Niere	2 U/g
Leber	0,7 U/g

Umrechnungsfaktor:
1 I.U./1000 ml = 1 mU/ml = 1 Wróblewski E × 0,48
1 Wróblewski E = 1 mU × 2,074

Haltbarkeit:
Die aktivierte CPK ist bei + 4° C *1 Tag haltbar,*
bei Zimmertemperatur *5—6 Std.*
Die CPK ist bei Zimmertemperatur und im Kühlschrank (+ 4° C) sehr instabil. Die Aktivität nimmt innerhalb 6 Std. 30—50%, nach 24 Std. 50—75% ab. In der Kühltruhe besteht bei —10° C innerhalb von 6 Std. kein Aktivitätsverlust, nach 1—2 Tagen 10—25%. Die Tatsache des raschen Aktivitätsverlustes läßt sich umgehen, indem dem Reaktionsgemisch Cystein (1,25 μM/ml) oder andere Verbindungen hinzugefügt werden, die Sulfhydrylgruppen enthalten.

---

* Literaturauswahl: 6, 103, 157, 201, 237, 275, 284, 302

CPK ↑

Erhöhte Werte:	Bemerkungen:
Physiologisch:	
1. Nach körperlicher Belastung	*Vor Bestimmung soll sich der Patient möglichst wenig bewegen, da bereits durch geringe Belastung ein Anstieg ausgelöst wird.*
2. Schwangerschaft	*In den letzten Schwangerschaftswochen.*
3. Geburt	*Erhebliche Anstiege können vorkommen.*
Pathologisch:	
Progressive Muskeldystrophie a) Typ Duchenne b) Gliedergürtel-Typ c) Facio-scapulo-humeraler Typ d) Dystrophia myotonica (Thomsen)	*Die Häufigkeit und Höhe des Enzymanstiegs nimmt von a) nach d) ab. Ebenso wie die Aldolase-Bestimmung ist die CPK-Bestimmung hier nur bei kürzerem Erkrankungsverlauf von Interesse. Hier sprechen hohe Werte für myogene Muskeldystrophie, niedere Werte für eine neutrale Muskelerkrankung. In späteren Stadien werden auch bei primär myogenen Erkrankungen die Enzymaktivitäten normal. Genauere Einzelheiten s. Tab. S. 383 über Diagnostik bei Muskelkrankheiten.*

NB: Gelegentlich können auch bei Konduktorinnen (Mütter von an progr. Muskeldystrophie Erkrankten) erhöhte CPK-Werte gefunden werden.

| Polymyositis
Dermatomyositis
Herzinfarkt | *Nach 18 Std. schon deutlich erhöhte Werte nachweisbar, nach 2 Tagen höchste Enzymaktivität im Serum (s. Abb. S. 18)* |
| Muskeltraumen
a) Nach Unfällen
b) Nach Operationen
c) Einfache Quetschungen | |

Hypothyreose	*Nicht selten.*
Diabetische Ketoazidose unter aktiver Behandlung	*Anstieg bis über das 10fache der Normalwerte.*
Zustand nach akuter Alkoholintoxikation chronischer Alkoholiker	*Anstieg bis über das 10fache der Normalwerte.*
Pulmonalkrankheiten Bronchopneumonie	*Bis 10fache Normalwerte können gefunden werden.*
Lungenödem	*Bis 4fache Normalwerte.*
Lungenembolie	*Selten und nur gering über der Norm.*
Chronisch obstruktive Lungenkrankheiten	*Werte bis zum $3^1/_2$fachen des Normalen wurden beobachtet.*
Hypokaliämie	*Ca. 75°/o aller ausgeprägten Hypokaliämien gehen mit einer CPK-Erhöhung einher. Ursache unbekannt.*

Weiterhin können gelegentlich leicht erhöhte Werte gefunden werden bei:
Leberzirrhose u. a. Leberschäden
Karzinomen
Komposiertem Diabetes mellitus
Zerebro-vaskulären Erkrankungen
Lues
Nierenschäden

Creatinin s. S. 274 unter Kreatinin

CRP (= C-Reaktives Protein = Akute-Phase-Protein)*
Normalwerte: Negativ
Bedeutung, Definition und Funktion:
Das C-reaktive Protein kann als Entzündungsprotein bezeichnet werden. Es tritt in der unspezifischen akuten Abwehrreaktion auf

---
* Literaturauswahl: 7, 15, 18, 28, 32, 47, 48, 69, 73, 176, 191, 207, 281, 282, 298.

bakterielle und entzündliche Vorgänge im Körper auf (zu den „Akute-Phase-Reaktionen" gehören noch BKS, Leukozytenvermehrung, Alpha$_2$-Globulin-Vermehrung, Vermehrung der Serummukoide und das Fieber).
1930 wurde von *Tillet* und *Francis* die Eigenschaft des C-reaktiven Proteins entdeckt, bei Anwesenheit von Ca-Ionen mit dem somatischen C-Polysaccharid von Pneumokokken ein Präzipitat zu bilden. Von dieser Reaktion stammt der Name C-reaktives Protein. Bei der Serumelektrophorese wandert das CRP mit den Beta- oder Gamma-Globulinen oder es liegt dazwischen. Nach seinem isoelektrischen Punkt verhält sich das CRP wie ein Albumin. Der Bildungsort des CRP ist vermutlich das Retikulo-endotheliale System. Es ist kein Antikörper, denn es tritt in der akuten Phase bereits auf und es fehlt ihm die Spezifität. Außerdem ist es nicht wie die Antikörper eindeutig als Gamma-Globulin definiert. Beim klinischen Nachweis wird heute eine Präzipitationsmethode mit einem CRP-Antiserum von sensibilisierten Kaninchen angewandt, die wesentlich empfindlicher ist als der Nachweis mit C-Polysaccharid. Eine relativ einfache Methode den CRP-Titer zu bestimmen, ist die Kapillarpräzipitationsmethode nach *Anderson* und *McCarty*. CRP und BKS verhalten sich in der Regel gleichsinnig, das CRP reagiert jedoch schneller und empfindlicher als die BKS.

Das CRP tritt auf bei folgenden Veränderungen und Krankheiten:

Unspezifische Entzündungen	*Die Rolle, die das CRP hierbei*
Spezifische Entzündungen	*spielt, ist in ihren Einzelheiten*
Bakterielle Infektionen	*noch nicht völlig bekannt. Man*
Virusinfektionen	*weiß heute, daß CRP die Mi-*
Gewebszerstörungen	*gration der Leukozyten stimu-*
Strahlenschäden	*liert.*
Parenterale Gabe von anorganischen Salzen	
Rheumatische Erkrankungen u. a. Rheumatisches Fieber (akute Polyarthritis) Rheumatoide Arthritis (PcP)	*Das CRP ist wahrscheinlich der feinste Indikator für die Feststellung einer rheumatischen Aktivität eines Krankheitsprozesses, den wir bis heute kennen. Ist CRP im Serum nicht nachweisbar, so spricht das für einen inaktiven oder ruhenden Prozeß. Das Auftreten von CRP geht der Aktivität der Gelenkerscheinungen weitgehend parallel, nicht aber den klinischen Be-*

	gleitsymptomen des Rheumatismus. So ist die Chorea, das Erythema marginatum und das Erythema nodosum nicht vom Erscheinen des CRP im Serum begleitet.
Myokardinfarkt	Ein negatives CRP nach einem Angina pectoris-Anfall spricht gegen einen Mykardinfarkt. Ist am Tag des Ereignisses CRP nicht und an den folgenden Tagen schon nachweisbar, spricht dies für einen Infarkt. Kann erst später, d. h. nach einigen Tagen der CRP-Nachweis zum ersten Mal geführt werden, so müssen erst andere Ursachen eines möglichen positiven CRP ausgeschlossen werden, was jedoch in der Regel schwierig ist. Beim Myokardinfarkt ist das CRP empfindlicher als die anderen Laboruntersuchungen, s. Abb. S. 16.
Rheumatische Karditis	Bei florider rheumatischer Karditis in der Regel nachweisbar, es kommen jedoch negative Reaktionen trotz bioptisch nachweisbarer rheumatischer Karditis vor.
Herzinsuffizienz	Das Erscheinen von CRP deutet auf Komplikationen hin, wie Thrombosen, Embolien usw.
Hepatitis	In etwa 50% der Fälle CRP positiv.
Maligne Tumoren	CRP nicht immer positiv.
Maligne Tumoren mit Metastasen	CRP häufiger positiv als bei Solitärtumoren, jedoch auch nicht immer.
Leukämien	Bei etwa $1/3$ der Fälle ist CRP negativ.

Lymphogranulomatose (M. Hodgkin)	*CRP erscheint in der Regel nach Übergang der lokalisierten Form des Paragranuloma in die disseminierte Form.*
Tuberkulöse Erkrankungen	*Für die Beurteilung der Aktivität ist die BKS zuverlässiger als der CRP-Test. Bei leichten Tuberkulosefällen ist CRP häufig negativ, bei schweren Fällen auch nicht immer positiv.*
Zustand nach Operationen	*Der CRP-Titer geht der Schwere des Eingriffs parallel.*
Schwangerschaft	*Im letzten Schwangerschaftsdrittel findet sich etwa in 30% der Fälle CRP im Serum, unter der Geburt in etwa 50% der Fälle.* *NB: Im Nabelschnurblut ist CRP nicht nachweisbar. Ein positiver CRP-Nachweis deutet auf eine Infektion des Säuglings hin.* *Salizylate, Kortison und ACTH unterdrücken die Bildung von CRP nicht. Ein Rückgang von CRP unter dieser Behandlung deutet auf ein Abklingen der Entzündungserscheinungen hin.*

Fehlerquellen:
A. Bei Bestimmung mit dem Latex-CRP-Reagenz
1. Unspezifische Agglutination der Latexteilchen durch Austrocknen, wenn die Reaktionszeit von 5 Min. überschritten wird.
2. Verwendung von lipämischem Serum.
B. Bei der Kapillarpräzipitationsmethode
1. Luftblase zwischen CRP-Antiserum und Patientenserum.
2. Nichtausreichende Durchmischung (mehrfaches Wenden!)
Fälschlich negative Ergebnisse durch unwirksames Antiserum werden durch Verwendung eines positiven Kontrollserums (CRP-Positest) vermieden.
Fälschlich positive Resultate lassen sich durch Verwendung eines sicher negativen Kontrollserums zum Vergleich vermeiden.

Desferal-Test (Desferrioxamin-Test)*

Normalwert: Eisenausscheidung < 0,5 mg/6 Std.-Urin.

Durchführung und Prinzip:

Nach i. m. Injektion von 500 mg Desferal wird der Urin des Patienten über 6 Std. gesammelt. Das Desferal (Desferrioxamin) vermag mit Eisen eine Komplexverbindung einzugehen, die durch die Niere im Gegensatz zu den anderen Eisenverbindungen sehr leicht ausgeschieden werden kann.

Bewertung:

Ausscheidung über 4 mg/6 h-Urin:
  Hämochromatose (primäre idiopathische Form)

Ausscheidung < 2 mg/6 h-Urin:

Sekundäre Siderosen (Sekundäre Hämochromatosen):	
Transfusionshämochromatose	*Zustand nach wiederholten Bluttransfusionen.*
Toxisch bedingte Hämochromatose durch Arsen Blei Kupfer	*Vermutlich auf dem Umweg über eine Leberschädigung.*
Hämochromatose auf dem Boden eines primären Leberschadens	*Bei manchen Leberzirrhosen besteht ohne erkennbare Ursache eine gesteigerte Eisenresorption.*
Hämochromatose bei manchen primären Pankreaserkrankungen	*Vermutlich durch Fehlen eines Pankreasfaktors, der die Eisenresorption hemmen soll.*
Sekundäre Hämochromatosen auf dem Boden von Hämolytischen Anämien Thalassämien	
Aplastischen Anämien Sideroachrestischen Anämien	} *Besonders nach Bluttransfusionen*
Atransferrinämie Porphyria cutanea tarda	

---

* Literaturauswahl: 133, 293, 342.

NB: Nach längerer Therapie mit Desferal (das sich zur Behandlung von Hämochromatosen und Siderosen ausgezeichnet eignet) kann es zu Störungen des Desferal-Tests kommen, d. h., die Beurteilung ist erschwert.

Diastase s. Amylase S. 29

Diazo-Reaktion

Normalwert: Negativ

Bedeutung: Die Diazo-Reaktion ist eine unspezifische Farbreaktion, mit der bei verschiedenen Krankheiten vermehrt im Harn ausgeschiedene Stoffwechselprodukte mit Diazobenzolsulfosäure nachgewiesen werden.

Vorkommen einer positiven Diazo-Reaktion:
Typhus
Fleckfieber
Schwere Pneumonien
Schwere Sepsis
Tuberkulose *Schwere miliare Verlaufsformen und exsudative Formen.*

Neoplasmen
Morbus Hodgkin

Masern *In ca. 2/3 der Fälle +.*
NB: Röteln: Diazo $\emptyset$.

Puerperalinfektionen

Scharlach *Selten*

Trichinose *Zur Zeit der Entwicklung von Muskeltrichinen.*

Falsch positive Reaktionen durch
  Atophan
  Chrysarobin
  Naphthol
  Opiate
  Phenolphthalein
  Santonin

Positive Reaktionen werden unterdrückt durch
  Guajakol
  Tannin

Differentialblutbild*

Siehe auch unter Basophile Leukozyten
Siehe auch unter Eosinophile Leukozyten
Siehe auch unter Lymphozyten
Siehe auch unter Monozyten
Siehe auch unter Neutrophile Leukozyten
Über Bewertung von Erythrozytenanomalien im Ausstrich siehe unter Erythrozyten.

Linksverschiebung

Physiologische Zustände

Neugeborene
Schwere körperliche Belastung
z. B. Geburt
Paroxysmale Tachykardie
Krämpfe
Hyperemesis

Pathologische Zustände

Akute Infektionen mit Krankheitserregern
z. B. mit Bakterien
Staphylokokken
Streptokokken
Pneumokokken
Meningokokken
Diphtherie-Bakterien
Kolibakterien
Tuberkelbakterien
mit Rickettsien
z. B. Fleckfieber
manche Virusinfektionen
z. B. Pocken

Azidosen und komatöse Zustände

Intoxikationen mit
Aluminium
Kadmium
Eisen
Nickel
Kupfer
Magnesium
Zink

---

* Literaturauswahl: 23, 70, 177, 210, 279.

Normalwerte: Leukozyten/mm³		Erwachsene 4000—9000		Kinder 8000—12 000		Säuglinge 9000—15 000	
		%	absolut	%	absolut	%	absolut
Granulozyten Polymorphkernige {	Neutrophile stabkernige	55—70	2200—7000	35—50	3000—6000	30—35	3000—6000
	segmentkernige	3—5	120—450	0—10	—1200	0—10	—1500
	Eosinophile	50—70	2000—6300	25—65	2000—7800	25—65	2250—9750
	Basophile	2—4	80—360	1—5	50—600	1—7	90—1000
Mononukleäre {		0—1	—50	0—1	—140	0—2	—300
Mononukleäre {	Monozyten	2—6	80—600	1—6	—1000	7—25	600—3000
	Lymphozyten	25—40	1000—3600	25—50	2000—6000	20—70	1500—10000

Differentialblutbild

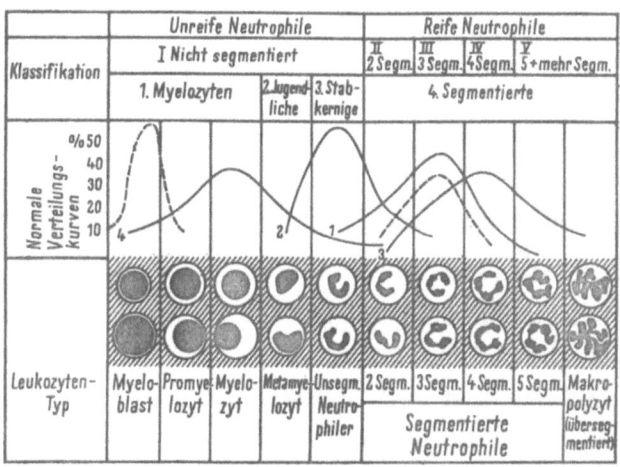

Abb. 7:
- - - - - Hiatus leucaemicus
1 ——— Normal
2 ——— Mäßige Linksverschiebung (Infektion)
3 ——— Rechtsverschiebung (Perniziöse Anämie)
4 ——— Extreme Linksverschiebung (Leukämisch)

Im Gefolge von
 Blutungen
 Operationen
 Infarkten
 z. B. Herz (Siehe Abb. S. 16)
 Lunge
 Hämolytischen Krisen
 Polycythaemia vera

Extreme Linksverschiebungen werden gefunden bei
 Chronischer myeloischer Leukämie
 Erythroleukämie
 Osteomyelosklerose
 Knochenmetastasen maligner Tumoren

Rechtsverschiebung
 Hereditäre Hypersegmentation
 Perniziöse Anämie
 Sprue
 Steatorrhoea idiopathica
 Manche Lebererkrankungen

Nach Röntgenbestrahlung
Nach Radiumtherapie
Bei Hungerzuständen
Erkrankungen des Nervensystems

Nach Splenektomie   *Vorübergehend*

Sporadisch
Nach Bluttransfusion
Bei Sepsis
Bei Magenkarzinom

Direktes Bilirubin s. Bilirubin S. 49

Dysproteinämie s. Elektrophorese

D-Xylose-Test s. Xylose-Test

Ehrlich-Probe s. Aldehyd-Reaktion

Eisen (Serum)*

Normalwerte (in γ %):

Nabelschnur	160
Säuglinge 6 Tage	120
Säuglinge 1 Monat	135
3 Monate bis 2 Jahre	52— 68
2 bis 7 Jahre	—100
5 bis 15 Jahre	♂ 109.1 ± 3,3
	♀ 94,5 ± 3,2
Erwachsene	♂ 90—130
	(bzw. 120—140 nach *Heilmeyer*)
	♀ 80—110
	(bzw. 90—120 nach *Heilmeyer*)

NB: Das Serumeisen zeigt im Laufe des Tages erhebliche Schwankungen. Es liegt am Abend etwa 40 γ% tiefer als am Morgen. Auch von Tag zu Tag gibt es verschiedene Schwankungen und viele für den Bewerter unerklärliche Einflüsse, die den Serumeisenspiegel verändern. Die Tagesschwankungen sind unter anderem durch Reizung und Blockierung des RES bedingt. Leichte Abweichungen von der Norm sollten daher nicht überbewertet werden. Als wirklich typisch sind nur Werte unter 50 γ% bzw. über 150 γ% anzusehen. Abweichungen des Serumeisenspiegels

---

* Literaturauswahl: 1, 96, 99, 130, 131, 132 133, 135, 137, 224, 231, 232, 283, 293, 314, 316, 317.

sollten daher durch baldige Wiederholung der Untersuchung bestätigt werden.

Maßeinheit:

$\gamma^0/_0 = \mu g = 0{,}000001$ g/100 ml Serum

Funktion und Vorkommen:

Eisen ist ein lebenswichtiges Metall, das in organischen Verbindungen eine wesentliche Rolle bei Oxydationsvorgängen spielt. Das Plasmaeisen ist mit ca. 0,1% des Gesamtkörpereisens nur von geringer mengenmäßiger Bedeutung. Der Plasma- oder Serumeisenspiegel ergibt jedoch einen wertvollen Aufschluß über manche Erkrankungen, die mit Störung des Eisenstoffwechsels einhergehen.

Das Gesamtkörpereisen beträgt beim Mann ca. 4 g, davon sind 60% im Hämoglobin, 16% in den Zellhäminen, 15,9% im Depoteisen (in Form von wasserunlöslichem Hämosiderin und wasserlöslichem Ferritin) sowie 8% im Myoglobin gebunden. In manchen wichtigen Enzymen, wie in den Zytochromen, in den Katalasen und Peroxydasen, ist Eisen nur in außerordentlich kleiner Menge vorhanden. Der tägliche Eisenbedarf von ca. 5,5 mg ist gedeckt, wenn die Nahrung etwa 10 mg Eisen enthält. Unter normalen Verhältnissen werden nur etwa 10% des Nahrungseisens resorbiert. Bei Frauen besteht ein erhöhter Eisenbedarf infolge Verlusten durch Menstruationsblutungen und Schwangerschaften. Die Eisenausscheidung des Körpers erfolgt über Galle (Fäzes), Harn, Epitheldesquamation und Schweiß.

Neben der Funktion in oben genannten Verbindungen und Fermenten spielt das Eisen auch eine wichtige Rolle bei Abwehrvorgängen. Freigesetztes Hämosiderin- und Ferritineisen ist in der Lage, Toxine zu entgiften (z. B. Tetanus-, Diphtherie-, Botulinus- und Tuberkulo- (?) Toxin). Es handelt sich hierbei um einen raschen, unspezifischen Abwehrmechanismus bis zum Eintreten der spezifischen Antikörperbildung.

Zur Erfassung von Störungen im Eisenstoffwechsel stehen neben der Bestimmung des Serumeisens noch weitere Untersuchungsmöglichkeiten zur Verfügung, u. a. Bestimmung der Eisenbindungskapazität (s. d.!), Eisenbelastungstest und Bestimmung der Resorptionskurve, Bestimmung des roten Blutbildes und seiner einzelnen Faktoren, Knochenmarkpunktion, bioptische Untersuchung von Leber und anderen Organen, Stoffwechseluntersuchungen mit radioaktiv markiertem Eisen.

Haltbarkeit:

Bei + 4° C *maximal 7 Tage*
Bei Zimmertemperatur *maximal 4 Tage*

Eisen ↑

Erhöhte Werte:	Bemerkungen:
Exzessive Aufnahme	
Parenterale Eisentherapie	
Wiederholte Bluttransfusionen	
Hämochromatose	*Latente Eisenbindungskapazität ↓ ↓, Desferal-Test stark pathologisch (über das Fünffache der Norm)*
Vermehrter Blutabbau	
Hämolytische Anämien	
Leberschäden	
Hepatitis	*Aus der geschädigten Leberzelle wird Ferritin freigesetzt. Zwischen dem Ausmaß der Zellschädigung und der Höhe des Serumeisenspiegels besteht ein direkter Zusammenhang. Während der febrilen Initialphase kann das Serumeisen jedoch erniedrigt sein infolge beschleunigten Abstroms ins aktivierte Retikuloendothel.*
Chronische Hepatitis	
Fettleber	*Leichte Erhöhungen in ca. 25%. Stärkere Erhöhung in knapp 20% der Fettlebererkrankungen.*
Leberzirrhose	‹!
Vergiftungen mit Lebergiften	
Hepatische Porphyrie	
Funktionelle Hyperbilirubinämie	
Eisenverwertungsstörungen	
Sideroachrestische Anämien	*Eisenerhöhung bei Beteiligung der Erythroblasten. Ohne Beteiligung der Erythroblasten ist das Serumeisen erniedrigt.*
Aplastische Anämien	
Perniziosa	
Jacksch-Hayem-Syndrom	*Pseudo-Biermer-Syndrom beim Kleinkind. Ziegenmilchanämie, Mangelanämien etc.*

Name der Substanzen	% Anteil im Serum	Molekulargewicht	Funktion	vermehrt bei (Auswahl)	vermindert bei (Auswahl)
Präalbumin	0,4–0,5	61 000	unbekannt	Schwangerschaft	Neugeborenen, Agammaglobulinäm Plasmozytom Makroglobulinämie (Waldenström)
Albumin	50–60	69 000	Wasserbindung (Aufrechterhaltung des kolloidosmotischen Drucks), Eiweiß-Reserve, Transportfunktion (Bilirubin, Hormone, freie Fettsäuren, Vitamine und Fremdstoffe z. B. Sulfonamide, Antibiotika, Glykoside etc.)	Hämorrhagische Diathesen Thrombopenie? Fortschreitende perniziöse Anämie? Toxische Diphtherie?	1. Chron. Eiweißma (verminderte Zuf a) Nahrungsmangel (Dystrophie) b) Malabsorption c) Mehlnährschäden Säuglingen u. Ki d) Kwashiorkor 2. Eiweißverlust a) Proteinurie (Nep b) Exsudative Enter Verbrennungen, Dermatosen c) Blutverluste 3. Leberschäden 4. Analbuminämie (
α1-Seromucoid	0,5	44 000	nicht geklärt, Verlängerung der Gerinnungszeit, Beziehungen zur Grundsubstanz bzw. Struktur der Kollagenfasern	Endzündliche Prozesse	Neugeborene, Nephr
α1-Lipoprotein	4,3–7,5	200 000	Transport fettlöslicher Substanzen, Vitamine, Hormone		Hepatitis, Leberpare chymschäden
Coeruloplasmin	0,4–0,8	150 000	Cu-Transport, Oxydaseaktivität	Chron. Infektion. Myocardinfarkt; Physiol. i. d. Schwangerschaft und bei Neugeborenen	Nephrose, Wilsonsche Kankhei
Weit. Bestandteile: Thyroxinbindendes Globulin, Prothrombin, Antiplasmin, Antitrypsin, Antichymotrypsin					
α2-Makroglobulin	3,2–5,2	820 000	unklar	physiolog. Neugeborene; path. Nephrose, Agammaglobulinämie	
α2-Lipoprotein	0,4–1,1		wie α1-Lipoprotein und Transport von Cholesterin, Steroiden und Karotin		Hepatitis, Leberschä
Haptoglobin	0,9–1,9	85 000	Hämoglobinbindung, Schutz von Eisenverlust	Entzündl., neoplast. u. degenerative Prozesse	Hämolyt. Anämie, H globinurie, hepatoze Schaden, Neugebore
Weit. Bestandteile: α2-Glykoprotein, Gerinnungsfaktoren Alkalische Phosphatase, LDH, Cholinesterase und andere Fermente					
β1-Lipoprotein	6,2–8,6	1 300 000	wie α1- u. α2-Lipoprotein	Nephrose, Myxödem, Hyperlipämie, Hepatitis, Leberschäden	Diabetes mellitus (Azidose, Koma)
Transferrin (Siderophilin)	4,3–5,7	88 000	Transport von Eisen, Schutz von Eisenverlusten, Resistenzfaktor?	Blutende Geschwüre, Lymphosarkom	Anämien, Leberkran heiten, Nephrose, In Atransferrinämie
Blutthromboplastinkomplex: Gerinnungsfaktoren V, VI, VII, VIII, IX u. X			Blutgerinnung		Koagulopathien, Hä philie A und B
Fibrinogen	2,5–5,0	340 000	Blutgerinnung	Akut und chronisch entzündliche Prozesse, Nephrose, Schwangerschaft, Verschlußikterus	Leberkrankheiten, L ämien, Fibrinastheni Hypo- u. Afibrinoge auch sekundär nach l ta- u. Lungenoperat vorzeitige Plazental
γ-Globulin	16,0–18,7	um 150 000	Antikörper (aber auch Amylase, Ribonuklease und Lysozym enthalten)	Entzündliche Prozesse, Chronische Leberkrankheiten, Kollagenosen, Plasmozytom, Makroglobulinämie (Waldenström), Purpura hyperglobulinaemica, Essentiell benigne monokline Hypergammaglobulinämie	Physiologisch: Jung Säuglinge und Frühgeburten (von Mutte stammend) Pathologisch: Nephr Chron. lymphat. Le ämie, Amyloidose, H u. Agammaglobulinä

Abb. 8

Hyperthyreose
Schizophrenie und andere   *Für die hier gelegentlich*
Psychosen   *gefundenen Eisenerhöhungen*
                                       findet sich bis jetzt keine
                                       Erklärung. Cu ↗
Nephritis
M. Bechterew   ↳, *Cu* ↓ *(PCP umgekehrt!)*

Erniedrigte Werte (Sideropenie)

Resorptionsstörungen:

   HCl-Mangel   *NB: Die Magensäure fördert*
                                       die Eisenresorption. Trotz
                                       ausreichend vorhandener
                                       Salzsäure kann jedoch die
                                       Resorption gestört sein, ebenso
                                       kann bei HCl-Mangel noch
                                       eine ausreichende Resorption
                                       gewährleistet sein.

   Chronische Gastritiden
   Stauungsgastritiden bei
   Herzkrankheiten
   Zustand nach Magenresektion
   Sturzentleerungen
   Vitamin C-Mangel
   Verschiedene Enteropathien
   Resorptionshemmende Stoffe
   wie Milchsäure, Schleim,
   Essig.

Nahrungseisen nicht ausreichend

Eisentransportstörungen bei
Eiweißmangel

   Leberzirrhose   ⟨
   Kwashiorkor

   Nephrotisches Syndrom   *Eiweiß- und Eisenmangel*

Neoplasmen

Akute Infekte   *Eisenabfall innerhalb 24 Std.*
                                       nach Infektion.

Chronische Infekte

Primär chronische Polyarthritis   *Nur in der akut entzündlichen*
(Rheumatoide Arthritis)   *Phase. Cu* ↑

Sjögrensche Erkrankung	Chronische Atrophie der Tränen-, Speichel-, Schleim- und Schweißdrüsen, vor allem Frauen im Klimakterium betroffen.
Hypothyreose	Manchmal vorkommend
Postoperativer Eisenabfall	Stress-Reaktion
Parasitenbefall Ancylostomum Necator americanus (Eisenmangelanämie)	Folge, nicht Ursache!
Behandlung mit ACTH Kortison und Abkömmlingen	
Idiopathische Lungenhämosiderose	
Perniziosa in Heilphase	

NB: Bei Eisenmangelanämien richtet sich die Eisensubstitution nach dem Hb und nicht nach dem freien Serumeisen. Man gibt ca. 150—200 mg Eisen, um 1 g⁰/₀ Hb zu ersetzen. Zur Auffüllung der Eisendepots wird außerdem 1 g zusätzlich verabreicht. Behandlung der Wahl: Sorbitol-Eisen i. m.

Eisenbindungskapazität (EBK)

Normalwerte:
Frau 250—350 $\gamma^0/_0$
Mann 300—400 $\gamma^0/_0$

Definition:

Unter (totaler) Eisenbindungskapazität (EBK) versteht man diejenige Menge Eisen, die zusammen mit dem bereits vorhandenen Serumeisen das in 100 ccm enthaltene Transferrin voll absättigen kann. Unter latenter Eisenbindungskapazität versteht man die Differenz zwischen totaler EBK und der vorhandenen Serumeisenmenge (sie entspricht dem freien Transferrin). Normalerweise ist ein Drittel des Transferrins mit Eisen abgesättigt.

EBK (total) erhöht bei gleichzeitig erhöhtem Serumeisen:
Leberschäden (s. S. 132)
Vermehrter Blutabbau/
Hämolytische Anämie
Zu intensive parenterale
Eisenbehandlung

| Hämochromatose | Während die totale EBK erhöht ist, findet sich eine stark erniedrigte latente oder freie EBK. |

Wiederholte Bluttransfusionen
bei aplastischen Anämien

EBK erhöht mit erniedrigtem Serumeisen:
Schwangerschaft
Blutverlust
Eisenmangelanämie

EBK erniedrigt (total):
Akute Infektionen
Chronische Infektionen
Neoplasmen
Atransferrinämie (hereditär)
A- oder Hypotransferrinämie
(erworben)
  Nephrotisches Syndrom
  Exsudative Enteropathie

| Hämolytische Anämie | Fe ↑ |
| Perniziöse Anämie | Fe ↑ |

N B: Eine **erniedrigte freie EBK** bei erhöhtem Serumeisen findet sich vor allem bei
Hämochromatose
Hämosiderose
Akuter Hepatitis

Eisen-Resorptions-Test *

Normalwert:

Normaler Ausgangswert (s. Normalwerte Eisen-Serum) und geringer Anstieg des Serumeisenspiegels (um ca. 30—40 γ^0/o).

Durchführung des Tests:

Nach vorheriger Bestimmung des Nüchterneisenspiegels werden ca. 200 mg Eisen oral gegeben und anschließend mehrere Stunden der Verlauf des Serumeisenspiegels verfolgt. Eine Beeinträchtigung des Kurvenanstiegs wird in erster Linie verursacht durch mangelnde Resorption, mangelnde Eisenaufnahmefähigkeit des Transferrins oder beschleunigte Abwanderung des Eisens ins Gewebe (RES).

* Literaturauswahl: 256.

Ausgangslage mit erhöhtem Serumeisen:	Bemerkungen:
Hämochromatose	*Sehr hoher Eisenspiegel mit kaum erkennbarem Anstieg.*
Hämolytische Anämien	*Meist erhöhtes Serumeisen ohne wesentlichen Anstieg.*
Perniziöse Anämie	*Meist erhöhter Serumeisenwert ohne wesentlichen Anstieg.*
Ausgangslage von erniedrigtem Serumeisen:	
Eisenmangelanämie	*Starker Anstieg der Kurve mit einem Gipfel, der weit über den Normalwerten liegt.*
Infekte	*Nur geringer Anstieg, Abwanderung des Eisens ins RES.*
Neoplasmen	*Nur geringer Anstieg des Serumeisens.*
	NB: Eine zusätzliche Blutungsanämie kann das Ergebnis verfälschen und die Kurve im Sinne eines Eisenmangels verschieben.
Primär chronische Polyarthritis (Rheumatoide Arthritis)	*Flache niedere Kurve*
Verbrennungen	*Flache Resorptionskurve*
Postoperativ	*Flache niedere Resorptionskurve*
Atransferrinämie	*Sehr niederer Kurvenbeginn mit kaum erkennbarem Anstieg.*

Eiweiß-Harn s. S. 205

Eiweiß-Serum s. S. 138

Elektrophorese (Serum-Elektrophorese) *

Allgemeine Veränderungen	siehe Seite 140
Albumin	siehe Seite 141
Alpha-Globuline	siehe Seite 145
Beta-Globuline	siehe Seite 146

* Literaturauswahl: 62, 71, 78, 83, 89, 94, 115, 116, 117, 142, 149, 158, 267, 278, 279, 308, 324, 345.

Elektrophorese

Gamma-Globuline	siehe Seite 148
Gamma-Globulin-Differenzierung	siehe Seite 154
Gesamt-Eiweiß	siehe Seite 155
Membranfolien-Elektrophorese*	siehe Seite 157
Glykoproteid-Elektrophorese	siehe Seite 157
Lipoproteid-Elektrophorese	siehe Seite 157

Die Serumelektrophorese stellt eine quantitative Methode der Proteinanalyse dar. Die Eiweißkörper wandern in einem elektrischen Spannungsfeld auf Grund ihrer elektronegativen Ladung (weniger auf Grund der Molekülgröße oder -form) mit verschiedener Geschwindigkeit zur Anode. Das Albumin zeigt die größte, das Gamma-Globulin die geringste Wanderungsgeschwindigkeit.

Normalwerte der Serumproteinfraktionen in rel. %:

Albumin	51,30—60,52	Normalwerte der
Alpha$_1$-Globulin	5,06— 7,40	Membranfolien-
Alpha$_2$-Globulin	6,42—10,38	Elektrophorese
Beta-Globulin	8,03—13,89	s. S. 157
Gamma-Globulin	10,25—17,51	

Normalwerte der Serumproteinfraktionen in g %:

Albumin	3,74—4,80
Alpha$_1$-Globulin	0,38—0,42
Alpha$_2$-Globulin	0,48—0,74
Beta-Globulin	0,69—0,99
Gamma-Globulin	0,76—1,24

NB: Verschiedene technische und apparative Besonderheiten bedingen unterschiedliche Normalwerte bei einzelnen Untersuchern. Es sollten daher die Fehlerbreite der eigenen Methode festgelegt und Normalwerte an einem genügend großen Material bestimmt werden. Bei der Beurteilung von Elektrophoresebefunden sollte man daher von den eigenen Normalwerten ausgehen. Bei den Grenzwerten ist es schwierig zu entscheiden, ob ein Befund noch normal oder schon pathologisch ist. Die Werte sind um so eher als pathologisch anzusehen, je weiter sie außerhalb der Streuung der Normalwerte liegen. Die Serumelektrophorese trägt nur in seltenen Fällen zur Erkennung einer Krankheit (z. B. Plasmozytom) bei, ihre Domäne ist die Beurteilung von Bluteiweißveränderungen während eines krankhaften Prozesses, bzw. die Beurteilung der Aktivität eines Prozesses.

Einheiten:

Relativprozent (rel. %) bezogen auf den Gesamtwert aller Fraktionen als 100%.

---

* Acetatfolien-Elektrophorese

Elektrophorese

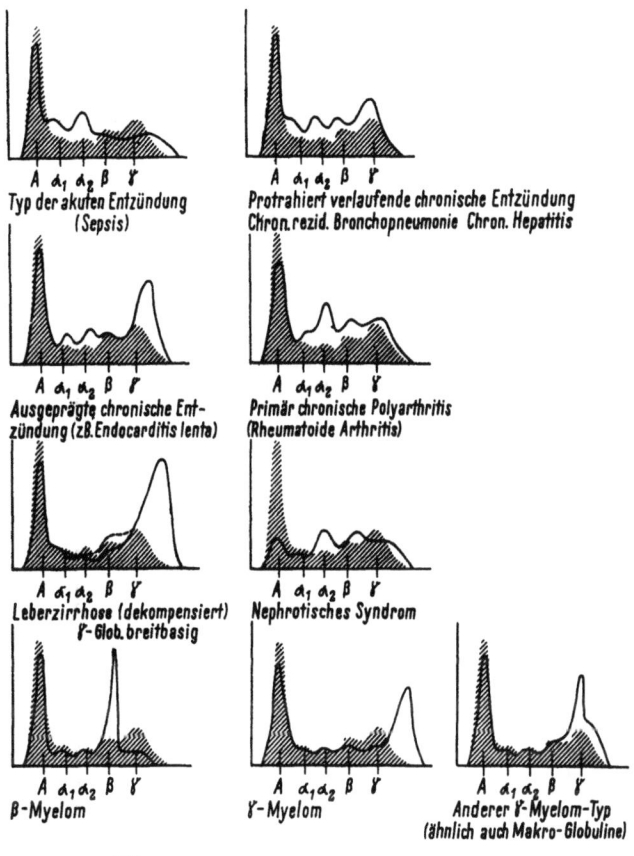

Abb. 9: ▨ Normale Elektrophorese
 ⌒ Veränderte Elektrophorese

Grammprozent (g%) = Mengenangabe der einzelnen Proteinfraktionen in Gramm (g) bezogen auf 100 ccm Serum. Kann aus rel. % und Gesamteiweiß in 100 ccm Serum berechnet werden. (Nur möglich unter der Voraussetzung, daß bei der Färbung sich die Fraktionen gleichmäßig anfärben.)

Entstehung der Plasma-Eiweißkörper:

Mit Ausnahme des Gamma-Globulins und im Serum vorkommender Enzyme werden praktisch alle Eiweißkörper in der Leber gebildet. Auch das Fibrinogen und das Prothrombin entstehen in der Leber. Der Aufbau der Gamma-Globuline erfolgt in den Plasmazellen, im Knochenmark und im retikulo-endothelialen System. Auch in der Synovia Rheumakranker können Gamma-Globuline (Immun-Globuline) gebildet werden. Abartige Plasmazellen können atypische Globuline synthetisieren (Plasmozytom — Bence-Jones-Proteine).

Allgemeine Veränderungen in der Elektrophorese

Akute Entzündung:

Albumin ↓, Alpha-Glob. ↑, Beta-Glob. und Gamma-Glob. uncharakteristisch.
(Ausnahme: Infektiöse Mononukleose und Hepatitis zeigen schon zu Beginn eine Gamma-Glob.-Erhöhung.)
In der Heilphase finden sich nicht selten flüchtige Gamma-Glob.-Vermehrungen.

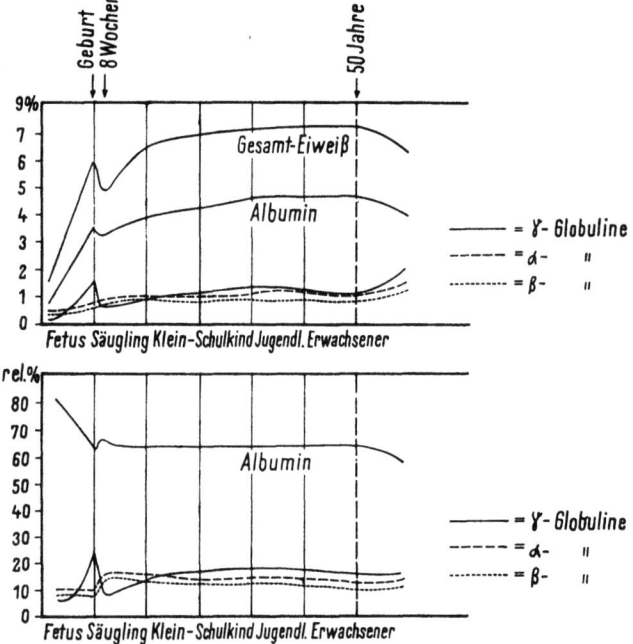

Abb. 10: Die Serum-Eiweißkörper bei verschiedenen Altersstufen

Chronische Entzündung:
Albumin ↓, Alpha-Glob. ↑, Beta-Glob. ↑, Gamma-Glob. ↑.
(Ein Anstieg der Alpha-Glob. spricht für akut-entzündlichen oder exsudativen Schub.)

Chronische Entzündung, protrahiert verlaufend:
Albumin ↓, Alpha-Glob. ↗, Beta-Glob. ↗, Gamma-Glob. ↑↑.

Maligne Prozesse:
Gesamteiweiß ↓, Albumin ↓, Alpha-Glob. ↑, Beta-Glob. ⟨, Gamma-Glob. ↑↘, Fibrinogen ↑.
Mit Fortschreiten der Erkrankung nimmt das Gesamteiweiß zunehmend ab.
NB: Nach Resektion eines Neoplasmas ist der Anstieg des Alpha$_1$-Glob. auf ein Karzinomrezidiv hinweisend.

Albumin

Funktion siehe Tabelle S. 133

Entstehung:
Tägliche Bildung in der Leber 10—12 g — bei Bedarf Steigerung auf 35 g/die möglich.

Vermehrung:
Physiologischerweise besteht eine leichte Anhebung bei jungen Säuglingen. Sonst wird die Möglichkeit einer Vermehrung im allgemeinen abgelehnt. In älteren Literaturstellen finden sich folgende Angaben (??):

Hämorrhagische Diathesen (??)
Fortschreitende perniziöse Anämie (??)
Toxische Diphtherie (??)

Sog. „Albuminplasmozytom" — Es handelt sich hier nur um eine scheinbare Vermehrung der Albumine. Tatsächlich werden hier die Albumine durch das ebenso schnell wandernde Paraprotein überlagert. Diese Tatsache läßt sich u. U. erkennen, wenn man die Elphor mit 1:1 verdünntem Serum wiederholt, sicherer aber in der Immunelektrophorese.

Verminderung:
Relative Verminderung bei allen Erkrankungen mit Globulinvermehrung (s. d.). Physiologisch in der Schwangerschaft (absolute Plasmavermehrung).

I. Infektionskrankheiten

Aktinomykose	*Gamma-Glob.* ↑
Diphtherie	*Alpha-Glob.* ↑
Erysipel	*Gamma-Glob.* ↑
Enzephalitis (epidemica)	*Alpha-Glob.* ↑, *im Liquor GE* ↑, *Albumin* ↓ *Alpha-Glob.* ↑, *Beta$_L$-Fraktion* ↓
Hepatitis, akute	*Gamma-Glob.* ↑, *Alpha-Glob.* ⌒. *Beta* ↗
Hepatitis, chronische	*Albumin* ↓↓, *Gamma-Glob.* ↑. *Beta-Glob.* ↙
Lues	*In Frühfällen Alpha-Glob.* ↑, *später Gamma-Glob.* ↑. *Liquor: Beta$_L$-* ↑ *Gamma* ↑
Lues connata	*Hypalbuminämie und Hypergammaglobulinämie. Hohe Gamma-Glob.-Zacke beim luischen nephrotischen Syndrom.*
Leptospirose	*Alpha-Glob.* ↑
Malaria	*Alpha-Glob.* ↑↑, *Beta-Glob.* ↑, *Gamma-Glob.* ↑
Malaria chronischer Verlauf	*Vorwiegend Gamma-Glob.* ↑
Meningitis	*Alpha-Glob.* ↑, *später auch Gamma-Glob.* ↑. *Liquor: GE* ↑, *Beta$_L$* ↓, *Alpha-Glob.* ↑, *Gamma-Glob.* ↑
Meningitis, chronische	*Im Liquor nur vorwiegend Gamma-Glob.* ↑
Mononucleosis infectiosa	*Alpha-Glob.* ↗, *Beta-Glob.* ↗, *Gamma-Glob.* ↑
Pneumonie	*Alpha-Glob.* ↑
Poliomyelitis ant.	*Alpha-Glob.* ↑, *Beta-Glob.* ↳, *Fibrinogen* ↑ *Liquor: Alpha-Glob.* ↑, *Beta-Glob.* ↓, *Gamma-Glob.* ↑↑

143 Elektrophorese (Albumin) ↓

Scharlach	*Alpha-Glob.* ↑, *später auch Gamma-Glob.* ↑
Typhus abdominalis	*Alpha-Glob.* ↑, *Gamma-Glob.* ↑. *Ein Albuminanstieg weist auf Remission hin, weitere Zunahme des Gamma-Glob. ungünstige Prognose.*
Typhus exanthematicus (Fleckfieber)	*Hypergammaglobulinämie bei Hypalbuminämie.*
Tuberkulose	*Anfangsstadium Alpha-Glob.* ↑, *Fibrinogen* ↑, *im späteren Verlauf Gamma-Glob.* ↑. *Als Maßstab des exsudativen Prozesses wird das Verhalten der Alpha-Glob. gewertet, woran sich auch der Behandlungserfolg beurteilen läßt.*
II. Rheumatische und Kollagenkrankheiten Akutes rheumatisches Fieber	*Alpha-Glob.* ↑, *Beta-Glob.* ↑, *Gamma-Glob.* ↑. *Die Alpha-Glob.-Zunahme geht ungefähr den akuten Entzündungserscheinungen parallel, die Gamma-Glob.-Zunahme wird in der Rekonvaleszenz oder bei chronisch protrahiertem Verlauf beobachtet.*
Rheumatoide Arthritis (Primär chronische Polyarthritis)	*Hypalbuminämie, Alpha-Glob.* ↑, *Beta-Glob.* ↑ *bis* ↑↑, *häufig gesonderte Bande zwischen Beta- und Gamma-Glob. — Fibrinogen! Im neuen entzündlichen Schub steigen die Alpha-Glob. an.*
Lupus erythematodes (Libman-Saks-Syndrom)	*Wie bei rheumatoider Arthritis. In vielen Fällen wird eine Hyperglobulinämie mit Vermehrung von Makroglobulinen beobachtet.*
Periarteriitis nodosa	*Alpha-Glob.* ↑, *Gamma-Glob.* ↑.
Spondylarthritis ankylopoetica (Morbus Bechterew)	*Wie bei rheumatoider Arthritis.*

Elektrophorese (Albumin) ↓ 144

III. Lebererkrankungen   *Die Pherogramme sind prinzipiell ähnlich und nur graduell verschieden.*
Hepatitis, akute   *Alpha-Glob.* ↘, *Beta-Glob.* ↗, *Gamma-Glob.* ↑
Hepatitis, chronische   *GE* ∠, *Alpha-Glob.* ↘, *Beta-Glob.* ↑, *Gamma-Glob.* ↑↑
Leberzirrhose   *GE* ↓, *Alpha-Glob.* ↓, *Beta-Glob.* ↑, *Gamma-Glob.* ↑ bis ↑↑↑
Fettleber   *Alpha₂-Glob.* ↳, *Beta-Glob.* ↳, *Gamma-Glob.* ↳

NB: Eine Alpha-Glob.-Vermehrung bei nachgewiesenem Leberparenchymschaden oder gleichzeitig vorliegendem Ikterus ist verdächtig auf Infekt oder maligne Erkrankung.

IV. Nierenerkrankungen

Chronische Nephritis mit   *Alpha-Glob.* ↑, *Beta-Glob.* ↑,
nephrotischem Einschlag   *Gamma-Glob.* ↰, *Proteinurie, Lipoidurie.*

Nephrotisches Syndrom   *GE* ↓↓, *3 g⁰/₀ und niedriger,*
Lipoidnephrose   *Albumin* ↓↓↓, *Alpha-Glob.* ↑↑↑, *Beta-Glob.* ↑, *Gamma-Glob.* ↰. *Im Harn werden beträchtliche Eiweißmengen bis zu 50 g/die ausgeschieden.*

Amyloidnephrose   *Wie bei chronischer Nephritis mit nephrotischem Einschlag, bei fortbestehendem Infekt Gamma-Glob.* ↑

NB: Tubuläre Störungen, Gefäßerkrankungen, Nephrolithiasis, akute und chronische Glomerulonephritis machen keine typischen Veränderungen. Bei Infekten der Harnwege Entzündungsbild.

V. Andere Erkrankungen

Anorexia nervosa   *Gamma-Glob.* ↰ *absolut!*
Schleimhautatrophie des
Magens
Exsudative Enteropathie
Herzinsuffizienz mit Stauungs-
erscheinungen
Perniziosa   *In ausgeprägten Fällen Albumin* ↓ *und Zunahme der Globulinfraktionen.*

145 Elektrophorese (α-Glob.) ↑

NB: Ein Absinken des Albumins unter 3,0 g% ist prognostisch ungünstig und eine Kontraindikation gegen chirurgische Eingriffe. Absinken unter 2,0 macht die Prognose infaust! Absinken um 1 g% entspricht ungefähr einem Mangel an 30 g Protein.

Alpha-Globuline
Funktion siehe Tabelle S. 133

Vermehrung (erhöhte Werte):

I. Infektionskrankheiten	*Siehe unter Albumin*
II. Lokale Entzündungen	*Erhöhung nur bei stärkerem Ausmaß*
u. a. Rheumatische Endokarditis	*Alpha-Glob.* ↑, *Gamma-Glob.* ↑
Bakterielle Endokarditis	*Alpha-Glob.* ↑, *Gamma-Glob.* ↑
Endokarditis lenta	*Gamma-Glob. oft* ↑↑↑
III. Nicht-entzündliche Gewebs-Schäden	
Herzinfarkt	*Erst Alpha-Glob.* ↑, *dann Alpha$_2$-Glob.* ↑, *später evtl. Gamma-Glob.* ↑, *Albumin* ↘
Knochenfrakturen	
Strahlenschäden	*Vor allem Alpha$_2$-Glob.* ↑
IV. Rheumatische und Kollagenkrankheiten	
Akutes rheumatisches Fieber	*Dem Entzündungsgrad parallel gehend, siehe Albumin.*
Lupus erythematodes (Libman-Saks-Syndrom)	*Vor allem Alpha$_2$-Glob.* ↑
Rheumatoide Arthritis	*Steroidtherapie bewirkt keinen auffälligen Abfall im Gegensatz zum rheumatischen Fieber.*
Periarteriitis nodosa	*Starker Anstieg vor allem von Alpha$_2$-Glob.*
Spondylarthritis ankylopoetica (M. Bechterew)	*Wie rheumatoide Arthritis*
V. Maligne Tumoren	
Alpha-Plasmozytom	*Alpha$_2$-Glob.* ↑↑↑, *von manchen Autoren wird die Existenz abgelehnt!*
Karzinom	*Mittelgradiger bis starker Anstieg*

Elektrophorese (α-Glob.) ↑, ↓ 146

Lymphogranulomatose (M. Hodgkin)	1. *Alpha-Glob.-Vermehrung über 13%: Akute generalisierte Form, ungünstige Prognose.* 2. *Alpha₂-Glob. nur mäßig erhöht, Gamma-Glob. über 25 rel.%: Mittlere Aktivität, mittelmäßige Prognose.* 3. *Nur geringe Abweichungen im Pherogramm bedeuten günstige Prognose, oft lange Verlaufsdauer.*
Leukämien	*Im Initialstadium ist das Bluteiweißbild völlig normal!*
Maligne Retikulosen	*Beta-Glob. ↑, Gamma-Glob. ↑*
VI. Andere Erkrankungen	
Nephrotisches Syndrom	*Alpha₂-Glob. ↑↑↑, Beta-Glob. ↑, Gamma-Glob. ⌐, Albumin ↓↓↓*
Chronische Nephritis mit nephrotischem Einschlag	*Alpha₂-Glob. ↑, Beta-Glob. ↑, Gamma-Glob. ↓*
Hyperthyreose	*Alpha₁-Glob. ↑, Albumin ↓.*
Cushing-Syndrom	↗
Blutverlust	*Als erste Phase der Wiederauffüllung werden die Alpha-Globuline ersetzt.*

Verminderung:

Akuter Leberzerfall Gelbe Leberatrophie	*Alpha₁-Glob. ↓*
Nephrotisches Syndrom	*Nur Alpha₁-Glob. ↓!*
Hypothyreoidismus	*Alpha-Glob. ⌐, Beta-Glob. ↑*

Beta-Globuline
Vermehrung:
a) Physiologisch
Eine leichte Erhöhung kann bei Neugeborenen vorkommen.
In der Schwangerschaft finden sich ebenfalls physiologischerweise leichte Erhöhungen der Beta-Globuline, beginnend im 2. Trimenon und im letzten Schwangerschaftsdrittel zunehmend.
b) Pathologisch
Infektionskrankheiten:

Morbus Bang	*Beta-Globuline ↗, Alpha-Glob. ↗, Gamma-Glob. ↑*

147 Elektrophorese (β-Glob.) ↑

Hepatitis chronica	*Leichte Erhöhung*
Malaria	*Leichte Erhöhung. Im Anfangsstadium findet sich eine starke Alpha-Glob.-Erhöhung und leichte Gamma-Glob.-Erhöhung, bei der chron. Malaria sind vor allem die Gamma-Glob. sehr stark erhöht.*
Mononucleosis infectiosa	*Albumin ↓, Alpha-Glob ↑, Gamma-Glob. ↑↑*
Poliomyelitis ant	↳, *Albumin ↓, Alpha-Glob. ↑*

Rheumatische und Kollagenkrankheiten

Akutes rheumatisches Fieber	*Albumin ↓, Alpha-Glob. ↑ bis ↑↑, bei chron. protrahiertem Verlauf und in der Rekonvaleszenz Gamma-Glob. ↑ bis ↑↑.*
Rheumatoide Arthritis (Primär chron. Polyarthritis)	*↑ bis ↑↑, Albumin ↓, Alpha-Glob. ↑, Gamma-Glob. ↑ bis ↑↑. Zeiweise findet sich eine gesonderte Bande zwischen Beta- und Gamma-Glob. Bei akut entzündlichem Schub kommt es zu einem Anstieg der Alpha-Glob.*
Lupus erythematodes	*Alpha-Glob. ↑, Gamma-Glob. ↑, Makroglobulin*
Spondylarthritis ankylopoetica	*Wie bei rheumatoider Arthritis*
Periarteriitis nodosa	*Leichte Erhöhungen kommen vor.*

Leberkrankheiten
(siehe auch unter Albumin)

Leberzirrhose	*Starker Anstieg findet sich vor allem bei der biliären Zirrhose.*
Virushepatitis	*↗ Eine Vermehrung wird parallel dem intrahepatischen Gallengangsverschluß beobachtet.*

Maligne Erkrankungen
Funikuläres Lymphoblastom   *Auch Gamma-Glob.* ↑
Maligne Retikulosen   *Albumine ↓, Alpha-Glob. ↗, Gamma-Glob.* ↑
Beta-Plasmozytom   ↑↑ *Typische schmalbasige und hohe Paraproteinfraktionen*

Lipidosen
Primäre Xanthomatose
Essentielle Hyperlipämie
Essentielle Hypercholesterinämie

Nierenkrankheiten
Nephrose   *Die Beta-Glob.-Fraktion ist unvollständig getrennt von der Alpha₂-Glob.-Fraktion*
Chronische Nephritis mit   *Alpha₂-Glob. ↑, Gamma-*
nephrotischem Einschlag   *Glob. ↓, Albumin ↓*

Weitere Erkrankungen
Herzinsuffizienz   ⌊ *Die Veränderungen treten erst bei Stauungserscheinungen auf, Alb.* ↓
Herzinsuffizienz mit Leberstauung   *Gamma-Glob.* ↑↑
Hypothyreoidismus   *Alpha-Glob.* ⌈
Diabetes mellitus   *Alb.* ⌈, *bei hinzugetretenem Infekt steigen die Alpha-Glob. an.*

Verminderung:
Eine Verminderung wird gelegentlich gefunden bei akuter gelber Leberatrophie.

Gamma-Globuline

Physiologische Verschiebungen:
Unmittelbar nach der Geburt bestehen beim Neugeborenen stark erhöhte Gamma-Glob.-Konzentrationen, die vom mütterlichen Kreislauf übernommen wurden. Dieser Gamma-Glob.-Schutz sinkt bis zur achten Woche auf seinen Tiefpunkt ab. Mit Beginn der kindlichen Antikörperproduktion beginnt dann ein langsamer Anstieg des Blutspiegels (Vgl. Abb. 10, S. 140). Während der Schwangerschaft kommt es zu einem leichten Abfall der Gamma-Glob., vor allem im letzten Trimenon.

Elektrophorese (γ-Glob.) ↑

Pathologische Vermehrung:
Infektionskrankheiten
Aktinomykose   *Albumin* ↓
Morbus Bang   *Alpha-Glob.* ↗, *Beta-Glob.* ↗
Endokarditis bakterielle
(subakut)
Erysipel   *Albumin* ↓   ⎫ *Genaueres*
Hepatitis akute   *Albumin* ↓   ⎬ *siehe unter*
Hepatitis chronische *Albumin* ↓↓, *Beta-Glob.* ↗ ⎭ *Leber-*
                                                    erkrankungen
Kala Azar
Lues   *Im Frühstadium Alpha-Glob.* ↑,
                                 im späteren Stadium Gamma-
                                 Glob. ↑, *Albumin* ↓
Lues connata   ↑↑, *Albumin* ↓↓
Luisch nephrotisches Syndrom   ↑↑
Malaria   *Anfangsstadium* ↑, *Alb.* ↓,
                                 Alpha-Glob. ↑↑, *Beta-Glob.* ↗
Malaria, chronisches Stadium   ↑↑
Masern   *Nur in der Rekonvaleszenz,*
                                 sonst uncharakteristisch.
Meningitis akute   *Im Spätstadium, im Anfangs-*
                                 stadium sind vor allem die
                                 Alpha-Glob. ↑
Mononucleosis infectiosa   ↑↑, *Alb.* ↓, *Alpha-Glob.* ↑,
                                 Beta-Glob. ↓
Scharlach   *Im Spätstadium*
Typhus abdominalis   *Ein Anstieg der Albumine*
                                 weist auf Remission hin,
                                 ein starker Anstieg der
                                 Gamma-Glob. auf ungünstige
                                 Prognose.
Typhus exanthematicus
(Fleckfieber)
Tuberkulose   *Chronische Stadien. Der*
                                 Verlauf der Alpha-Glob. ist
                                 ein Maßstab für die vorliegen-
                                 den exsudativen Prozesse.
Nichtinfektiöse Gewebsschäden
Herzinfarkt
Knochenfraktur
Strahlenschäden (Röntgen-
schäden)

Elektrophorese (γ-Glob.) ↑ 150

Rheumatische und Kollagenkrankheiten

Rheumatoide Arthritis (P.c.P.)	Unter Steroidbehandlung und bei Remissionen fällt der Gamma-Glob.-Spiegel ab.
Spondylarthritis ankylopoetica	Wie bei rheumatoider Arthritis
Lupus erythematodes	
Periarteriitis nodosa	
Akutes rheumatisches Fieber	Gamma-Glob.-Erhöhung erst in den späteren Stadien. Auf Kortikosteroidbehandlung tritt nur ein geringer Abfall des Gamma-Glob.-Spiegels ein.

Maligne Tumoren

Karzinom	Mittelgradige Gamma-Glob.-Erhöhungen können vorkommen.
Lymphogranulomatose	Bei einem Gamma-Glob.-Spiegel von über 25⁰/₀ besteht eine mittlere Aktivität mit mittelmäßiger Prognose, siehe auch unter Alpha-Glob.
Leukämie, chronische lymphatische	Es finden sich nur in etwa 25⁰/₀ der Fälle Gamma-Glob.-Erhöhungen. Eine Alpha-Glob.-Erhöhung geht der Aktivität der Erkrankung parallel.
Gamma-Plasmozytom	Hohe, schmalbasige Fraktion
Lymphoblastom großfollikuläres	Beta-Glob. ↑
Retikulosen maligne	Albumin ↓, Alpha-Glob. ↗, Beta-Glob. ↑

Lebererkrankungen

Hepatitis	Alpha-Glob. ↘, Beta ↗, in der ersten Woche der Erkrankung besteht ein leichter Anstieg, der sich besonders in der zweiten Woche deutlich verstärkt. Bei einem größeren

	Kollektiv von Hepatitiskranken findet sich ein durchschnittlicher Gamma-Glob.-Wert von 20,29 rel.%/o bzw. 1,44 g%/o bei einem durchschnittlichen GE von 7,18 g%/o. Die Alb. sind dabei durchschnittlich auf 52,92 rel.%/o bzw. auf 3,75 g%/o vermindert.
Chronische Hepatitis	Alpha-Glob. ↘, Beta-Glob. ↑. In einem größeren Kollektiv findet sich ein durchschnittlicher Gamma-Glob.-Wert von 23,48 rel.%/o bzw. 1,82 g%/o bei einem GE von 7,8 g%/o. Die Alb. sind dabei im Durchschnitt auf 49,33 rel.%/o bzw. 3,44 g%/o vermindert.
Leberzirrhose	Breitbasige Gamma-Zacke. Eine Verschmelzung von Beta- u. Gamma-Glob. ist nahezu pathognomonisch. Bei einem größeren Kollektiv ist die Gamma-Glob.-Fraktion im Durchschnitt auf 31,30 rel.%/o bzw. 2,23 g%/o vermehrt, bei einem GE von 7g%/o und einer Albuminfraktion von durchschnittlich 40,32 rel.%/o bzw. 2,88 g%/o.
Progressive hypergammaglobulinämische Hepatitis (schlechtere Bezeichnung: Lupoide Hepatitis)	Gamma-Glob. ↑↑ bis ↑↑↑, Bili ↑, SGPT ↑, SGOT ↑, BSF ++, GE ↑. Im weiteren Verlauf Ery ↓, Leuko ↓, Thrombo ↓, Blutgerinnungsstörung. Terminal GE → bis ↓. Meist junge Frauen betroffen.
Nierenerkrankungen	
Glomerulonephritis	↗
Pyelonephritis	↗
Amyloidnephrose	Gamma-Glob.-Erhöhung vor allem nur wenn ein chronischer Eiterherd besteht.

Elektrophorese (γ-Glob.) ↑, ↓ 152

Andere Erkrankungen
Morbus Boeck   *In aktiven Stadien kommen*
                                            starke Gamma-Glob.-Erhö-
                                            hungen vor.
Purpura hyperglobulinaemica   *Hämorrhagische Diathese mit*
Waldenström   *Gamma-Glob.-Vermehrung —*
                                            schlanke Gamma-Zacke.
Purpura Schönlein   *Gamma-Glob. Vermehrung*
                                            nur wenn gleichzeitig Leber-
                                            störungen vorhanden sind.
                                            Die Purpura Sch. kann von
                                            der Purpura hg. Waldenström
                                            in der Elektrophorese unter-
                                            schieden werden, weil sie
                                            einen breitbasigen Kurventyp
                                            mit meist zwei Gamma-Glob.-
                                            Zacken zeigt.
Kryoglobulinämie
Essentiell benigne monoklone   *Myelom-ähnliches Globulin,*
Hypergammaglobulinämie   *das bei etwa 3%o der 70jähri-*
                                            gen und bei 6%o der über
                                            80jährigen gefunden wird.
                                            Sonst fehlen alle Symptome
                                            eines Myeloms.
Makroglobulinämie Walden-   *Es handelt sich eigentlich*
ström   *nicht um eine Makroglobulin-*
                                            fraktion, sondern um eine
                                            Paraproteinfraktion zwischen
                                            Beta und Gamma. Differential-
                                            diagnose von Myelomproteinen
                                            durch Ultrazentrifuge oder
                                            Immunelektrophorese.
Retikulosen reaktive   *Albumin ↓*
Lymphogranuloma benignum   *Albumin ↓*
(Boecksches Sarkoid)
Herzinsuffizienz   *Bei Leberstauung kommt es*
                                            zu einem stärkeren Gamma-
                                            Glob.-Anstieg.
Hypothyreose
Chronische Thyreoiditis
Hashimoto
Verminderung / Abfall
Multiple Knochenmetastasen
von Karzinomen

Chronische lymphatische : Etwa in einem Drittel der
Leukämie : Fälle.
Beta-Plasmozytom
Lymphogranulomatose : Es können auch Vermehrungen vorkommen, vgl. unter Vermehrung der Gamma-Glob., vgl. auch Alpha-Glob.
Langdauernde Kortikosteroid-
oder ACTH-Behandlung
Morbus Cushing
Röntgenschäden
Amyloidose : Gelegentlich vorkommend
Benzolvergiftung
Stickstofflostvergiftung
Chronische Nephritis mit : Oft Gamma-Glob. ↓ vorkommend, Alpha₂-Glob. ↑, Beta-
nephrotischem Einschlag : Glob. ↑, Albumin ↓.
Amyloidnephrose : Wie bei chronischer Nephritis mit nephrotischem Einschlag. Bei bestehendem chronischem Infekt sind die Gamma-Glob. jedoch erhöht.
Anorexia nervosa : Albumin ↓

Gamma-Globulin-Verminderungen mit gleichzeitiger Verminderung des Gesamteiweiß

Nephrotisches Syndrom : ⌐, Alb. ↓↓, Alpha₂-Glob. ↑↑, Beta-Glob. ↑↑.

Langdauernde schwere Sepsis
Essentielle Hypoproteinämie
Familiäre Dysproteinämie
Homburger

Agammaglobulinämie
Kongenitale Agammaglobulinämie : Es handelt sich um eine rezessiv erbliche Erkrankung, die das männliche Geschlecht betrifft und mit Vermehrung der Blutplättchen sowie niederen Bluttitern an Isoagglutininen einhergeht. Auch die Antikörperfraktion der Beta-Glob. ist vermindert. Das lymphatische Gewebe enthält keine Plasmazellen.

Erworbene Agammaglobulinämie

Vorkommen vor allem bei wiederholten Infektionen
Steatorrhoe
Plasmozytom der Nicht-Gamma-Typen
Chronisch lymphatische Leukämie

Betrifft Personen beiderlei Geschlechts im jugendlichen Alter oder im frühen Erwachsenenalter.

Im Terminalstadium häufig bei Leukämien.

Qualitative und quantitative Differenzierung der Gamma-Globuline

(Immunglobulinbestimmung nach der radialen Immundiffusion nach *Mancini* und *Heremans*)

Normalwerte:

γA-Globulin 120— 400 mg%
γG-Globulin 800—1800 mg%
γM-Globulin 80— 170 mg%

Prinzip:

Die zu untersuchenden Serumproteine werden in eine mit Antigen gesättigte Platte gebracht. Das Serum diffundiert dabei gegen das Antigen. Der dabei entstehende Präzipitathof ist der gesuchten Proteinkonzentration proportional.

Zu den γA-Globulinen zählen:

A-Isoagglutinine
B-Isoagglutinine
Antikörper gegen Bakterien
  Tetanus
  Typhus
Antikörper gegen Viren
  Poliomyelitis I, III
Allergene
Paraproteine des γA-Plasmozytoms
Benigne γA-Paraproteine

Zu den γG-Globulinen zählen:

Antikörper gegen Bakterien
Antikörper gegen Viren

155 Elektrophorese (Ges.-Eiweiß)

Wassermann-Antikörper
Rh-Agglutinine
Leukozyten-Agglutinine
Thrombozyten-Agglutinine
LE-Faktor
Paraproteine des γG-Plasmo-
zytoms
Benigne γG-Paraproteine

Zu den γM-Globulinen zählen:

Rh-Agglutinine
Rheumafaktor
Typhus-O-Agglutinine
Wassermann-Antikörper   *Nicht immer γM*
Leukozyten-Agglutinine   *Nicht immer γM*
Blutgruppenantikörper   *Nicht immer γM*
Paraproteine des Morbus
Waldenström   *Läuft im elektrischen Feld
                              mit den α-Globulinen*

Benigne γM-Paraproteine

Gesamteiweiß

Normalwert:

7,2 g% ± 0,53
[Albumin/Globulin-Quotient: 1,5—2,5 (Mit zunehmendem Alter absinkend.)]
Einheiten: g % = Gramm Eiweiß in 100 ccm Serum
Haltbarkeit: Maximal 6 Tage sowohl bei Raumtemperatur als auch bei + 4° C

**Vermehrung des Gesamteiweißes (Hyperproteinämie)
mit normalem oder vermindertem Albumin/Globulin-Quotienten**
1. Starker Albuminverlust mit gleichzeitigem Flüssigkeitsverlust

Verbrennungen
Colitis ulcerosa
Darmverschluß
Generalisierte Peritonitis
Chronische Nephritis im
Stadium der Polyurie
Tubuläre Nierenschäden im
Stadium der Heilung mit
starker Diurese

2. (Starke) Vermehrung der Globulinfraktionen

Leberzirrhose
Plasmozytom
Reaktive Retikulosen   *Nicht immer, jedoch häufig.*
Morbus Boeck in aktiven
Stadien
Kollagenkrankheiten
Chronische Hepatitis
Hypothyreose

Hyperproteinämie mit normalem Albumin/Globulin-Quotienten infolge starken Wasserverlustes

Exsikkose
  Starkes Erbrechen
  Starkes Schwitzen
  Schwere Diarrhoe

Hypoproteinämie / Verminderung des Gesamteiweiß

1. Albuminverlust durch

Nephrotisches Syndrom
Verbrennungen
Colitis ulcerosa
Schwangerschaftsproteinurie

2. Gestörte Albuminsynthese bei vermehrten Globulinfraktionen (niederer Albumin/Globulin-Quotient)

Hepatitis
Leberzirrhose
Schwere Thyreotoxikose
Schwere diabetische Ketose
Neoplasmen   *Bei Neoplasmen nimmt das GE immer erst gegen Ende der Erkrankung ab, so daß die Verminderung des GE als schlechte Prognose gewertet werden kann.*

Schwere Infektionen
Gelegentlich auch bei chronischer Nephritis
Unbehandelte Perniziosa
Skorbut

3. Störung im Verhältnis zwischen Flüssigkeit und Proteinen
(Ödeme, Aszites)
Nephrotisches Syndrom
Leberzirrhose
Peritonitis
Intestinale Verschlüsse
Dekompensierte Herzinsuffizienz

NB: Die kritische Grenzkonzentration für Albumine ist der Wert von 3 g%. Bei Operationen sind Personen unter 3 g% mit sehr hoher Mortalität belastet. Auch bei internen Fällen findet sich unter 3 g% eine Mortalität von 33%, über 3 g% nur von 6%.

Elektrophorese auf Membranfolien* mit gleichzeitiger Bestimmung von Protein-, Glykoproteid- und Lipoproteidanteilen der Serumfraktionen

Seit Einführung der Membranfolienelektrophorese, bei der als Trägermaterial eine Zellulose-Azetat-Folie verwandt wird, besteht die Möglichkeit, Protein-, Kohlehydrat- und Lipidanteile des Serums gleichzeitig färberisch darzustellen. Dabei wird die Proteinfärbung mit Amidoschwarz, die Glykoproteidfärbung mit Schiffschem Reagenz und die Lipidfärbung mit der Methode nach *Kohn* durchgeführt, wobei die Esterbildung vorliegender Fettsäuren durch Ozonisierung gespalten wird und dadurch entstehende Karbonsäuren und Aldehyde mit Schiffschem Reagenz angefärbt werden. Die Auswertung erfolgt mit einem Extinktionsschreiber.

Normalwerte der vorliegenden Arbeit in %:

		Alb.	α_1	α_2	β	γ
Serum-Protein-Elektrophorese	Papier	58,6	5,8	8,8	11,6	15,2
	Membranfolie*	62,8	3,2	8,0	10,6	15,4
Serum-Glykoproteid-Elektrophorese		8,7	15,8	31,6	22,1	21,8
Serum-Lipoproteid-Elektrophorese		14,3 1-A	19,2 1-B	5,0	14,5	39,8	7,2

* Acetatfolien

Elektrophorese

Tabelle entsprechender elektrophoretischer Veränderungen bei den häufigsten Krankheitstypen.

Krankheit	Albumin	α_1-A	α_1-B	α_1	α_2	β	γ	
			↓	↑	↑	↑	↑	Serum-Protein-Elektrophorese (S — P — E)
Entzündungen			↓	↘	↑	↓	↙	Serum-Glykoproteid-Elektrophorese (S — G — E)
		↓	↓	↙	↙	→	↑	Serum-Lipoproteid-Elektrophorese (S — L — E)
Malignome			↓	↑	↑	↑	↑	S — P — E
			↓	↘	↑	↓	↘	S — G — E
		↓	↓	↙	↘	↙	↑	S — L — E
Hepatitis			↓	↑↗	↑↗	↑	↑	S — P — E
			↘	→	↙	↘	↑	S — G — E
		↓↓	↓	↓	↗	↑	↑	S — L — E
Chronische Hepatitis			↓	→	↘	↑	↑-↑↑	S — P — E
			↓	↓	↘	↘	↑↑	S — G — E
		↓	↓	↘	↘	↙	↑	S — L — E
Leberzirrhose			↓↓	↑↗	↗	↗	↑↑	↑↑↑	S — P — E
			↓↓	↓	↓	↓	↑↑↑	S — G — E
		↓	↓	↓	↓	↗	↑	S — L — E
Fettleber			↓↘	↑↗	↗	↗	↗	S — P — E
			↓	↘	↗	↘	↗	S — G — E
		↘	↘	→	↑↑	↓↓	↑	S — L — E
Nephrotisches Syndrom			↓↓	↑↑	↑↑↑	↑	↙	S — P — E
			↓↓	↘	↑↑	↓	↓	S — G — E
		↓↓	↓↓	↑↑	↑↑	↓↘	↗	S — L — E
Nephritis			↘	↗	↑↗	→	↗	S — P — E
			↘	↗	↑↗	↘	↘	S — G — E
		↘	↘	↑↗	↑↗	↘	↗	S — L — E
β-Myelome			↓-↓↓	→	↘	↑↑	↓	S — P — E
			↓	↘	↓	↑↑↑	↓↓	S — G — E
		↘	↘	↙	↘	↑	↗	S — L — E

Eosinophile Leukozyten*

Normalwerte:
1—4% (im Differentialblutbild)
bzw. 150—400/mm³
NB: Zur genauen Differenzierung sollten mindestens 1000 Zellen ausgezählt werden.

Aussehen:
Leukozyten von etwa gleicher Größe wie die neutrophilen Segmentkernigen. Fast ihre ganze Protoplasmafläche ist mit gleichmäßigen, bläschenartig roten, bzw. rötlich-braunen Granula angefüllt. Die Tönung variiert entsprechend der Färbungsqualität. Die enthaltenen basischen Aminosäuren bewirken die intensive Anfärbbarkeit mit Eosin. 70—80% der Eosinophilen haben zwei segmentierte Kerne. Im Phasenkontrastmikroskop heben sich die Eosinophilen infolge ihrer groben schwärzlichen Granula deutlich von den übrigen Leukozyten ab.

Funktion:
Ungenügend erforscht. Das vermehrte Auftreten der Eosinophilen steht im Zusammenhang mit der Antigen-Antikörper-Reaktion, bzw. mit dem Auftreten von Histamin und anderen toxischen Substanzen in den Geweben.

Vermehrtes Vorkommen/ Eosinophilie:	Bemerkungen:
Allergische Zustände	
Asthma bronchiale	
Allergisches Ödem (Quincke-Ödem)	
Urtikaria	
Heufieber/Heuschnupfen	
Ekzeme	
Serumkrankheit	
Colitis mucosa (ulcerosa)	
Arzneimittelallergien	*Eosinophilie auch durch direkte Arzneimitteleinwirkung ohne Allergie möglich, z. B. bei Streptomycin oder Viomycin.*
Nahrungsmittelallergien	
Pflanzliche Allergene	
z. B. Mehlstaub	
Blütenstaub	

* Literaturauswahl: 23, 75, 177, 210, 279.

Befall mit Parasiten

z. B. Trichinen
Echinococcus
Ascaris lumbricoides
Ancylostoma duodenale
Strongyloides stercoralis
Toxocara canis
Toxocara catis
Fasciola hepatica
Schistosoma (Bilharziose)
Filarien
Tropische Eosinophilie   *Pulmonale Infekte, die vor*
                             allem durch zur Familie der
                             Spinnen gehörige Parasiten
                             ausgelöst werden. Häufig
                             WAR positiv.
Skabies
Oxyuren

Durch Biß oder Stich (manchmal auch nur Kontakt) giftiger Tiere

z. B. Bienen
Hummeln
Wespen
Hornissen
Ameisen
Zecken
Schmetterlinge
Käfer
Spinnen
Skorpione
Schlangen
Fische

Infekte

Bei den meisten Infektionskrankheiten tritt in der Heilphase eine Eosinophilie auf, was auf Überwindung der Krankheitserscheinungen hinweist. Weiterhin findet sich eine Eosinophilie bei

Scharlach   *In der Inkubationsphase und*
                        in der Rekonvaleszenz nach ca.
                        6 Wochen.
Masern   *In der Inkubationsphase vor*
                        Auftreten des Exanthems.
Erythema infektiosum   *In der Inkubationsphase.*

Eine Eosinophilie findet sich auch häufig bei

Gonorrhoe
Ruhr
Amöbiasis
Lepra

Maligne Krankheiten

Myeloische Leukämie
Eosinophile Leukämie

Andere Eosinophilie-bedingende Ursachen sind auszuschließen. Immer Anämie und Thrombopenie.

Erythrämie
Lymphogranulomatose
Lymphosarkom
Retikulosarkom
Karzinome

Seltener, aber relativ häufig bei Knochenmetastasen.

Kollagenosen

Periarteriitis nodosa
Dermatomyositis
Libman-Saks-Syndrom

Hautkrankheiten

Pemphigus
Dermatitis herpetiformis
Psoriasis
Prurigo

Endokrine Erkrankungen

Hypophyseninsuffizienz
Nebenniereninsuffizienz
Myxödem
Thyreotoxikose (?)

Weitere Ursachen

Familiäre Eosinophilie

Hier finden sich häufiger mehr als zwei segmentierte Eosinophile, manchmal auch Ovalozyten.

Eosinophilie nach Splenektomie
Röntgeneosinophilie

Durch wiederholte kleine sensibilisierende Dosen.

Eosinophilia persistens	*Leukozytose, Splenomegalie, oft Lymphknotenschwellungen. Hochgradig allergischer Zustand, oft ohne daß das Allergen bekannt ist.*
Neurogene Eosinophilie	*Bei Vagotonie.*

NB: Als Löffler-Syndrom wird eine von Eosinophilie begleitete allergische Lungeninfiltration bezeichnet, die nicht nur von Askari denlarven, sondern auch z. B. durch Taenia saginata, Distomum hepaticum, bakterielle, pflanzliche und medikamentöse Allergene ausgelöst sein kann. Neben einer Blut-Leukozytose und -Eosinophilie findet sich auch im Auswurf eine Eosinophilie.

**Erniedrigte Werte/
Eosinopenie:**

Schwere Infektionen in der akuten Phase	*Kampfphase, das Wiederauftreten der Eosinophilen deutet auf baldiges Abklingen der Krankheitserscheinungen hin.*

Stress-Situationen
  Nach Traumen
  Verbrennungen
  Operationen
  Sportlichen Höchstleistungen
  Schweren Erregungszuständen
  Elektroschock
  Anaphylaktischer Schock
Hormonale Erkrankungen
  Hyperkortizismus
  Cushing-Syndrom
  Basophiles Hypophysenadenom
Lupus erythematodes disseminatus
Behandlung mit Hormonen
  ACTH
  Kortison und Derivate
  Adrenalin
  Insulin
Ephedrinbehandlung

Eosinophilen-Test: s. ACTH-Test!
Epithelzylinder s. Harnstatus S. 227

Erythrozyten*

(Über Zellform und Zellgröße siehe S. 173
Über Einschlußkörperchen und Abweichungen in der Färbung siehe S. 177)

Normalwerte:

Geburt:
Nabelschnur	3,8—5,5 Millionen/mm³
Kapillares Blut	4,0—6,0 Millionen/mm³
1. Lebenstag	4,5—6,5 Millionen/mm³
3. Lebenstag	4,5—6,3 Millionen/mm³
5. Lebenstag	4,4—6,1 Millionen/mm³
7. Lebenstag	4,4—5,9 Millionen/mm³
2 Wochen	4,0—5,5 Millionen/mm³
4 Wochen	3,9—5,3 Millionen/mm³
2 Monate	3,7—5,0 Millionen/mm³
3 Monate	3,2—4,3 Millionen/mm³
4 Monate	3,3—4,5 Millionen/mm³
6 Monate	3,8—5,0 Millionen/mm³
9 Monate	4,0—5,3 Millionen/mm³
1 Jahr	4,2—5,5 Millionen/mm³
2—6 Jahre	4,3—5,5 Millionen/mm³
7—12 Jahre	4,5—5,5 Millionen/mm³
13—15 Jahre	♂ 4,8—5,7 Millionen/mm³
	♀ 4,3—5,5 Millionen/mm³
Erwachsene	♂ 4,8—5,9 Millionen/mm³
	♀ 4,3—5,2 Millionen/mm³

Erhöhte Werte:

A. *Polycythaemia idiopathica primaria*
 = Polycythaemia vera
 = Vaquez-Oslersche Krankheit

Bemerkungen:

Ery 6—10 Mio., Leuko ↑, BB unreife Granulozyten, Thrombo ↑, Harnsäure ↑↑, Splenomegalie (75%), oft Pruritus, Blutungsneigung, Thrombosebereitschaft. Werte wesentlich über 10 Mio. sind unglaubhaft, da bei einer durchschnittlichen Ery-Größe von 87 µ³ (Volumen) bei einer Zahl von 11,5 Mio. das Blut nur noch aus Ery ohne Plasma bestehen würde.

---

* Literaturauswahl: 23, 70, 109, 177, 271.

B. *Sekundäre Erythrozytosen*
(= symptomatische
Polyzythämie
= Polyglobulie)

I. Bei hypoxämischen Syndromen:

1. *Lungenkrankheiten:*
   Emphysem
   Staublunge
   Lungenfibrose
   Zystenlunge
   Lungentumoren
   Bronchiektasen
   Brustkorbdeformation

2. *Zentrale Störung der Atmungsregulation:*
   Gehirntumoren
   Blutungen
   Enzephalomalazische
   Prozesse in Hirnstammnähe
   Huntingtonsche Chorea
   Hypothalamus/Hypophysen-Erkrankungen

3. *Adipositas-Erythrozytose* — Schlechte Lungendurchlüftung, Vitalkapazität ↓! (Pickwick-Syndrom ist Somnolenz, evtl. Cheyne-Stokes-Atmung bei Adipösen infolge Hypoxie)

4. *Erythrozytose bei Kreislaufkrankheiten:* (Auskultation!)

   Angeborene Herzfehler
   z. B. Fallot Tetralogie
   Eisenmenger-Syndrom
   Truncus arteriosus communis
   Transpositio vasorum
   Pulmonalstenose
   Offener Ductus Botalli
   (Spätstadium)
   Vorhof-Septum-Defekt
   (Spätstadium)
   Kammerseptum-Defekt
   (Spätstadium)

Dekompensierte erworbene
Herzfehler
Morbus Ayerza   *Pulmonale Hypertonie,*
                                       Sklerose der Pulmonalarterie
Teleangiectasia hereditaria   *Bei arteriovenösem Kurz-*
(= Rendu-Oslersche Krankheit)   *schluß.*

5. Kompensationserythrozytose
   bei Methämoglobinämie
   durch Medikamente und chem.   *Nach längerer Einwirkung*
   Substanzen
   z. B. Acetanilid
     Ammonium-Nitrat
     Antipyrin
     Azotine
     Bismutum subnitricum
     Bittermandelöl
     Chlorate
     Di- und Trinitrobenzol
     Nitrite
     Nitroglycerin
     Phenacetin
     Sulfite
     Schädlingsbekämpfungs-   *Kurz vor Gebrauch gespritztes*
     mittel   *Obst und Gemüse!*
     Sulfonamide
     Wurmmittel

6. Höhenerythrozytose   *Bei Aufenthalt in großen*
                                       Höhen durch geringeren
                                       äußeren O_2-Partialdruck.

II. Nicht hypoxämische
Syndrome:

1. Hormonal
   Cushing-Syndrom
   Babinski-Fröhlich-Krankheit
   Ovarialtumoren
   Nebennierentumoren
   Hyperthyreose
   (manche Fälle)
   Hochdosierte Behandlung
   mit ACTH
   Hochdosierte Behandlung
   mit Kortison und
   Abkömmlingen

2. Nierenerkrankungen
Nierenadenosen
Nierenkarzinom
Nierenzysten

NB: Polyzythämie häufig Frühsymptom von Nierenkrankheiten!

3. Gastrogene Polyglobulie

Vorübergehend bei Ulcus ventriculi und Ulcus duodeni beobachtet worden.

4. Erythrozytose bei Leberzirrhose

(Mit Lebervenenthrombose als Budd-Chiari-Syndrom bezeichnet).

5. Erythrozytose bei Splenomegalie verschiedener Ursachen

(Fehlende Markhemmung?)

6. Primäre Milz-Tbc

Kann mit primärer Polyzythämie verwechselt werden, hier jedoch meist subfebrile Temperaturen, Leuko ∠, Thrombo →.

7. Stress-Erythrozytose (Gaisböck-Syndrom)

Meist bei ♂ im mittleren Alter mit Übergewicht u. Hypertonie.

8. Exsikkose

Relative Erythrozytenvermehrung s. u. Blutvolumen.

9. Kohlenhydratpolyglobulie

Kann durch extrem kohlenhydratreiche Kost entstehen!

Erniedrigte Werte (Anämien):

A. Erhöhter Blutverlust

I. Blutungsanämien

1. *Akute Blutungsanämie* (durch zeitlich begrenzten Verlust größerer Blutmengen)

Äußere und innere Verletzungen
Nasenbluten
Tonsillenbluten
Blutungen aus Ösophagus- und Magenvarizen

s. auch unter Stuhl auf Blut

Mallory-Weiss-Syndrom

Ösophagus-Rißblutung bei Erbrechen.

Ulkusblutungen
Divertikelblutungen
Darmblutungen
Melaena vera
Hämaturie
Thrombopenische Blutungen
Massenblutungen bei
Hämophilie
Hämoptysen
Hämoperikard, Hämato-
thorax, Hämoperitoneum
Postoperativ

2. *Chronische Blutungsanämien* (durch ständigen oder intermittierenden Verlust kleiner Blutmengen)

z. B. Ulkusblutungen
Polyposis
Colitis, insbesondere
ulcerosa
Hämorrhagische Gastritiden
und Enteritiden
Riesenpolyposis des Magens
(Mentrier)
Hämorrhoidalblutungen
Durch Darmparasiten
Tumorsickerblutungen
Sickerblutungen bei
Hämophilie
Pachymeningosis- subdurales
Hämatom
Skorbut
Zwerchfellhernien
Lungenhämosiderose

II. Hämolytische Anämien   *Normalerweise normochrome Anämie, Retikulozyten ↑, auch basophile Tüpfelung, Polychromatophilie und Auftreten kernhaltiger Erythrozyten möglich. (Erworbene) Sphärozytose. Die osmotische Erythrozytenresistenz ist nicht bei allen hämolytischen Anämien herabgesetzt!*

1. *Erbliche korpuskuläre Defekte der Erythrozytenresistenz*

   Familiärer hämolytischer Ikterus
   (= kongenitale Sphärozytose)
   Elliptozytose
   Anomalien in der Hämoglobinsynthese und im Hämoglobinabbau bei Enzymopathien

2. *Erworbene, immunhämolytische Anämien durch Autoantikörper*

   Akute Form (Lederer-Brill)
   Urämisch hämolytisches Syndrom (Gasser)
   Subakute Form (Gasser)
   Primär-chronische Form (Dyke-Young)
   Kälteagglutinin-Krankheit
     Akute Form
     Chronische Form
   Paroxysmale Kältehämoglobinurie (Donath-Landsteiner)
     Passagere nicht luetische
     Chronische Luetische
   Anämie durch inkomplette Wärmeagglutinine (Loutit-Anämie)
   Autoaggressionsanämien   *Durch chemische und infektiöse Substanzen bedingte Autoantikörper-Anämien.*

3. *Erworbene, immunhämolytische Anämien durch Isoantikörper*

   Durch Unverträglichkeit des Spenderblutes
   Morbus haemolyticus neonatorum

4. Symptomatische hämolytische Anämien

Medikamente und chemische Stoffe mit direkt Erythrozytenzerstörender Wirkung
 Allyl-propyl-disulfid
 Allibin
 Arsen
 Azetanilid
 Benzol
 Blei
 Chlorate
 Lecithin
 Methylchlorid
 Naphthalin
 Nitrobenzol
 Phenacetin
 Phenylhydrazin
 Phosphor
 Rizinusöl
 Saponine
 Silber (kolloidal)
 Trinitrotoluol
 Toluidindiamid
 Sulfonamide
 Xylol

Hämolyse nach vorheriger Sensibilisierung

 Amphetamin
 Antimonverbindungen
 Blei (Antiklopfmittel)
 Chinin
 Diphenylhydramin
 Mesantoin
 PAS
 Phenothiazine
 Plasmochin
 Sulfonamide
Pilzgifte
Schlangengifte
Infektiös-parasitär
 z. B. Kala Azar
 Malaria
 Toxoplasmose
 Lues connata
 Bakterielle Endokarditis
 Pneumokokkensepsis
 Masern
 Coliinfektionen

Urämie
Zieve-Syndrom (s. S. 105)

5. Paroxysmale Hämoglobinurien

Kältehämoglobinurie
Marschhämoglobinurie
Marchiafava Anämie

B. Mangelhafte Blutbildung

I. Mangel-Anämien

1. Hypochrome Anämien   *Eisenmangel-Anämien*

 Infektanämie

 Tumoranämie   *Störung der endogenen Eiweißverteilung*

Blutungsanämie

Sekundäre Anämien bei
Frühgeborenen, Zwillingen
und Mangelgeburten
Anämien bei Kindern hypo-
chrom-anämischer Mütter
Essentielle hypochrome
Schwangerschaftsanämie
Essentielle hypochrome
Anämie
Agastrische hypochrome
Anämie
Kongenitale Atransfer-
rinämie
Chlorose

*Ständiger Eisenverlust bei
chronischem Blutverlust*

2. Vitamin-Mangel-Anämien

B_{12}-Mangel
  Perniziöse Anämie
  (M. Biermer)
  Megaloblastische Anämie
  nach Magenresektion
  Megaloblastische Anämie bei
  Darmparasiten, z. B.
  Diphyllobothrium latum
  Trichocephalus dispar
  Sprue
  Ziegenmilchanämie
  Resorptionsstörung durch
  Medikamente
  Antiepileptika
  Barbiturate
  Schwangerschaftsperniziosa

*Makro- und Megalozytose, Ery-
Einzelvolumen $> 100\mu^3$, Anisozytose (verflachte Price-Jones-
Kurve mit verbreiterter Basis).
Mit abnehmender Erythro-
zytenzahl wird Poikilozytose
immer ausgeprägter. Basophil
getüpfelte Zellen, gelegentlich
auch Cabotsche Ringe und
Howell-Jolly-Körperchen
kommen vor. Leuko ↓, Rechtsverschiebung, relative Lymphozytose, Färbeindex 1,2—1,5.
Hb_E 33—50 γγ. Retikulozyten ↓
(nach B_{12}-Behandlung ↑), Fe ↑,
Chol ↓ (bei gleichzeitigem
Myxödem ~)
Magensonde! Schillingtest!
Knochenmarkbiopsie!*

Folsäuremangel
  Megaloblastische Schwanger-
  schaftsanämie
  Daraprimbehandlung (bei
  Malaria)
  Behandlung mit Aminopterin
  (bei Leukämie)
  Vitamin-C-Mangel

Anämie bei Skorbut
Vitamin D-Mangel
Anämie bei Rachitis

3. *Protein-Mangel*
Anämie bei sog. Mehlnähr-
schaden
Anämie bei Kwashiorkor

4. *Komplexe Mangelanämien*
Anämien bei intestinalen Re-
sorptionsstörungen
  Intestinale Allergie
  Zöliakie
  Sprue
  Stärke-Intoleranz
Infantile Pseudoleukämie
(= Jacksch-Hayem-Syndrom)
Leberzirrhose

II. Hypo- und aplastische   *(Insuffizienz der Blutbildungs-*
Anämien   *stätten)*

1. *Unreife der Blutbildungs-*
stätten
Primäre Anämie bei Früh-
und Mangelgeburten

2. *Allgemeine Knochenmark-*   *Auch das weiße BB ist*
insuffizienz   *betroffen.*
Sekundäre Markschädigung
durch Neoplasmen,
  Leukosen,
  Autoaggressionskrank-
  heiten, Infektiöse und
  immunologische Noxen
  Gifte
  Myelotoxische Arznei-
  mittel und chemische
  Noxen:
Substanzen, die immer eine
Knochenmarkdepression be-
wirken:
  Aminopterin
  Benzol
  Busulfan
  6-Merkaptopurin

Myleran
Purinethol
Stickstofflost-
Verbindungen
Trinitrotoluol
Urethan
Substanzen, die gelegentlich
eine Knochenmarkdepression
bewirken:
Antiepileptika
  z. B. Methylhydantoin
     Phenylazetylharnstoff
Antibiotika
  z. B. Chloramphenicol
     Streptomycin
     Sulfonamide
Antirheumatika
  z. B. Goldsalze
     Phenylbutazon
Arsenverbindungen
Atebrin

„Knochenmarksyndrom"   *NB: Aplastische Anämie ist*
nach radioaktiven bzw.   *häufigste Todesursache bei*
Röntgenstrahlenschäden   *Strahlenschäden!*
Splenogene Markhemmung   *Nicht immer Splenomegalie*
  Portale Hypertension   *vorhanden!*
  Milzvenenthrombose
  Infektiöse Milzerkrankung
Osteopetrosis = Marmor-
knochenkrankheit
Myelofibrose

3. *Insuffizienz der Erythropoese*

Fanconi-Syndrom   *Hereditäre aplastische Anämie*
                                 mit multiplen Mißbildungen.
                                 Leuko ↓, Thrombo ↓.

Familiäre hypoplastische   *Abortivform des Fanconi-*
Anämie   *Syndroms?*
Erythrogenesis imperfecta   *Angeborene hypoplastische*
                                 Anämie
Akute Erythroblastopenie   *Meist allergische Reaktion auf*
                                 Medikamente (Pyramidon,
                                 Barbiturate, Wurmmittel) oder
                                 nach Infektion.

Hypoplastische Anämie bei
Urämie
Hereditäre sideroachrestische
Anämie
„Isolierte" aplastische
Anämie
Hypoplastische Anämie bei
Hypophysenvorderlappen-
insuffizienz
Hypoplastische Anämie bei
Hypothyreose
Zyklische Erythroblastopenie

4. *Anomalien der Hämoglobinstruktur*

Sichelzellanämie
Hemmung der Hb-A-
Synthese (Cooley-Anämie,
Thalassämie)
Hb-C-Krankheit
Kongenitale Methämo-
globinämie des Hb M

5. *Enzymopathien*

Diphosphoglyzeromutase-
Mangel
Glutathionreduktase-Mangel
Pyruvatkinase-Insuffizienz

Erythrozytenformen

Normalwerte:

Erythrozytendurchmesser	7,2 — 7,8 μ
Erythrozytendicke	1,7 — 2,2 μ
Erythrozyteneinzelvolumen	70 — 94 μ^3

Bestimmung des Erythrozyteneinzelvolumens:

$$\text{Erythrozyteneinzelvolumen} = \frac{\text{Hämatokritwert mal 10}}{\text{Erythrozytenzahl (in Mill/mm}^3\text{)}}$$

Berechnung der Erythrozytendicke:

$$\text{Erythrozytendicke} = \frac{\text{Erythrozytenvolumen}}{\text{Kreisfläche des Erythrozyten}}$$

Erythrozyten (Formen) 174

Erhöhung des Erythrozyteneinzelvolumens:
Megalozytäre Anämien (siehe unten)
Makrozytäre Anämien (siehe unten)
Retikulozytose (siehe S. 359)

Erniedrigung des Erythrozyteneinzelvolumens:
Mikrozytäre Anämien (siehe S. 175)
NB: Bei Sphärozytose ist trotz verminderten Durchmessers das Volumen des Einzelerythrozyten nicht erniedrigt, weil die Erythrozytendicke erhöht ist.

Formänderungen:
Megalozyten:
Es handelt sich um normochrome oder hyperchrome Blutkörperchen mit einem Durchmesser über 7,8 μ und einem Volumen über 94 μ^3.

Vorkommen bei
Perniziöser Anämie
Sprue
Steatorrhoe
Proteinmangelanämie
Diphyllobothrium latum-Anämie
Schwangerschaftsperniziosa
Behandlung mit Folsäureantagonisten
(Aminopterin, Daraprim)

Makrozyten:
Es handelt sich ebenfalls um größere, aber hypochrome Blutkörperchen.

Vorkommen bei
Hämolytischen Anämien
Posthämorrhagischen Zuständen
Leberzirrhose
Sepsis
Hypophysentumor
Malaria
Leukämien
Magenkarzinom
Knochenmarksmetastasen von Karzinomen
Morbus Hodgkin
Plasmozytom
Retikulosen
Pankreaserkrankungen

Leuko-erythroblastischen Anämien
Markhypoplasie
Fetaler Erythroblastose
Verschiedenen Anämien mit lebhafter erythroblastischer Regeneration

Mikrozyten

Erythrozyten mit einem Durchmesser unter 7,2 μ und einem Volumen weniger als 70 μ^3.

Vorkommen

I. Hypochrom:
Chronisch posthämorrhagische Anämien
Schwangerenanämie
Idiopathische hypochrome Anämie
Chlorose

II. Normochrom:
Infektionsanämien
Tumoranämien

Poikilozyten = birnen-, keulen- oder halbmondförmig veränderte Erythrozyten. Ihr Auftreten ist Zeichen einer schweren Schädigung der Erythropoese.

Vorkommen vor allem bei
Unbehandelter Megaloblastenanämie
Schwerer Eisenmangelanämie
Hämolytischen Anämien
Bleivergiftung

Sonderformen der Poikilozyten:

Schistozyten:
Bruchstückhafte rote Blutkörperchen mit einem Durchmesser von weniger als 3 μ und von blasser Färbung.

Vorkommen:
In der akuten Phase hämolytischer Anämien.
Nach schweren Verbrennungen.

Elliptozyten
Ellipsenförmig, ovale Erythrozyten, die im BB bis zu 1% normalerweise vorkommen können.

Vorkommen bei:
Perniziöser Anämie
Anderen makrozytären Anämien

Schwerer Eisenmangelanämie
Thalassämie
Hereditär angeboren, zum Teil vergesellschaftet mit einer leichten Hämolyse.

Target-Zellen = Schießscheibenzellen
Ringförmige Zeichnung mit verdichtetem Zentrum.

Vorkommen:
Thalassaemia maior
Thalassaemia minor
Pseudothalassämie
Hypochrome Anämien
Nach Splenektomie
Hämoglobin-C-Krankheit
Leberschäden
  Hepatitis
  Verschlußikterus
  Leberzirrhose
Sichelzellanämie
Zustände nach schwerer Dehydratation
Artifiziell durch Aufschwemmung der Erythrozyten in hypertonischer Kochsalzlösung.

Anulozyten

Ringförmige, abnorm dünne Erythrozyten mit erniedrigtem Hb_E. Es handelt sich um den Ausdruck einer hochgradigen Hypochromie.

Vorkommen:
Bei allen Farbstoffanämien.

Kugelzellen (Sphärozyten)

Es handelt sich um Erythrozyten mit einem geringeren Durchmesser als normal (ca. 6,0 μ) und einer größeren Dicke (ca. 3,5 μ).

Vorkommen:
Hereditäre Sphärozytose
Erworbene Sphärozytose
Hämolytische Anämien bei Neugeborenen infolge ABO-Inkompatibilität
Manchmal vorkommend bei erworbenen hämolytischen Anämien
Hitzeschädigung der Erythrozyten
Osmotische Sphärozytose nach Aufschwemmung von Erythrozyten in hypertoner Lösung.

Abweichungen in der Färbung und Einschlußkörperchen

Anisochromie
Verschiedene Anfärbbarkeit der Erythrozyten entsprechend einer verschiedenen Hämoglobinfüllung, bzw. Zelldicke.
Vorkommen bei allen Anämieformen möglich.

Basophile Tüpfelung (Basophile Punktierung)
Normal 0—4/10 000 Erythrozyten.
Die basophile Tüpfelung ist ein Zeichen gesteigerter Regeneration bei gestörter Erythropoese.

Vorkommen bei
Vergiftungen durch
  Arsenwasserstoff
  Anilin
  Benzol
  Blei — Ca. 500 basophil Getüpfelte pro 10 000 Erythrozyten.

  Gold
  Jodkali
  Phenylhydrazin
  Silber
  Sublimat
  Zink
  Perniziöser Anämie — Als fragliche Abart der Howell-Jolly-Körper.

  Leukämie — Besonders nach Behandlung mit Zytostatika.

  Gastrointestinalen
  Blutungen

Cabotsche Ringe
Es handelt sich um violett anfärbbare Ringkörper innerhalb der Erythrozyten.

Vorkommen:
Vermutlich Regenerationszeichen bei überstürzter Blutneubildung z. B. bei
  Bleivergiftung
  Perniziöser Anämie
  Leukämie

Heinz-Innenkörper
Es handelt sich um tiefblaue, meist exzentrisch gelegene Kugeln mit einem Durchmesser von etwa 1—2 μ, die mit Nilblau-Fär-

bung besonders gut sichtbar sind. Das Auftreten von Heinz-Innenkörpern weist auf eine Vergiftung hin. Meist handelt es sich um Substanzen, die in größerer Menge eine Hämolyse verursachen oder Methämoglobinbildner sind, z. B.

Acetanilid
Anästhesin
Anilin
Antifebrin
Benzidin
Cryogénine
Dinitrobenzol
Dinitrophenol und -kresol
Dinitrotoluol
Diphenyldisulfone
Hydroxylamin
Kresole
Naphthalin
Naphthol
Nitrobenzole
Nitroglykol
Paranitroanilin
Paraphenylendiamin
PAS (Verunreinigungen)

Phenacetin und
Kombinationspräparate
Phenetolcarbamidum
Phenole
Phenicarbazidum
Phenothiazin
Phenylhydrazin
Plasmochin
Primaquin
Resorcin
Salazopyrin
Sulfone
Synkavit
Tetryl
Toluidin
Toluyendiamin
Trinitrotoluol
Trotyl

Weiterhin werden Heinz-Innenkörper neben erworbenen auch bei angeborenen hämolytischen Anämien und bei kongenitaler Kugelzellanämie nach Splenektomie gefunden.
NB: Splenektomie disponiert zur rascheren Entwicklung von Heinz-Innenkörpern.

Howell-Jolly-Körper

Es handelt sich um Chromatinreste, die mit Giemsa-Färbung rot anfärbbar sind.

Vorkommen:

Nach Splenektomie
Milzatrophie
Kongenitale Milzaplasie
Hämolytische Anämien
Schwere toxische Anämien
Megaloblastenanämien
 u. a. Perniziöse Anämie
Gelegentlich bei Leukämie

Polychromasie

Es handelt sich um eine stärkere Anfärbbarkeit einzelner Erythrozyten mit basischen Farbstoffen.

Vorkommen:
Zeichen einer vermehrten Regeneration der Erythropoese

Siderozyten

Es handelt sich um Erythrozyten mit zarten, bei der Berliner Blau-Reaktion nachweisbaren Eisengranula mit einem Durchmesser von 0,5—2,0 μ.

Normalwert: 0,5—1‰

Vermehrtes Vorkommen:
Physiologisch

Neugeborene	*4—6‰, nach etwa 8 Tagen Rückgang auf den Normalwert.*
Frühgeborene	*Die Zahl der Siderozyten ist noch höher als bei reifen Neugeborenen.*

Pathologisch

Chronische hämolytische Anämie	*200—1000‰, besonders häufig bei kongenitaler Kugelzellanämie und bei Thalassämie. Ein besonders hoher Prozentsatz an Siderozyten findet sich nach Splenektomie.*
Bleivergiftung	*100—300‰*
Perniziöse Anämie	*80—140‰*
Infektionskrankheiten	*30—100‰*
Schwere Verbrennungen	*30—100‰*
Hämochromatose	*30— 70‰*

Erythrozytenresistenzbestimmung

(Osmotische Resistenz)

Normale Werte:
Beginnende Hämolyse 0,46—0,42% NaCl-Lösung
Komplette Hämolyse 0,34—0,30% NaCl-Lösung

Mit hypotonen Kochsalzlösungen fallender Konzentration kann die osmotische Resistenz der roten Blutkörperchen geprüft werden. Die Konzentration der ersten, d. h. beginnenden Hämolyse wird als Minimalresistenz bezeichnet, die Konzentration der kompletten Hämolyse als Maximalresistenz. Der Bereich zwischen Minimalresistenz und Maximalresistenz wird als Resistenzbreite bezeichnet.

Eine erhöhte Erythrozyten-resistenz findet sich:	Bemerkungen:
I. Physiologisch In den ersten Lebensmonaten	
II. Pathologisch Bei Eisenmangelanämie Bei Megaloblastenanämie u. a bei Perniziöser Anämie	
Thalassämie	*Hier ist auch die Resistenzbreite vergrößert (Normaler Hämolysebeginn, komplette Hämolyse um 0,10%/o NaCl).*
Sichelzellanämie Polycythaemia vera	*Gelegentlich. Vermutlich in jenen Fällen, bei denen gleichzeitig ein Eisenmangel besteht.*

Hämoglobin-C-Krankheit
Mechanischer Verschlußikterus
Manche Leberparenchymschäden
Nach akuten Blutverlusten
Nach Splenektomie

Erniedrigte Erythrozytenresistenz

Familiärer mikrosphärozytärer hämolytischer Ikterus
(= Kugelzellenanämie)
Andere hämolytische Anämien
  hereditär
  erworben
ABO-Inkompatibilität bei Neugeborenen
Nach Hitzeschäden
Seltene Ursachen (gelegentlich vorkommend), in Kombination mit
Schwangerschaft
Infektionskrankheiten
  Hepatitis (auch bei Zirrhose)
  Tuberkulose
  Pneumonien

Malaria
Lues
Maligne Krankheiten
  Karzinome (besonders bei
  Knochenmetastasen)
  Sarkome
  Lymphogranulomatose
Myelosklerose
Substanzen, die direkt hämolytisch wirken:
Anästhesin
Amanita phalloides
Amylnitrit
Arsenwasserstoff
Benzol
Blei
Bor
Chinin, Chinidin (durch Sensibilisierung mit Auftreten von Antikörpern)
Chlorate (z. B. Kaliumchlorat)
Diäthylendioxyd
Filix mas (Wurmfarn)
Fluor
Glykole
Hydrochinon
Kresol
Kupfersulfat
Lysol
Nickeltetrakarbonyl
Nitrite
Phenole
Phosgen
Phosphorwasserstoff
Plasmochin
Primaquin
Pyrogallol
Schlangengifte
Schwefelwasserstoff
Seifen
Terpentinöl
Tetrachloräthylen
Tyrothricin
Vicia fava (Favismus)
Xylenolum

Exsudat s. Transsudat-Exsudat status

Färbeindex (FI)
Normalwert:
0,9—1,1
Der Färbeindex ist ein relatives Maß für den mittleren Hämoglobingehalt der Erythrozyten. Besser gibt man diese Größe in absoluten Maßen an. Siehe unter Hb_E.

Berechnung:

$$FI = \frac{\text{Hämoglobin in \%}}{20 \times \text{Erythrozytenzahl (in Mill/mm}^3\text{)}}$$

Erhöhte Werte:
Megalozytäre Anämien
  Perniziöse Anämie
  Sprue
  Steatorrhoe
  Proteinmangelanämie
  Diphyllobothrium latum-
  Anämie
  Behandlung mit Folsäure-
  antagonisten
  (Aminopterin, Daraprim)
  Schwangerschaftsperniziosa
Kugelzellanämien
  Hereditär
  Erworben

Erniedrigte Werte:
Primärer Eisenmangel
Blutungsanämien
Idiopathisch hypochrome
Anämien
Schwangerschaftsanämie
Chlorose

Formolgel-Probe s. Serumlabilitätsproben S. 372

Galaktosebelastungsprobe
Normalwerte:
$<$ 2,5 g Galaktose in 12 Std. (Werte über 3 g sind schon pathologisch); ferner $<$ 0,35% Galaktose im Harn sowie keine Galak-

tose-Ausscheidung über 2 Std. nach Galaktosegabe (bezogen auf eine Versuchsmenge von > 40 g Galaktose). Im Blut wird ein vorübergehender Galaktosespiegel von 15—35 mg%/o erreicht, nach 2 Std. sind diese Werte auf 0 abgesunken.

Prinzip:
Die gesunde Leber kann Galaktose in Dextrose und Glykogen umbauen. Die geschädigte Leber verwertet nur einen Teil der zugeführten Galaktose. Die nicht assimilierte Galaktose wird mit dem Harn ausgeschieden und kann dort nachgewiesen werden, da die Nierenschwelle für Galaktose sehr niedrig ist.

Haltbarkeit:
Nach *sofortiger* Enteiweißung ist der Überstand maximal 3 Tage haltbar, sowohl bei + 4° C als auch bei Zimmertemperatur.

Pathologische Werte: **Bemerkungen:**

Diffuse Leberparenchym-
schädigung
  Hepatitis
  Leberzirrhose
  Kardinale Stauungsleber

Diffuse Leberschädigung   *Sonst ist beim Verschluß-*
nach länger dauerndem Ver-   *ikterus die Galaktosebe-*
schlußikterus   *lastungsprobe normal.*
Malignome
Aktive Lues

Thyreotoxikose   *Hierbei besteht eine beschleu-*
Hyperpituitarismus   *nigte Galaktoseresorption.*
(Hypophysenüberfunktion)   *Der intravenöse Galaktose-*
                                belastungstest erbringt hier
                                normale Werte.

NB: Bei *Fettleber* fällt die Galaktosebelastungsprobe normal aus, pathologische Galaktosewerte sprechen gegen eine Fettleber und für andere Leberschäden. Für Fettleber sprechen vor allem pathologische SGPT-Werte oder der pathologische Bromsulfalein-Test, wenn die Galaktosebelastungsprobe normal ist. Auch der Thymoltrübungstest und die γ-Glob. sind bei einer einfachen Fettleber nicht pathologisch verändert.

Allgemeine Störfaktoren und Fehlerquellen:

1. Enterale Resorptionsstörung
2. Erbrechen

3. Durchfälle
4. Unreine Galaktose-Präparate
5. Auftreten optisch aktiver Substanzen im Harn   *Kann durch Ausschütteln mit Tierkohle und anschließender Filtration beseitigt werden.*
6. Bakterielle Gärung des Harns

NB: Der Galaktosebelastungstest darf nicht bei *Galaktosämie* durchgeführt werden, da hierbei gefährliche Hypoglykämien auftreten können.

Gallenfarbstoffe s. bei Bilirubin S. 49
s. bei Aldehydprobe S. 9

Gamma-Globulin s. S. 148

Gamma-Glutamyl-Transpeptidase (Gamma-GT)

Normalwerte: (25° C)   *Männer 6—28 mU/ml*
Frauen 4—18 mU/ml
Schulkinder 5—13 mU/ml
Kleinkinder 5—13 mU/ml
Säuglinge
2.—4. Trim. 3—35 mU/ml
Säuglinge
1. Trimenon 23—93 mU/ml
Neugeborene 33—100 mU/ml
Frühgeburten 75—142 mU/ml

Funktion und Bedeutung:
Die Funktion der Gamma-GT ist noch nicht vollständig geklärt. Sie besteht aus mehreren Isoenzymen, die elektrophoretisch aufgetrennt werden können. Sie katalisiert die Übertragung von Gamma-Glutamyl-Resten der Gamma-Glutamyl-Peptide auf Aminosäure und Peptide, wobei wiederum neue Gamma-Glutamyl-Peptide entstehen. Im Organismus sind die einzig bekannten Substrate Glutathion und Gamma-L-Glutamyl-L-Aminobutyryl-Glyzin. Mit reduziertem Glutathion als Substrat werden von dem Enzym 2 Reaktionen katalisiert.
In der 1. Reaktion hat dieses Enzym die Funktion einer Hydrolase in der 2. diejenige einer Transpeptidase.
Dem Enzym kommt keine Krankheitsspezifität zu, jedoch eine „relative" hohe Organspezifität, verglichen z. B. mit der alkal. Phosphatase. Bei der Differentialdiagnostik ist die Gamma-GT von verhältnismäßig geringem Wert, da sie bei den verschiedensten Krankheitsbildern mehr oder weniger starke Erhöhungen zeigt. Ihr eigentlicher Wert liegt in der hohen Empfindlichkeit, weshalb sich das Enzym auch als letztes normalisiert bei abklingenden

Krankheitsfällen. Daher ist es zur Verlaufsbeobachtung leichter und chronischer Lebererkrankungen besonders geeignet. Auch steigt ihr differentialdiagnostischer Wert ganz erheblich wenn die Gamma-GT mit anderen Enzymen zusammen bestimmt wird, da es in verschiedenen Organen vorkommt. Die Gamma-GT wird zu den sog. Cholestase-anzeigenden Enzymen gerechnet zusammen *mit der alkal. Phosphatase (APh) und der Leuzynaminopeptidase (LAP).*

Normale γ-GT-Werte von differentialdiagnostischer Bedeutung

Schwangerschaft:
*Da die alkalische Phosphatase plazentabedingt in der Schwangerschaft ansteigt, stellt die γ-GT eine wertvolle Bereicherung dar. Sie ist in der Schwangerschaft physiologischerweise normal, im Durchschnitt sogar bis 50% niedriger als bei nicht schwangeren Frauen.
Erhöhte γ-GT-Werte bei Gravidität sind daher nicht schwangerschaftsbedingt*

Normale GT-Werte finden sich bei
Perniciosa (LDH , Schillingtest pathologisch)
anderen Bluterkrankungen APh oft
Diabetes mellitus

γ-GT im Harn

Normalwerte: 4—5fache Werte als im Serum
Erhöhte Werte: *Noch nicht ausreichend abgeklärt. Wahrscheinlich erhöht bei Nierenerkrankungen.*
Vorkommen: *In höchster Konzentration findet sich die Gamma-GT in der Niere, geringer in absteigender Reihenfolge im Pankreas, Leber, Milz und Dünndarm.
In Herz, Lunge und Skelettmuskel wurden keine Aktivitäten gefunden.*
Einheiten: *mU/ml Enzymaktivität, die bei 25° C 1 Mol. Substrat in 1 Minute umsetzt.*

Gamma-GT bei verschiedenen Leberkrankheiten und anderen enteralen Erkrankungen

- ∅ = nicht beobachtet
- (∅) = meist nicht
- (+) = selten
- + = vorkommend
- ++ = sehr häufig

Krankheit	normal	mU/ml −50	−100	>100	>400	Bemerkungen
Verschlußicterus	∅	∅	∅	+	+	Bili , APh , LAP , SGOT , SGPT
Cholestase mit nekrotischem Schub	∅	∅	∅	+	+	GLDH , SGOT , APh , LAP
Cholangitis	∅	(+)*	+	+	+	* Leichte Fälle APh , LAP
Cholangiohepatitis	(∅)	(+)	+	+	+	s. o. Transaminasen
Akute Cholezystitis	(∅)	(+)	+	+	(+)	s. o. Entzündungsteste +
Blande Cholelithiasis	+	(+)*	∅	∅	∅	* nur bei begleitender Gallenwegsaffektion
Gallenkolik	+	+	+	(+)*	(∅)	* v. a. bei Choledochus-Verschluß
Chron. aggressive Hepatitis	∅	∅	(∅)	+	+	SGPT , SGOT , AP , evtl. Gamma-Globuline , α₂-Glob. , FF +
Chron. persistierende Hepatitis	∅	(+)	(+)	+	∅	SGPT ↗, SGOT ↗.
Akute Virushepatitis	(∅)	+	+	++	+	Transaminasen .
Leberzirrhose	(∅)	+	+	+	(∅)	Gamma-Glob. , Che .
Dekompensierte Leberzirrhose	∅	(+)	+	++	+	Gamma-Glob. , Che , Bili .
Fettleber	(∅)	(+)	+	+	∅	oft einziger patholog. Befund, SGOT , meist Hepatomegalie feststellbar, SGPT , APh →

Erkrankung	1	2	3	4	5	6	Bemerkungen
Fettleberhepatitis	∅	(+)	(+)	+	+	+	SGPT, SGOT.
Alkoholhepatitis	∅	+	+	+	+	(+)	GLDH, SGOT, SGPT
Toxisch nutritiver Leberschaden	(+)	+	+	(+)	+	∅	Bei normalen Transaminasen
Akut toxischer Leberschaden	∅	+*	+**	+	+	+	GLDH. * Leichte Fälle.
Coma hepaticum	+	+	∅?	∅?	∅?	∅?	Ammoniak
Akute Leberdystrophie	∅	+	+	+	+	(+)	GLDH, APh, LAP, SGOT, SGPT. De Ritis Quotient > 1
Metastasenleber	∅	(+)	+	+	+	+	APh, Fe, Alpha$_2$-Glob. ↗.
Primäres Lebercarcinom	∅	∅	(+)	+	+	+	APh, Fe, Alpha$_2$-Glob. ↗.
Stauungsleber	(∅)	(+)	+	(+)	(∅)		SGOT
Infektiöse Mononukleose	(+)	+	+	(+)	(+)		Mononukleose-Test +,
Progressive Histiozytose	∅	(+)	+	+	+	+	LAP, SGOT, SGPT.
Colitis ulcerosa	(∅)	+	+	(+)	∅	∅	Die erhöhte γ-GT läuft mit d. entzündlichen Veränderungen d. Darmwand parallel.
Ileitis terminalis	++	+	+	∅	∅	∅	Die erhöhte γ-GT läuft mit d. entzündlichen Veränderungen d. Darmwand parallel.
Ulcus ventriculi	++	(+)	∅	∅	∅	∅	
Gastritis	++	(+)	∅	∅	∅	∅	Diagnose klinisch, Biopsie, Gastroskopie, Magensaftanalyse
Sprue Syndrom	++	∅	∅	∅	∅		

Gamma-GT bei verschiedenen extrahepatischen Erkrankungen

ø = nicht beobachtet   (ø) = meist nicht   + = vorkommend   ++ = sehr häufig

Erkrankungen	normal	−50	−100	100	400	Bemerkungen
Rectum-Ca	ø?	+	+	ø	ø	Lokaldiagnostik!
Reticulumzellschaden	+?	+	+	+	+	Höhe der Gamma-GT hängt von den Leberinfiltrationen ab.
Nierenkarzinom		+	+	+	+?	
Pyelonephritis	++	+	ø	ø	ø	
Chron. Niereninsuffizienz	+	+	+	(+)	ø	
Akutes Nierenversagen	+	+	(+)	ø	ø	
Lipoid-Nephrose	+	+	+*	+*	+?	* Unbehandelte Fälle
Rechtsherzinsuffizienz	+	+	+	+	(ø)	SGOT , SGPT , APh ⎫
Akutes Cor pulmonale						⎪ Gamma-GT-Erhöhungen
Mitralvitium	+	+	(+)	ø	ø	⎬ nicht primär cardial
Akute Pericarditis		+	+	+		⎪ sondern sekundär durch
Pancarditis	++	+	+	+		⎪ cardiale Stauung (Leber-
Stenocardien verschiedener Ursache	+	+	ø	ø	ø	⎭ schädigung) bedingt.
Akute Coronarinsuffizienz						
Herzinfarkt	(ø)	+*	+*	(+)		γ-GT wird ab 4. Tag positiv, Maximum vom 8.—12. Tag meist um 100 mU/ml. Bei schlechter

Herzrhythmusstörungen	+	+	+	+	+	Prognose schwerem Schock usw. Ab 2. Tag schon pos. γ-GT.
Lungeninfarkt	∅	+	++	++	+?	Erhöhte γ-GT-Werte laufen mit d. ausgeprägt pos. Entzündungstesten parallel.
Infarktpneumonie	+	+	+	+	+	
Lobärpneumonie	∅	+	+	+	+	
Bronchopneumonie	+	+*	∅	∅	∅	
Lungenemphysem	+	+*	∅	∅	∅	* Mit eitriger Bronchitis oder Rechtsherzinsuffizienz kombiniert.
Asthma bronchiale	++	+	(+)	∅	∅	
Bronchitis/Bronchiektasen	+	+	+	+	∅?	
Pleuritis exsudativa	+	+	+	+	∅?	
Bronchial-Ca	+	+	+	++	∅	SGOT →, SGPT →, APh ↗.
Malabsorptionssyndrom	(+)	+	+	∅	∅	SGOT ↗, SGPT →, AP →.
Pankreatitis chron.	(∅)	+*	+*	+*	(∅)	* Erhöhte Werte, wenn eine aktive Entzündung od. eine Einbeziehung der Gallenwege vorliegt.
Pankreatitis akut	∅	+	++	++	+	
Pankreaskopfkarzinom	∅	(+)	+	++	++	
Malabsorptions-Syndrom	∅?	++	(+)	∅	∅	
Beinvenenthrombose	+	+	+	+	∅	

Haltbarkeit: *Serum bei + 4° C und Zimmertemperatur 7 Tage ohne Verlust verwertbar. Bromsulphalein bewirkt eine starke Hemmung der Aktivität (0,5 mg/ml Serum hemmt 90%) Cu-Ionen bewirken 20% Zn-, Co-, Al-Ionen ca. 10% Aktivitätsminderung. (Fe-, Ca- u. Mg-Ionen stören nicht.)*

Literaturangaben: 354, 355, 356, 357, 358, 359.

Gerinnungszeit *

Normalwert:
5—7 Min. (Methode nach Lee-White)
2—3 Min. (Kapillarblutmethode, gemessen wird die Zeit bis zum Auftreten des ersten Fibrinfadens. Diese Methode ist unzuverlässig, da die freigesetzte Gewebsthrombokinase in wechselndem Maße den Gerinnungsvorgang beeinflußt.)
Werte bis zu 10 Min. sind für beide Methoden Grenzwerte. Eine Gerinnungszeit über 10 Min. deutet auf pathologische Verhältnisse hin.

Definition:
Gerinnungszeit ist die Zeit, die zur Fibrinbildung bzw. Koagulumbildung notwendig ist. Es handelt sich hierbei um einen Globaltest zur Gesamtgerinnungsbestimmung. Eine Erfassung der einzelnen Phasen der Gerinnung muß mit Spezialuntersuchungen, am besten in einem Gerinnungslabor, erfaßt werden.

Verlängerte Gerinnungszeit:	Bemerkungen:
Physiologisch in der ersten Lebenswoche möglich	
Hämophilie A (Faktor-VIII-Mangel)	*In ca. $^1/_3$ der Fälle (latente Formen) kann die Gerinnungszeit normal sein.*
Hämophilie B (Faktor-IX-Mangel) Parahämophilie Proaccelerinmangel (Faktor-V-Mangel)	

---

* Literaturauswahl: 23, 70, 177, 210, 279.

Hypoprothrombinämie (Faktor-II-Mangel)	*Bei leichten Formen ist ebenso wie bei geringem Mangel der übrigen Faktoren eine normale Gerinnungszeit möglich. Siehe auch unter „Ursachen des tiefen Spontan-Quick-Werts" S. 352*
Stuard-Prower-Defekt (Faktor-X-Mangel)	
Plasma-Thromboplastinanticedent-Mangel (PTA-Mangel = Faktor-XI-Mangel)	
Hagemann-Defekt (Faktor-XII-Mangel)	
Hypo- und Afibrinogenämie (Faktor-I-Mangel)	
Hyperfibrinolyse	
Idiopathische Hyperheparinämie	
Antikoagulantienbehandlung	
Hemmkörperhämophilie z. B. nach wiederholten Bluttransfusionen nach wiederholten Infusionen plasmatischer Gerinnungsfaktoren nach Schwangerschaften	
Thrombopathie (von Willebrand-Jürgens)	
(Thrombopenie)	*NB: Meist ist die Gerinnungszeit normal, nur bei schwersten Thrombopenien kann eine Verlängerung vorkommen.*
Nach Einwirkung von Stickstoff-Lost-Verbindungen Nach Schäden durch radioaktive Strahlung	
Dysproteinämien	*Vermutlich Hemmung der Umwandlung des Fibrinogens in Fibrin sowie hemmender Einfluß auf die Thromboplastinbildung.*

Kryoglobulinämie
z. B. bei Plasmozytom,
Kala-Azar,
Primär chron. Polyarth-
ritis,
Endocarditis lenta,
Bronchiektasen,
Hyperplastischen Erkran-
kungen des lymphatischen
Systems
Makroglobulinämie (Walden-
ström)
Sekundäre Paraproteinämie
z. B. bei Leberzirrhose
Eklampsie   *Ursache noch nicht geklärt.*

Verkürzte Gerinnungszeit:
Pfortaderthrombose
Fälle von Leberzirrhose, die
mit ACTH behandelt wurden.
Laborfehler   *Verhältnismäßig häufig.*

Gesamtazidität s. Magensaftuntersuchung S. 316
Gesamtblutvolumen s. S. 70
Gesamteiweiß s. Elektrophorese S. 155
Gesamtgonadotropine s. S. 249
Gesamtlipide s. S. 295

GLDH (Glutamat-Dehydrogenase) *

Normalwerte: Bis 0,9 mU/ml

Funktion und Bedeutung:

Die GLDH ist ein zinkhaltiges Enzym des Eiweißstoffwechsels mit sehr hohem Molekulargewicht (ca. 1 Million). Da es sich überwiegend in den Leberzellen befindet (s. unter Vorkommen) kommt ihm eine hohe Leberspezifität zu. Es ist ausschließlich in den Mitochondrien lokalisiert, so daß ein vermehrtes Auftreten im Serum nicht mit einer Aussage über den Schädigungsort, sondern v. a. über den Schweregrad der Schädigung zuläßt.

Das Ferment katalysiert die Reaktion Alpha-Ketoglutanat + NH_4^+ NADH L-Glutamat + NAD + H_2O.

NAD = Nikotinamid-Adenin-Dinucleotid
NADH = Reduziertes NAD

Der besondere Wert der GLDH-Bestimmung liegt in der Möglich-

* Literaturauswahl: 5, 272, 273, 274, 275.

keit der Abschätzung der Leberzellnekrosen, denn nur bei diesen kommt es zu einem Anstieg der GLDH-Aktivität im Serum, wobei der

$\dfrac{\text{SGOT/SGPT}}{\text{GLDH}}$ Quotient absinkt.

Vorkommen:

Leber 38,0 U/g Organ
Niere 4,4 U/g Organ
Gehirn 3,2 U/g Organ
Lunge 2,5 U/g Organ
Herz 1,1 U/g Organ
Skelettmuskel 0,5 U/g Organ

In den Leberzellen befindet sich die GLDH ausschließlich in den Mitochondrien.

Einheiten:
1 IU = 1 internationale Einheit = diejenige Enzymmenge, die bei 25° C bei Substratsättigung und ph-Optimum 1 μmol Substrat umsetzt.

1 IU/1000 ml = 1mU/ml

Haltbarkeit:

| Serumaktivität bei + 4° C | — *5% nach 3 Tagen* |
| bei Raumtemperatur | — *15% nach 15 Tagen* |

Erhöhte Werte:	Bemerkungen:
Leberkoma	*Hier sehr hohe Werte, besonders präfinal Anstieg auf Werte um 100 mU/ml.*
Hypokaliämisches, stilles Koma	↑↗
Toxische Leberschädigung	*Enzymmuster:* $LDH > SGOT > SGPT > GLDH$ $\dfrac{SGOT + SGPT}{GLDH}$ *Quotient* < 50
Akute Hepatitis	*Enzymmuster:* $SGPT > SGOT > LDH > GLDH$ $\dfrac{SGOT + SGPT}{GLDH}$ *Quotient* > 50

Chronische Hepatitis	$\dfrac{SGOT + SGPT}{GLDH}$ Quotient $\approx$ 30—40
Verschlußikterus (allgemein)	$\dfrac{SGOT + SGPT}{GLDH}$ Quotient = 5—15
	Die Ursache der hierbei gefundenen auffälligen Serumaktivitätszunahme der GLDH ist noch ungeklärt.
Metastasenleber	↑—↑↑, SGOT > SGPT; $\dfrac{SGOT + SGPT}{GLDH}$ Quotient < 10. Alk. Phos. ↑, LDH meist ↑.
Primäres Leber-Ca	Ähnlich wie Metastasenleber, aber schwächer ausgeprägte Zeichen. LDH hier meist normal.
Leukämien	Nur selten besteht hierbei eine GLDH-Erhöhung.

NB: Heparinisiertes Blut ist nicht zur GLDH-Bestimmung geeignet, denn Heparin hat eine deutliche Hemmwirkung auf die GLDH.

Globuline s. Elektrophorese S. 145

Glukose-Harn
Normalwert:

Negativ oder geringe Spuren, die Tagesausscheidung soll 300 mg nicht überschreiten.

Vermehrte Glukoseausscheidung im Harn (Glukosurie):
1. Alle Krankheiten und Krankheitszustände, bei denen der erhöhte Blutzuckerspiegel (s. S. 73) die normale Nierenschwelle überschreitet.
Ausnahme:
Krankheiten mit erhöhter Nierenschwelle (Diabetische Glomerulosklerose)
Außerdem besteht eine Glukosurie bei

2. Renaler Glukosurie
 a) Kongenital erniedrigte
    Nierenschwelle

 b) Akute Nierenkrankheiten
 c) Phlorhizin-Vergiftung
    (Phlorhizin-Diabetes)
3. Erhöhte Resorption
 a) Postgastrektomie-
    Syndrom
    (Dumping-Syndrom)
 b) Schwangerschaft

Bemerkungen:
Glukosurie bei normalen Blutzuckerwerten und normalen Blutzuckerbelastungsproben. Anomalie, keine Krankheit.
Sehr selten!

Glukose-Serum s. Blutzucker S. 72

Glutamat-Oxalazetat-Transaminase s. SGOT S. 378

Glutamat-Pyruvat-Transaminase s. SGPT S. 386

GOT s. SGOT S. 378

GPT s. SGPT S. 386

Granulierte Zylinder s. Harnsediment S. 219

Granulozyten s. unter

Neutrophile Leukozyten S. 331
Basophile Leukozyten S. 45
Eosinophile Leukozyten S. 159
Leukozyten S. 288
Differentialblutbild S. 127

Griess'sche Probe s. Harnbefunde S. 214

Gros'sche Flockungsreaktion
s. Serumlabilitätsreaktionen S. 372

Grundumsatz (GU) *

Normalwerte:

Stationär   ca. —5% bis +15%
Ambulant   ca.   0   bis +25%

Besonders beim Grundumsatz sind die Grenzen des Normalen sehr fließend, da viele äußere Faktoren Veränderungen verursachen können.

---

* Literaturauswahl: 3, 58, 71, 138, 142.

Grundumsatz

Definition und Bedeutung:
Unter Grundumsatz versteht man den Energieumsatz eines Individuums unter vollständiger körperlicher und geistiger Ruhe. Er entspricht dem Grundstoffwechsel einschließlich der Wärmeproduktion zur Erhaltung der Körpertemperatur und dem Minimum an innerer Arbeit (Herztätigkeit etc.). Allgemeine Faktoren, die den GU beeinflussen, sind Körperoberfläche (wird meist aus Körpergröße und Gewicht errechnet), Alter und Geschlecht. Die Untersuchung soll bei Zimmertemperatur (ca. 20^0 C) am nüchternen Patienten durchgeführt werden. Luftfeuchtigkeit und Luftdruck haben auf das Ergebnis ebenfalls einen Einfluß. Die physiologische Grundlage für die einfachen klinischen Grundumsatzbestimmungen ist die Proportionalität von Atmung und Stoffwechsel. Da der Kalorienverbrauch auf oxydative Vorgänge zurückzuführen ist, kann der Stoffwechsel anhand des Sauerstoffverbrauchs gemessen werden. Der Energieumsatz kann ebenso mit Hilfe des ausgeschiedenen CO_2 bestimmt werden.
Die früher häufig geforderte dreitägige eiweißfreie Kost ist unnötig. Es genügt, wenn die Abendmahlzeit am Tag vor der Untersuchung eiweißfrei ist. Die früher häufig feststellbare Überbewertung des GU hat heute teilweise zu einer Ablehnung des GU geführt. Wer sich der beschränkten Aussagefähigkeit und der Fehlermöglichkeiten bewußt ist, kann den GU auch heute noch (im Zeitalter exakterer diagnostischer Methoden — die auch nicht immer eine $100^0/0$ig sichere Schilddrüsendiagnose erlauben) als zusätzliche und e r g ä n z e n d e diagnostische Methode benützen.
Einheiten:
Die Prozentangaben beziehen sich auf den Normalwert (Soll) des Energieumsatzes in 24 Std., bezogen auf Körpergröße und Gewicht. Diese Normalwerte werden den Grundumsatztabellen (z. B. nach Harris und Benedict, Kestner und Knipping, Fleisch) entnommen. Die prozentuale Abweichung $+20^0/0$ bedeutet also, daß der tatsächlich ermittelte Wert um $20^0/0$ über dem (normalen) Tabellenwert liegt.
Berechnung:

$$GU\,\% = \frac{\text{Verbrauchter Sauerstoff}}{\text{Normaler Sauerstoffverbrauch (Tabellenwert)}}$$

Erhöhte Werte:	Bemerkungen:
Physiologisch	
Prämenstruell	Bis $+10^0/0$ erhöht, während der Menses Absinken der Werte.
Schwangerschaft	
Laktation	

Pathologisch
   Hyperthyreose

Ein erhöhter GU ist noch kein Beweis für die Diagnose. Andere Ursachen einer GU-Erhöhung sind auszuschließen. Bei anderen klinischen Verdachtsmomenten sind spezielle Untersuchungen des Jodstoffwechsels angezeigt (Hormonjodanalyse, Radiojodtest). Ein normaler oder erniedrigter GU macht eine Hyperthyreose weitgehend unwahrscheinlich. Werte über +50% sind sehr verdächtig im Sinne der Diagnose. RJT!

   Mangelnde körperliche Entspannung

Häufige Fehlerquelle. Ausgelöst z. B. durch schlechte Liegemöglichkeit, schlecht sitzende Mundstücke, die eine verkrampfte Haltung hervorrufen usw.

   Psychisch-körperliche Anspannung

Bei Erwartungsangst (unbekannte Apparatur) kann eine Normalisierung durch Wiederholung an einem anderen Tag oder durch GU im Schlaf erreicht werden. Bei Wiederholung unter gleichen Bedingungen ergibt sich u. U. ein Hinweis auf mangelnde Entspannungsfähigkeit.

   Fieberhafte Erkrankungen

Das Fieber geht mit einer Stoffwechselsteigerung parallel.

   Leukämie
   Karzinomatose
   Lymphogranulomatose
   Phäochromzytom
   Hypophysenüberfunktion
     Akromegalie

Bei Erkrankung nach Abschluß des Längenwachstums.

     Gigantismus (= hypophysärer Riesenwuchs)

Bei Erkrankung vor Abschluß des Längenwachstums.

Cushing-Syndrom
Diabetes insipidus   *Durch Behandlung mit
                                      Pitressin wird der GU norma-
                                      lisiert.*
Polycythaemia vera
Perniziöse Anämie   *Besonders bei gleichzeitiger
                                      funikulärer Myelose.*
Hämochromatose
Schwere Herzinsuffizienz   *Die Kreislaufinsuffizienz führt
                                      zu einer exzessiven Sauerstoff-
                                      utilisation, außerdem ist die
                                      Atmungsmuskulatur (zusätz-
                                      lich die auxiliare Atemmusku-
                                      latur) verstärkt in Tätigkeit.*
Hypertonie
Steatorrhoe
Iatrogen
Behandlung mit Schilddrüsen-
hormonen, z. B. Thybon

Erniedrigte Werte:

Physiologisch
Nach langdauernder Bettruhe

Pathologisch
Hypothyreose   *Normale oder leicht erhöhte
                                      Werte sind noch kein Beweis
                                      gegen die Diagnose, erniedrigte
                                      Werte machen bei entspre-
                                      chender Allgemeinsymptomatik
                                      die Diagnose sehr wahrschein-
                                      lich. Cholesterin ↑↑! RJT!*
Hypophysenstörungen
z. B. Sheehan-Syndrom
   Simmondsche Kachexie
Addison-Syndrom   *Manche Fälle*
Hypogonadismus/Dystrophia   *Manche Fälle*
adiposogenitalis
Bei Eunuchen
Nephrotisches Syndrom   *Mit Zunahme der Ödeme
                                      nimmt der GU ab. Niedrigste
                                      GU-Werte finden sich, wenn
                                      die Ödeme am stärksten sind.*

Schwere Anämien
Schockzustände
Depressive Psychosen
Malnutrition
Iatrogen
  Thyreostatika
  Sedativa und Hypnotika
  in höheren Dosen
  Opiate

HAA (Hepatitis-assoziiertes Antigen)
Normalwerte: Negativ
Bedeutung:
Australia-Antigen hat seinen Namen daher, weil es zufällig erstmals bei einem Spender australischer Herkunft festgestellt wurde. Obwohl bisher noch nicht feststeht, ob es sich bei dem Antigen um das Virus selbst oder um ein Hüllen-Protein oder um ein anderes infektiöses Agens handelt, hat die Testung auf das HAA-Antigen einen festen Platz in der Diagnostik akuter und chronischer Hepatiden gefunden. Es besteht der Hinweis darauf, daß aus der Persistenz des Antigens oder des Antikörpers auch Rückschlüsse auf die immunologische Abwehrlage und damit auf den Verlauf einer Hepatitis gezogen werden können.
Das Antigen ist ein Lipoproteid mit hohem Molekulargewicht. Es wandert elektrophoretisch als $Alpha_1$- bzw. $Alpha_2$-Globulin. Es gibt zahlreiche Hinweiszeichen für unterschiedliche Antigendeterminanten innerhalb des Australia-Antigen-Komplexes.
Von praktischer Bedeutung ist die Bestimmung des HAA heute bereits bei folgenden Fällen und Fragestellungen:
1. Routinemäßige Kontrolle der Blutspender
2. Erfassung chronisch-anikterischer Hepatitisfälle
3. Erfassung klinisch-gesunder Hepatitisvirusträger
4. Routinemäßige Kontrolle von Patienten und Personal in Haemodialyseeinrichtungen
5. Sicherung der histologischen Hepatitisdiagnose
6. Differentialdiagnostik mittelgradiger Transaminasenerhöhungen und Unterscheidung von toxischen Leberschäden
7. Verlaufskontrolle von akuten und chronischen Hepatitiserkrankungen.

Der Wert zur Differenzierung einer infektiösen Hepatitis von einer Serum-Hepatitis ist nicht eindeutig erwiesen.
Haltbarkeit:
Das Antigen ist sehr stabil gegen thermische und chemische Einflüsse. Es besteht gute Lagerungsfähigkeit. Unter Tiefkühlbe-

dingungen (— 20° C) ist das Antigen 20 Jahre stabil. Erhitzen über 1 Stunde bei 56° C, bzw. 30 Min. bei 65° C bewirkt keine Veränderung des Antigens. Auch eine hohe Widerstandsfähigkeit gegen proteolytische Enzyme und Behandlung mit Äther, Chloroform u. a. Chemikalien liegt vor. Wiederholtes Einfrieren und Auftauen sind ohne erkennbaren Einfluß auf die Reaktionsfähigkeit des Antigens.

Positive Befunde:

Akute Virushepatitis	Nach verschiedenen Autoren besteht die Korrelation zwischen Hepatitis und dem Nachweis von HAA in sehr unterschiedlichem Prozentsatz. Tatsächlich scheint der Anteil der positiven Fälle von der Empfindlichkeit der Methodik abzuhängen. Die empfindliche KBR erbringt den höchsten Prozentsatz. Das Antigen erscheint bei der akuten Hepatitis im frühen Stadium der Erkrankung, um im Regelfall nach wenigen Wochen wieder zu verschwinden (anfänglich positive Viraemie?). Es besteht auch ein gewisser Hinweis auf Zusammenhänge zwischen pos. HAA und Infektiosität.
Serumhepatitis	Bei einigen neueren Antiseren ist bei Serumhepatitis der Befund negativ, während sich in hohem Prozentsatz (über 90%) eine infektiöse Hepatitis pos. anzeigt. Neben der Empfindlichkeit der Methodik spielen eine Reihe noch unbekannter Faktoren eine Rolle. Einige Forscher unterscheiden das Antigen der Virushepatitis (IH) und der Serumhepatitis (SH). Zur Differentialdiagnostik dürften jedoch die neueren Antiseren ebenfalls nicht als geeignet betrachtet werden.

Chron. Hepatitis Aggressive Hepatitis Leberzirrhose	Es ist anzunehmen, daß das Antigen die Rolle eines Chronifizierungsfaktors spielen könnte. Bei chron. Hepatitis kann das Antigen über Monate und Jahre hinweg persistieren.
Primäres Lebercarcinom	In etwa 10% der Fälle positiv, wahrscheinlich im Gefolge einer posthepatitischen Zirrhose auftretend.
Chron. Nierenerkrankung	Bis zu 50% der Fälle positiv (fragliche primäre Nierenschädigung durch das Hepatitisvirus?)
Akute u. Chronische Leukämie Morbus Hodgkin	Bis zu 18% der Fälle positiv.
Mongolismus	Bis 30% der Fälle positiv (Genetischer Faktor?)
Lepromatöse Lepra	Bis 11% der Fälle positiv

Negative Befunde von diagnostischer bzw. differentialdiagnostischer Bedeutung:
Toxische Leberschäden
Alkoholische Leberschäden
Alkoholische Leberzirrhosen
Primär biliäre Leberzirrhosen
Verschiedene autoimmune Hepatitiden

Literaturnachweis: 363, 364.

Hämatokrit (Siehe auch unter Blutvolumen)

Normalwerte:
Männer   40—54%
Frauen   37—47%

Definition:
Der Hämatokrit ist das Volumen aller Erythrozyten ausgedrückt in %, bezogen auf das Gesamtvolumen als 100%.

Erhöhung:
Polycythaemia vera

Hämoglobin

Symptomatische Polyglobu-   *Siehe auch S. 71*
lien infolge Hypoxie
  Lungenkrankheiten
  Zentrale Störung der
  Atmungsregulation
  Herzfehler
    angeboren
    erworben
  Höhenerythrozytose
  Exsikkose
    Erbrechen
    Verbrennungen
    Durchfälle
    Ileus
    Addisonkrise
    Coma diabeticum

Weitere Erythrozytosen siehe S. 164

Erniedrigung:
Anämien

Hämoglobin *

Normalwerte:
Erwachsene

Männer	16 ± 2	g%
Frauen	14 ± 2	g%
Bei der Geburt um	19,5	g%
4.—8. Lebenstag um	18,3	g%
40.—60. Lebenstag	14	g%
3.—5. Monat	12,2	g%
6.—11. Monat	11,8	g%
1. Lebensjahr	11,2	g%
2. Lebensjahr	11,5	g%
3. Lebensjahr	12,5	g%
4.—5. Lebensjahr	12,6	g%
6.—10. Lebensjahr	12,9	g%
11.—15. Lebensjahr	13,4	g%

Mengenangabe:
g% = Gramm Hämoglobin in 100 ccm Blut
16 g% entsprechen 100% Hämoglobin der älteren Mengenangabe.

Bewertung:
Der Hämoglobinwert ist bei allen Anämien in wechselndem Maße erniedrigt. Über Anämien siehe Erythrozyten S. 166.
Bei Blutungsanämien und primären Eisenmangelanämien ist der

* Literaturauswahl: 117.

Hämoglobinwert stärker erniedrigt als bei makrozytären Anämien.
Über das Verhältnis der Hämoglobinminderung zur Erythrozytenminderung siehe unter Hämoglobin-Gehalt des Einzel-Erythrozyten (Hb_E).
Eine entsprechende Erhöhung des Hämoglobinwertes findet sich bei Polycythaemia vera und bei den symptomatischen Polyglobulien.

Hämoglobin-Gehalt des Einzelerythrozyten (HB_E)
Normalwert:

Erwachsene	27—34 γγ	Im Durchschnitt meist 29
Frühgeborene	35,2—41,4 γγ	Im Durchschnitt meist 39
Säugling 6 Wochen	27,4—32,7 γγ	Im Durchschnitt meist 30
Säugling 12 Wochen	28,9—33,1 γγ	Im Durchschnitt meist 30

Berechnung: $Hb_E = \dfrac{\text{Hb in g/100 ml} \times 10}{\text{Erythrozytenzahl (Mill/mm}^3)}$

Einheit: 1 γγ = 1 μμg = 1 Mikro-Mikrogramm = 10^{-12} g.

Erhöhte Werte:
Megalozytäre Anämien
  Perniziöse Anämie
  Schwangerschaftsperniziosa
  Sprue
  Steatorrhoe
  Proteinmangelanämie
  Diphyllobothrium latum-Anämie
  Behandlung mit Folsäureantagonisten
  (Aminopterin, Daraprim)
Sphärozytosen (Siehe S. 176)

Erniedrigte Werte:
Primärer Eisenmangel
Blutungsanämien
Idiopathische hypochrome Anämien
Schwangerschaftsanämie
Chlorose

Hämoglobinkonzentration pro Einzelerythrozyt
Normalwert:
Frühgeborene um 39%
Säuglinge um 37%
Erwachsene 30—36%
Hyperchromie > 36%
Hypochromie < 30%

Berechnung: $Hb_{Ery} = \dfrac{\text{Hb g\%} \times 100}{\text{Hämatokritwert}}$

Erhöhte Werte:
Langdauernde Dehydratation
z. B. profuse Durchfälle
  Cholera
  Unstillbares Erbrechen

Erniedrigte Werte:
Eisenmangelanämien
Blutungsanämien
Schwangerschaftshydrämie
Wasserintoxikation

Harnbefunde (Übersicht) *

Addis-Sediment s. S. 219
Acetessigsäure s. S. 205
Azeton s. S. 43
Bence-Jones-Protein s. S. 47
Bilirubin s. S. 49
Calcium s. S. 95
Chlorid s. S. 101
Diazo s. S. 126
Eiweiß s. S. 205
Epithelien (im Sediment) s. S. 225
Erythrozyten (im Sediment) s. S. 219
Farbe s. S. 210
Geruch s. S. 213
Glukose s. S. 194
  s. auch bei Blutzucker
Griess'sche Probe s. S. 214
Indikan s. S. 215
Konzentrationsversuch s. S. 216
Leukozyten (im Sediment) s. S. 223
(Harn-) Menge s. unter Tagesausscheidung S. 231
Nitritprobe s. S. 214
Pentdyopent s. S. 217
pH s. S. 218
Porphyrin s. S. 343
Reaktion s. unter pH S. 218
Sediment s. S. 219
Spezifisches Gewicht s. S. 230
Sternheimer-Malbin-Zellen s. S. 225
Sulkowitschprobe s. S. 96

---

* Literaturauswahl: 24, 35, 38, 155, 180, 187, 193, 219, 233, 239, 247.

Tagesausscheidung   s. S. 231
Trübung des Harns   s. S. 213
Urobilin   s. S. 11
Urobilinogen   s. S. 9
Wasserversuch   s. S. 217
Zucker   s. S. 194
Zylinder (im Sediment) s. S. 225

Weitere Substanzen im Harn s. unter den betreffenden Hauptüberschriften.
NB: Aus einem normalen Harnbefund wird oft fälschlich geschlossen, eine Nierenerkrankung liege nicht vor. Bei Vorliegen einer (v. a. diastolischen) Hypertonie sollten immer noch ergänzende Untersuchungen angestellt werden (Serum-Harnstoff, Kreatinin, Clearance etc.).

Harn / Azetessigsäure
Normalwert:
Im Harn finden sich nur so geringe Spuren, daß sie mit den üblichen Nachweismethoden nicht angezeigt werden.
Entstehung:
Bei gestörtem Fettstoffwechsel (z. B. Diabetes) werden in erhöhtem Maße Fettsäuren frei, die durch das vermehrte Angebot von Acetyl-Co-A nicht mehr vollständig im Zitronensäurezyklus umgesetzt werden können. Es wird daher Acetoacetyl-Co-A gebildet, aus dem durch Abspaltung von Coenzym A Azetessigsäure entsteht. Als β-Ketosäure kann sie spontan zu Azeton decarboxylieren (v. a. beim Stehen des Harns) oder enzymatisch zu β-Hydroxybuttersäure reduziert werden.
Bewertung: Wie Azeton (s. S. 43)

Harn-Eiweiß (Proteinurie)
Normalwert:
Eine Eiweißausscheidung bis 10 mg%/o kann noch als normal angesehen werden. Im Durchschnitt finden sich 2—8 mg%/o.
Eine tägliche Gesamtausscheidung über 150 mg ist pathologisch (100 mg%/o = 1‰).
Genese der Proteinurie:
Glomeruli mit normaler Permeabilität filtrieren Eiweiß mit einem Molekulargewicht unter 70 000, z. B. die Bence-Jones-Proteine (s. S. 47), Hämoglobin, Gelatine und Eiereiweiß. Unter pathologischen Umständen ändern die Glomeruli ihre Durchlässigkeit, so daß auch höhermolekulare Eiweißkörper, v. a. Albumine austreten können.
Fehlermöglichkeiten bei verschiedenen alltäglichen Screeningmethoden:
Falsch positiver Ausfall:

Harnbefunde (Eiweiß)

1. Sulfosalicylprobe:
Physiologische Proteinurie (Eiweißtrübung durch zu hohe Empfindlichkeit der Probe, die bereits bei 1,5 mg% anzusprechen beginnt).

Ausfällung von Medikamenten oder deren Abbauprodukten	z. B. Tolbutamid (Rastinon, Artosin, Orinase), Röntgenkontrastmittel.

2. Kochprobe

Ausfällung von Karbonaten	Kann durch nachträglichen Zusatz verdünnter Essigsäure verhindert werden.
Ausfällung von Phosphaten	

NB: Konzentrierte Essigsäure kann durch Bildung von löslichem Azidalbumin eine negative Probe vortäuschen. Stark alkalischer Harn behindert ebenfalls die Eiweißfällung.

3. Albustix

Stark alkalischer Harn	(Immer pH beachten und evtl. ansäuern)
Überlagerung mit diagnostischen oder therapeutischen Farbstoffen, die das Ablesen unmöglich machen.	

NB: Falsch negativ: Bei Paraproteinen und den höher molekularen Globulinen besteht mit Albustix eine geringe Empfindlichkeit bis zur falsch negativen Reaktion. Dies ist auf die geringe Anzahl freistehender Aminogruppen kationischer Natur der genannten Proteine zurückzuführen.

Vermehrte Ausscheidung/ Proteinurie:	Bemerkungen:
Sportproteinurie	*Anamnese! Starke körperliche Anstrengung*
Marschproteinurie	*Meist auch Mikrohämaturie*
Orthostatische Proteinurie	*Die Proteinurie wird nicht durch das Stehen, sondern durch die stark lordotische LWS-Haltung beim Stehen ausgelöst. NB: Im Ausheilungsstadium der Nephritis kann ebenfalls eine Proteinurie vorkommen, die sich durch Lordosierung auslösen oder verstärken läßt. Diese ist ernster zu werten!*

Harnbefunde (Eiweiß)

Kälteeinwirkung | Reflektorische Minderdurchblutung der Niere!

Vegetative Störung extrarenaler Ursache
z. B. nach Erregung
nach epileptischem Anfall
nach Apoplex

Stauungsniere bei Herzinsuffizienz | Selten über 1‰.

Fieber | Meist nur geringe Proteinurie auch bei schweren Infektionskrankheiten. Lediglich bei Diphtherie können Proteinurien bis 20‰ vorkommen.

Posttraumatisch | Lokal oder allgemein.

Nephritiden
  Glomerulonephritis | $RR \uparrow$
  Herdnephritis | Mikrohämaturie, $RR \rightarrow$
  Pyelonephritis | Proteinurie bis ca. 2‰ bei den akuten Formen, Leukozyturie, Bakteriurie.

Interstitielle Nephritis
Schrumpfnieren | Nur sehr mäßige Proteinurie, Isosthenurie.

Nephrotisches Syndrom | Obligate Befunde: Proteinurie 2—30 g/Tag, $GE < 6$ g%, Alb. $\downarrow$, Alpha$_2$-Glob. $\uparrow$, (Gamma-Glob. $\searrow$), Hyperlipidämie, Chol. $\uparrow$. Ödeme!

Ätiologien des nephrotischen Syndroms (nach Sarre)
1. *Glomerulonephritiden*
   Membranöse G.
   Proliferative-akute G.
   Subakute G.
   Chronische G.
   Familiäre Nephrose
2. *Akute und chronische Infekte*
   z. B. Lues
   Tuberkulose
   Malaria
   Endokarditis subakute, bakterielle

3. *Paraproteinosen*

Amyloidose
Multiples Myelom (Plasmocytom)
Makroglobulinämie Waldenström
Morbus Hodgkin

4. *Zirkulationsstörungen*

Thrombose der V. cava und der V. renalis
Konstriktive Perikarditis
Herzinsuffizienz mit erheblicher Venenstauung

5. *Kollagenkrankheiten*

Lupus erythematodes   *Libman-Saks-Syndrom*
disseminatus   *(= viscerale Form)*
Periarteriitis nodosa
Wegener Syndrom   *Maligne Form der*
   Periarteriitis n.
Arthritiden, prim. chron.
Polyarthritis
Dermatomyositis

6. *Intoxikationen*

Schwermetalle (Hg, As, Au, Bi)
Irgapyrin
Butazolidin
Sulfonamide
Penicillinamine
Troxidon
Trimethation (Tridione)
Puromycin
Aminonukleosid
Toxicodendron u. a.

7. *Stoffwechselerkrankungen*

Diabetische
Glomerulosklerose
Glykogenspeicherkrankheit
und Zystinose
Schwangerschafts-   *RR ↑ (Werte über 140 mm Hg*
nephropathie   *sind streng beobachtungs-*
   bedürftig!)

8. *Verschiedenes*

Pollenüberempfindlichkeit
Nierentransplantation
Sichelzellanämie

Hepatorenales Syndrom	*Funktionelle Nierenstörung bei primären Hepatosen*
Hämolytisch urämisches Syndrom (Gasser)	
Crush-Syndrom	
Conn-Syndrom (Primärer Aldosteronismus)	*Durch Nebennierentumoren oder Nebennierenhyperplasie ausgelöst. Serum: $K\downarrow$, $Na\uparrow$, $Cl\uparrow$. Urin: $K\uparrow$, $Na\downarrow$, $Cl\downarrow$, Aldosteron $\uparrow$ (20—50 γ/die), RR $\uparrow$*
Natrium-Mangel-Syndrom	
Magnesium-Mangel-Syndrom	
Vitamin-A-Intoxikation	*Leichte Proteinurie*
Weitere seltene Syndrome	
Renale Rachitis (de Toni-Debré-Fanconi)	*Verschiedene Formen*
Boyd-Stearns-Syndrom	*Tubuläre Niereninsuffizienz mit renaler hypochlorämischer Azidose und Spätrachitis*
Chronisch familiäres Polyserositis-Syndrom	*Paroxysmale Abdominalkrisen, Arthralgien, Fieber, v. a. ♂, bei Armeniern, Syrern, Juden.*
Juhel-Renoy-Syndrom	*Nierenrindennekrose in der Schwangerschaft s. S. 100*
Immerslund-Gräsbeck-Syndrom	*Gutartige Proteinurie, ohne daß sich sonstige Nierenstörungen feststellen lassen bei megalozytärer Anämie. B_{12}-Mangel infolge familiärer Resorptionsstörungen bei Jugendlichen.*
Hereditäre Fruktose-Intoleranz	*Proteinurie Zeichen einer begleitenden Nierenschädigung*
Hereditäre Galaktose-Intoleranz	
Laktose-Intoleranz	*Hier kommt nur eine intermittierende Hämaturie vor. s. S. 243*
Goodpasture-Syndrom	
Idiopathische Lungenhämosiderose	*Nur bei Beteiligung der Nieren kommt eine Proteinurie, Hämaturie und Zylindrurie vor.*

Chronisch idiopathische Hyperkalzämie (Fanconi-Schlesinger)
Achor-Smith-Syndrom   *s. S. 239*
Generalisierte chondrolytische   *Proteinurie nicht konstant.*
Perichondritis (v. Meyenburg-Altherr-Uehlinger)
Löffler-Syndrom (Endokardfibrose)   *V. a. rechter Ventrikel betroffen, Eosinophilie.*
Schoenlein-Henoch-Syndrom   *Allergische Purpura*
Epidermolysis acuta toxica
Alport-Syndrom   *Angeborene Nephropathie und Taubheit, Zylindrurie, Erythrozyturie.*

Abderhalden-Fanconi-Syndrom   *Leichte Proteinurie*
(Zystinspeicherkrankheit)
Franklin-Syndrom   *Nur Bence-Jones-Proteinurie. Beta-Glob. ↑, Gamma-Glob. ↑ (präfinal Gamma-Glob. ↓), Hb ↓, Leuko ↓, Eosinophile ↑, Lymphozyten relativ ↑, akutes Krankheitsgefühl, Lymphknotenschwellung. Gaumen- und Epiglottisödem (Virusinfekt?)*
Latrodektismus-Syndrom

Harn-Farbe

Normalbefund:
Hell- bis dunkelgoldgelb
Die normale Harnfarbe ist durch ein Gemisch verschiedener Farbstoffe verursacht, wie z. B. Urochrom, Urorosein und Uroerythrin.

Physiologische Verschiebungen der Harnfarbe:

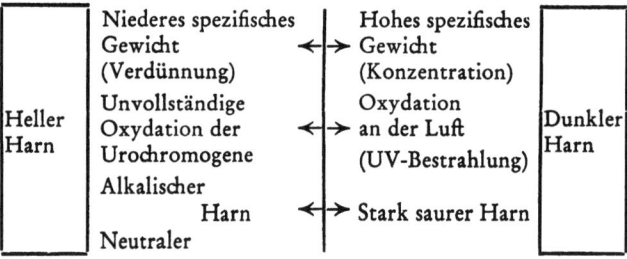

Farbänderungen:
Farblos bis blaßgelb
Starke Wasserdiurese
Diuretika
Polyurische Phase bei verschiedenen
Nierenkrankheiten (eingeschränktes
Konzentrationsvermögen)
Diabetes mellitus
Diabetes insipidus
Zitronengelb bis goldgelb:
Senna (im sauren Harn! In alkalischem Harn rot.)
Cascarasagrada
Chrysarobin (im sauren Harn!)
Rheum
Frangula
Intensiv gelb
Atebrin
Furadantin
Riboflavin
Vitamin-B-Komplex, wenn reichlich Riboflavin enthalten ist.
Rotgelb/orange:
Rubazonsäure *(Abbauprodukt von Antipyrin und Pyramidon)*
Rheum (orangerot) *(bei alkalischem Harn)*
Senna (orangerot) *(bei alkalischem Harn)*
Chrysarobin (orangerot) *(bei alkalischem Harn)*
Urobilin im Übermaß
Eosin (grüne Fluoreszenz)
Santonin (safrangelb)
Rhabarber *(alkalisch rotgefärbt)*
Rot:
Verschiedene Medikamente
z. B. Antipyrin
  Azoangin
  Euvernil
  Istizin
  Prontosil
  Pyramidon
  Pyridium
  Salizylsäure
  Santonin
  Sulfonal
  Trypaflavin
  Veramon

Hämoglobin　　　　　　　　　　(fleischwasserfarben bis blutrot)
Myoglobin
Porphyrine　　　　　　　　　　(weinrot bis schwarz — weißer
　　　　　　　　　　　　　　　Schüttelschaum!)
Anilinfarben
Fuchsin
Heidelbeeren
Phenolphthalein ⎫　　　　　　Purpurrot in alkalischem Harn
Phenolrot　　　　⎭
Rote Beete (Rote Rüben)

Rotbraun bis dunkelbraun:

Methämoglobin
Porphyrin
Phenolvergiftung
Bilirubin

Braunschwarz:

Melanin
Methämoglobin
Homogentisinsäure　　　　　　(Alkaptonurie)
Salizylsäure
Hämoglobin in größeren
Mengen
　a) nach längerem Stehen des
　　　Harns
　b) wenn bereits in den
　　　Harnwegen Zersetzung
　　　erfolgte.
Hydrochinonglykoside　　　　　(Fol. uvae ursi)
Porphyrine　　　　　　　　　　(weißer Schüttelschaum nach
　　　　　　　　　　　　　　　längerem Stehen des Harns)

Grünblau:

Lysol-Vergiftung
Karbolsäure-Vergiftung
Indigokarmin
Methylenblau
Biliverdin

Grüngelb:

Gallenfarbstoffe　　　　　　　　(gelber Schüttelschaum)

Harnbefunde (Geruch)

Trüber Urin (milchiger Urin):
Pyurie
Chylurie — *Bei Verschluß des Ductus thoracicus oder in perivesikalen Lymphbahnen, z. B. bei Bilharziose oder Filariose.*

Lipurie
  Diabetes mit Lipämie
  Chronische Nephritis mit fettiger Nierendegeneration
  Manche Fälle von nephrotischem Syndrom
  Eklampsie
  Nach schweren Knochenfrakturen
  Nach exzessiver Fettaufnahme (Lebertran)
  Manchmal nach schwerer Phosphorvergiftung
  schwerer Alkoholintoxikation

Spermaturie — *Sedimentierende, schleierartige Trübung*

Hämaturie — *Rötliche Trübung*

Bakteriurie — *Meist übler Geruch*

Massive Phosphaturie — *Mit Essigsäure auflösbare milchige Trübung*

Massive Uraturie — *Bei Erwärmen lösliches, gelblichrotes Ziegelmehlsediment*

Starke Oxalaturie — *In HCl klärbar*

Harn-Geruch

Normalbefund:
Typisch aromatisch

Abweichungen:
Stark aromatisch: — *Nach Kaffeegenuß*
Ammoniakalisch — *a) Alter Harn: Bakterielle Zersetzung des Harnstoffs an der Luft*

	b) *Frischer Harn: Harnwegsinfekt mit bakterieller Zersetzung bereits im Körper.*
Jauchig-faulig	*Schwerer Harnwegsinfekt, verjauchende Prozesse im Harnwegsbereich, infiltrierende Neoplasmen.*
Fäkulent	*Bei Darm-Harnwegsfisteln, z. B. bei Karzinomen.*
Geruch nach Schwefelwasserstoff	*Harnwegsinfekte mit E. coli.*
Obstartig	*Azetonausscheidung beim Diabetiker*
	Azetonausscheidung beim Hungernden
Veilchengeruch	*Eukalyptusöl* ⎫ *meist nach*
	Terpentinöl ⎭ *Inhalation*
Gewürzig	*Nach Genuß verschiedener ätherischer Öle.*
Widerlich-abstoßend	*Nach Genuß von Spargel*
(Mercaptongeruch)	*Nach Genuß von Knoblauch*

Harn Griess'sche Probe
Normalbefund:
Negativ
Trefferquote: 50—80% (Zahl der positiven Befunde bei Harnwegsinfekten.)
Prinzip:
Mit dem Reagenz nach Griess werden Nitrite nachgewiesen, die in normalem Harn nicht vorhanden sind. Diese entstehen, wenn im Harn vorhandenes Nitrat von Bakterien in Nitrit umgewandelt wird.
Positive Griess'sche Probe im frischen Harn:
Hinweis auf Infektion mit
    E. coli
oder Aerobacter
oder Citrobacter
oder Proteus
oder Enterokokken
oder Staphylokokken
oder Salmonellen
oder Klebsiellen

NB: In altem, schon länger stehendem Harn kann die positive Griess'sche Probe durch eine sekundäre Verunreinigung mit Bakterien verursacht sein. Das Vorhandensein einer stärkeren Leukozyturie gibt hier einen zusätzlichen Hinweis auf die Möglichkeit einer Infektion. Im positiven Fall sind Kontrollen der Probe und evtl. eine Harnkultur angezeigt.

Der Morgenharn zeigt häufig positive Befunde bei Harnwegsinfekten, weil bei der 6—8stündigen längeren Verweildauer in der Harnblase die Zahl der Keime von $< 10^4$/ml auf $> 10^8$/ml Harn steigt.

Harn-Indikan

Normalwerte:
Säuglinge natürlich ernährt   0—10 mg/die
Säuglinge künstlich ernährt   5—40 mg/die
Erwachsene   10—70 mg/die

Bei der groben Bewertung der Farbreaktion (Methode z. B. nach Obermayer) ist das Ergebnis normalerweise negativ.

Entstehung:
Indikan entsteht aus Tryptophan, einer lebenswichtigen Aminosäure, auf dem Umweg über Indol. Im Darm bildet E. coli aus Tryptophan das giftige Indol. Vom Körper wird dies entgiftet, indem es zu Indoxyl oxidiert, mit aktivem Sulfat gepaart und schließlich als Kaliumsalz, genannt Indikan, im Harn ausgeschieden wird.

Eine verstärkte Indikanurie findet sich bei ca. 50% des internen Krankengutes.

Vermehrte Indikanausscheidung
Sehr eiweißreiche Kost
Vermehrte Darmfäulnis
Anazidität/Subazidität
Pankreasinsuffizienz
Enteritis
Darmverschluß
Ileus
Obstipation
Chronische Hepatopathie

Verminderte Indikanausscheidung
Sehr kohlenhydratreiche Kost   (Hemmung der Indolentstehung, da E. coli das Kohlenhydrat umsetzen.)

Joghurt-Ernährung
An Milchzucker reiche
Milchprodukte
Hemmung der physiologischen
Darmflora
   durch andere Keime
   durch Antibiotika
   z. B. Tetrazykline
   Chloramphenicol
   Ampicillin

Harn-Konzentrationsversuch

Normalbefund:
Konzentrationsleistung auf ein spezifisches Gewicht von 1026 oder mehr. Der Konzentrationsversuch ist als semiquantitative Nierenfunktionsprobe geeignet zur Abschätzung der Nierenfunktion.

Eingeschränkte Konzentrationsleistung

1. Eingeschränkte Nierenfunktion bei den verschiedenen Nierenerkrankungen

   a) Hyposthenurie   *Stärkere Beeinträchtigung der Nierenkonzentrationsleistung, wobei der osmotische Druck des Harns von dem des Blutes nur noch wenig abweicht.*

   b) Isosthenurie   *Als Ausdruck der fortgeschrittenen Niereninsuffizienz ist das spezifische Gewicht ständig bei 1010 fixiert. Die Zahl der noch funktionierenden Glomeruli ist dabei geringer als 800 000.*

2. Diabetes insipidus
3. Latente oder manifeste Ödeme
4. Herzinsuffizienz
5. Leberzirrhose
6. Steatorrhoe

NB: Genauer wird der Konzentrationsversuch, wenn statt der Bestimmung des spezifischen Gewichts die **Osmolarität** bestimmt wird. Dabei muß mindestens ein Wert von 900 mosmol/l erreicht werden. Die Bestimmung der Osmolarität ist deswegen genauer, weil sie von der Zahl der pro Volumeneinheit gelösten Partikel abhängt. Das spezifische Gewicht hängt auch vom Gewicht der gelösten Teilchen ab und ist daher nicht allein von der Konzen-

trationsleistung bestimmt. Da die Durchführung der Gefrierpunktserniedrigung zur Feststellung der Osmolarität für praktische Zwecke zu kompliziert ist und bei normalen Harnbestandteilen eine annähernde Korrelation zwischen spezifischem Gewicht und Osmolarität besteht, ist die Bestimmung des spezifischen Gewichts ausreichend.
(Normal schwankt beim Harn die Osmolarität zwischen 50 mosmol/l und 1320 mosmol/l.)

Wasserversuch (Harnverdünnungsversuch)

Der Wasserversuch kann heute als überholt gelten, denn der diagnostische Wert ist gering, und es bestehen zahlreiche Gefahren bei seiner Durchführung. Die Konzentrationsfähigkeit der Niere ist immer vor der Verdünnungsfähigkeit eingeschränkt. Eine Beeinträchtigung der Harnverdünnung, ohne daß die Konzentrationsfähigkeit betroffen wäre, kommt nicht vor. Gefahren drohen, wenn die Wasserbelastung bei Hypertonie, Glomerulonephritis, Herzinsuffizienz, Koronarsklerose oder Hirndrucksteigerung durchgeführt wird.

Harn-Pentdyopent

Normalbefund:
Negativ.

Definition:

Pentdyopent ist ein Gemisch von Substanzen (Dihydroxyddipyrrylmethane), die Abbauprodukte von Hämoglobin oder dessen Abkömmlingen (Bilirubin, Urobilin, Biliverdin) darstellen. Sie ergeben nach Reduktion in alkalischem Milieu (mit $Na_2S_2O_4$) eine intensive Rotfärbung. Diese Farbe hat ihr Maximum des Absorptionsspektrums bei 525 mμ (daher der Name!).

Positiver Nachweis:
Alle Ikterusformen (unabhängig von der Bilirubinausscheidung)
Herzinsuffizienz

NB: Pentdyopent soll bei Perniziosa, Leukämie und Morbus Hodgkin immer fehlen.

ph-Wert des Harns s. unter Reaktion des Harns

Porphyrine s. S. 343

Reaktion des Harns

Normalbereich:
pH 4,4—9,0
Mittelwert meist bei pH 6,0
Die Ausscheidung eines alkalischen oder sauren Urins hängt unter normalen Bedingungen vor allem von der zugeführten Nahrung ab, denn die Nieren sind an der Erhaltung des Säure-Basen-Gleichgewichts des Organismus ganz wesentlich beteiligt. Zusätzliche Einflüsse liegen im Stoffwechsel oder in der Ausscheidungsfähigkeit der Niere. Die saure Reaktion ist vor allem durch saure Salze (Urate und primäre Phosphate), die alkalische Reaktion durch sekundäre und tertiäre Phosphate sowie Alkalikarbonate bedingt.

Beeinflussende Faktoren des Harn-pH

Verschiebung zum Sauren	Harn-pH 3456789 ←——→	Verschiebung zum Alkalischen
Fleischreiche Kost Kohlenhydratreduzierte Kost Hunger mit Abbau von Körpereiweiß	Physiologisch	Vegetarische Kost Medikamente mit harnalkalisierendem Einfluß (z. B. Diamox) Alkalische Wässer
Metabolische Azidose z. B. Diabetische A. Gesteigerter Eiweißabbau bei Fieber bei neoplastischen Prozessen	Pathologisch	Metabolische Alkalose (Seltene) Nierenkrankheiten mit verminderter Fähigkeit, saure Valenzen auszuscheiden (z. B. Lightwood-Albright-Syndrom) Harnwegsinfekt mit Bakterien (z. B. Proteus), die Harnstoff in Ammoniumkarbonat umwandeln können.
	artefiziell	Längeres Stehen des Harns

NB:
Die Bestimmung der **titrierbaren Azidität** ist nur von geringem klinischem Wert, denn es werden irrtümliche Abweichungen von

8 mval/die beobachtet, die einer Fehlerquote von 20% entsprechen. Die Fehler entstehen durch primäre und sekundäre Phosphate, höhere Calciumkonzentration und Ammonium.

Harn-Sediment

1. Normalwerte s. S. 219
2. Erythrozyten s. S. 219
3. Leukozyten s. S. 223
4. Epithelien s. S. 225
5. Zylinder s. S. 225
6. Kristalle s. S. 228

1. Normalwerte

	Addis-Sediment Zahl im 12h-Harn		Addis-Sediment Modifikation nach Kerp und Mitarbeitern Zellen pro Minute	Grobe Abschätzung* pro Gesichtsfeld unter dem Deckglas
	Erwachsene	Kinder		
Erythrozyten	66 000 (Maximal 500 000)	15 000 (Maximal 600 000)	230 ± 550	Vereinzelt
Leukozyten	320 000 (Maximal 1 000 000)	320 000 (Maximal 1 000 000)	990 ± 620 (inklusive kleine Epithelien)	Bis 5
Zylinder	1040 (Maximal 5000)	1085 (Maximal 10 000)		Evtl. ganz vereinzelt hyaline Zyinder

2. Erythrozyten im Harn

Vermehrte Ausscheidung (Hämaturie)

NB: Zwischen Makrohämaturie und Mikrohämaturie besteht kein prinzipieller, sondern nur ein gradueller Unterschied. Von

---

* NB: Bezeichnungen wie „reichlich", „mehrere" oder „viele" sind irreführend infolge örtlich verschiedener Anwendung und sollten vermieden werden.

Makrohämaturie spricht man, wenn die Hämaturie makroskopisch sichtbar ist. Der Grenzbereich liegt bei ca. 1‰ Blut im Harn.

A. Mikrohämaturie

Entzündliche Nierenprozesse
Nephritiden
  Akute Nephritis
  Latente Nephritis
  Chronische Nephritis
  Pyelonephritis
  Interstitielle Nephritis

Infektionskrankheiten
  Endocarditis lenta
  Scharlach
  Infektiöse Mononukleose
  Diphtherie
  Morbus Bang
  Tuberkulose u. a.
  Bilharziose

Herdinfektionen
  Chronische Tonsillitis
  Appendizitis u. a.

Allergosen
  Nahrungsmittel (Milch u. a.)
  Genußmittel
  Bakterien, Parasiten
  Medikamente

Vergiftungen
  Terpentin
  Quecksilber
  Phosphor
  Alkohol
  Phenolphthalein
  Dicumarol u. a.

Kreislaufstörungen
  Embolie
  Thrombose
  Infarkt
  Stauung

Mißbildungen
  Zystenniere
  Hydronephroe

221 Harnbefunde (Erythrozyten)

Blutkrankheiten
Leukämie
Sichelzellanämie
Polyzythämie
Morbus Osler
Morbus Hodgkin

Hämorrhagische Diathesen
Thrombopenie
Purpura haemorrh.
Hämophilie
Dicumarol

„Gutartige" Hämaturie
Training
Sport

B. Makrohämaturie (Mikrohämaturie möglich)

Urethra
Cavernome
Angiome

Blase
Cystitis   *Ca. 20%/o aller Makro-*
                            hämaturien
Tumor
  Karzinom   *Ca. 15%/o aller Makro-*
  Papillom   *hämaturien*
Stein
Ulcus simplex
Endometriose
Divertikel
Trauma
Varix

Prostata
Karzinom
Hypertrophie (sog.
  „blutende Prostata")

Ureter
Stein
Tumor
Striktur
Ureteritis

Niere
  Tumor (v. a. Hypernephrom)
  Pyelonephritis
  Stein
  Trauma
  Hydronephrose
  Urogenitaltuberkulose
  Zystenniere/Nierenzyste
  Nephritis
  Ptose
  Niereninfarkt
  Nierenvenenthrombose
  Nephrosklerose
  Papillitis
  Papillennekrose

Systemerkrankungen
Blutungsübel der verschiedensten Ursachen
Hämorrhagische Diathesen
  z. B. Hämophilien
     Thrombopenien
     Skorbut
     etc.
  Intoxikationen
  z. B. Schlangengift
     Phosphor
     Quecksilber
     Phenol
     Cantharidin
  Schwangerschaft
  Teleangiektasien
  im Harnwegsbereich

Parasitäre Erkrankungen
z. B. Bilharziose
     Echinococcus
     Filariose

Iatrogene Ursachen
  Katheterisierung
  Zystoskopie
  Bougierung

Pseudohämaturie
während der Menses

3. Leukozyten im Harn

NB: Bei ♀ ist der Spontanurin nur bei negativem Befund sofort bewertbar. Bei einer Leukozyturie sollte eine Kontrolle mit Mittelstrahlharn durchgeführt werden. Ein erneut positives Ergebnis erfordert eine Untersuchung des Katheterharns, evtl. auch eine gynäkologische Untersuchung.

Leukozyturie/Pyurie (Unterschied nur graduell!)	Bemerkungen:
Infektionen der Urethra	*Häufig Pollakisurie*
Gonorrhoe	*Gonokokken im Ausstrich*
Trichomonaden-Urethritis	
Eitererreger	*(Staphylokokken, Streptokokken)*
Andere Krankheitserreger	z. B. E. Coli
Begleitende Infektion bei anderen Infektionskrankheiten z. B. Scharlach	
Typhus	
Ruhr	
oder Enteritis	+ *Konjunktivitis* + *Polyarthritis* = *Reiter-Syndrom*
Herpes mit Sekundärinfektion	
Nach mechanischen Reizen	
post deflorationem	
post coitum excessivum	
Masturbation	
Manipulationen mit Fremdkörpern	
Nach Katheterisierung	
Chemische Reize	
Aphrodisiaka	
Instillationsmittel	
Prostatitis	*Palpationsdruckschmerz bei der rektalen Untersuchung.*
Banale Eitererreger	
Gonorrhoe	

Blase

Cystitis
  Aszendierend
  z. B. Säugling in den Windeln
    Schwangerschaft   *(Lockeres Gewebe?)*
    Urethritis   *(Fortgeleitete Infektion)*
    Kolpitis   *(Fortgeleitet)*
    Katheterisierungs- und
    Bougierungsinfektion
  Deszendierend
  z. B. Pyelitis/Pyelonephritis
    Nieren-Tbc
    Infizierte Steinnieren
    Pyonephrose
    Hydronephrose

Umgebungsinfektionen

  Colitis
  Appendizitis
  Durchbrechende Karzinome

Harnstauung oder Entleerungsstörungen

  Prostatahypertrophie und
  -Tumoren
  Stein
  Tumor
  Vesicocele/Scheidenprolaps
  postoperativ
  Sphinkterlähmung
  Neurologische Erkrankungen
  z. B. Querschnittslähmung
    Tabes
    Multiple Sklerose

Ureter und Niere

  Pyelitis
  Pyelonephritis
  Infizierte Steinniere
  Abflußhindernisse
    Stein
    Tumor
    Ureterknick
  Pyo-/Hydronephrose

NB:
Sternheimer Malbinzellen (vitale Leukozyten)
weisen bei einem Vorkommen von mehr als 10% im Harnsediment auf eine Pyelonephritis oder interstitielle Nephritis hin, wenn urologische Erkrankungen (Urethritis, Prostatitis, Zystitis) ausgeschlossen sind.

Durchführung:
Ein kleiner Tropfen der Farblösung wird nach Entfernung der überstehenden Flüssigkeit dem Sediment hinzugefügt, nach Aufschütteln sofort mikroskopieren.

Aussehen:
Glasige Zellen mit blassem Zytoplasma und feinen grauen Granula, Brownsche Molekularbewegung kann vorhanden sein oder fehlen, bläulicher Kern.
(Devitale Zellen haben einen purpurroten Kern und farbloses bis blaßrotes Protoplasma, grobe, dunkelgefärbte Granula, keine Brownsche Molekularbewegung.)
Der Ansatz der Farblösung hält sich 3 Monate.
Farblösung 1: Gentianaviolett 3,0. Alkohol 95%ig 20,0. Ammoniumoxalat 0,8. Aqua dest. 80,0. Lösung 2: Safranin-0 0,25. Alkohol 95%ig 10,0. Aqua dest. 100,0. 3 Teile von Lösung 1 und 97 Teile von Lösung 2 mischen und filtrieren.

4. Epithelien
Die Epithelien sind im Sediment oft schwer zu differenzieren. Sie sind für die Diagnostik von relativ geringer Bedeutung. Von größerer Bedeutung sind die doppeltbrechenden Substanzen in den Epithelien (Cholesterinester). Sie zeigen sich im dunklen Gesichtsfeld als hell aufleuchtende Kreuze und weisen auf eine lipoide Degeneration der Tubuli hin (Lipoidnephrose).

5. Zylinder
Definition:
Die echten Harnzylinder sind Ausgüsse der Harnkanälchen, die vor allem bei verschiedenen Nierenkrankheiten auftreten können.
NB: Zylinder entstehen in saurem Harn, weniger in alkalischem Harn.

Normalbefund:
Keine Zylinder oder ganz vereinzelt hyaline Zylinder pro Gesichtsfeld. (Beim Gesunden bis zu 2000/24 Std. Gesamtausscheidung.)

Hyaline Zylinder

Wenig:
Gesunde (s. o.)
Fieber
Diabetes mellitus
Nach fieberhaften
Allgemeinerkrankungen
Schrumpfniere
Stauungsniere

Sehr viele:
Nephrose
Glomerulonephritis mit
nephrotischer Verlaufsform

Granulierte Zylinder

Wenig granulierte Zylinder
Schrumpfniere
Nephrose
Schwere Allgemeinerkrankungen mit toxischer Nierenschädigung
Nephrosklerose (?)
Stauungsniere

Sehr viele granulierte Zylinder:
Akute Glomerulonephritis
Chronische Glomerulonephritis
Pyelonephritis
(Prä-)Eklampsie
Nierenlues

Wachszylinder

Kommen bei allen Nierenerkrankungen vor, die mit einer Erweiterung der Harnkanälchen bzw. Abflachung der Epithelien einhergehen, besonders bei schweren Verlaufsformen der chronischen Nephritiden (Nephrotische Verlaufsformen).

Bemerkungen:
Scharf begrenzt, wenig gebogen.

Immer ein Zeichen für degenerative Veränderungen am Tubulusepithel. Kennzeichen: Aufgelagerte grobe und feine Granula

Besonders groß und breit mit charakteristisch verlaufenden Querlinien und Rissen, gelbliche Färbung. Im Gegensatz zu den hyalinen Zylindern sind Wachszylinder bei Säurezusatz nicht löslich.

Riesenzylinder
Vorkommen bei
Niereninsuffizienz

*Entstehung bei atrophischen
weiten Nierenkanälchen.*

Leukozytenzylinder
Ihr Vorliegen gilt als sicheres
Zeichen einer Pyelonephritis.
Ihr Auftreten ist vor allem für
die Frühdiagnose von Bedeutung.

Zylinder, die reichlich Leukozyten enthalten. Da die Leukozytenzylinder bei ungefärbtem Präparat nur sehr schwer zu erkennen sind, empfiehlt sich bei Verdacht die Peroxydasefärbung (nach Sato und Shoji in der Modifikation nach Kaye). Die Leukozytenzylinder werden ebenso wie die Leukozyten grünblau.

Erythrozytenzylinder
Bei bestehender Hämaturie
fast stets auf Nephritis hinweisend.

Sie lassen sich besser sichtbar machen, wenn bei der Peroxydasefärbung reichlich Glycerol zugegeben wird. Die Erythrozyten erhalten dann einen blauen Saum.

Epithelzylinder
Auftreten bei nekrobiotischen
Vorgängen in der Niere

Zylindroide
Diagnostische Bedeutung wird
zum Teil verneint.
(Infektionskrankheiten,
Chronische Nierenleiden,
Nephrosklerose etc.)

Bandförmig, längsgestreift.

Hämoglobinzylinder
Hämoglobinurie

Komazylinder

Coma hepaticum

Leicht zerfallende, granulierte Zylinder von lockerer Struktur.

Pseudozylinder

Bei Ziegelmehlsediment

Lösen sich beim Erwärmen oder Alkalisieren.

6. Kristalle

Normalbefund:

Physiologischerweise können geringe Mengen von Uraten, Oxalaten und Phosphaten im Harn gefunden werden. Die vermehrte Ausscheidung einer bestimmten Kristallart läßt den Verdacht auf ein bestimmtes Harnsteinleiden zu. Ein Beweis für ein Harnsteinleiden ergibt sich damit jedoch auf keinen Fall, denn die gebildete Harnsteinart hängt sehr vom pH-Wert des Harns ab. Ein Harnsteinbildner kann während der sogenannten „Steinbildungskrise" in Abhängigkeit von der Harnreaktion jede Harnsteinart bilden. Schließlich ist die Kristallentstehung auch von der Nahrung abhängig.

Urate/Harnsäurekristalle	Bemerkungen:
Physiologisch in geringen Mengen als normaler Harnbestandteil	
Vermehrter Zellzerfall z. B. Fieber	
Leukämie	*Besonders nach zytostatischer Behandlung.*
Gicht	*Besonders nach urikosurischer Behandlung.*

Calcium-Oxalate

Oxalsäurehaltige Speisen z. B. Tomaten Spinat Salate Sauerampfer etc.	
Oxalose-Syndrom	*Angeborene Stoffwechselstörung. Tägliche Oxalurie bis zu 300 mg, Harnstoff ↑ bei Niereninsuffizienz, häufig auch Osteopathien, Krankheitsbeginn zwischen 2. und 6. Lebensjahr.*
Diabetes Ikterus	

Calcium-Carbonat

Kommt nur in geringen Mengen in alkalischem Harn vor.

Phosphate
In geringen Mengen physiologisch
Hyperparathyreoidismus
Vitamin D-Intoxikation
Metabolische Azidose

Phosphatausscheidung zum Ausgleich.

Renale Azidose (Albright-Typ)
Phosphat-Diabetes

Serum P ↓, oft alk. Phos. ↑

(Vitamin D-resistente Rachitis)
Verschiedene Formen sind das
 Abderhalden-Fanconi-
 Syndrom
 de Toni-Debré-Fanconi-
 Syndrom
 u. a.
Fanconi-Schlesinger-Syndrom

Calciumphosphate infolge Hypercalciurie und mäßiger Hyperphosphaturie. Chronische idiopathische Hypercalcämie mit Osteosklerose und metabolischem Schwachsinn.

Leuzin-Kristalle
Akute gelbe Leberatrophie
Schwere Leberintoxikationen
 Phosphor
 Pilze etc.
Leberabszeß
Coma hepaticum

Gelegentlich.

Tyrosin-Kristalle
Bewertung wie Leuzin-Kristalle

Cystin-Kristalle
Kongenitale Stoffwechselanomalie

Cholesterin-Kristalle
Chylurie
Echinokokken der Harnwege

Hippursäure-Kristalle
Nach Einnahme von Salizylaten
Nach Genuß größerer Spargelmengen
Leberkrankheiten

Harn — Spezifisches Gewicht

Normalwert:

1001—1035
meist 1015—1022

Das spezifische Gewicht hängt von der Art und Menge der im Harn gelösten Substanzen ab, physiologischerweise vor allem von Harnstoff und anorganischen Salzen.

Die Harnkonzentration nimmt zu (Erhöhung des spezifischen Gewichts) durch folgende Faktoren:

Verminderte Flüssigkeits-
aufnahme
Eiweißzufuhr
Eiweißkatabolismus
Harnstoffausscheidung
Hyperthermie/Fieber
Aldosteron
Vasopressin
Glukokortikoide (?)
Insulin (?)
Verminderung des Glomeru-
lusfiltrates
Ganglioplegika
Thyreostatika
Nikotin

Die Harnkonzentration wird gehemmt (Erniedrigung des spezifischen Gewichts) durch folgende Faktoren:

Reichliche Flüssigkeitszufuhr
Osmotische Diurese
Alkalose
Hypercalcämie
Hypokaliämie
Hypomagnesiämie
Hypothermie
Hypoxie
Tubuläre Reifungshemmung
Thyroxin
Adrenalin
DOCA (hochdosiert)
Angiotensin
Pyrogene

Diuretika
 Quecksilber
 Xanthine
 Karboanhydrasehemmer
 Spirolactone
 Furosemid

(Hydrochlorothiazide hemmen nicht die Konzentration!)

Fehlerquellen bei der Bestimmung des spezifischen Gewichts:

Glukosurie:
Für jedes Prozent Glukose ist am Ergebnis 3,7 abzuziehen.

Proteinurie:
Für jedes Prozent Eiweiß ist am Ergebnis 2,6 abzuziehen.

Temperaturunterschiede:
Die Meßspindel ist bei einer Temperatur von 15° C geeicht. Für je 3 Celsiusgrade über 15° ist 1 Teilstrich hinzuzuzählen, für je 3 Celsiusgrade unter 15° ist 1 Teilstrich abzuziehen.

Röntgenkontrastmittel:
Starke Erhöhungen des spezifischen Gewichts bis 1050 und mehr kommen vor.

S. auch Seite 216 bei **Osmolarität**

Harn-Tagesausscheidung

Normalwerte:

Frühgeborene	ml/24 h	Mittelwert
0— 3 Tage	12—155	57
4— 8 Tage	46—325	133
9—14 Tage	42—240	140
15—21 Tage	80—292	192
22—28 Tage	95—340	210

Säuglinge		
1. Tag	0—68	19,5
2. Tag	0—82	20,6
3. Tag	0—96	36,0
4. Tag	5—180	64,8
5. Tag	1—217	103,3
6. Tag	42—268	124,5
1. Woche	100—350	
1. Monat	150—400	
6 Monat	250—500	

Kinder
1 Jahr   300— 600
5 Jahre   500—1000
10 Jahre   1000—1500

Erwachsene   1000—2000   1500

NB: Die minimale Menge, die zur Ausscheidung sämtlicher harnpflichtiger Substanzen notwendig ist, beträgt beim Erwachsenen 500 ml, beim Säugling um 100 ml (eine normale Nierenfunktion vorausgesetzt).

Bei Erwachsenen wird etwa dieselbe Flüssigkeitsmenge wie im Harn als insensibler Wasserverlust und bei der Stuhlausscheidung abgegeben. Beim Säugling beträgt die Wasserausscheidung durch Stuhl und insensiblen Wasserverlust ca. 40% der Harnausscheidung.

Erhöhte Ausscheidung (Polyurie)

Physiologisch

Erhöhte willkürliche Wasseraufnahme
Abnorm hohe Salzaufnahme macht eine erhöhte Diurese zur Salzausscheidung erforderlich.
Sehr eiweißreiche Kost, die mit erhöhter Harnstoffausscheidung einhergeht.

Pathologisch   Bemerkungen:

Diabetes mellitus   *Hohes spezifisches Gewicht.*
                                  Die Erhöhung der Harnausscheidung geht etwa der Höhe der ausgeschiedenen Harnzuckermenge parallel.

Diabetes insipidus   *Niedriges spezifisches Gewicht.*
verursacht durch: *Er ist durch einen Mangel an*
  Basale Meningitis   *Vasopressin verursacht, aus-*
  Enzephalitis   *gelöst durch Schäden im*
  Tuberkulose   *Tractus supraopticohypo-*
  Gumma   *physeus bzw. Nucleus supra-*
  Schädel-Hirn-Trauma   *opticus. Bei Zerstörung auch*
  Idiopathisch (ohne nach-   *des Hypophysenvorderlappens*
  weisbare Ursache)   *bildet sich die Wasserhaus-*
  Extraselläre Hypo-   *haltsstörung wieder zurück.*

physenadenome
Kraniopharyngeome
Pinealome
Metastasen
Morbus Boeck
(zerebrale Form)
Lipoidgranulomatose
(Hand-Schüller-Christian)

Beim **Konzentrationsversuch** *bleibt das spezifische Gewicht niedrig, die Polyurie besteht weiter.* **Adiuretin-Test:** *Nach subkutaner Gabe von 3 E (Pitressin oder Tonephin) steigt beim zentralen D. i. die Harnkonzentration auf 1016 und mehr, es tritt vorübergehend eine Oligurie auf (3 × 60-Min.-Harn sammeln!). Beim nephrogenen D. i. bleibt die Wirkung aus. NB: Das Adiuretinpräparat muß frisch sein, da sonst eine Wirksamkeit nicht gewährleistet ist. Bei Pat. über 40 J. sollte man u. U. Koronardilatatoren zusätzlich geben. (Adiuretin wirkt koronarverengend!)*

Nephrogene Polyurie

Niereninsuffizienz im Stadium der Polyurie bei den verschiedensten Nierenerkrankungen.

Erholungsphase nach akuten tubulären Nierenschäden, ehe die Niere ihre Konzentrationsfähigkeit wiedererlangt.
Dipsomanie mit sekundärer Polyurie

Bei Psychopathen

Nervöse Polyurie
Reflektorische Polyurie nach vorheriger spastisch bedingter Drosselung der Nierensekretion (Urina spastica)
    Paroxysmale Tachykardie
    Angina pectoris
    Asthmaanfall
    Migräne
    Epileptischer Anfall
    Nierenkoliken
Primärer Hyperaldosteronismus (Conn-Syndrom)

(Examensangst)

Hyperparathyreoidismus
Kaliummangelsyndrom
Bei Ausschwemmung stärkerer
Ödeme und sonstiger Wasser-
retentionen
1. durch Besserung der
   Herzleistung bei Herz-
   insuffizienz
2. durch Diuretika
Polyurie nach Nierendiathermie
Polyurie nach Fieberanfall

Verminderte Ausscheidung (Oligurie)
(Aufgehobene Ausscheidung [Anurie])
Exsikkose
   Verminderte Aufnahme von
   Wasser
   Exzessives Schwitzen
   Schwere Durchfälle
   Erregungszustände
   Prärenale Abwanderung von
   Flüssigkeit
      Herzinsuffizienz mit
      Ödembildung
      Exsudat-/Transsudat-
      bildung
      Leberzirrhose
      Nephrotisches Ödem
Nierenkrankheiten mit fort-   *Niedriges spezifisches Gewicht!*
geschrittener Niereninsuffizienz
im Stadium der Oligurie
Addisonkrise
Posttraumatische Oligurie
Postoperative Oligurie
Schockniere
Verstopfung der Nierentubuli
   Hämoglobin/Myoglobin
   (Crush-Niere)
   Sulfonamide etc.
Reflektorisch
1. bei Nierensteinkoliken
2. Abflußbehinderung
   Steine
   Tumoren
   Strikturen

NB: Die Oligurie oder Anurie
ist immer auf die Ausscheidung durch die Nieren bezogen. Davon muß die Harnsperre unterschieden werden,
die allein auf die Abflußbehinderung zurückzuführen ist,
wobei die Nierenfunktion
intakt ist (anfangs).

Harn-TTC-Test (Triphenyltetrazoliumchloridprobe) *
Normalwert: Negativ

Prinzip:

Ein Gemisch von Triphenyltetrazoliumchlorid und Na_2HPO_4 wird mit Urin versetzt. Dieses Gemisch wird 4 Std. im Brutschrank bei 37° C bebrütet. Jede innerhalb dieser Zeit auftretende Rötung wird als positiv, also pathologisch betrachtet. Bei vielen Harnwegsinfekten kommt es zu diesem positiven Befund.

Trefferquote: ca. 80% (positive Befunde bei Harnwegsinfekten)

Bewertung: Besonders bei

Coliinfektionen und

Proteusinfektionen ist der TTC-Test empfindlicher als die Griesssche Probe. Diese ist dagegen bei Pyocyaneusinfekten empfindlicher als der TTC-Test.

Harnsäure (Serum) **

Normalwerte:

Neugeborene	2,4—5,0	mg%
1. Tag	2,7—5,1	mg%
2. Tag	2,5—5,7	mg%
6. Tag	2,0—3,7	mg%
10. Tag	1,0—3,5	mg%
Säuglinge	um 2,5	mg%
Kinder	um 4,0	mg%
Erwachsene	1,5—4,5	mg%

Der Harnsäurespiegel liegt bei Frauen bis zur Menopause im Durchschnitt um 15% niederer als bei Männern.

Entstehung und Funktion:

Die Harnsäure ist ein Purinderivat. Im Körper vorhandene Harnsäure ist zum Teil exogen, von purinhaltiger Kost stammend,

---
* Literaturauswahl: 350.
** Literaturauswahl: 8, 40, 86, 147, 222, 295, 304, 346.

Harnsäure ↑

zum Teil endogenen Ursprungs, d. h. beim Abbau von Nukleoproteiden entstanden. Die endogene Harnsäure entsteht durch Abbau aus Adenin, Cystidin, Guanin und Hypoxanthin, die für den energetisch-fermentativen Zellstoffwechsel wichtige Purine sind. Eine besondere Funktion kommt der Harnsäure nicht zu. Sie ist ein Endprodukt des Stoffwechsels.

Haltbarkeit:

+ 4° C:	*nach 5 Tagen keine Änderung*
Zimmertemperatur:	*nach 5 Tagen keine Änderung*
Erhöhte Werte:	**Bemerkungen:**
Gicht	*Werte über 6 mg% beim Mann bzw. über 5,5 mg% bei der Frau sind höchst verdächtig auf Gicht. In ca. 5% der Gichtfälle werden aber auch normale Harnsäurespiegel gefunden, besonders auch dann, wenn eine Behandlung mit urikosurisch wirkenden Medikamenten einen normalen Harnsäurespiegel auslöst. Bei klinischem Verdacht sollten wiederholte Kontrollen durchgeführt werden. Es empfiehlt sich hier auch die Kontrolle der 24-Std.-Ausscheidung im Harn (s. d.) vor und unter Behandlung mit einem Urikosurikum.*
Latente Hyperurikämie	*Ca. 25% der Verwandten von Gichtkranken zeigen erhöhte Harnsäurespiegel.*
Idiopathische Hyperurikämie	*Ca. 4—10% der Hyperurikämie, gefunden bei sonst völlig Gesunden.*
Kaplan-Klatskin-Syndrom	*Syndromale Koppelung von Gicht, Morbus Boeck und Psoriasis. Globuline ↑, Ca ↓, Alk. Phos. ↓*
Crampus-Syndrom	*Lokalisierte Muskelkrämpfe, Ca ↓↑*
Niereninsuffizienz/Urämie	*Harnstoff dann immer auch erhöht.*

Primäre Nierenschäden
Sekundäre Nierenschäden
(z. B. Bleigicht nach chronischer Bleivergiftung)

Vermehrte Harnsäureentstehung durch starken Gewebszerfall oder erhöhten Nukleoproteidumsatz:
Leukämie und andere Leukoblastosen

Besonders auch nach Behandlung mit Zytostatika, z. B. Myleran oder Stickstofflost. Harnsäureerhöhungen bis 38 mg⁰/₀ können dabei vorkommen.

Morbus Hodgkin
Plasmozytom
Hämolytische Anämie
Perniziöse Anämie   *Besonders unter Behandlung.*
Polyzythämie
Polyglobulie (?)
Schwangerschaftstoxikose/   *Infolge Ausscheidungsstörung.*
Eklampsie
Knochenmarkskrise   *Fe ↑, Ery ↓, Leuko ↓, Thrombo ↓,*
(Owren-Syndrom)   *Ubg. ↓. Akuter Beginn mit Fieber und schwerem Krankheitsgefühl.*

Primäre Hyperoxalurie
Hypoparathyreoidismus
Hypothyreose (?)
Schwere Pneumonie
Herzinfarkt
Hereditäre Fruktoseintoleranz

Nach Belastung mit Fruktose kommt es zu einem signifikanten Anstieg der Harnsäure.

Iatrogen
Unphysiologisch hohe Dosen von Glukokortikoiden
Nach tuberkulostatischer Behandlung

Erniedrigte Werte:
Iatrogen
Vorübergehend nach Insulininjektion

Behandlung mit Urikosurika z. B. Anturano Atophan Butazolidin (Phenylbutazon) Cinchophen Dicumarol Probenecid Salizylate	*NB: Eine antiphlogistische oder urikosurische Behandlung bei Pseudogicht-Syndrom (Chondrocalcinosis = kalzifizierende Tendinitis) kann eine erhöhte Harnsäureausscheidung bewirken, die eine Gicht vortäuscht. Auch die Besserung auf Colchicin und Monarthritis verstärken den falschen Verdacht. Normale oder niedere Serum-Harnsäurewerte helfen hier differentialdiagnostisch weiter.*

Wilson-Syndrom (Hepatolentikuläre Degeneration)
Fanconi-Syndrom
Eosinophiles Adenom/
Akromegalie

Harnsäure (Harn)
Normalwerte:
Ausscheidung in mg/kg Körpergewicht:
Kleinkinder um 25
Erwachsene ca. 8,7
NB: Bei purinreicher Kost wird vier- bis zehnfach mehr ausgeschieden als bei normaler Kost.

Vermehrte Ausscheidung:	Bemerkungen:
Erhöhter Zellabbau	
Leukämie	*Besonders unter Behandlung mit Zytostatika (einer Entstehung von Harnsäuresteinen unter einer derartigen Behandlung sollte vorgebeugt werden).*
Lymphosarkom und lymphatische Leukämie Polycythaemia vera Perniziöse Anämie nach Behandlung	*Besonders auch nach Strahlentherapie.*
Unter ACTH-Behandlung	*Gering vermehrte Ausscheidung.*
Unter Kortikoidbehandlung	*Gering vermehrte Ausscheidung.*

Erniedrigte tubuläre Rück-
resorption
　Behandlung mit Urikosurika　　Siehe S. 238
　Wilson-Syndrom
　Fanconi-Syndrom　　　　　　　Phosphatdiabetes,
　　　　　　　　　　　　　　　　renale Rachitis
Verminderte Ausscheidung:
Fettreiche und proteinarme Kost

Harnstoff (Serum) *
Normalwerte:
Säuglinge und jüngere Kleinkinder	10—25 mg%
Kinder	15—35 mg%
Männer	18—36 mg%
Frauen	10—42 mg%

Entstehung und Funktion:
Der Harnstoff ist das wichtigste Endabbauprodukt des Eiweiß-
stoffwechsels. Der größte Teil des im Organismus auftretenden
Stickstoffüberflusses wird in Form von Harnstoff ausgeschieden.
Es handelt sich um ein neutrales Amid der Kohlensäure. Eine be-
sondere Funktion kommt dem Harnstoff nicht zu.

Haltbarkeit:
+ 4° C:　　　　　　　　　　　　*maximal 3 Tage*
Zimmertemperatur:　　　　　　　*bei steriler Aufbewahrung*
　　　　　　　　　　　　　　　　24 Stunden.

Erhöhte Werte:　　　　　　　Bemerkungen:
Physiologisch
Sehr eiweißreiche Kost

Pathologisch
Kataboler Eiweißstoffwechsel
　z. B. Fieber
　Sepsis
　Paraneoplastisches Syndrom　　*Oft kombiniert mit funktio-*
　　　　　　　　　　　　　　　　neller Nierenstörung.
　Sekundäre hypokaliämische　　 $K \downarrow$, $GE \downarrow$, $Alb. \downarrow$,
　Muskeldegeneration bei　　　　$Cl \downarrow$, $Ca \downarrow$.
　Unterernährung (Achor-
　Smith-Syndrom)
Nierenerkrankungen
(Niereninsuffizienz bei:)
　Glomerulonephritis,　　　　　 *Meist durch hämolysierende*
　postinfektiöse　　　　　　　　 *Streptokokken der Gruppe A*
　　　　　　　　　　　　　　　　ausgelöst (ASL $\uparrow$).

---
* Literaturauswahl: 26, 81, 90, 91, 148, 156, 193, 225, 230, 266.

Akute G.	*Normalerweise keine Harnstofferhöhung, nur bei Dekompensation und akutem Nierenversagen auftretend.*
Subakute G.	*Der Harnstoffanstieg geht einer zunehmenden Niereninsuffizienz parallel.*
Chronische G.	*Der Harnstoffanstieg entwickelt sich entsprechend der zunehmenden Niereninsuffizienz bei Schrumpfnierenbildung.*
a) Nephrotische Verlaufsform	*Proteinurie*
b) Vaskuläre Verlaufsform	*Hypertonie. Meist erst später als die nephrotische Verlaufsform in eine Niereninsuffizienz mit Harnstoffanstieg übergehend.*

Glomerulonephritis, intrainfektiöse
z. B. bei Morbus Weil

Kopfschmerzen! Hämorrhagische Diathese, Bili oft ↑.

Andere Leptospirosen
Fleckfieber

Weil-Felix-Reaktion durchführen!

Infektiöse Mononukleose

Paul-Bunnel-Reaktion durchführen!

Gelbfieber

Bili ↑, Geographie!

Interstitielle Nephritis
Akut
  Bei schweren Verlaufsformen von Scharlach
  Seltener bei Diphtherie
    Typhus
    Erysipel

Chronisch

Mikrohämaturie, Hb ↓, Ery ↓, Fl ∠, Fe ∟, Bili ∠. Manchmal leichte Proteinurie, oft Phenacetin-Anamnese. NB: Bei Herdnephritis besteht keine Harnstofferhöhung.

Nephrotisches Syndrom	*Proteinurie, GE ↓, Alpha₂-Glob. ↑, Beta-Glob. ↑, BKS ↑, Chol. ↑.* *NB: Bei der reinen Lipoidnephrose kommt kaum eine Harnstofferhöhung vor.*
Toxisch	
z. B. Gold	
Quecksilber	
Wismut	
Infektiös	
z. B. Tuberkulose	
Lues	
Malaria	
Amyloidnephrose	*Siehe unter Kongorot-Probe!*
Nach Empyemen, Tbc, Osteomyelitis, Bronchiektasen, aber auch paraneoplastisch, z. B. nach M. Hodgkin oder Plasmozytom vorkommend	*NB: Bei generalisierter Amyloidose kann ein operativer Eingriff eine Niereninsuffizienz auslösen, die rasch zum Tode führt.*
Chronische Pyelonephritis im fortgeschrittenen Stadium (Schrumpfnierenbildung)	
(Akutes) Nierenversagen durch akute Kreislaufinsuffizienz	
Schock	
Blutverluste	
Traumen	
Operationsschock	
Salzmangelsyndrom	
Säuglingstoxikose	
Coma diabeticum	
Hämoglobinämie/Myoglobinämie	
Crush-Syndrom	*Folge einer Muskelzertrümmerung, z. B. nach schweren Unfällen, Myoglobinurie, Kreatinurie, K ↑, CPK ↑, Anamnese!*
Transfusionszwischenfall	
Hämolysegifte	*Z. B. Seifenabort oder durch Gifte mancher Tiere (Schlangen).*

Harnstoff ↑

Akute hämolytische
Anämie
(Lederer-Brill)

*Fe ↑, K ↑, Chol. ↑, oft Kälteagglutinine, Leuko ↑, Ery ↓
(normo- oder hyperchrom)*

Hämolytisch-urämisches
Syndrom (Gasser)

*Nierenrindennekrose bei der
erworbenen hämolytischen
Anämie, Hämoglobinurie,
Albuminurie, hämolytischer
Ikterus*

Nephrotoxisch

*Z. B. durch Kleesalz, Sublimat,
Tetrachlorkohlenstoff.*

Infektiös und postinfektiös
  Schwere akute Pyelonephritis
  Letale Verlaufsform der
  akuten Glomerulonephritis
  Sepsis
  Pneumonie

Allergisch

*Z. B. durch Sulfonamide,
Antibiotika, Arteriitis.*

Harnwegsverschluß mit sekundärer Nierenfunktionsstörung
  Steine
  Tumoren
  Starke Uterusvergrößerung
  Prostatahypertrophie und
  andere Prostataerkrankungen mit Verschluß
  Kristallbildung (Sulfonamide)
  Ureterunterbindung

Wassermangel/Exsikkose
und Elektrolytverluste
  Profuses Erbrechen
  Schwere Durchfälle
  Darmfistel
  Verbrennungen

Vor allem häufig bei Cholera

*Zusätzlich nephrotoxisch und
durch vermehrte Harnstoffbildung.*

  Diuretika
Embolien der Nierengefäße
Thrombosen der Nierengefäße
Reflektorisch nach Operationen
im Nieren-Harnwegsbereich
Herzinsuffizienz mit
chronischer Nierenstauung

Gefäßerkrankungen der Niere
  Arteriosklerose
    Besonders nach langer
    Hypertonie
    Nach maligner Hypertonie
  Kimmelstiel-Wilson-Syndrom (Diabetische Glomerulosklerose)
  Phäochromozytom   *Wenn länger dauernd und
                                  unbehandelt!*
  Wegener-Krankheit   *Maligne Form der
                                  Periarteriitis nodosa.*
  Thorn-Syndrom   *Fortschreitende Niereninsuffizienz bei Nebennierendysfunktion.*

  Hepato-renales Syndrom   *Funktionelle Nierenstörung
                                  bei primärer Hepatose verschiedenen Ursprungs. Anurie
                                  oder Oligurie. Proteinurie,
                                  Mikrohämaturie.*

  Knollenblätterpilzvergiftung   *Bili ↑, K ↓, Cl ↓, Ubg + +.*
  Funktionelle Nierenstörung
  bei Coma diabeticum
  Postimmersionssyndrom   *Zustand bei noch geretteten
                                  Ertrinkenden. Anamnese!
                                  Leuko ↑, Cl ↑, Proteinurie.*

Weitere seltene Syndrome
  Galaktosämie
  Fabry-Syndrom   *Phosphatid-Thesaurismose,
                                  livide, schwärzliche Haut- und
                                  Schleimhautflecken, aufgetriebene Konjunktivalvenen,
                                  EKG-Veränderungen, Kopfschmerz, meistens Männer betroffen.*

  Chronisch-idiopathische
  Hypercalcämie
  Hypophosphatasie   *Alk. Phos. ↓, Ca ↑, P →,
                                  Calciurie.*
  Oxalatnephritis   *Oxalurie, angeborene Stoffwechselstörung.*
  Good-pasture-Syndrom   *Pneumonie, Hämoptoe,
                                  Hämaturie, Proteinurie, meist
                                  junge Männer betroffen,
                                  Prognose infaust. (Virusinfekt?)*

Endocarditis fibroplastica (Löffler)	*Eosinophilie* ↑↑—↑↑↑. *Fortschreitende Herzinsuffizienz.*
Latrodektismus-Syndrom	*Anamnese, Geographie, siehe auch S. 101*
Burnett-Syndrom	*Zustand nach Hyperalkalisierung bei chronischem Magen- oder Duodenalulkusleiden. Heute viel seltener als früher. Siehe S. 19*
Cast-Syndrom	*Siehe S. 101*

Harnstoff (Harn)
Normalwerte:

Tägliche Ausscheidung: 20—35 g/24 h (Erwachsene)
Die tägliche Harnstoffausscheidung ist physiologischerweise abhängig vom Eiweißgehalt der zugeführten Nahrung und dem Abbau von körpereigenem Eiweiß.

Erhöhte Werte/Vermehrte Ausscheidung
Besonders eiweißreiche Kost
Hyperthyreose
Iatrogen
  Größere Mengen von Schilddrüsenhormonen
  Behandlung mit 11-Oxysteroiden
  Postoperativ

Verminderte Ausscheidung
Eiweißarme, kohlehydratreiche Kost
Wachstum (Kinder)
Schwangerschaft
Rekonvaleszenz nach schweren Erkrankungen
Niereninsuffizienz
  Anurie
  Oligurie
  Isosthenurie mit mangelnder Wasserzufuhr
Leberschäden mit verminderter Harnstoffbildung
Schwangerschaftstoxikose
Iatrogen
  Anabolika
  Testosteron
  Insulin

Harnstoff-Clearance

Normalwerte:
75 ± 30 ml/min/1,73 m² (Bei einer Diurese von mehr als 2 ml/min.)

Berechnung:

$$\text{Clearance} = \frac{\text{Harnstoffausscheidung im Urin (mg/min)}}{\text{Serumharnstoffkonzentration (mg/ml)}}$$

Einfache, jedoch wenig genaue Methode zur Bestimmung des Glomerulusfiltrates. Für praktische Zwecke genügt die alleinige Bestimmung des Serumharnstoffspiegels.

Harnstoff-Stickstoff
Normalwerte:
9,6—17,6 mg%
Bewertung:
Wie bei Harnstoff

HBDH (α-Hydroxybutyrat-Dehydrogenase) *
Normalwerte:
55—140 mU/ml

$\frac{\text{HBDH}}{\text{LDH}}$ Quotient 0,63—0,81

Funktion:
Die biochemische Funktion der HBDH ist noch nicht voll aufgeklärt. Vermutlich ist die HBDH identisch mit den für den Herzmuskel charakteristischen Isoenzymen der Laktat-Dehydrogenase (LDH_1 und LDH_2). Diese elektrophoretisch am schnellsten wandernden Enzyme zeigen die größte Aktivität gegen α-Ketobutyrat, das von dem Enzym in α-Hydroxybutyrat umgesetzt wird.

Vorkommen:
Vor allem im Herzmuskel

Einheiten:
1 mU/ml = 1 U/1000 ml
1 U = 1 IU = diejenige Enzymmenge, die ein μmol Substrat in 1 Min. bei 25° C und pH-Optimum umsetzt.

Haltbarkeit:
Aktivitätsverlust nur 5% nach 7 Tagen, sowohl bei Zimmertemperatur als auch bei + 4° C.

---

* Literaturauswahl: 64, 74, 226, 276, 277, 315.

Erhöhte Werte:	Bemerkungen:
Herzinfarkt	HBDH ↑ *in praktisch 100%* *der Fälle. Bei Ausschluß einer falsch positiven HBDH-Erhöhung bzw. einer anderen Ursache zeigt ein erhöhter Wert bei Angina pectoris* **einen Myokardinfarkt an***, auch dann, wenn ein normales bzw. uncharakteristisches EKG besteht.* $\frac{HBDH}{LDH}$ *Quotient* $> 0{,}81$. *Siehe auch Abb. 2, S. 16*
Progressive Muskeldystrophie (Duchenne)	HBDH ↑ *in praktisch 100% der Fälle (im Beginn und am Höhepunkt der Krankheit).* $\frac{HBDH}{LDH}$ *Quotient* $> 0{,}81$.
Megaloblastenanämie	*Unbehandelt:* $\frac{HBDH}{LDH}$ *Quotient* ↗, *nach Behandlungsbeginn* $\frac{HBDH}{LDH}$ *Quotient* ↑.
Hämolytische Krankheiten	
Karzinome	*NB: Bei Auftreten von Lebermetastasen fällt der* $\frac{HBDH}{LDH}$ *Quotient ab* $(< 0{,}63)$.
Sarkome Melanomatose (!) Morbus Hodgkin (!) Zustand nach Herzoperationen Myokarditis Stauungsinsuffizienz	*Selten.*
Akute Leberkrankheiten z. B. Hepatitis Infektiöse Mononukleose	*In ca.* $^2/_3$ *der Fälle* $\frac{HBDH}{LDH}$ *Quotient* ↓.

Chronische Leberkrankheiten z. B. Zirrhose	Erhöhungen nur selten, dabei $\frac{HBDH}{LDH}$ Quotient ↓.
Zerebrale Durchblutungsstörungen	
Terminales Coma hepaticum mit Diabetes	
Niereninsuffizienz	
Urämie	$HBDH\ \measuredangle$
Verschlußikterus (?)	Differente Literaturangaben.
Lungenembolie (??)	Differente Literaturangaben. Bei deutlicher HBDH-Erhöhung spricht der Befund differentialdiagnostisch eher für einen Herzinfarkt.
Erniedrigte Werte	$HBDH < 55\ mU/ml.$
Gamma-Plasmozytom	$\frac{HBDH}{LDH}$ Quotient ↑
Beta-Plasmozytom	$\frac{HBDH}{LDH}$ Quotient ↓

Hormonelle Diagnostik bei gynäkologisch-endokrinen Erkrankungen *

Normalwerte:
S. Tabellen.

Da Hormonbestimmungen aufwendig und teuer sind, sollte ihre Durchführung zur ergänzenden Diagnostik erst nach vorheriger Ausschöpfung aller anderen Untersuchungsmöglichkeiten erfolgen, denn mit dem Ergebnis der Hormonbestimmungen allein kann noch keine Diagnose gestellt werden. Das klinische Gesamtbild ist entscheidend.

Die **Pregnandiol-Bestimmung** im Harn ist zur allgemeinen Diagnostik nicht erforderlich, weil die Beurteilung von Basaltemperaturkurve, Smear und Zervikalschleim zur klinischen Diagnostik ausreichen. Das Pregnandiol ist die vorwiegende Ausscheidungsform des **Progesterons**, das vom Gelbkörper (außerdem auch in Nebennierenrinde und Plazenta) gebildet wird. Deshalb steigt die Pregnandiolausscheidung in der 2. Zyklushälfte auf 5—10 mg/24 h, während sich präovulatorisch Werte von 1—2 mg/

---

* Literaturauswahl: 146, 288.

Hormonelle Diagnostik 248

24 h finden. In der Schwangerschaft liegen wesentlich höhere Werte vor, die mit dem Alter der Schwangerschaft zunehmen.

Die **Östrogen-Bestimmung** ist zur Beurteilung von Zyklusstörungen, dysfunktionellen Blutungen und kongenitalen Mißbildungen ebenfalls ohne besondere Bedeutung, da hierzu klinische Methoden (Funktionssmear, biphasischer Zyklus, Zervixfaktor, Phänotypus) in der Regel ebenfalls ausreichen. Die wesentlichen physiologischen Östrogene sind Östradiol, Östriol und Östron.

Die **Normalwerte** der Gesamtöstrogenausscheidung (♀) sind je nach Zyklusstadium sehr verschieden. Sie liegen in der ersten Woche am niedrigsten (4—25 γ/24 h), um bei der Ovulation einen ersten Gipfel zu erreichen (30—80 γ/24 h). Danach sinken die Werte vorübergehend ab, um ca. am 17. Tag ein zweites (sogenanntes luteales) Maximum zu erlangen (Werte bis um 100 γ/24 h, nie unter 20 γ/24 h können erreicht werden).
Beim Mann sind die Normalwerte 9—25 γ/24 h.
Die Östrogenbildung erfolgt in Ovar, Plazenta, Testes und Nebennieren.

Erhöhte Werte einer Östrogenausscheidung finden sich

Physiologisch   Bemerkungen:
In der Schwangerschaft

Pathologisch bei
Nebennierentumoren
Nebennierenhyperplasie
Uteruskarzinom   *Vermehrung von Östrogen und*
                                   Östriol, nicht jedoch Östradiol.
                                   Das Fehlen einer vermehrten
                                   Östrogenausscheidung kann
                                   nicht als „Beweis gegen" an-
                                   gesehen werden.
Granulosazelltumoren
Thekazelltumoren

Allgemein erniedrigte Werte
Infantilismus
Simmond'sche Kachexie

Erniedrigte Werte der Östrogenausscheidung im Vergleich zu vorherbestehenden Werten
Eklampsie
Nach Aborten
Nach der Entbindung

Von wesentlich größerer Bedeutung als Pregnandiol- und Östrogenbestimmung ist für die Diagnostik der gynäkologisch-endokrinen Erkrankungen die Untersuchung der 24stündlichen Ausscheidung an Gesamtgonadotropinen (s. u.), 17-Ketosteroiden und 17-Hydroxykortikosteroiden.

Gesamtgonadotropine

Normalwerte:

5–50 E/24 h

Entstehungsort: Hypophyse

Funktion:

1. Follikelstimmulierendes Hormon (FSH)
   ♀: Stimulierung der Follikelreifung
   ♂: Anregung des Tubuliwachstums sowie der Bildung und Reifung von Spermien

2. Luteinisierungshormon (LH)
   ♀: Auslösung des Follikelsprungs und der Corpus luteum-Bildung. Zusammen mit FSH hat das LH eine regulierende Wirkung auf die Östrogenproduktion der Ovarien. Außerdem regt es die Progesteronbildung an. Womöglich spielt dabei Prolactin eine zusätzlich anregende Rolle.
   ♂: Anregung der Testosteron-Synthese und -Sekretion.

(Über Choriongonadotropin (HCG), das in der Plazenta entsteht, s. bei Schwangerschafts-Test!)
Die Gesamtgonadotropine spielen bei der Diagnostik jener gynäkologisch-endokrinen Erkrankungen eine Rolle, bei denen das Gleichgewicht im Regelsystem der Ovarien gestört ist.

Erhöhte Werte:	Bemerkungen:
Klimakterium	*Durch Nachlassen der Östrogenbildung in den Ovarien fällt die Hemmwirkung auf die Hypophyse weg, so daß die Gesamtgonadotropinbildung ansteigt. Etwa 2–3 Jahre vor der Menopause kommt es zum Anstieg, Maximum 1 Jahr nach der Menopause, die erhöhten Werte halten jedoch über 7 Jahre an.*

Hormonelle Diagnostik 250

Ovarialhyperplasie	*Vermutlich zu wenig Keimparenchym. Nachdem sich zunächst ein normaler Ovarialrhythmus entwickelt hat, kommt es zu einem vorzeitigen Klimakterium mit sekundärer Amenorrhoe.*
Gonadendysgenesie (= genetisch bedingte Zyklusstörungen)	*Es sind nur Gonadenrudimente ohne Keimzellen angelegt. Infolge der extrem verminderten oder fehlenden Östrogenbildung kommt es zu starker Steigerung der Gonadotropinbildung (> 100 E/24 h).*
z. B. Turner-Syndrom	*Ergänzende Untersuchungen: Barr-Test (chromatin-negativ), Kariogramm, Farbtüchtigkeit (Rotgrünblindheit), z. B. Herzfehler. Pterygium colli, Minderwuchs, Cubitus valgus.*

Erniedrigte Werte:

Zentral-organische Prozesse z. B. Eosinophiles Adenom Basophiles Adenom Andere, extraselläre Tumoren Traumatische Schäden Entzündliche Prozesse	*Evtl. fehlende Nachweisbarkeit der Gesamtgonadotropine. Ophthalmologische und neurologische Symptome! Amenorrhoe (primär bzw. sekundär). Evtl. Galaktorrhoe (evtl. diskrete Milchabsonderung bei Palpation) ist bei gleichzeitig verminderter Gonadotropinausscheidung und Ovarialfunktionsstörung ein hochwertiges Leitsymptom für zentrale organische Prozesse.*
Sheehan-Syndrom	*Gleichzeitig sind 17-Ketosteroide und 17-Hydroxykortikosteroide vermindert. Postpartale Amenorrhoe. Als Zeichen der allgemeinen Hypophysenstörung entwickelt sich eine Nebenniereninsuffizienz und eine Hypothyreose.*

Hormonelle Diagnostik

17-Hydroxykortikosteroide (17 OHCS) und 17-Ketosteroide bei der Diagnostik von Zyklusstörungen.

Normalwerte:

S. 17-Ketosteroide und
17-Hydroxykortikosteroide

17 KS	17 OHCS	Diagnose	Bemerkungen
↑↑		Nebennierenadenom Nebennierenkarzinom	Im Kortisoltest kein Abfall. Sekundäre Amenorrhoe (s. auch unter 17-Ketosteroide!) Plötzlich einsetzende Virilisierung, Stimmveränderungen, Klitorishypertrophie.
↑		Kongenitales, adrenogenitales Syndrom (= angeborene Nebennierenhyperplasie)	Enzymdefekt. Beschleunigtes Wachstum in der Kindheit, aber vorzeitiger Epiphysenschluß, daher Kleinwuchs. Primäre Amenorrhoe, Vermännlichung. Beim Kortisoltest Abfall auf Normalwerte (auf dem gleichen Prinzip beruht auch die Behandlung!). Pregnandiolausscheidung ↑.
↑	∼*	Ektopisches ACTH-Syndrom, ausgelöst z. B. durch Bronchialkarzinom (= Schwartz-Bartter-Syndrom), Mediastinal-, Pankreas- oder Ovarialkarzinome	Oligo- oder sekundäre Amenorrhoe, dysfunktionelle Blutungen, plötzlich auftretende Virilisierung, evtl. Cushing-Zeichen.
∠	↑	Cushing-Syndrom	Sekundäre Amenorrhoe, RR ↑, Diabetes, Stammfettsucht, Striae, Osteoporose, Hirsutismus.

* ∼ = wechselnd erhöht.

17 KS	17 OHCS	Diagnose	Bemerkungen
∠		Postpuberales adrenogenitales Syndrom	Oligomenorrhoe oder sekundäre Amenorrhoe, Hirsutismus, Klitorishypertrophie. Zur genauen Diagnostik sind hier Fraktionierung der 17-KS und Funktionsteste erforderlich.
∠		Stein-Leventhal-Syndrom	Oligomenorrhoe oder sekundäre Amenorrhoe, Sterilität. Beidseits polyzystisch vergrößerte Ovarien. Hirsutismus, Adipositas. NB: Mit Dexamethason-Hemmung kann man die Ausscheidung der adrenalen C-17-Ketosteroide bremsen, durch Gonadotropine die Ausscheidung von in den Ovarien gebildeten Androgenen steigern, so daß sich erst dadurch das richtige Ausmaß der Erkrankung bewerten läßt.
∠		Maskulinisierende Tumoren des Ovars	Virilisierung, Oligomenorrhoe oder sekundäre Amenorrhoe.
↓	↓	Sheehan-Syndrom	s. o. bei Gesamtgonadotropinen.
↓	↓	Nebenniereninsuffizienz	Hier von geringer diagnostischer Bedeutung, da andere Symptome früher auftreten. S. auch unter 17-Ketosteroide.

5-Hydroxyindolessigsäure

Normalwerte:
2—7 mg/24 Std.

Funktion und Bedeutung:
Die 5-Hydroxyindolessigsäure ist ein Abbauprodukt des Serotonins und wird im Harn ausgeschieden.

5-Hydroxyindolessigsäure

Erhöhte Werte:

Physiologisch
Einnahme von Bananenkost
Einnahme bestimmter
Käsesorten

(schlüssiger Beweis liegt nicht vor)

Pathologisch
Carcinoide

*Werte über 20 mg sind verdächtig,
Werte über 30—150 mg hochgradig verdächtig*

Carcinoide postoperativ

Die vermehrte Harnausscheidung bleibt bestehen, wenn das Carcinoid operativ nicht vollständig entfernt worden war, bzw. Metastasierung vorliegt.

Manche Carcinome des
Magen-Darm-Trakts

Es kommen nur leicht vermehrte Ausscheidungen vor.

Manche Lungencarcinome

NB: Normale Werte der 5-Hydroxyindolessigsäure schließen ein Carcinoid nicht aus. Manche Formen gehen auch mit einer vermehrten Ausscheidung von 5-Hydroxytryctophan oder zusätzlicher Ausscheidung von Histamin einher.

Falsche positive Werte:
Acetanilid
Mephesin

Bewirken falsch positive Farbreaktionen

Erniedrigte Werte:
Mastocythose

5-Hydroxyindolessigsäure kann im Harn vollständig fehlen.

Falsch negative Werte:
Phenothiazine

können die Farbreaktion unterdrücken, deshalb darf bei Verdacht auf Carcinoide eine Phenothiazin-Behandlung nicht durchgeführt werden.

Literatur: 366, 367, 368, 369.

17-Hydroxykortikosteroide (17-ketogene Steroide)

Normalwerte:

Tägliche Ausscheidung beim Mann 7—20 mg
bei der Frau 4,5—14 mg

Im Verlauf des Tages bestehen deutliche tagesrhythmische Schwankungen in der Ausscheidung.

Beachte Normalwerte des eigenen Labors! Wie bei allen komplizierten biochemischen Methoden bestehen unterschiedliche Normalwerte der verschiedenen biochemischen Untersuchungsverfahren.

Bedeutung:

Die Bestimmung der 17-Hydroxykortikosteroide ist eine Gruppenbestimmung von Harnsteroiden, die Kortison, Hydrokortison und deren Metaboliten mit einschließt. Es bestehen enge Zusammenhänge zwischen der Ausscheidung der 17-Hydroxykortikoide, der 17-ketogenen Steroide und der Silber-Porter-Chromogene. Die Funktionen dieser 3 Gruppen überschneiden sich weitgehend, sind jedoch nicht vollkommen identisch. Fast alle wesentlichen 17-Ketosteroide stammen von mehreren in Nebennierenrinde und Testes sezernierten Hormonen. Die Analyse eines bestimmten oder einer Gruppe von Metaboliten repräsentiert daher nicht bestimmte Vorläufer. Für die klinische Diagnostik ist die Bestimmung der 17-Ketosteroide von begrenztem Wert. Ihre Bedeutung wird oft überschätzt. Die Bewertung sollte daher im allgemeinen dem Spezialisten vorbehalten bleiben.

Erhöhte Werte: **Bemerkungen:**

Cushing-Syndrom
verschiedener Genese
Virilismus   ⎫
Pubertas praecox   ⎬ *Nebennierenbedingt*
Infolge Hormontherapie ⎭
Eklampsie
Nach Operationen
Nach Verbrennungen
Im Gefolge von
Infektionskrankheiten

Erniedrigte Werte:

Morbus Addison
Nach Absetzen einer länger

dauernden Kortisontherapie
Hypophysenvorderlappen-
Unterfunktion
Bei Erschöpfungszuständen (?)

Jolly-Körperchen s. S. 178

Jugendliche Neutrophile s. Differentialblutbild S. 127—129

Kalium (= K) *

Normalwerte:	mval/l = mäq/l	mg⁰/₀ = mg/100 ml
Neugeborenes	4—5	15,6—19,5
Säugling	4,8—5,5	18,7—21,4
Kleinkind	3,9—5,6	12,9—21,8
Erwachsener	4,1—5,7	12,1—21,5

NB: Für die Normalwerte des Serumkaliums bestehen signifikante geographische Unterschiede. Es ist außerdem zu beachten, daß trotz eines normalen Serumkaliumwerts ein Kaliummangel vorliegen kann. Besonders bei Azidosen und Exsikkosen kann die intrazelluläre Kaliumkonzentration erniedrigt sein trotz normalen Serumkaliumspiegels. Umgekehrt ist bei der Insulinbehandlung, Testosteronbehandlung, Zufuhr großer Mengen Glukose und Fruktose sowie bei familiärer periodischer Paralyse der Kaliumgehalt des Intrazellulärraums oft höher als der Serumkaliumspiegel vermuten läßt. Hier kann neben Beachtung der allgemeinen klinischen Erscheinungen (s. S. 258) evtl. die Beachtung der Kaliumausscheidung im Urin, das EKG und der Kalium-Defizit-Test weiterhelfen. (Nach oraler Belastung mit 6 g Kalium als Kaliumchlorid finden sich beim Gesunden im 24-Std.-Harn mindestens 5 g Kalium wieder. Bei Kaliummangel liegt eine geringere Ausscheidung vor. Der Kalium-Defizit-Test setzt eine intakte Nierenfunktion voraus.) Eine Erniedrigung der Serumkaliumkonzentration von 1,5 mval/l läßt auf ein Gesamt-Defizit von 300—400 mval schließen. Das intrazelluläre Kalium kann durch Bestimmung des erythrozytären Kaliumgehaltes bewertet werden.

---

* Literaturauswahl: 25, 51, 52, 102, 143, 144, 166, 167, 188, 189, 193, 236.

Kalium

Funktion:

Kalium gehört zu den Strukturelementen des Zellprotoplasmas, wo es zum Teil an Phosphate, Eiweiß und Glykogen gebunden ist. Für die Erregbarkeit der Muskel- und Nervenzellen ist das Kalium von großer Bedeutung. Bei Erregung treten Kaliumbewegungen durch die Zellmembran auf. Beim Aufbau und Abbau energiereicher Phosphatverbindungen spielt Kalium als Katalysator eine Rolle. Im Serum hat das Kalium vor allem Verteilungsfunktionen, indem es ausgleichend zwischen Aufnahme, Ausscheidung und den Intrazellularräumen verschoben wird. Die Konzentration im Serum wird von den Nieren reguliert.

Vorkommen:

Intrazellulär	115—150	mval/l
Speichel	24	mval/l
Magensaft	16	mval/l
Galle	9	mval/l
Dünndarmsäfte	8	mval/l
Serum	5	mval/l

Der Körper enthält insgesamt ca. 3200 mval Kalium (Erwachsene).

Maßeinheiten:

1 mg%/o (Milligramm-Prozent) = 1 mg der Substanz in 100 ml Serum.

Die Angabe in Gewicht pro Volumeneinheit ist im Hinblick auf das chemische Verhalten und die osmotische Kraft der Elektrolyte zu ungenau, denn ihre physiologische Bedeutung ist nicht von ihrem Gewicht, sondern von der Anzahl pro Volumeneinheit gelöster elektrisch aktiver Teilchen (Ionen) abhängig. Als Maßeinheit ist daher besser das Äquivalentgewicht einzusetzen. Wegen der geringen Elektrolytkonzentration in den Körperflüssigkeiten ist der Begriff des Milliäquivalents (mval = mÄq) üblich.

$$1 \text{ Milliäquivalent} = \frac{1}{1000} \text{ Äquivalent}$$

$$\text{Äquivalentgewicht} = \frac{\text{Molekulargewicht} \times \text{Gramm}}{\text{Wertigkeit}}$$

Beim Vergleich der Elektrolyte in der Maßeinheit mg⁰/₀ besteht bei gleicher Größenordnung Gewichtsgleichheit, aber unterschiedliche Bindungsfähigkeit.
Beim Vergleich der Elektrolyte in der Maßeinheit mval/l besteht bei gleicher Größenordnung gleichgroße Bindungsfähigkeit, aber unterschiedliches Gewicht.
Umrechnungsfaktoren:

$$\text{mval/l} = \frac{\text{mg}^0/_0 \times 10 \times \text{Wertigkeit}}{\text{Molekulargewicht}}$$

$$\text{mg}^0/_0 = \frac{\text{mval} \times \text{Molekulargewicht}}{10 \times \text{Wertigkeit}}$$

Für Kalium entspricht

$$1 \text{ mg}^0/_0 = \frac{1 \text{ mval/l}}{3,9}$$

1 mval/l = 1 mg⁰/₀ × 3,9, da das Molekulargewicht von Kalium 39 ist.

Erhöhte Werte:	Bemerkungen:
	NB: Werte über 6,5 mval/l bzw. über 25,5 mg⁰/₀ sind bedrohlich, bei Werten über 10 mval/l besteht die Gefahr des letalen Ausgangs.
Niereninsuffizienz in verschiedenen Stadien (Oligurie/Anurie/Urämie)	*Funktionsstörung der distalen Nierentubuli.*
Sehr kaliumreiche Kost bei renaler Ausscheidungsstörung	*NB: Salt-losing-Nephritis mit Addisonismus wird als Thorn-Syndrom bezeichnet (K ↑).*
Morbus Addison	*K-Harn ↓, Na-Harn ↑, Na ↓, Cl ↓. K nur in schweren Fällen und in der Addisonkrise erhöht.*
Debré-Fibiger-Syndrom	*Dyskortizismus des frühen Säuglingsalters bei kongenitaler Nebennierenhyperplasie.*
Schmidt-Syndrom	*Kombinierte Schilddrüsen- und Nebenniereninsuffizienz. Na ↓, 17-Ketosteroide-Harn ↓.*

Kalium ↑

Hämolytische Vorgänge z. B. nach Transfusionen	*Das aus den Erythrozyten stammende K bewirkt den Anstieg des Serumkaliums. Dieser ist besonders rasch und stark bei gleichzeitiger Nierenschädigung.*
Größere Gewebezerstörungen (bzw. Zellzerfall)	*Mit je 1 g Stickstoff verlassen ca. 3 mval K/l, mit je 1 g Glykogen 0,36 mval K/l die Zelle.*
z. B. postoperativ Verbrennungen Schwere Entzündungen und Infekte Konsumierende Prozesse Muskelzertrümmerung (Crush-Syndrom) Großer Myokardinfarkt Hyperkinetische Aktivität z. B. Status epilepticus Strychninvergiftung	
Diabetische Azidose	*Gestörte K-Aufnahme der Zellen und erhöhte Freisetzung von Zell-K infolge von Eiweißabbau und Glukoneogenese. Der Serum-K-Anstieg findet sich in den früheren Stadien der diabetischen Ketoazidose.*
Adrenogenitales Syndrom Allergische Krankheiten	*Tendenz zur leichten Hyperkaliämie.*
Schockzustände mit Volumenreduzierung der extrazellulären Flüssigkeit	
Übermäßige iatrogene Zufuhr von K z. B. durch Infusionen	
Chronische Vergiftung mit Alkylphosphaten und anderen organischen Phosphorinsektiziden (z. B. E 605, Metasystox u. a. S. S. 115)	*Ca ↓, P ↑, Alkali-Reserve ↓. Zur Überwachung und Feststellung einer evtl. Gefährdung eignet sich am besten die Bestimmung der Cholinesterase der Erythrozyten.*

Hereditäre intermittierende
Adynamie (Lähmung) =
Gamstorp-Syndrom
Latrodektismus-Syndrom

Symptome der Hyperkaliämie:
Steigerung der neuromuskulären Erregbarkeit
Parästhesien
Verwirrungszustände
Müdigkeit/Asthenie
Aufsteigende schlaffe
Lähmungen
Herzflimmern bis zum diastolischen Herzstillstand
EKG: Schmalbasiges, erhöhtes
T, Verbreiterung von QRS,
Abflachung von P, Schenkelblock und Herzstillstand
können vorkommen.

Erniedrigte Werte (Hypokaliämie):
1. Verminderte Kaliumaufnahme
Nahrungskarenz
Hungerzustände

Verminderte Nahrungsaufnahme Schwerkranker usw.
Postoperativ
Pylorusstenose
Entzündliche und neoplastische
Erkrankungen des oberen
Gastrointestinaltrakts
Parenterale Ernährung ohne
K-Zufuhr
    Glukoseinfusionen
    Fettinfusionen

*Bei Absinken auf Werte von 70%/o oder darunter ist sofortige Entfernung aus dem gefährdeten Milieu angezeigt.
Lähmung tritt auf infolge vermehrten Austritts des K aus den Muskelzellen.
S. S. 101*

Eine hypokaliämische Muskeldegeneration nach chronischer Unterernährung wird als Achor-Smith-Syndrom bezeichnet.

Auch die Verdünnung der extrazellulären Flüssigkeit bei intravenöser Zufuhr spielt eine Rolle.

Kalium ↓

Postoperatives Syndrom	K-Mangel oft kombiniert mit K-freien Infusionen, endogener Nebennierenüberfunktion infolge Operationsstress und negativer Stickstoffbilanz.
Sondennahrung	
Anorexia mentalis	
Störungen der Glykogenese und Proteinbildung	
unter Thyroxin	
Insulin	
Testosteron	
Rekonvaleszenz	
Postoperativ	
nach diabetischem Koma	
Kaliumverluste:	(Über K-Verluste s. auch K-Harn — Vermehrte Ausscheidung)
A. Renal	
Diuretika	Ausgenommen Aldosteronantagonisten
Kationenaustauscher	
Tubuläre Schädigungen und renale Azidose	
Chronische Niereninsuffizienz im polyurischen Stadium	
Renale Aminoazidurie	
De Toni-Debré-Fanconi-Syndrom	
Dysmetabolisch-Dysendokrines-Syndrom (de Toni)	
Abderhalden-Fanconi-Syndrom	
Albright-Hadorn-Syndrom	Primäre K-Stoffwechselstörung mit Osteomalazie und periodischer hypokaliämischer Muskellähmung.
Lightwood-Albright-Syndrom	Idiopathische renale hyperchlorämische Azidose und Spätrachitis
PAS-Behandlung bei Tbc	
Digitalistherapie	
Größere Ödemverluste (auch ohne Diuretika)	

Ungeeignete Infusionstherapie	
Diabetische Azidose (Koma)	*Nach längerem Verlauf, wenn schon stärkere renale K-Verluste eingetreten sind, v. a. aber nach Insulintherapie, die ein verstärktes Einströmen des Serum-K in die Zellen bewirkt.*
Primärer Hyperaldosteronismus	*Große K-Verluste im Harn*
M. Cushing	*Eine erhöhte adrenokortikale Aktivität bewirkt vermehrten K-Verlust im Harn.*
Lebererkrankungen	*Gesteigerte Aldosteronaktivität. Bei schweren Leberschäden können die Nebennierensteroide nicht in gleichem Maße katabolisiert werden, wie sie gebildet werden.*
Schwere Herzinsuffizienz mit Leberstauung	*Bei Herzinsuffizienz ist die Serum-K-Konzentration häufig normal, obwohl ein (v. a. kardiales) K-Defizit besteht!*
Herzfunktionsstörung durch primäre Leberschäden (sogenanntes hepato-kardiales Syndrom)	
Falsches Leberkoma	*K ↓ < 16 mg⁰/₀; Koma infolge Hypokaliämie!*
Schwartz-Bartter-Syndrom	*Bronchialkarzinom, das eine ACTH-ähnliche Substanz produziert, die zum sekundären Hyperkortizismus führt. Na ↓, 17-Ketosteroide-Harn ↑.*
Nebennierenrindenhormone Kortison Prednisolon DOCA usw.	*Bewirken erhöhte K-Ausscheidung bei Na-Retention.*
ACTH-Behandlung	
Alkalose z. B. metabolisch Pharmaka	*Bei Alkalose (gleichgültig welcher Genese) stehen den Nieren vermindert H⁺-Ionen zur Elimination zur Verfügung.*

B. Extrarenal

Durchfälle
Knollenblätterpilzvergiftung
Ménétrier-Syndrom

Eiweißverlierende exsudative Gastroenteropathie.

Chronischer Laxantienabusus

Circulus vitiosus: Habituelle Obstipation führt über Laxantiengebrauch zu intestinalem K-Verlust, Nieren- und Herzschädigung infolge K-Mangel, renalem K-Verlust, hypokaliämischer Darmlähmung, die wiederum eine Steigerung des Laxantienabusus hervorruft. Dies kann bis zur Tetraplegie und zum Herzversagen führen.

Erbrechen
Gallefisteln
Andere Fisteln
Colitis ulcerosa

Malabsorptionssyndrome
  Steatorrhoe/Sprue
  nach Dünndarmresektion
  usw.

Kaliumverluste auch bei festen Stühlen!

Ileus
Ständiges Absaugen von
Magen-Darm-Sekreten
Wiederholte Einläufe mit
elektrolytfreien Lösungen
Starkes Schwitzen
Postoperativ (mit Glykogen-
und Proteinverlusten)
Extrarenale Blutreinigung
  Künstliche Niere
  Peritonealdialyse
  Magen-Darm-Wäsche
Parotitis
Übermäßiger Lakritzengenuß

Sucus liquiritiae hemmt die Aufnahme von Kalium in die Zelle!

C. *Verschiebung des extrazellulären Kaliums in den Intrazellularraum*

Insulinbehandelte diabetische Azidose	*Nach Insulingabe wandert K zusammen mit Glukose in die Zellen. Das Defizit entsteht auch, weil bei der vorangegangenen Hyperkaliämie renale K-Verluste eingetreten sind.*
Behandlung mit Testosteron und Abkömmlingen (Anabolika)	*Infolge des verstärkten Eiweißanabolismus wandert K mit Phosphat in die Zellen.*
Familiäre paroxysmale Muskellähmung (Laverié-Syndrom) (Westphal-Syndrom)	*Man nimmt an, daß einem paralytischen Schub eine starke Verschiebung von K in den Intrazellularraum vorangeht. Beachte den Gegensatz zum Gamstorp-Syndrom, bei dem die Lähmung mit einer stärkeren Verschiebung des K in den Extrazellularraum einhergeht (Hyperkaliämie!)*

Symptome der Hypokaliämie:

Neuromuskulär

Abschwächung der Sehnenreflexe
Verminderte elektrische Erregbarkeit
Schwäche der Extremitätenmuskulatur
Muskelschwäche bis zur Muskellähmung

Zerebrale Symptome

Verwirrungszustände
Apathie
EEG-Veränderungen

Kardiovaskuläre Symptome

Tachykardie
Extrasystolen
Arrhythmien
Herzdilatation
Herzinsuffizienz

EKG-Veränderungen
QT-Zeit-Verlängerung
ST-Senkung
Abflachen und Negativwerden von T
Auftreten einer U-Welle
Manchmal auch QRS-Verbreiterung

Intestinale Symptome
Anorexie
Übelkeit
Obstipation
Paralytischer Ileus möglich

Renale Symptome
Polyurie (Polydipsie) infolge eingeschränkter Konzentrationsfähigkeit

Kalium Harn

Normalwerte:	mval/24 h
0—6 Monate	12 ± 7
½—1 Jahr	29 ± 8
1—2 Jahre	40 ± 6
2—3 Jahre	28 ± 7
3—4 Jahre	41 ± 11
4—5 Jahre	38 ± 11
5—7 Jahre	37 ± 6
7—11 Jahre	51 ± 25
11—14 Jahre	70 ± 21
Erwachsene	65 — 90 (bei Normalkost)

NB: Die ausgeschiedene Menge hängt stark von der Art der zugeführten Nahrung ab.

Die Ausscheidung des Kaliums erfolgt in den distalen Nierentubuli. Das in den Glomeruli filtrierte Kalium wird in den proximalen Tubuli wieder vollständig resorbiert. Die Kaliumausscheidung in den distalen Tubuli erfolgt im Austausch gegen Natrium aus den Lumina der Tubuli. In Konkurrenz zu Kalium tritt die Ausscheidung von Wasserstoff-Ionen. Bei Mangel an Wasserstoff-Ionen (Alkalose) nimmt die Kaliumausscheidung daher zu. Bei

Azidosen nimmt die H+-Ausscheidung zu, die K-Ausscheidung ab. Die renale Regulation von Säure-Basen-Gleichgewicht und Kaliumhaushalt stehen also eng miteinander in Zusammenhang. Bei völliger Kalium-freier Diät scheidet die Niere zunächst 20—50 mval/die aus, um erst nach 3—4 Tagen die Ausscheidung auf Werte unter 10 mval zu reduzieren. Bei verminderter Kaliumzufuhr kommt eine Hypokaliurie erst nach etwa 8—14 Tagen zustande. Sie tritt ein, wenn ein Defizit von ca. 200—300 mval K besteht.

Erhöhte Werte:

Nierenschäden
Polyurische Phase tubulärer Nierenschäden
Chronische Pyelonephritis (Kalium-Verlustniere)
Albright-Hadorn-Syndrom

Abderhalden-Fanconi-Syndrom

de Toni-Debré-Fanconi-Syndrom

Lightwood-Albright-Syndrom

Schwartz-Bartter-Syndrom
Alkalose jeder Genese

Diabetische Azidose

Katabolismus bei Hungerzuständen

Bemerkungen:

Primäre K-Stoffwechselstörung mit Osteomalazie und periodischer hypokaliämischer Muskellähmung

Maligne Störung des Aminosäurestoffwechsels mit Zystinspeicherung, Zwergwuchs, Rachitis, Chronische Obstipation, P ↓, Alkal. Phos. ∠, GE ↑.

Phospho-Gluko-Aminosäuren-Diabetes mit schwerer renaler Rachitis.

Idiopathische, renale hyperchlorämische Azidose und Spätrachitis

(Siehe bei Hypokaliämie S. 261)

Das aus den Zellen austretende K bewirkt eine Anhebung des Serum-K-Spiegels, dem eine vermehrte K-Ausscheidung folgt.

Aus den Zellen tritt vermehrt K aus.

Natriummangel-Syndrom	*Aus den Zellen tritt vermehrt K aus.*
Diuretika	*Bei den Carboanhydrasehemmern wird die Ausscheidung von H^+-Ionen gehemmt, die vermehrte Ausscheidung von Bikarbonat- und K^+-Ionen gefördert*
	Quecksilberdiuretika bewirken eine vermehrte Ausscheidung von K durch Erhöhung des Harnvolumens.

Cushing-Syndrom
Primärer Hyperaldosteronismus (Conn-Syndrom)
Behandlung mit
 ACTH
 Nebennierensteroiden
 (Prednison, Prednisolon etc.)
 DOCA

Kalium-Defizit-Test s. Kalium S. 255

Kalzium s. Calcium S. 86

Katecholamine (Harn):

Normalwerte: Erwachsene 20—150 ng/ 24 Std.

Einheiten: 1 ng = 1 γ = 0,000 001 g

Bedeutung und Entstehung:
Gemeinsame Bezeichnung für die chemisch verwandten Nebennierenmark-Hormone Adrenalin und Nor-Adrenalin, sowie deren Abbauprodukte. Aufgrund der chemischen Verwandtschaft werden sie mit den heute üblichen fluorimetrischen Nachweismethoden gemeinsam erfaßt. Die Bestimmung von Katecholaminen und Vanillinmandelsäure hat heute die isolierte Bestimmung von Adrenalin und Nor-Adrenalin weitgehend verdrängt.

Bewertung: siehe Adrenalin und Nor-Adrenalin

Ketonkörper s. Azeton S. 43 und Azetessigsäure S. 42 u. S. 205

17-Ketosteroide-Harn

Normalwerte:
mg/24 h-Harn

Neugeborene	1,2—2,5	Postnataler Abfall d. Ausscheidungswerte.
Säuglinge	0,48—1,0	
Kleinkinder	0,58—1,8	Ansteigen d. Werte etwa ab 8. Lebensjahr.
Frauen	6—14	Im Alter von 16—55 Jahren.
Männer	10—20	Im Alter von 18—55 Jahren.

Funktion und Bedeutung:

Die 17-Ketosteroide sind ein Abbauprodukt anderer Steroide. Sie gehören zu den C_{19}-Steroiden und sind so bezeichnet, weil sich am C_{17}-Atom eine Ketogruppe (doppelt an Kohlenstoff gebundenes Sauerstoffatom) befindet. Bei Frauen stammen die 17-Ketosteroide praktisch alle von den Nebennierenrindenhormonen. Beim Mann sind sie nicht nur ein Abbauprodukt der Kortikosteroide, sondern auch des Testosterons, das in den Leydig'schen Zellen des Hodens entsteht. Hier haben beim Mann ca. 50—70% der ausgeschiedenen 17-Ketosteroide ihren Ursprung. Stoffwechsel und Abbau der Kortikoide finden vor allem in der Leber statt. Die 17-Ketosteroide sind nur ein Teil der etwa 100 im Harn ausgeschiedenen Steroide. Die 17-Ketosteroide können in α-Ketosteroide und β-Ketosteroide unterteilt werden. Die wichtigsten Fraktionen der α-Ketosteroide sind:

α-Ätianolon
Androsteron
11-Hydroxyandrosteron
11-Ketoätianolon
11-Hydroxyätianolon
11-Ketoandrosteron

Der Anteil der β-17-Ketosteroide an der Total-17-Ketosteroid-Fraktion beträgt beim Mann im Mittel 31%, bei der Frau 22%.

17-Ketosteroide (Harn)

Erhöhte Ausscheidung:	Bemerkungen:
A. Nebennierenbedingt	
Nebennierenhyperplasie Nebennierenadenom	*Die Ausscheidung der β-Fraktion steigt im regelrechten Verhältnis zur Gesamt-17-Ketosteroidausscheidung.*
Nebennierenkarzinom	*Der Anteil der β-Fraktion erhöht sich bis zu 50 %/o der Gesamt-17-Ketosteroidausscheidung.*
	NB: Eine siebentätige Behandlung mit Kortikosteroiden entsprechend einer täglichen Dosis von 50—100 mg Kortison bewirkt bei der Nebennierenhyperplasie einen Rückgang der 17-Ketosteroidausscheidung, bei Nebennierenadenom und -karzinom bleibt die Ausscheidung unverändert.
ACTH-Behandlung	*Bei Gesunden und Nebennierenhyperplasie entwickelt sich eine Vermehrung der Ausscheidung, bei Nebennierenadenom und -karzinom bleibt sie unverändert.*
Adrenogenitales Syndrom	*Oberbegriff für Krankheitsbilder, die als Folge einer Überproduktion von Nebennierenandrogenen entstehen. Siehe oben.*
Cushing-Syndrom	
Debré-Fibiger-Syndrom	*Dyskortizismus des frühen Säuglingsalters bei kongenitaler Nebennierenhyperplasie. Nahrungsverweigerung, Erbrechen (Pseudopylorospasmus), Kollapszustände.*
Feminisierungs-Syndrom bei Männern	

Nach größeren Operationen und anderen Stress-Situationen	*Die Erhöhung der Ausscheidung bleibt innerhalb der normalen Grenzen!*

B. Hypophysenbedingt

Basophiles Hypophysenadenom Zwischenhirnsyndrom (= Berardinelli-Syndrom)	*Konstitutionelle Hypophysenüberfunktion mit Wachstumsbeschleunigung, Hypergenitalismus, athletischer Muskelhypertrophie, Phlebomegalie, Hyperhidrosis, Hyperlipämie (Neutralfett).*

C. Keimdrüsenbedingt

Bei Männern

Pubertas praecox	*Erhöhte Ausscheidung im Vergleich zur normalen altersentsprechenden Ausscheidung.*
Leydigzell-Tumor	*NB: Andere Hodentumoren und das Chorionepitheliom gehen mit normaler oder niederer 17-Ketosteroidausscheidung einher.*
Klinefelter-Syndrom	*Abnorme Geschlechtschromosomenkonstitution (XXY oder XXXY). Männlicher Habitus, aber Gynäkomastie und meist weibliche Geschlechtsbehaarung. Testishypoplasie, Azoospermie (Oligospermie möglich).*
Testosteron-Behandlung	*Ca. 50% der Dosis erscheinen im Harn als 17-Ketosteroide.*
Choriongonadotropin-Injektion	*Hodenstimulation!*

Bei Frauen

Die meisten Ovarialtumoren	*NB: Bei Arrhenoblastom ist die Ausscheidung normal oder nur leicht erhöht.*

Stein-Leventhal-Syndrom	*Vergrößerte, polyzystische Ovarien, Amenorrhoe bzw. anovulatorische Zyklen, Hirsutismus, Adipositas. Eine vermehrte 17-Ketosteroidausscheidung findet sich nicht in allen Fällen.*
Dysendokrinismus (Leprechaunismus-Syndrom)	*17-Ketosteroide ↗; große Ohren, Hände und Füße, kongenitale Gynäkomastie, Faunsgesicht, Klitorishypertrophie und Minderwuchs, Hautpigmentierungen.*
Gordan-Overstreet-Syndrom	*Gonadendysgenesie, hypoplastisches weibliches Genitale, sonst männlicher Habitus. Fragliche chromosomale XO-Konstitution*

D. Andere Ursachen
Schwartz-Bartter-Syndrom

Bronchial-Karzinom, das eine ACTH-ähnliche Substanz sezerniert. Ähnliches wurde bei Mediastinal- und Pankreaskarzinomen beobachtet!

Verminderte Ausscheidung:
A. Nebennierenbedingt
  Morbus Addison

Bei Auftreten klinischer Erscheinungen sinken die Ausscheidungswerte unter 7mg/24h. In ausgeprägten Fällen finden sich bei Männern Werte unter 4 mg/24 h, bei Frauen unter 1 mg/24 h.

  Schmidt-Syndrom

Biglanduläres Syndrom. Kombinierte Nebennieren- und Schilddrüseninsuffizienz.

  Plötzliches Absetzen der Therapie nach langdauernder Behandlung Kortison oder Abkömmlingen.

B. *Hypophysenbedingt*
  Hypophysenunterfunktion
  Hypophysentumoren

C. *Keimdrüsenbedingt*
bei Männern
Hypogonadismus
Postpuberaler Hypogonadis- *Dysplasie der Leydig'schen*
mus *Zwischenzellen, Gynäkomastie,*
femininer Haarwuchs.
Kallmann-Syndrom *Hypogonadotroper Hypo-*
gonadismus beim Mann,
Anosmie, Hodenbiopsie:
Fehlen der Leydig-Zellen.

Gonadenaplasie
Gonadendysplasie
Bei Frauen besteht keine keim-
drüsenbedingte Verminderung
der 17-Ketosteroidaus-
scheidung.

D. *Andere Ursachen*
Schwere chronische, konsumierende Krankheiten
Hungerzustände
Hypothyreose/Myxödem
Leberschäden, vor allem
Leberzirrhose
Fortgeschrittene Niereninsuffizienz

Koagulationsband s. Serumlabilitätsproben S. 372

Kongorotprobe *

Normalwert:

70—90% Farbstoff im Serum nach 1 Std., dabei keine oder nur spurweise Farbstoffausscheidung im Urin.
Weniger als 70% Farbstoff im Serum spricht für Amyloidose, im Urin wird dabei kein Farbstoff gefunden.
NB: Ein Farbstoffschwund unter 70% kann bei Fehlen eines Amyloids dann vorkommen, wenn viel Farbstoff im Urin ausgeschieden wird (bei Nephrose!)

Bedeutung:

Das Amyloid ist ein Polysaccharid-Protein-Komplex, der im Bindegewebe und im retikuloendothelialen System bei manchen

---

* Literaturauswahl: 54, 208, 209.

Krankheiten auftritt und die Eigenschaft hat, Kongorot an sich zu binden. Diese Affinität des Amyloids wird bei der Kongorotprobe ausgenutzt.

Positive Kongorotprobe:
Alle periretikulären Amyloidformen
Erworben
    z. B. Tbc, v. a. bei Kombination mit Mischinfektionen
    Empyeme
    Chron. Sinusitis
    Chronische Furunkulose
    Chronische Osteomyelitis
    Spondylitis
    Lepra
    Lues
    Rheumatische Prozesse und Kollagenosen
    Primär chronische Polyarthritis
    Still'sche Erkrankung
    Sjögren-Syndrom
    Arthritis psoriatica
    Morbus Bechterew
    Lupus erythematodes visceralis
    Brochiektasen
    Mukoviszidose
    Chronischer Lungenabszeß
    Chronische Appendizitis
    Chron. interstitielle Nephritis
    Morbus Boeck
    Ileitis terminalis
    Colitis ulcerosa
    Lymphogranulomatose
    Maligne Tumoren (bes. der Nieren)
Hereditär
    Amyloidose bei familiärem Mittelmeerfieber
    Amyloidose mit Urtikaria und Taubheit
Idiopathisch (ohne nachweisbare Grundkrankheit und ohne Nachweis der Vererbung)

Falsch negative Kongorotprobe
Perikollagene Amyloidformen
Lokal
    Altersamyloid
    Idiopathische, tumorförmige Amyloidablagerungen
    Lichen amyloidosus
Generalisiert

Erworben
  Amyloidose als Folge des Plasmozytoms ⎫ In etwa 10% der
  Amyloidose als Folge des Morbus ⎬ Fälle tritt das
  Waldenström ⎭ Amyloid auf

Hereditär
  Neuropathische familiäre Amyloidose
  Kardiopathische familiäre Amyloidose

Idiopathisch
  Primäres Amyloid

NB: Da zur Diagnostik des perikollagenen Amyloids die Kongorotprobe versagt (die Amyloidablagerungen liegen vom strömenden Blut weiter entfernt), ist hier die Diagnostik mittels Biopsie angezeigt. Am einfachsten, ungefährlichsten und für den Patienten am angenehmsten ist zur Gewinnung von histologischem Material die Rektumbiopsie.

Eine Indikation zur Rektumbiopsie ist bei folgenden Tatbeständen gegeben:

A.* 1. Ungeklärte Polyneuritis
    2. Ungeklärte Herzinsuffizienz
    3. Ungeklärte Blutungsneigung
    4. Ungeklärte dyspeptische Beschwerden
    5. Makroglossie (wenn keine Akromegalie vorliegt)
    6. Amyloidverdächtige, papulöse Hautinfiltrate und sklerodermie-ähnliche Hautveränderungen
    7. Vorliegen eines Plasmozytoms
    8. Makroglobulinämie

B* 1. Ungeklärte Proteinurie
    (Tritt in 90% der periretikulären Amyloidosen auf)
   2. Vorliegen einer Grundkrankheit, die zum Amyloid führen kann
   3. Ungeklärte Thromboseneigung

Die Leber- oder Nierenbiopsie kann anstelle der Rektumbiopsie ebenfalls durchgeführt werden. Die histologische Aussage „kein Amyloid nachweisbar" kann klinisch nur dann anerkannt werden, wenn polarisationsmikroskopisch (Kongorotfärbung) und fluoreszenzmikroskopisch (Thioflavin-Färbung) bei ausreichender Erfahrung untersucht wurde.

96% der erworbenen periretikulären Amyloidformen gehen mit meist erheblicher (= 87%) Beschleunigung der BKS einher. Kon-

---
* A = Diagnostik ausschließlich durch Biopsie
  B = Diagnostik mit Kongorotprobe bringt ebenfalls Ergebnis.

stant scheint eine Erhöhung des Serum-Hexosamin-Gehaltes aufzutreten.
Bei den familiären perikollagenen Amyloidosen können α₂-Globulin-Erhöhungen vorkommen.

Kreatin (Serum) *
Normalwert:
1,0—1,5 mg %
Kreatin ist ein Zwischenprodukt des intermediären Stoffwechsels und wird aus Arginin und Glykokoll über die Guanidin-Essigsäure durch Methylierung mit Methionin gebildet. Außerdem erfolgt auch eine Aufnahme durch die Nahrung (Fleisch).
Haltbarkeit:
Bei + 4° C maximal 24 Stunden.
Erhöhte Werte:
Physiologisch:
Vermehrte Aufnahme bei
fleischreicher Kost
Pathologisch:
Untergang von Muskelgewebe
Zustand nach Amputation
Hyperthyreose
Primär chronische Polyarthritis   *In der aktiven Phase*

Iatrogen:
I. v. Injektion von Kasein-
hydrolysaten
Behandlung mit Methyltest-   *Vermehrte Synthese in der*
osteron   *Leber.*

Kreatin (Harn)
Normalwerte:
Negativ oder geringe Spuren.
In den Nierentubuli erfolgt eine Rückresorption des in den Glomeruli filtrierten Kreatins.

Erhöhte Werte:	Bemerkungen:
Physiologisch:	
Kinder (Wachstum)	
Schwangerschaft	*Es wurde vermutet, daß die tubuläre Rückresorption unterdrückt ist.*
Postpartal	*Vermutlich vermehrte Kreatinbildung infolge Rückbildung der Uterusmuskulatur.*

---
* Literaturauswahl: 12, 36, 41, 215, 223, 234.

Kreatin (Harn)

Große Mengen rohen Fleisches in der Kost	Durch Kochen wird im Fleisch Kreatin zu Kreatinin umgewandelt.
Stark eiweißarme Kost	Abbau körpereigener Muskulatur.

Pathologisch:
Myopathien

Progressive Muskeldystrophie (Erb)	*Aldolase* ↑, *CPK* ↑ *s. d.*
Duchenne-v. Leyden-Syndrom	*Infantile Form der progressiven Muskeldystrophie.*
Curshmann-Batten-Steinert-Syndrom	*Erbliche Myopathie mit Dystrophie umschriebener Muskelgruppen. Meist mimische Muskulatur, Kaumuskulatur und Nacken-Schultergürtel betroffen. Frühzeitig verwaschene Sprache.*
Oppenheimkrankheit	*Symmetrische Hypotonie und Atonie der Muskulatur, Bewegungsarmut, keine Progression. Kreatinin-Harn* ↓.
Krabbe-Syndrom (II)	*Generalisierte Hypoplasie der Muskulatur, verstärkte körperliche Ermüdbarkeit (bis jetzt erst 1 Fall beschrieben).*

Neurogene Myopathien
z. B. Poliomyelitis

Kortiko-Striato-Zerebellares-Syndrom	*Familiäre systemhafte Erkrankung mit Gleichgewichtsstörungen, Dysdiadochokinese, Reflexstörungen, Intelligenzdefekt.*
Crush-Syndrom	*Untergang größerer Muskelmassen nach Unfällen etc.*

Paroxysmale Myoglobinurie
Hormonelle Erkrankungen
  Eosinophiles Hypophysen-Adenom (Akromegalie)
  Chronische Nebenniereninsuffizienz
  (Addison-Syndrom)
  Cushing-Syndrom

Diabetes mellitus   Ausdruck der Störung im
                          Energiehaushalt der Musku-
                          latur.
Hyperthyreose
Hypogonadismus
Andere Ursachen
Lebermetastasen
Akute Leukämie
Lupus erythematodes
disseminatus
Knochenfraktur
Verbrennungen
Infektionskrankheiten   Kataboler Stoffwechsel, Abbau
                          körpereigenen Eiweißes.
Dermatomyositis
Iatrogen
Injektion von Kaseinhydroly-
saten
Behandlung mit Cortiron
Behandlung mit ACTH
Behandlung mit Kortikoiden
Behandlung mit Methyl-
testosteron
Hochdosierte Behandlung
mit Schilddrüsenhormonen

Kreatinin (Serum) *

Normalwerte:

Bis 3 Mon.	0,40—0,60 mg%	NB: Bei Diabetikern liegen die
3—7 Mon.	0,33—0,42 mg%	Normalwerte niederer und
7—12 Mon.	0,24—0,40 mg%	zwar bei Männern um durch-
1—5 Jahre	0,27—0,42 mg%	schnittlich 0,19 mg% und bei
5—6 Jahre	0,35—0,45 mg%	Frauen um 0,15 mg%. Sonst
6—12 Jahre	0,45—0,68 mg%	noch als normal erscheinende
Erwachsene ♂	0,50—1,25 mg%	Werte können bei Diabetikern
♀	0,51—1,18 mg%	also schon auf einen Nieren-
(Bezogen auf Plasma)		schaden hinweisen.

Kreatinin ist das Anhydrid des Kreatins. Es ist ein unbrauchbares
Stoffwechselprodukt. Die Kreatininsynthese ist ebenso wie die
Kreatininurie (s. d.) direkt der Muskelmasse proportional.

* Literaturauswahl: 12, 36, 41, 215, 223, 234.

Erhöhte Werte:
Eosinophiles Hypophysen-
adenom (Akromegalie)
Niereninsuffizienz

Harnverhaltungen
Schwere dekompensierte
Herzinsuffizienz

Bemerkungen:

= *bedingter Maßstab für
glomeruläre Filtrationsleistung.*

Kreatinin (Harn)
Normalwerte:
Angegeben in mg Ausscheidung / kg Körpergewicht / 24 Std.

Frühgeborene 2—12 Wochen		8,3—19,9
Reife Neugeborene 1—7 Wochen		10,0—15,5
Kinder 6—11 Jahre		6,4—21,8
Kinder 12—17 Jahre	♀	12,2—29,4
	♂	20,7—28,2
Erwachsene	♀	14,0—22,0
	♂	20,0—26,0

Die Kreatininurie ist ebenso wie die Kreatininsynthese direkt der Muskelmasse proportional und unabhängig von der physischen Belastung auffallend konstant (eine normale Nierenfunktion vorausgesetzt). Durch Bestimmung des Kreatinins läßt sich die Verläßlichkeit einer Urinsammlung über 24 Std. kontrollieren.

Erhöhte Werte: **Bemerkungen:**
Physiologisch:
Durch gebratenes Fleisch
in der Nahrung
(besonders stark erhitzte
Randpartien!)

Pathologisch:
Eosinophiles Hypophysen-
adenom
Hypophysärer Riesenwuchs
Diabetes mellitus
Hypothyreose
Infektionskrankheiten

Erniedrigte Werte:
Progressive Muskelatrophie   *Kreatin-Harn* ↑
(Erb)

Duchenne-v. Leyden-Syndrom	*Infantile Form der progressiven Muskeldystrophie. Kreatin-Harn ↑.*
Krabbe-Syndrom (II)	
Dermatomyositis	*Kreatin-Harn ↑*
Lähmungen	
Hochgradige Niereninsuffizienz	
Hyperthyreose	*Kreatin-Harn ↑*
Anämie	
Leukämie in Remissionsphase	

Kupfer (Serum)
Normalwerte:
70—130 $\gamma\%$
Maßeinheit:
$\gamma\% = \mu g$ in 100 ml Serum
$1 \mu g = 10^{-6} g$
Funktion:
Das Kupfer liegt im Plasma zu 4% als Transportkupfer und zu 96% als Fermentkupfer vor. Das Fermentkupfer ist an Coeruloplasmin, einen spezifischen Eiweißkörper gebunden, der bei der Serumelektrophorese im Bereich der α_1-Globuline wandert. Die Fermenteigenschaften sind die einer Phenoloxydase, die biologische Funktion ist noch unbekannt. Resorbiertes Kupfer wird zunächst locker an Albumin gebunden, bevor es im Körper weitere Bindungen, z. B. an Coeruloplasmin eingeht.
Im Körper allgemein erfüllt das Kupfer als Funktionselement wichtige katalytische Funktionen, sei es bei der Blutbildung, der Blut- und Gewebsatmung oder im Rahmen des Zell- und Pigmentstoffwechsels.

Vorkommen (Gesamtgehalt der Organe in mg):

Muskeln	84	Lungen	2,25
Skelett	34,5	Herz	0,9
Leber	13,5	Nieren	0,89
Gehirn	4,2	Pankreas	0,29
		Milz	0,23

Haltbarkeit:
+ 4° C: *maximal 14 Tage*
Zimmertemperatur: *maximal 14 Tage*
Erhöhte Werte: **Bemerkungen:**
Schwangerschaft *Im letzten Trimenon kommt ein leichter Anstieg des Serumspiegels vor.*

Akute und schwere chronische Infektionen

Rheumatische und
Kollagenkrankheiten
  Akuter Gelenkrheumatismus
  (Rheumatisches Fieber)
  Primär chronische
  Polyarthritis
  Lupus erythematodes
  disseminatus

Die Serumkupfererhöhung geht etwa dem Grad der Aktivität parallel. Fe ↓.

Zerfallende maligne Tumoren
Leukämie (akut und chronisch)
Lymphogranulomatose
(M. Hodgkin)

Anämien
  Aplastische Anämie
  Perniziöse Anämie
  Schwangerschafts-
  megaloblastenanämie
  Eisenmangelanämie
Hämochromatose
Hyperthyreose
Verschlußikterus
Biliäre Leberzirrhose
(Akute Hepatitis)

Der Serumkupferspiegel ist hier nicht selten uncharakteristisch.

Fe ↑!

Serumkupfererhöhung nur in der febrilen Initialphase oder bei begleitendem Gallenwegsverschluß (Cholangiohepatitis).

Schizophrenie und andere
Psychosen

Die Bedeutung der hierbei gefundenen mäßigen Hyperkuprämien ist noch nicht geklärt.

Erniedrigte Werte:
Wilson'sche Krankheit
(Degeneratio hepatolenticularis)

Vermutlich primäre Eiweißstoffwechselkrankheit, die mit einer Verminderung des Coeruloplasmins im Plasma, Aminoazidurie und erhöhter Kupferresorption einhergeht sowie zu abnorm starker Kupferanreicherung in Gehirn, Leber, Nierentubuli und tiefen Corneaschichten führt.

Hypothyreose/Myxödem
Behandlung mit Thyreostatika

Nephrotisches Syndrom	*Infolge renaler Coeruloplasminverluste.*
Spondylitis ankylopoetica	*Hier findet sich im Gegensatz zur PCP eine Serumeisenerhöhung oder zumindest fehlende Erniedrigung.*
Akute Leukämie in Remission ausgelöst durch ACTH-Behandlung ausgelöst durch Prednison oder ähnliche Nebennierenhormone.	
Manche „Eisenmangel"-Anämien bei Säuglingen	*Ausgelöst durch extrem kupferarme (Milch-)Ernährung. Eisentherapie ist hier ohne Erfolg. Erst die Behandlung mit Kupferverbindungen beseitigt die Anämie.*
Kwashiorkor	*Fe ↓.*

LAP (Leucin-Aminopeptidase)

Normalwerte: 8—22 mU/ml (25° C)

Funktion und Bedeutung:
Die physiologische Funktion des in vielen Organen vorkommenden Enzyms ist nicht ausreichend bekannt. Die Bezeichnung ist nicht ganz richtig, da die echte LAP an der Spaltung von Leucin-β-naphthylamid bzw. Leucin-p-nitranilid nicht oder nur gering beteiligt ist. Die Bezeichnung wird jedoch beibehalten, da sie klinisch schon eingeführt ist.

Als Exkretionsenzym entspricht die klinische Bedeutung etwa der γ-GT, die LAP ist jedoch nicht so empfindlich. In der Differentialdiagnostik der erhöhten APh ist die LAP von Bedeutung, da sie bei Knochenerkrankungen normal bleibt.

Eine Unterscheidung zwischen intrahepatischem und extrahepatischem Verschluß durch die LAP ist nicht möglich.

Vorkommen: (Reihenfolge der Konzentration)

Niere	Hoden
Dünndarm	Leber
Muskel	Magenschleimhaut
Gehirn	Pankreas
Colon	Thymus
Milz	

Haltbarkeit:

Bei + 4° C	*keine Änderung nach 7 Tagen*
Bei Raumtemperatur	*keine Änderung nach 7 Tagen*

Erhöhte Werte:	Bemerkungen:
Cholestasen verschiedenster Ursachen	
Lebermetastasen	
Pankreaskarzinom	*selten, aber manchmal starke Erhöhung*
Leberzellschäden	*SGOT und SGPT sind gleichzeitig deutlich erhöht.*
Alkoholische Fettleber	*Nicht selten ist die LAP deutlich vermehrt, obwohl die APh normal ist.*
Malignome	*nicht immer erhöhte Werte!*
v. a. Mammacarcinome Tumoren des Magen-Darmtraktes	*auch ohne Lebermetastasen*
Echinokokkus der Leber	
Gravidität	*Beginn der Erhöhung meist ab 3. Monat, bis zum 9. Monat bis zum Fünffachen der Norm ansteigend. NB: Bei Hyperemesis gravidarum und Toxikosen geht die LAP-Aktivität deutlich zurück und kann bis zur Norm absinken.*
Erhöhte Oestrogenwerte	*Jede Erhöhung des Oestrogengehaltes oder d. Oestrogenproduktion scheint zu erhöhten LAP-Aktivitäten führen zu können. Leichtere Erhöhungen bei normalen Phosphatasenu. Transaminasewerten sind nach Einnahme von Ovulationshemmern nicht selten zu beobachten. Wenn Ovulationshemmer zu erhöhter Transaminaseaktivität führen, ist sie fast regelmäßig von starken Erhöhungen der LAP bei häufig normaler APh begleitet. Entsprechend ausgeprägte LAP-Erhöhungen bei nur gering erhöhten od. normalen Transaminasen treten*

regelmäßig auch bei Oestrogenbehandlung des Prostatakarzinoms auf. Da in diesen Fällen wegen Knochenmetastasen sehr häufig auch die APh erhöht ist, muß man diese Oestrogenwirkung auf die LAP kennen, da es sonst sehr leicht zur Fehldiagnose „Lebermetastasen" kommt. Auch die Oestrogentherapie klimakterischer Beschwerden ist in zunehmendem Maße die Ursache für unklare LAP-Anstiege. Nach Absetzen der Oestrogenbehandlung sollten die LAP-Werte sich spätestens innerhalb von zwei bis drei Wochen normalisieren.

Periarthritis nodosa
u. verschiedene andere Kollagenosen
Chron. Herzinsuffizienz mit Stauungsleber

} *Gleichzeitig APh bei normalen Transaminasen.*

Literaturverzeichnis: 360, 361, 362.

Latex-Tropfentest [*]

Normalwert: Negativ.
Bedeutung:
Der Latex-Tropfentest ist eine Modifikation des Latex-Fixationstestes nach Singer-Plotz zum Nachweis des Rheumafaktors. Dieser stellt ein makromolekulares Gammaglobulin dar, das in der Lage ist, bestimmte Agglutinations- und Präzipitationsreaktionen auszulösen. Beim Latex-Tropfentest wird ein Reagens aus Latexpartikeln und adsorbiertem Gamma-Globulin angewandt. Er stimmt mit seinen Ergebnissen mit anderen Methoden zum Nachweis des Rheumafaktors (Latex-Fixationstest, Hämagglutinationstest, Bakterienagglutinationstest und Grenzschichtreaktion) weitgehend überein. Der Vorteil des Latex-Tropfentests liegt in seiner Einfachheit und raschen Durchführbarkeit.

Positive Befunde:	**Bemerkungen:**
Primär chronische Polyarthritis (PCP, Rheumatoide Arthritis)	*Diagnostische Sicherheit 75—94%. Der Latex-Test ist*

[*] Literaturauswahl: 211, 248, 312.

nicht zur Frühdiagnose geeignet. Er wird erst 3—12 Monate nach Beginn der Erkrankung positiv. Die Stärke der Agglutination kann nicht zur Bewertung der rheumatischen Aktivität herangezogen werden. Hierzu sind BKS, CRP usw. geeignet.

Felty-Syndrom — Chronische Polyarthritis mit Hepatosplenomegalie, Lymphdrüsenschwellungen, Leukopenie und Eosinophilie, Gamma-Glob. ↑.
Häufig akuter Beginn.
NB: Die Still'sche Krankheit kommt im Kindesalter vor und entspricht dem Felty-Syndrom. Der Latex-Test ist hier jedoch sehr häufig negativ!

Unspezifisch positive Befunde kommen auch vor bei:
Spondylitis ankylopoetica (M. Bechterew) — *In bis 15% der Fälle positiv.*
Rheumatoid bei Röteln — *In ca. 90% der Fälle positiv, Zusammenhang ungeklärt.*
Lupus erythematodes disseminatus — *In ca. 35% der Fälle positiv.*
Sklerodermie — *In ca. 30% positiv.*
Periarteriitis nodosa — *In ca. 20% positiv.*
Dermatomyositis — *In ca. 10% positiv.*
Lues
Lebererkrankungen
  Zirrhose und chronische Hepatitis — *Ca. 50% positiv.*
  Hepatitis infectiosa — *Ca. 20% positiv.*
  Verschlußikterus — *Bis über 20% positiv.*
Erkrankungen, die mit einer starken Hypergammaglobulinämie einhergehen, neigen allgemein zu positivem Latex-Test.
Leukämien
Morbus Boeck

Falsch positive Reaktion:
In stark lipämischen Seren
Ablesung später als 3 Minuten.

NB: Bis zu 1% der normalen Bevölkerung können ohne sonst krankhaften Befund einen positiven Latex-Test aufweisen.

LDH (= Laktat-Dehydrogenase) *

Normalwerte:
Im Mittel 111 mU/ml
175—195 mU/ml sind verdächtig
>195 mU/ml sicher pathologisch
NB: Werte über 1200 mU/ml kommen neben der Perniziosa nur noch bei ausgedehnten Lebermetastasen, schweren akuten Intoxikationen mit intravasaler Hämolyse und evtl. beim schweren akuten Rechtsherzversagen vor.

Funktion:
Die Laktatdehydrogenase katalysiert in reversibler Reaktion die Umwandlung von Brenztraubensäure in Milchsäure, wobei Nikotinamid-Adenin-Dinukleotid (NAD) aus reduziertem Nikotinamid-Adenin-Dinukleotid (NADH) entsteht:
Pyruvat + NADH ⇌ Laktat + NAD

Vorkommen:

Skelettmuskel 147 U/g Organ
Leber 145 U/g Organ
Herzmuskel 124 U/g Organ
Niere 106 U/g Organ
Lymphknoten 83 U/g Organ
Pankreas 50 U/g Organ
Erythrozyten 36 U/g Organ
Lunge 27 U/g Organ

NB: Es gibt 5 Isoenzyme der LDH, bezeichnet als LDH_{1-5}. Isoenzyme sind nahe verwandte Enzyme mit identischer Substratspezifität, aber unterschiedlicher proteinmolekularer Form. Infolge ihrer unterschiedlichen Größe und elektrischen Ladung lassen sich die LDH-Isoenzyme elektrophoretisch (oder säulenchromatographisch) unterscheiden. Die LDH_1 findet sich kathodennah, die LDH_5 anodennah, die übrigen Isoenzyme liegen dazwischen.

---
* Literaturauswahl: 5, 29, 74, 92, 103, 150, 152, 200, 280, 289, 311, 313, 320, 321, 322.

Verteilung der Isoenzyme in den menschlichen Organen in der Reihenfolge ihrer Konzentration (hohe Konzentration fett gedruckt):

Herzmuskel $LDH_{1, 2, 3, 4 \text{ und } 5}$
Skelettmuskel $LDH_{5, 2 \text{ und } 3, 1, 4}$
Leber $LDH_{5, 3, 2, 1, 4}$
Niere $LDH_{2, 1, 3, 4, 5}$
Pankreas $LDH_{3, 1, 2, 5, 4}$
Lunge $LDH_{3, 4, 2, 5, 1}$
Erythrozyten $LDH_{1, 2, 3, 4, 5}$

Einheiten: Siehe unter HBDH

Umrechnungsfaktor:
1 mU/ml = 1 WE (Wroblewski-La Due-Einheit) × 0,482

$$1 \text{ WE} = \frac{1}{0,482} \text{mU/ml}$$

Haltbarkeit:
Sehr unterschiedliche Literaturangaben.
Nach manchen Autoren ist das Enzym sehr instabil in Kälte. Daher sollte das Serum *nicht im Kühlschrank aufbewahrt werden.*
Nach neueren Angaben (E. u. F. W. Schmidt) ist der Verlust geringer.

bei + 4° C — 8% nach 3 Tagen,
bei Zimmertemperatur — 2% nach 3 Tagen.

Durch Oxalat wird die Aktivität gehemmt, im Zitratplasma ist die Aktivität bis zu 40% niedriger als im Serum. Zwischen Serum und heparinisiertem Plasma bestehen keine Unterschiede.

Erhöhte Werte:	Bemerkungen:
Herzinfarkt	*Durchschnittlicher Anstieg 250–800 mU/ml s. Abb. S. 16 Hierbei findet sich vor allem eine Erhöhung der (kathodennahen) LDH_1-Fraktion. S. auch unter HBDH!*
Akute Herzinsuffizienz	*Hierbei kommen auch Erhöhungen der SGOT, SGPT, Aldolase und anderer Enzyme vor. Bei chronischer Herzinsuffizienz finden sich keine Enzymanstiege, es sei denn, es besteht eine erhebliche Leberstauung.*
Paroxysmale Tachykardie	*Bei Eintreten einer akuten hämodynamischen Insuffizienz.*

Myokarditis	$LDH_1 \uparrow$ und $LDH_2 \uparrow$. NB: Bei Perikarditis (allein) findet sich kein LDH-Anstieg.
Muskelparenchymstörungen z. B. bei chirurgischen Eingriffen	
Progressive Muskeldystrophie	Vor allem in den frühen Stadien, s. auch unter CPK ($\uparrow$) und Aldolase ($\uparrow$) s. Tab. S. 383
Anämien	Erhöhung vor allem der LDH_1-Fraktion.
Perniziosa Andere megaloblastische Anämien	Werte über 700 mU/ml sind fast die Regel. Ausnahmen nur bei anbehandelten Fällen und sehr geringen Blutbildveränderungen. Unter Behandlung fällt die LDH mit Einsetzen der Retikulozytenkrise steil ab.
Hämolytische Anämien	$\dfrac{LDH}{SGOT}$ Quotient $> 12,5$. Kongenitale hämolytische Anämien zeigen keine oder nur geringe Anstiege.
Fötale Erythroblastose	Vor allem schwere Formen. Die LDH hilft hier möglicherweise differentialdiagnostisch weiter, da weder eine Erhöhung des nichtkonjugierten Bilirubins (Leberunreife mit Glukuronyltransferasemangel, Crigler-Najjar-Syndrom, Lucrey-Priscoll-Syndrom), noch des Stuhlurobilinogens (unterentwickelte Darmflora) diagnostisch entscheidend sind.
Myeloische Leukämie	Infolge des hohen Enzymgehalts in den neutrophilen Leukozyten! NB: Bei aleukämischer Leukämie und bei chronisch lymphatischer Leukämie findet sich kein LDH-Anstieg.

Multiple Karzinommetastasen v. a. Lebermetastasen	$SGOT > SGPT$; $\dfrac{SGOT + SGPT}{GLDH}$ Quotient < 10 $LDH_1 \uparrow$ und $LDH_2 \uparrow$. Alk. Phos. ↑ oft auch bei normalem Bilirubin.
Leberparenchymschäden	Hier ist vor allem die LDH_5-Fraktion erhöht!
z. B. Hepatitis	$SGPT > SGOT > LDH > GLDH$
Toxischer Leberschaden	$LDH > SGOT > SGPT > GLDH$
Leberkoma	
Nierenschäden	Bei akutem Nierenversagen wird die Bestimmung des $\dfrac{LDH}{SGOT}$ Quotienten empfohlen. Hämolytische Ursachen lassen sich damit erkennen.
Akute Pankreatitis	Nur geringer Anstieg der Serumaktivität.
Dermatomyositis	
Hypokaliämie	LDH-Erhöhungen können auf dem Boden einer Hypokaliämie (3 mval/l) auftreten, wobei die Ursache nicht geklärt ist. Mit Normalisierung des K geht auch die LDH wieder zur Norm zurück.
Tay'Sachssche Krankheit	Bis fünffach erhöhte Werte werden gefunden. Gangliosidose. Kirschrote Fovea centralis, grauweiße Makula, meist jüdische Rasse. SGOT ↑ s. dort!

LDH-Bestimmung bei Ergüssen

Entzündliche (Tbc, Pneumonie etc.) und stauungsbedingte (Herzinsuffizienz) Ergüsse gehen ohne LDH-Erhöhung einher. Eine erhöhte LDH-Aktivität in Ergüssen spricht für maligne Ursache. Eine fehlende Aktivitätserhöhung ist jedoch kein Beweis gegen.

Leukozyten *

Siehe auch unter Basophile Leukozyten
Eosinophile Leukozyten
Lymphozyten
Neutrophile
Monozyten
Differentialblutbild

Normalwerte:

Neugeborene   bis 25 000/mm³
Säuglinge   9 000—15 000/mm³
Kinder   8 000—12 000/mm³
Erwachsene   4 000— 9 000/mm³

Funktion:

Die Funktion der Leukozyten ist kompliziert und vielgestaltig. Entsprechend ihrer verschiedenen Zusammensetzung (Granulozyten, Lymphozyten und Monozyten) und morphologischen Merkmalen erfüllen sie im Organismus verschiedene Aufgaben. *Granulozyten* und *Monozyten* haben vor allem phagozytierende Funktionen, d. h. sie können Fremdkörper, Mikroorganismen sowie veränderte und beschädigte Erythrozyten aufnehmen und auflösen.

Erythrozytenphagozytose findet sich vor allem bei

Hämolytischen Anämien
Morbus haemolyticus neonatorum
Paroxysmaler Kältehämoglobinurie
Verschiedenen Infektionskrankheiten u. a. Bauchtyphus
Vergiftungen.

Lymphozyten und Plasmazellen haben immunisierende Abwehrfunktionen. Gemeinsam nehmen alle Leukozyten an der Abwehr des Organismus gegen ihn bedrohende Schädigungen teil.
NB: Durch das sympathische Nervensystem wird die Produktion der myeloischen Leukozyten, durch das parasympathische die Produktion von Lymphozyten angeregt.
Von den vielen Faktoren, die für die Leukozytenzahl von Bedeutung sind, seien das Alter, Tageszeit, Verdauung und Ernährungszustand erwähnt. Das Ergebnis quantitativer (und qualitativer) Untersuchungen des weißen Blutbildes ist immer einer kritischen Beurteilung und möglichst wiederholten Kontrollen zu unterziehen.

---

* Literaturauswahl: 23, 70, 177, 210, 279.

Gemessen an den komplizierten physiologischen und physiopathologischen Problemen der Leukozyten stellt die einfache Feststellung der Leukozytenzahl und die Differenzierung der Leukozyten im peripheren Blut nur eine verhältnismäßig oberflächliche Untersuchung dar. Bei unklaren Fällen und länger dauernden Veränderungen sollte daher zusätzlich ein hämatologisches Labor zu Rate gezogen werden, da diesem neben der speziellen Erfahrung auch besondere Untersuchungsmethoden zur Verfügung stehen.

Erhöhte Werte (Neutrophile Leukozytose = Neutrophilie):
Über die Vermehrung der einzelnen Anteile der Leukozyten s. auch unter Lymphozyten, Eosinophile Leukozyten usw.

Physiologisch	Bemerkungen:
Nach Mahlzeiten	*Besonders bei fettreicher Kost.*
Erregungszustände	*Z. B. Angst, Zorn, bei psychiatrischen Fällen.*
Körperliche Belastungen	*Bei Rekordsportlern wurden Werte von 12 000—23 000/mm³ beobachtet.*
Schwangerschaft	*Die Werte nehmen vor allem im letzten Trimenon zu, um bei der Entbindung ihren Höhepunkt zu erreichen. Hier wurden Werte bis 34 000/mm³ beobachtet.*

Pathologisch
Akute Entzündungs- und Infektionszustände

Vor allem Kokkeninfektionen und andere Mikroorganismen	*Leukozytose häufig über 20 000/mm³, in seltenen Fällen über 50 000/mm³.*

Spirochäten
Pilze, Parasiten

NB: Scharlach erreicht oft Leukozytenwerte bis 40 000/mm³, bei rheumatischen Krankheiten werden nur selten Werte bis 20 000/mm³ erreicht.

Nichtentzündliche Gewebsschäden
Infarkte
  Lunge
  Herz *Werte von 20 000/mm³ werden selten überschritten.*
  Nieren

Crush-Syndrom
Knochenbrüche
Verbrennungen
Postoperativ
Maligne Tumoren, rasch fortschreitend.

Stoffwechselbedingte Leukozytosen

Diabetische Azidose
Gicht *Vor allem im Anfall.*
Eklampsie
Urämie

Cushing-Syndrom *Der Anteil der Neutrophilen liegt hier im Differentialblutbild häufig über 80%.*

Leukozytose nach Vergiftungen *NB: Die Mehrzahl der ge-*
Adrenalin *nannten Substanzen kann je*
Arsen *nach Stadium und Dosis auch*
Blei *Leukopenien verursachen.*
Chinin
Digitalis
Kohlenoxyd
Phenacetin
Quecksilber

Leukozytosen, die vom Blut oder den Blutbildungsstätten ausgelöst sind

Zustand nach plötzlichem *Vor allem bei inneren Blutun-*
Blutverlust *gen. Vermehrung der Leukozyten bis auf 20 000/mm³ kommt hier vor.*

Akut verlaufende hämolytische *Manchmal wird hier eine*
Anämien *Leukozytose gefunden.*
Polycythaemia vera *Vermehrung der Leukozyten von 20 000/mm³ bis auf 40 000/mm³ kommt hier vor.*

di Guglielmo-Syndrom *Akute, maligne Erythroblastose. Blutbild: Anämie, Paraerythroblasten, Anisozytose, Howell-Jolly-Körperchen, Leukozytose mit Linksverschiebung, infauste Prognose.*

Myelosklerose *Unterschiedliche Leukozytenwerte werden hier gefunden.*

	Es können jedoch Werte bis 30 000/mm³ vorkommen, vor allem in früheren Stadien.
Akute Myeloblasten-Leukämie	*Meist Leukozytenwerte von 20 000 bis 50 000/mm³, wobei Myeloblasten und Myelozyten im Differentialblutbild bis zu 90%/o betragen.*
Chronisch myeloische Leukämie	*Im allgemeinen werden Werte über 100 000/mm³ gefunden. Bis 1 000 000/mm³ können jedoch vorkommen.*

Verminderte Werte (Leukopenie):

Knochenmarkschäden	*NB: Nicht selten gehen die Knochenmarkschäden auch mit einer Beteiligung des roten Blutbildes und der Thrombozyten einher. Man bezeichnet dies als Panmyelophthise.*
Radioaktive Strahlung	
Vergiftungen	
z. B. Benzol	
Gold	
Urethan	
Insektenvertilgungsmittel	
Mitosehemmer	
Myleran	
6-Merkaptopurin usw.	

Knochenmarkobliteration bei primären Erkrankungen des Knochenmarks

Osteomyelosklerose	
Myelofibrose	
Plasmozytom	
Leukämien	*Aleukämische Leukämie, lymphatische Leukämie, Monozyten-Leukämie.*
Karzinome	
Sarkome	
Milzbedingte Neutropenien	*Splenomegalie/Hypersplenismus*
Idiopathisch	*Auch als primäre Milzneutropenie oder chronische Granulozytopenie bezeichnet.*

Symptomatisch
  Leberzirrhose
  Felty-Syndrom
  Gaucher'sche Krankheit
  Bauchtyphus
  Milztuberkulose
  Malaria
  Boeck'sche Sarkoidose
  Morbus Hodgkin
  Lymphosarkom usw.

Infektionskrankheiten

Manche Infektionskrankheiten gehen mit einer Leukopenie oder einer relativen Leukopenie (im Verhältnis zu Fieber und anderen Krankheitserscheinungen) einher, z. B.:

Bauchtyphus	*NB: Wenn bei Infektions-*
Paratyphus	*krankheiten, die sonst mit*
Miliartuberkulose	*Leukozytose einhergehen,*
Malaria	*eine Leukopenie auftritt,*
Kala-Azar	*dann deutet dies auf eine*
Febris undulans	*schlechte Prognose hin*
Hepatitis epidemica	*(z. B. bei Sepsis, Lobär-*
Parotitis epidemica	*pneumonie usw.).*
und viele andere	
Virusinfektionen	

Antikörperbedingte Leukopenien

Durch Medikamente und andere chemische Substanzen	Siehe unter Agranulozytose S. 8
Virusleukopenie	*oder relative Leukopenie im Verhältnis zu den Krankheitserscheinungen, nicht selten Lymphozytose (relativ oder absolut).*
Virusagranulozytose Zyklische Agranulozytose	*Neutrophilenabfall in 2—4wöchentlichen Abständen, manchmal Monozytose, Fieber, Krankheitsgefühl und Schwäche, Schüttelfrost, Schleimhautentzündungen, manchmal Gelenkschmerzen.*

Infektiöse Mononukleose	Hier jedoch meist Leukozytose (in ca. 70%). Lymphozyten ↑, Monozyten ↑, undifferenzierbare Zwischenformen. (Monozytoide Lymphozyten!)
Angeborene vorübergehende Neutropenie bei Säuglingen	Leukozytenagglutinine im Serum der Mutter. Mutter weist ebenfalls Granulozytopenie auf.

Erbliche und genetische Neutropenien

Familiäre Neutropenie	Hypoplasie der Granulozyten. Periphere Leukozyten manchmal unter 2000/mm³. Häufig symptomlos, manchmal Neigung zu Infektionen.
Genetisch bedingte Säuglings-Granulozytopenie	Häufige Infektionen im frühen Säuglingsalter. Ungünstige Prognose.

LE-Zellen (Lupus-erythematodes-Zellen)

Es handelt sich um neutrophile Granulozyten (seltener Monozyten), die in ihrem Protoplasma Reste von phagozytierten Zellkernen aufweisen, wodurch der Zellkern in charakteristischer Weise, oft halbmondförmig an den Rand gedrängt wird. Das Phänomen entsteht durch Anwesenheit eines zu den Gamma-Globulinen gehörigen Antikörpers im Serum, der sich mit Nukleoproteinen des Zellkerns verbindet und seine Lyse bewirkt. Die dadurch freiwerdenden, meist von Granulozyten stammenden Massen stellen einen Fremdkörper dar, der von anderen Granulozyten (aber auch Monozyten und Histiozyten) phagozytiert wird. Da der direkte Nachweis im Ausstrich nur sehr selten gelingt, werden Anreicherungsverfahren angewandt.

Vorkommen der LE-Zellen:	**Bemerkungen:**
Lupus erythematodes	In ca. 90% der LE-Fälle positiver Nachweis.
Libman-Saks-Syndrom	Abakterielle Endokarditis bei LE. Gamma-Glob. ↑
Primär chronische Polyarthritis	In ca. 10% der PCP-Fälle positiver Nachweis. Hier ist die Anzahl der LE-Zellen wesentlich geringer als beim LE.

LE-Zellen

Sjörgren-Syndrom — *Systemerkrankung der exkretorischen Drüsen, oft Polyarthritis.*

Dermatomyositis
Progressive, diffuse
Sklerodermie
Periarteriitis nodosa
Immunthyreoiditis
Lupoide Hepatitis — *GE ↑↑ (oft > 10 g⁰/₀),*
(Bearn-Kunkel-Syndrom) — *Gamma-Glob. ↑↑↑,*
Bili ↑ (3—5 mg⁰/₀ meist),
Quickwert oft erniedrigt.

Pemphigus erythematodes
Hydralazin-Syndrom — *Nach langdauernder Zufuhr von Hydralazin in hohen Dosen (> 0,4 g/die) entwickelt sich das Bild einer rheumatischen Arthritis und schließlich eines Lupus erythematodes (ca. 10⁰/₀ der Fälle), Vorkommen in Apresolin, Nepresol und Adelphan.*

Vortäuschung eines LE-Zellphänomens kann vorkommen bei

Allergische Krankheiten
Serumkrankheit
Medikamentenallergie
Leukämie
Plasmozytom

Phagozytose ganzer Zellen oder des enthaltenen Zellmaterials mit noch gut anfärbbarer Chromatinstruktur. Die charakteristische Verdrängung des Zellkerns ist auch weniger ausgeprägt. Diese Zellen werden als **Tart-Zellen** *bezeichnet.*

Kryoglobulinämie — *Entstehung durch Phagozytose des Kryoglobulins bei Temperaturen zwischen 5 und 20° C.*

Indikation zur LE-Zell-Suche:
Unklare Fieberzustände
Leukopenie
Thrombopenie
Hämolytische Anämie nicht geklärter Ätiologie
Gelenkschmerzen ungeklärter Ursache
Niereninsuffizienz unbekannter Pathogenese

Lipide (Serum) bei verschiedenen Erkrankungen
(in Anlehnung an Eggstein)

	Gesamtlipide	Triglyzeride (Neutralfett)	Gesamt-cholesterin	Phosphatide	Aussehen des Serums	Bemerkungen
Normalwerte	500–800	bis 150	180–260	150–250		
Alimentäre Lipämie	↓	↑	∠	→	trüb	
Diabetes, kompensiert	∠	↑	∠	∠	klar bis leicht getrübt	
Diabetes, dekompensiert	↓	↑↑	↓	↓	trüb	
Amyloid-nephrose	∠	↗	↓	↓	(trüb)	
Nephrotisches Syndrom anderer Genese	↓	↑	↗	↓	trüb	Mit zunehmender Azotämie fallen die Lipidwerte ab
Primäres Myxödem	↑	∠	↑↑	↑↑	klar	Ein Anstieg der Neutralfette weist auf Komplikationen hin
Sekundäres Myxödem (Hypopituitarismus, Sheehan-Syndrom)	↑	↓	↑↑	↑↑	(trüb)	

	Gesamtlipide	Triglyzeride (Neutralfett)	Gesamt-cholesterin	Phosphatide	Aussehen des Serums	Bemerkungen
Normalwerte	500–800	bis 150	180–260	150–250		
Essentielle xanthomatöse Hypercholesterinämie	↑↑	→	↑↑↑	↑↑	klar	Xanthome
Essentielle xanthomatöse Hyperlipämie	↑↑↑	↑↑↑	↗	↗	sehr trüb	Xanthome
Schwere Anämien		↑	↘	↘	trüb	Auffällige Verschiebung erst bei < 2 Mill. Ery
Hepatitis	↗	↑	→	↑	klar bis trüb	Cholesterinester auffällig nieder. Estersturz bis 30% und mehr (normal 68—75%)
Verschluß-ikterus	↗	↑	→	↑	klar bis trüb	Phosphatide steigen relativ stärker an als bei Hepatitis. Auch hier Estersturz
Akute Leberdystrophie	↘	→	↑	↘	klar	Cholesterinestersturz bis 20%

Lipide

	Gesamtlipide	Triglyzeride (Neutralfett)	Gesamtcholesterin	Phosphatide	Aussehen des Serums	Bemerkungen
Normalwerte	500–800	bis 150	180–260	150–250		
Cholostatisch-biliäre Leberzirrhose	↓	↙	↗	↑	klar	Cholesterinester mäßig bis stark vermindert
Pankreatitis	↑↘	↙	↑↘	↙	klar bis leicht getrübt	
Morbus Gierke (Glykogenspeicherkrankheit)	↓	↓	↓	↓	trüb	Hypoglykämie! Hepatomegalie!

NB: Bei den Lipidspeicherkrankheiten finden sich keine typisch veränderten Blutfettwerte. Zu diesen Lipidosen gehören:

Morbus Hand-Schüller-Christian	(Cholesteringranulomatose)
Morbus Niemann-Pick	(Phosphatlipoidose)
Morbus Tay-Sachs	(Familiäre amaurotische Idiotie)
Morbus Pfaundler-Hurler	(Dysostosis multiplex = Gargoylismus)
Morbus Gaucher	(Cerebrosidspeicherkrankheit)
Whipple-Syndrom	(Intestinale Lipodystrophie)
Rössle-Urbach-Wiethe-Syndrom	(Lipoproteinose)

Die Diagnose dieser Speicherkrankheiten muß klinisch gestellt werden. Weder die Serumlipide noch sonstige Laboruntersuchungen zeigen typische Veränderungen.

Typeneinteilung der Hyperlipidämien
(nach Frederickson)

Typ	I	IIa	IIb	III	IV	V
Plasma-Aussehen	milchig! Nach Stehen Chylomikronen über klarem Unterstand	klar	leicht trüb	klar oder trüb	trüb bis milchig. Beim Stehen keine klare Zone	milchig! Nach Stehen Chylomikronen über einem klaren Unterstand ab
Cholesterin						
Triglyzeride						
+ Lipoproteidelektrophorese α-LP						
Elektrophorese prae β-LP						
β-LP						
Chylomikronen —						
Xanthome	Eruptiv	tendo-tuberös	tendo-tuberös	eruptiv tendo-tuberös	möglich	eruptiv
Arteriosklerose, bzw. Risiko d. A.	((+))	++	++	++	+	((+))
Augen	Lipaemia retinalis	Arcus lipoides	Arcus lipoides			Lipaemia retinalis
Hepatosplenomegalie	+				+	+

Alter der Manifestation	Kind	2.u.3. Dezenium	2.u.3. Dezenium	Erw.	Erw.	Erw.
Weitere Untersuchung auf Begleitsymptome u. and. Grund-Krankh. (sekund. Formen)	Diabetes Pankreatitis Dysgammaglobulinämie	Myxödem, Makroglobulinämie, Nephrot. Syndrom Porphyrie, Verschlußicterus		Dysgammaglobulinämie	Diabetes, Schwangerschaft, Alkoholismus, Nephrot. Syndr., Glykogenspeicherkrankh.	Diabetes, Schwangerschaft, Alkoholismus, Pankreatis, Nephrotisches Syndrom, Glykogenspeicherkrankh., Dysgammaglobulinämie
Ergebnis der Probetherapie mit Clofibrat	∅	∅	(+)	+	+	+
Ergebnis der Probetherapie mit Nikotinsäure	∅	+	+	(∅)	(∅)	(∅)
Ergebnis der Probediät: extrem fettarm	+					+
Ergebnis der Probediät: Cholesterinarm		+	+	+	+	
Ergebnis der Probediät: Kohlenhydratarm				+	+	+
Kalorienarm				+	+	+

Literaturangaben: 351, 352, 353.

Liquor-Befunde I

Normalwerte	Druck (Normal 70–200 mm H₂O, im Kind 50–100)	Zellzahl	Zucker (45–75 mg%)	Chlorid (710-750 mg%)	Bemerkungen
Meningitis tuberculosa	↑	vorwiegend kleine Lymphozyten (50—1000/3, meist um 100/3)	↓↓	↓	Tbc-Bakterien-Nachweis evtl. möglich. Spinnwebsgerinnsel
Meningitis epidemica	↑↑	Leukozytose (mehrere 1000/3)	↓	↓	Kokkennachweis; Liquor trübe, oft gelblich.
Encephalitis epidemica	↳	Lymphozytose (20—60/3)	↑	↑	
Hirnabszeß	↳	Leuko- und Lymphozytose	→	→	
Traumatische Hirnschädigung	↳	Nach Blutungen Leukozytose	→	→	Bei Blutungen Liquor rot oder gelblich.
Hirntumor	↳	Oft Leuko- und Lymphozytose (10—30/3)	↳	↱	Liquor manchmal gelblich.
Multiple Sklerose	→	Oft Lymphozytose (10—60/3)	→	→	
Poliomyelitis	∠	Lymphozytose	↑	→	
Paralyse	∠	Lymphozytose (10—200/3)	→	→	WaR +++

Normalwerte	Druck (Normal 70–200 mm H₂O, beim Kind 50–100)	Zellzahl	Zucker (45–75 mg%)	Chlorid (710-750 mg%)	Bemerkungen
Tabes	→	Lymphozytose (15—100/3)	→	→	WaR meist +
Lues cerebrospinalis a) meningitische Form	↑	Lymphozytose (100/3 — mehrere 1000/3)	↘	↘	Liquor oft trübe oder gelblich. Spirochäten ∅ oder (+).
b) endarteriitische Form	∠	Lymphozytose (15—100/3)	→	→	WaR +, oft ∅.
c) gummöse Form	∠	Lymphozytose oder normal	→	→	WaR +, oft ∅, häufiger im Blut +.

Liquor-Befunde II

Eiweißreaktionen

Normalwerte	Gesamteiweiß (0,2–0,3‰)	Eiweißquotient (0,25)	Pandy-Reaktion ∅	Nonne-Apelt-Reaktion ∅	Mastix-Reaktion
Meningitis tuberculosa	↑	↓	+	+	\/
Meningitis epidemica	↑↑	↓	+	+	\./
Encephalitis epidemica	∠	~	∅ — +	∅ — +	\/
Hirnabszeß	↗	↑	∅	∅	|/

Liquor 302

Normalwerte	Gesamteiweiß (0,2–0,3‰)	Eiweißquotient (0,25)	Pandy-Reaktion ∅	Nonne-Apelt-Reaktion ∅	Mastix-Reaktion
Traumatische Hirnschädigung	↑	~	∅ — +	∅ — +	\/
Hirntumor	↑	↓	(+) — +	(+) — +	\/
Multiple Sklerose	↑	∟	∅	∅	\/
Poliomyelitis	↑	~	+	+	\/
Progressive Paralyse	↑↑	↑	+	+	\/
Tabes	↑	↑	Opal.	Opal.	\/
Lues cerebrospinalis a) meningitische Form	↑	↑	+ — ++	++	\/
b) endarteriitische Form	↑	↑	Oft +	Oft +	\/
c) gummöse Form	↑	↑	(+)	(+)	

Liquor-Befunde III

Aussehen: **Bemerkungen:**

Liquor immer klar, farblos
Normalbefund
Virusmeningitiden
Poliomyelitis
Postvakzinale Enzephalomyelitis

Lyssa
Neurolues
  Progressive Paralyse
  Tabes dorsalis

  Lues cerebrospinalis,   *NB: Bei der meningitischen*
  endarteriitische Form   *Form kann evtl. eine leichte*
      Trübung vorkommen.

Arachnitis
Diskusprolaps
Multiple Sklerose
Funikuläre Spinalerkran-
kungen
Myatrophische Lateral-
sklerose
Spinozerebelläre Erkran-   *Hier werden auch sonst keine*
kungen   *typischen Liquorveränderungen*
Parkinsonismus (degenerativ)   *gefunden!*
Präsenile Hirnatrophie
Hirnarteriosklerose
Endogene Psychosen
Schizophrenie
Comotio cerebri

Liquor häufig klar und farblos

Meningitis tuberculosa	*Leichte Trübung oder Xanthochromie.*
Meningoenzephalitis toxoplasmotica	*Xanthochromie möglich.*
Meningoenzephalitis bei Listeriose	*Leichte Trübung möglich.*
Meningoenzephalitis bei Influenza A und B	*Leicht hämorrhagischer Liquor möglich.*
Zeckenenzephalitis	*Gelegentlich leichte Xanthochromie.*
Enzephalopathie bei Hepatitis	*Evtl. leichte Xanthochromie.*
Fleckfieberenzephalitis	*Der Liquor kann leicht getrübt, xanthochrom oder blutig sein.*
Nekrotisierende Enzephalitis bei Herpes simplex	*Evtl. sanguinolenter Liquor.*
Hirntumor	*Bei Tumorblutung ist der Liquor sanguinolent oder später xanthochrom.*

Intraspinaler Tumor Hirnabszeß	*Evtl. xanthochromer Liquor.* *Liquortrübung oder Xantho-* *chromie möglich.*
Enzephalomalazie	*Sanguinolenz oder Xantho-* *chromie kommen selten vor.*
Subdurales Hämatom	*Xanthochromer Liquor kann* *vorkommen, bei Durariß* *blutig.*
Thrombosierung intra- kranieller Venen, Sinus- thrombose	*Leichte Sanguinolenz oder* *Xanthochromie möglich.*

Trüber Liquor

A. Starke Trübung

Akute bakterielle Meningitis Aktinomykose Hirnabszeß	*Oft eitriger Liquor* *Eitrig, dickflüssig* *Gelegentlich Trübung* *vorkommend.*

B. Leichte Trübung

Meningitis tuberculosa
Nicht voll entwickelte
bakterielle Meningitis
Virusmeningitis ausnahms-
weise
  Coxsackie-Virus, Typ B 5
  Echo-Virus E 9
Meningoenzephalitis bei
Leptospirose
Meningoenzephalitis bei
Listeriose
Hirnabszeß
Wirbelsäulen-Tbc
Fleckfieberenzephalitis

Roter, blutiger Liquor

Verletzung eines Gefäßes
bei Punktion

Subarachnoidalblutung	*Sediment massenhaft* *Erythrozyten.*
Ventrikeldurchbruchsblutung	*Massenhaft Erythrozyten* *im Sediment.*

Aneurysmablutung	*Mehrere 100/3 Erythrozyten, aber auch Granulozyten, Lymphozyten, Monozyten.*
Intrazerebrale Blutung	
Contusio cerebri	
Hirntumor (bei Tumorblutung)	
Rückenmarkangiome	*Gelegentlich blutiger Liquor.*
Varicosis spinalis	*Gelegentlich blutiger Liquor.*
Sinusthrombose	*Leichte Sanguinolenz möglich.*
Enzephalomalazie	*Selten Sanguinolenz.*
Influenza (A und B)- Enzephalitis	*Gelegentlich leicht blutig.*
Nekrotisierende Herpessimplex-Enzephalitis	*Blutiger Liquor kann vorkommen.*
Fleckfieberenzephalitis	*Gelegentlich blutiger Liquor möglich.*

Xanthochromer Liquor

Alle Spätstadien nach Blutungen in den Liquorraum (s. o.)
Meningitiden verschiedener Ursachen
Hepatitis-Enzephalopathie
Hirntumor
Intraspinaler Tumor
Hirnabszeß
Subdurales Hämatom
Sinusthrombose

Bräunlich-dunkler Liquor

Melanosarkom im Bereich des ZNS

Spontan gerinnender Liquor
Sehr eiweißreicher Liquor

Intraspinaler Tumor	*Kaudal vom Stop besteht extrem eiweißreicher Liquor, der zur Spontangerinnung neigt.*
Aktinomykose	

Gerinnsel

Spinnwebgerinnsel:
Tbc
Lymphozytäre Chorio-
meningitis

Grobe Gerinnsel:
Akute bakterielle
Meningitis

Liquorzucker

Normalwerte: 45—75 mg% (Reinglukose)
Der Liquorzucker beträgt normal ca. 50% des Blutzuckers.

Erhöhte Werte:	Bemerkungen:
Diabetes mellitus	
Alle anderen Zustände, die	
mit erheblich erhöhtem	
Blutzucker einhergehen	*s. S. 73*
Enzephalitis epidemica	
(v. Economo)	
Masernenzephalopathie und	*Auch bei schwerstem Verlauf*
Enzephalomyelitis	*oft nur geringe Liquorver-*
	änderungen.
Coxsackie-Virusmeningitis	
Typen A 7, A 9	
B 1, B 2	
B 3, B 4 und B 5	
Fleckfieberenzephalitis	*Nicht immer erhöhte Werte.*

Erniedrigte Werte:

Meningitis tuberculosa	
Akute bakterielle Meningitis	*Die Zuckererniedrigung ver-*
	läuft etwa proportional der
	Zellvermehrung.
Hirnabszeß	*Im Vergleich zur Zellzahl*
	relativ geringe Erniedrigung.
Torula-Meningitis	
Lymphozytäre Choriomenin-	
gitis	

Gesamtleukozytenzahl

Die angegebenen Zahlen sind Werte, die im allgemeinen nicht überschritten werden. Ausnahmen mit darüber- oder darunterliegenden Werten kommen immer wieder vor.

Liquor

Bis 50/3 Zellen	**Bemerkungen:**
Hirntumor	*Bei Karzinommetastasen, Medulloblastom und Glioblastom lassen sich unter Umständen entartete Zellen nachweisen.*
Intraspinaler Tumor	*Pleozytose selten.*
Diskusprolaps	*Pleozytose selten.*
Enzephalomalazie	
Subdurales Hämatom	*Vorwiegend Lymphozyten.*
Comotio cerebri	*Meist keine Pleozytose. Treten einige Tage nach dem Ereignis > 50 oder gar mehrere 100/3 Zellen auf, so spricht dies für Contusio cerebri.*
Epilepsie	*Gelegentlich kann eine leichte lymphozytäre Pleozytose gefunden werden.*
Multiple Sklerose	*Lymphozyten und Plasmazellen.*
Hirnabszeß	

Über 50 bis zu 300/3 Zellen

Bei gleichzeitiger Verminderung des Liquorzuckers:

Nicht voll ausgebildete bakterielle Meningitis oder unter antibiotischer Behandlung abklingende bakterielle Meningitis	
Meningitis tuberculosa	
Torula-Meningitis	*Der Liquorzucker ist nicht immer erniedrigt.*
Hirnabszeß	*Es können auch niedrigere, manchmal auch wesentlich höhere Zellwerte vorkommen.*
Tbc	*Der Liquorzucker ist dabei verhältnismäßig geringer erniedrigt als bei Meningitis.*

Liquor

*Bei Fehlen einer Liquorzuckererniedrigung
oder Erhöhung des Liquorzuckers:*

Aseptische Gewebsnekrosen
  Postoperativ
  Postkontusionell
  Oberflächennahe Erweichung
Sinusthrombose
Fleckfieberenzephalitis

Virusmeningitiden
  z. B. Mumps
  Masern
  Röteln
  Varizellen
	In den Frühstadien finden sich hier schon Lymphozyten. Ausnahmen machen die Echo-Viren, die Poliomyelitis sowie die Zeckenenzephalitis, die in den Anfangsstadien mit Granulozytenvermehrung im Liquor einhergehen.

Meningoenzephalitis bei Listeriose Progressive Paralyse Lues cerebrospinalis Lues connatalis	*Meningitische Form.*

Über 300 bis 1000/3 Zellen

Bakterielle Meningitis	*Meist über 1000/3 Zellen.*
Meningitis tuberculosa	*Selten kann ein Wert bis 1000/3 erreicht werden.*
Postkontusionell	*Bei größeren Hirnschäden. Es treten dabei vermehrt Granulozyten, Monozyten und Lymphozyten auf.*

Torula-Meningitis
Akute meningitische Verlaufsform bei Listeriose
Meningitis durch
  Coxsackie-Virus Typ B 5
  Echo-Virus E 9
	Fehlende Liquorzuckererniedrigung.

Zeckenenzephalitis	*Meist jedoch nur geringe Zellenvermehrung.*
Meningitische Form der Lues cerebrospinalis	

Über 1000/3 Zellen

Akute bakterielle Meningitis
Aktinomykose
Akute meningitische Verlaufs-
form der Listeriose

Liquor-Sediment/Zellformen

Lymphozyten überwiegend   **Bemerkungen:**

Meningitis tuberculosa   *Kleine Lymphozyten!*

Virusmeningitiden   *Ausnahmsweise finden sich bei*
                                Poliomyelitis und manchen
                                Echo-Viren in den Anfangs-
                                stadien Granulozyten.

Encephalitis epidemica
Listeriose-Meningoenzephalitis
Toxoplasmose-Meningo-
enzephalitis
Torula-Meningitis
Moniliasis
Spätstadien von
   Bakterieller Meningitis
   Hirnabszeß

Tumoren   *Ebenso können Granulozyten,*
                                Monozyten oder entartete
                                Zellen auftreten.

Enzephalomalazie
Subdurales Hämatom   *Bei Zellanstieg schlechte*
                                Prognose.

Granulozyten überwiegend

Bakterielle Meningitis
Hirnabszeß
Aktinomykose
Poliomyelitis   } *Im Frühstadium überwiegen*
Echo-Viren-Meningitis (E 9)   } *die Granulozyten.*

Eosinophile Leukozyten

Echinokokkus
Zystizerkose

Monozyten

Bakterielle Meningitis	*Im Spätstadium neben anderen Zellen (Lymphozyten, Makrophagen) vorkommend.*
Hirnabszeß	*Spätstadium.*
Echo-Virus-Meningitis	*Im Spätstadium.*
Meningitis bei infektiöser Mononukleose	
Meningitische Form der Lues cerebrospinalis	
Hirntumoren	
Späteres Stadium nach zerebraler Blutung	
Postkontusionelle Meningitis	
Arachnitis	

Makrophagen

Bakterielle Meningitis	*Spätstadium.*
Gelegentlich nach rezidivierenden Blutungen	
Progressive Paralyse	
Fleckfieberenzephalitis	

Erythrozyten

Blutungen	*Je nach Ausmaß, Alter und Sitz der Blutung vereinzelt bis massenhaft Erythrozyten.*

Über die verschiedenen Ursachen s. unter blutiger Liquor S. 304

Bakterien (Erregernachweis und -Kultur möglichst vor Beginn der antibiotischen Therapie!)

Erreger	Grampositiv	Gramnegativ	Kokkenform	Stäbchenform	
Tuberkelbakterien	(+)			+	Positives Ziehl-Neelsen-Präparat. Die dünnen Stäbchen sind oft gekrümmt oder am Ende kolbig aufgetrieben.
Staphylokokken	+		+		Reichlich in Leukozyten phagozytiert, extrazellulär in Haufen liegend.

Erreger	Grampositiv	Gramnegativ	Kokkenform	Stäbchenform	
Strepto-kokken	+		+		Extrazellulär in Ketten liegend.
Pneumo-kokken	+		+		Doppelkokken von Kerzenflammenform, Kapselbildung, vor allem extrazellulär.
Meningo-kokken		+	+		Nur spärlich, intrazellulär. In Paaren, Tetraden und Haufen liegend.
Coli		+		+	Plump, kurz, an den Enden abgerundet, in großer Zahl auftretend.
Proteus		+		+	Spärlich, Kulturnachweis (!), beweglich, vielgestaltig.
Typhus, Paratyphus		+		+	Plump, kurz
Pyozyaneus		+	(+)	+	Zarte, schlanke, begeißelte Stäbchen, oft kokkenähnlich kurz, kultureller Nachweis!
Brucellen		+	(+)	+	Sehr kurze Stäbchen, die ebenfalls mit Kokken verwechselt werden können. Auffällig geringe Leukozytenzahl.
Influenzabakterien		+		+	Sehr kleine, unbewegliche Stäbchen.

Lymphozyten
(s. auch Leukozyten und Differentialblutbild)

Normalwerte:

	absolut	Rel.-%
Säuglinge	1 500—10 000	20—70
Kinder	2 000—6 000	25—50
Erwachsene	1 000—3 600	25—40

Die Lymphozytenzahl nimmt bei Säuglingen gewöhnlich in der 2. Lebenswoche zu, um ihren Höhepunkt im 4. bis 6. Lebensmonat zu erreichen. In den ersten Lebensjahren bleibt die Lymphozytenzahl hoch, etwa ab 4. Lebensjahr geht sie dann stärker zurück. Bei längerem Fortbestehen muß an verschiedene chronische Krankheiten, aber auch an Rachitis und Nebenniereninsuffizienz gedacht werden. Unterernährung und Wachsstumsstörungen sollen ebenfalls eine längere Kindheitslymphozytose aufrechterhalten.

Erhöhte Werte (Lymphozytose):	Bemerkungen:
Infektionskrankheiten	
Endstadium bei Infektionskrankheiten	*(Lymphozytäre Heilphase)*
Chronische Infekte z. B. Tuberkulose	*Ausgeprägte und langdauernde Lymphozytosen möglich. Eine Zunahme der Lymphozyten kann auch auf Heilungsprozeß und Abklingen hinweisen.*
Lues, v. a. Lues connata Herdinfekte	*V. a. chronische Tonsillitis.*
Typischerweise kommen Lymphozytosen vor bei Infektiöser Mononukleose	*Leukozytose > 10 000 in 70% der Fälle. Mononukleäre Zellen im Differentialblutbild > 35% in 94% der Fälle. Paul-Bunnel-*

	Reaktion > 1:32 in 75%o der Fälle. Alter meist 15—30 Jahre. Lymphknotenschwellungen, Fieber, Angina, Splenomegalie. Die Mononukleären Zellen im Blutbild bestehen aus Lymphozyten, Monozyten und nicht differenzierbaren Übergangsformen (Monozytoide Lymphozyten).
Lymphocytosis infectiosa acuta	Leukozyten ↑↑—↑↑↑ (bis 120 000/mm³), Lymphozyten ↑↑ (bis 95%o), Eosinophile ↑. Meist epidemisch. Konjunktivitis, Tonsillitis, hohes Fieber, Lymphknotenschwellungen, manchmal masern- oder scharlachähnliches Exanthem, Husten, Durchfall und Bauchschmerzen kommen vor. Auftreten fast nur bei Kindern und Jugendlichen.
Keuchhusten	Lymphatische Leukozytosen bis 100 000/mm³ können vorkommen.
Andere Infektionskrankheiten, bei denen sich in frühen Stadien eine Lymphozytose finden kann: Masern Röteln	V. a. lymphatische Plasmazellen.
Exanthema subitum Parotitis epidemica Grippe Hepatitis epidemica Viruspneumonien Denguefieber und viele andere Viruskrankheiten	

NB: Bei Pocken und Windpocken tritt die Lymphozytose erst in späteren Stadien auf.

Lymphozyten ↑

Typhus
Paratyphus
Brucellosen *Lymphozyten bis zu 80%.*
  Morbus Bang
  Maltafieber
Tularämie
Fleckfieber
Miliartuberkulose

Weitere Ursachen für
Lymphozytose können sein:

Lymphatische Leukämie
Rheumatische Krankheiten
Thyreotoxikose (?)
Myasthenia gravis
Karzinom
Thymus persistens
Thymom
Wucherungen des lymphatischen Rachenrings
Hypophysenvorderlappeninsuffizienz
Nebenniereninsuffizienz
Lymphatische Reaktion durch
Medikamente
  Hydantoin
  PAS
  Phenobarbital
  Pyrazinamid
  Sulfonamide
Neurovegetative Störungen (?)

(Makroglobulinämie Waldenström) *Hier findet sich neben einer Leukozytose im Ausstrich nicht selten eine große Zahl lymphozytenähnlicher Zellen.*

NB: Eine relative Lymphozytose tritt bei allen Verringerungen der Gesamtleukozytenzahl auf, wenn sie auf Kosten der Granulozyten geht.

Erniedrigte Werte (Lymphopenie: Lymphozyten $< 1000/mm^3$):

Stress-Situationen *(Durch sekundäre Hypophysen- und Nebennierenreizung?)*

Lymphozyten ↓

Akute Kampfphase bei Infektionen Nach körperlichen Belastungen Postoperativ Traumen Verbrennungen Schwangerschaft Starke Bauchschmerzen	
Alle Formen von Hyperkortizismus (Cushing-Syndrom) ACTH-Behandlung Kortikosteroidbehandlung	
Lupus erythematodes disseminatus	*Manche Fälle*
Morbus Hodgkin	*In fortgeschrittenem Stadium*
Akute und chronische myeloische Leukämie Erythrämie Monozytäre Leukämie Lymphosarkom	*In schweren Fällen*
Agranulozytose	*In schweren Fällen*
Diffuse Lymphknotentuberkulose (Sepsis)	*Eine hierbei plötzlich einsetzende Lymphopenie ist prognostisch ungünstig.*
Urämie Zytostatika und Mitosegifte	*Oft als erstes Zeichen Lymphopenie.*
Arsen Chlorambucil (s. u.) Chlorethazine Colcemid Leukeran (= Chlorambucil) Stickstofflost TEM (= Trimethylenmelamin) Urethan **Sehr hohe Röntgendosen**	

Magensaftuntersuchung (fraktionierte Magensonde nach Lambling)

Zur Magensaftuntersuchung ist nur eine Methode geeignet, die unbeeinflußbar von psychogenen und anderen exogenen Momenten die Magensaftsekretion maximal anregt. Die Methode der Wahl ist die

Fraktionierte Magensonde nach Lambling.

Es wird dabei mit Histamin stimuliert. Wegen der gelegentlich auftretenden stärkeren Nebenwirkungen wird in letzter Zeit zunehmend Betazol statt Histamin verwandt, das noch einen stärkeren Sekretionsreiz bei geringeren Nebenwirkungen ausübt. Andere Methoden der Magensaftuntersuchung mittels Sonde, wie z. B. der Alkohol-Probetrunk sind von sehr geringem Aussagewert und daher völlig veraltet.

Normalwerte:	mit Histaminstimulation	mit Betazolstimulation
Nüchternsekret	alkalisch oder sauer bis 40 ccm	Wie bei Histamin
Total HCl (Fraktion 1—8)	8— 22 mval	20— 30 mval
Maximale HCl Konzentration	80—136 mval/l	90—115 mval/l
	meist 90—110 mval/l	
Totalvolumen (Fraktion 1—8)	150—250 ml	250—350 ml

Pufferfähigkeit soll in Frakt. 7 und 8 nicht über 22 mval/l und in Frakt. 2 bis 6 nicht über 14 mval/l betragen.

Begriffe:

Nüchternsekret: Dasjenige Sekret, das nach Einführen der Sonde gefunden wird.
Maximale HCl-Konzentration: Höchste titrierte Konzentration bei der Durchführung der Magensonde.
Total-HCl = Gesamt HCl-Ausscheidung: Freie HCl jedes titrierten Wertes mal Sekretmenge jeder Fraktion, wobei die Werte der 8 Fraktionen addiert und durch 1000 dividiert werden.
Totalvolumen: Gesamte ausgeschiedene Sekretmenge in ml nach Injektion von Histamin oder Betazol.
Pufferfähigkeit: Differenz zwischen Gesamtazidität und freier HCl.

Bewertung der Sekretionsbefunde:

Nüchternsekret:
- sauer oder alkalisch = beim Normalen und bei Oberflächengastritis
- immer alkalisch = bei Atrophie (Säure schließt Atrophie aus!)
- immer sauer = Reizmagen
- vermehrte Sekretmenge = Oberflächengastritis und Reizmagen

Maximale HCl-Konzentration:
Konzentration unter 60 mval/l spricht für partielle Atrophie.
Anazidität spricht für atrophische Gastritis
Nach Betazol- oder Histaminreiz keine Reaktion: Totale Atrophie
Nach Betazol- oder Histaminreiz Reaktion: Relative (chemische) Atrophie
Hohe Konzentration (über 130 mval/l): Reizmagen, Oberflächengastritis, gelegentlich aber auch beim Gesunden vorkommend.

Sekretionsmenge:
Vermehrte 2-Std.-Menge bei HCl-Konzentration unter 100 mval/l spricht für eine Oberflächengastritis
Vermehrte 2-Std.-Menge bei HCl-Konzentration über 100 mval/l spricht für nichtentzündlichen Reizmagen.
Hyposekretion unter 150 ccm spricht für (partielle) Atrophie, natürlich nur bei der erforderlich kontinuierlichen Aspiration!
Sehr starke Vermehrung der Sekretionsmenge kommt beim Zollinger-Syndrom vor.

Totale HCl-Ausscheidung:
- Über 22 mval = Reizmagen und Oberflächengastritis
- Unter 9 mval = pathognomonisch für partielle Atrophie
- 0 mval = ausgesprochene Atrophie

Pufferfähigkeit:
Erhöhte Werte in mindestens 3 Fraktionen sprechen für Gastritis (vermehrter Proteingehalt).

NB: Aziditätsanalysen geben als Funktionsprobe wesentliche diagnostische Hinweise, keine Beweise! Fraktionierte Magensaftuntersuchung und Magenbiopsie ergänzen sich wie Leberfunktionsprobe und Leberbiopsie. Keine kann die andere Untersuchung voll ersetzen. Die Magensaftuntersuchung ist etwas aufschlußreicher als die Biopsie, aber nur mit Histamin- oder Betazol-Stimulation.

Magenbefund	Nüchternsekret	Maximale HCl-Konzentration nach Histaminreiz	2-Std.-Menge, Total-HCl
Reizmagen mit gesteigerter Aktivität bei normaler Magenschleimhaut	sauer, meist über 40 mval/l. Menge vermehrt bis 140 ccm	Durchweg hoch (91—133 mval/l)	2-Std.-Menge vermehrt
Geringe diffuse Oberflächengastritis Grad I	Meist über 40 ccm	—	Meist über 250 ccm
Oberflächengastritis ohne Atrophie Grad II	Alkalisch oder sauer, meist über 40 ccm	55—134 mval/l. Normal	Meist über 250 ccm, nie Hyposekretion. Total-HCl-Durchschnitt meist leicht über der Norm (22,4)
Oberflächengastritis mit partieller Atrophie Grad III	Immer alkalisch, —7 bis —30 mval/l. Menge normal oder erhöht.	Immer freie HCl, meist subazid. Maximale HCl-Konzentration 16—63 mval/l.	2-Std.-Menge uncharakteristisch. Total-HCl erniedrigt oder noch normal, nie gesteigert.
Chronische atrophische Gastritis Grad IV	Durchweg alkalisch, HCl-Defizit von —58 bis —30 mval/l.	Meist keine freie HCl. Erniedrigt	2-Std.-Menge erniedrigt oder normal. Total-HCl 0—0,1 mval. Erniedrigt

Magnesium (Mg) *

Normalwerte:

Erwachsene	1,6—2,3 mvl/l
Mittelwert	1,7
Kleinkind	1,0—2,5 mvl/l
Säugling	1,4—2,0 mvl/l
Neugeborene	1,4—3,0 mvl/l

Umrechnungsfaktor:

$mg^0/_0 \times 0,823 = mval/l$
$mval/l \times 1,2 = mg^0/_0$

Bedeutung:

Magnesium ist neben Kalium das wichtigste Kation in allen lebenden Zellen, sowohl den tierischen als auch den pflanzlichen. Es aktiviert viele enzymatische Stoffwechselprozesse, indem Zellregeneration, Sauerstoffausnutzung und Energiegewinnung verbessert werden. So spielt es z. B. bei der Aktivierung der Phosphatasen eine wichtige Rolle. Mg hemmt die Erregungsüberleitung vom Nerven auf den Muskel, indem es Calcium an den Zellgrenzflächen verdrängt. Schon in kleinen Mengen wirkt es spasmolytisch. In der Szent-Györgyi-Formel

$$\frac{(K+)\ (HCO_3-)\ (HPO_4--)}{(Ca++)\ (Mg++)\ (H+)}$$

steht Magnesium ebenso wie Calcium im Nenner, dessen Zunahme eine Herabsetzung bzw. dessen Abnahme eine Steigerung der neuromuskulären Erregbarkeit bewirkt. Bei Magnesium-Mangel treten schwere Störungen der Eiweißsynthese auf. Auch bei der Leukozytenphagozytose, bei der Kapillarpermeabilität und beim Ablauf von Gerinnungsvorgängen spielt Mg eine wesentliche Rolle. Magnesiummangel kann z. B. Venenthrombosen hervorrufen ebenso wie hämorrhagische Diathesen. Das Gleichgewicht des Magnesiumhaushalts wird neben den Nieren vermutlich auch durch die Nebenschilddrüsen aufrechterhalten. Eine karies-prophylaktische Wirkung des Magnesiums ist sehr wahrscheinlich. Calcium und Magnesium können sich teilweise ersetzen. Bei Magnesiummangel steigt die tubuläre Calcium-Rückresorption, bei Calciummangel die Magnesium-Rückresorption.

---

* Literaturauswahl: 87, 93, 100, 101, 113, 119, 129, 163, 175, 242, 255, 257, 261.

Erhöhte Werte:

Schwere Niereninsuffizienz

akut
chronisch
(Chronische Glomerulone-
phritis, Urämie usw.)

Exsikkosen
Übermäßige parenterale
  Magnesiumzufuhr

Nach Glukose-Infusionen
Nach Operationen
Parathormonzufuhr
Oxalsäurevergiftung
Hyperlipämie
Leberschaden
Azidose, diabetisches Koma
M. Cushing
Hyperthyreose

Magnesiumintoxikation

Bemerkungen:

*Mg-Anstieg, wenn das
Glomerulusfiltrat unter
30 ml/min absinkt.
S. auch Mg in Erythrozyten
S. 322!*

*Nicht selten zusammen mit
Hypocalcämie bei Nieren-
schäden.*

Gleichzeitig Ca ↓.

*Nur proteingebundenes
Magnesium!*
Selten!

Erniedrigte Werte:

Iatrogen durch
  Diuretika

  Kationenaustauscher
  Langdauernde Verabfolgung
  Magnesiumfreier Infusionen
  Mg-freie Sondenernährung
  Austauschtransfusion
Niereninsuffizienz in der
polyurischen Phase
(Polyurische Nephrose)

Diabetische Azidose
Insulintherapie
Pankreatitis
Hungerdystrophie

*Quecksilberpräparate, Thiazide,
Spirolactone*

Na ↓, K ↓.

Erste katabole Phase!

Ernährungsschäden
  Sprue
  Kwashiorkor
Proteinmangel
Chronischer Alkoholismus
Delirium tremens
Gastrointestinale Verluste   *Vorher stellen sich Na- und*
  Erbrechen   *K-Verlustsymptome ein!*
  Durchfälle
  Colitis ulcerosa
  Darmresektionen
Primärer Hyperaldo-
steronismus
(Conn-Syndrom)   *Nicht alle Fälle!*
Bartter-Syndrom   *Nicht immer erniedrigte Werte!*
                              (s. Register!)
Erythematodes
Postoperativ
  v. a. nach Parathyreoidek-
  tomie beim primären
  Hyperthyreoidismus
Hyperparathyreosen
Hyperthyreosen   *Ionisiertes Mg!*
Schwangerschaft   *Leitsymptom: Wadenkrämpfe.*
Vitamin D-Überdosierung
Hypercalcämie
Osteolytische Knochen-
erkrankungen (Rachitis)   *Manche Fälle.*
Neoplasmen, Leukämie
präfinal

Die wichtigsten Symptome, die durch Magnesiummangel ausgelöst werden können, sind:

Erhöhung der neuromuskulären Erregbarkeit:
Muskelspasmen, z. B. nächtliche Wadenkrämpfe,
tetanische Zustände, positives Chvostek-Zeichen
(„Spasmophilie normocalcique")
Dysmenorrhoe
Nervosität
Erhöhte Reizbarkeit
Grobschlägiger Tremor
Zerebrale Verwirrtheitszustände
Neurovegetative Störungen
  Herzbeschwerden
  Verdauungsbeschwerden

Magnesium

Hämorrhagische Diathesen
Thromboseneigung
Reizleitungsstörungen und Extrasystolie
Haarausfall
Appetitlosigkeit
Wachstumsstörungen
Gewichtsabnahme
Rauhe Haut mit Abschilferung
Rhagaden

NB: Der Magnesiumgehalt der Erythrozyten im peripheren Blut (normal 4—6 mval) steigt bei Niereninsuffizienz unabhängig vom Serummagnesiumgehalt an. Er spiegelt den Grad der Urämie wieder, der 2—3 Wochen zuvor bestand. Dadurch kann eine akute von einer chronischen Niereninsuffizienz bei unklaren Situationen unterschieden werden. Eine akute Niereninsuffizienz zeigt im Vergleich zum Serumharnstoff- (bzw. Rest-N-)Anstieg einen nur geringfügig angestiegenen erythrozytären Magnesiumwert. Eine deutlich erhöhte Magnesiumkonzentration der Erythrozyten weist auf eine chronische oder zumindest mehrere Wochen bestehende Niereninsuffizienz hin.

Magnesium Harn

Normalwert:

6—12 mval/ die

Erhöhte Werte:

Bis jetzt ohne diagnostische Bedeutung.

Erniedrigte Werte:

Werte < 3 mval/die deuten auf Magnesiummangel hin, wenn die Serumwerte erniedrigt oder normal sind. Bei erhöhten Serumwerten ist eine Niereninsuffizienz anzunehmen!

NB: Magnesium stabilisiert den Harn und verhindert wie Pyrophosphate und Hexaptide die Kristallbildung.

Magnesium-Toleranz-Test

Zur Erkennung eines latenten Magnesiummangels (bei normalem Serum-Mg) kann man eine Magnesiumbelastung durchführen (0,072 $MgSO_4$/kg Körpergewicht in 5%iger Glukoselösung innerhalb 15 min i. v.). Normalerweise kommt es innerhalb von 24 Std. zu einer 100%igen renalen Ausscheidung der infundierten Menge. Bei Magnesiummangel ist die Ausscheidung geringer.

Monozyten (Blut)
Normalwerte:

	Rel.%	absolut/mm³	NB: In den ersten 5 Wochen können bis 4000/mm³ noch normal sein
Säuglinge	7—25	600—3000	
Kinder	1—6	—1000	
Erwachsene	2—8	80— 800	

Es ist anzunehmen, daß die Monozyten den Histiozyten nahestehen und ihre Entstehung ubiquitär ist. Die Zellen zeigen eine konstante Basophilie des Zytoplasmas. Unter pathologischen Umständen bestehen starke morphologische Unterschiede, die die Erkennung sehr erschweren.

Die Monozyten spielen bei Abwehrvorgängen im Verlauf chronischer Infekte eine Rolle, sie besitzen auch phagozytäre Eigenschaften.

Erhöhte Werte (Monozytose > 800/mm³):

Bemerkungen:

Konstitutionell
Leichte Monozytosen, die anlagebedingt und ohne krankheitsdiagnostischen Wert sind.

Infektionskrankheiten
Zweite Phase der Leukozytenkurve bei Infekten, sogenannte „monozytäre Überwindungsphase".

Tuberkulose
Bei Tbc ist eine Monozytose ein prognostisch ungünstiges Zeichen (Hinweis auf tuberkulöse Granulation).

Endocarditis lenta (E. l.)
Große, zum Teil geschwänzte Monozyten mit dunklen, tropfenförmigen Einschlüssen (sogenannte „Monomakrophagen") sind fast beweisend für E. l. Dieses Phänomen wird in etwa 50% der Fälle gefunden. Bei Verdacht auf E. l. sollte ohne vorheriges Reiben (Desinfektion) sofort der erste Blutstropfen untersucht werden. (Ohr!)

Monozyten ↑

Brucellosen
  Morbus Bang
  Maltafieber

Infektiöse Mononukleose   S. bei Lymphozyten S. 312
Pocken
Parotitis epidemica
Viruspneumonien
Typhus
Paratyphus
Fleckfieber
Febris recurrens
Lues   *V. a. Spätsyphilis*
Kala-Azar
Malaria
Trypanomoniasis und andere
Tropenkrankheiten

Ophthalmia sympathica   *Bei Verletzungen bzw.*
                                                  Infektionen eines Auges stellt
                                                  eine Monozytose (> 10%) ein
                                                  Frühsymptom dar, das darauf
                                                  hinweist, daß die Infektion
                                                  auf das andere Auge übergreift
                                                  (nach Wochen bis Jahren).

Nichtinfektiöse Krankheiten
  Agranulozytose   *Nicht selten in der Erholungs-*
                                                  phase und bei prognostisch
                                                  günstigem Verlauf.

  Leberzirrhose
  Leberatrophie
  Banti-Syndrom
  Retikulosen und Speicher-
  krankheiten
    Gaucher-Niemann-Pick-
    Syndrom
    Hand-Schüller-Christian-
    Syndrom

Maligne Krankheiten
  Monozytenleukämie
    Naegeli-Typ
    Schillings-Typ
  Lymphogranulomatose
  (M. Hodgkin)
  Karzinome

Falsche Monozytosen
Ohrblutmonozytose *Nach längerer Stagnierung von Blut in den Kapillaren (nicht nur Ohr, auch Finger usw.) finden sich vermehrt Monozyten im Ausstrich.*

Objektträgermonozytose (?) *An den Enden eines Ausstrichs sollen in höherem Prozentsatz als in der Mitte Monozyten gefunden werden.*

Natrium (Serum)*

Normalwerte:

Erwachsene	135—155 mval/l (310—356 mg%)
Kleinkinder	125—143 mval/l
Säuglinge	133—142 mval/l
Neugeborene	135—155 mval/l

Ein normaler Serum-Natriumwert bedeutet nicht unbedingt, daß der Natriumhaushalt des Körpers ausgeglichen wäre. Ein Natriummangel oder -überschuß läßt sich also allein mit der normalen Serumkonzentration nicht ausschließen. Zur klinischen Bewertung sollte immer Zufuhr und Ausscheidung von Wasser und Elektrolyten (besonders Kalium) mitbeachtet werden. Der Hydratationszustand (Ödeme) ist von Bedeutung. Das Blutvolumen sollte ebenfalls bestimmt werden, denn bei Natriumverlusten nimmt das extrazelluläre Körperwasser ab, so daß die Natriumkonzentration im Serum relativ höher erscheint.

Natrium ist ein lebenswichtiges Ion (Kation) des Körpers, das sich vor allem im Extrazellulärraum befindet. Natrium hat eine wasserspeichernde Wirkung. Es ist für die regelrechte Verteilung des Wassers in den einzelnen Flüssigkeitsräumen von ausschlaggebender Bedeutung. Das Eindringen von Natrium in die Zellen wird durch aktive Stoffwechselprozesse (sogenannte „Natriumpumpe") an den Zellmembranen bewirkt, da sonst in vermehrtem Maße auch Wasser in die Zellen eindringen und diese zum Schwellen bringen würde.

---

* Literaturauswahl: 55, 241, 325.

Natrium ↑

Umrechnungsfaktor:

mval/l × 2,3 = mg%

Erhöhte Werte:

Physiologisch

Schwangerschaft
Menstruation

Pathologisch

Dehydratation/Exsikkose
 Ungenügende
 Wasserzufuhr (Dursten)

Große Wasserverluste

Herzinsuffizienz

Tubuläre Insuffizienz
Nephrotisches Syndrom

Familiärer nephrogener
Diabetes insipidus

Rekonvaleszenz nach
Infektionskrankheiten

Schädeltraumen

Exzessive Elektrolyttherapie
bei nicht ausreichender renaler
Ausscheidung

Diabetische Azidose

Infusionen von Elektrolyt-
lösungen bei Kleinkindern

Bemerkungen:

*Bei absolutem Wasserentzug
beginnt beim Erwachsenen nach
36—48 Std., beim Kind nach
24—36 Std. der Natriumspiegel
zu steigen.*

*Durch verminderte Glome-
rulusfiltration und gesteigerte
tubuläre Rückresorption, K ↓.*
K ↓, Harnstoff ↑.

*Hypothalamusschäden, oft auch
durch verminderte Wasser-
zufuhr.*

*(NB: Die gesunde Niere kann
rasch große Natriummengen
eliminieren.)*

*Der Natriumanstieg kann bis
zur Wiederherstellung einer
normalen Nierenfunktion auftreten, wenn neben der Insulintherapie Elektrolytinfusionen
durchgeführt werden.*

*Kleinkinder können einen
Natriumüberschuß nicht so
rasch ausscheiden wie
Erwachsene.*

DOCA-Überdosierung	
Langdauernde ACTH- und Kortikoidbehandlung	
Hyperaldosteronismus (Nebennierenrindentumor/Conn-Syndrom)	
Pseudo-Conn-Syndrom	*Glycyrrhinsäurevergiftung. In Frankreich durch Antésite.*
Cushing-Syndrom	*Manche Fälle*
Leberinsuffizienz	
Sekundärer Hyperaldosteronismus	
Dystrophie	*Relative Nebenniereninsuffizienz*
Hypoproteinämie	
Dysproteinämie	
Albright-Hadorn-Syndrom	
Bartter-Syndrom	*Extraadrenaler Hyperaldosteronismus.*
(Respiratorische Azidose)	*Evtl. Na ↗*
Erniedrigte Werte:	
Gastrointestinale Verluste	
Langdauerndes Erbrechen	*Cl ↓, Na ↓, Alkalose, evtl. Rest-N ↑, evtl. auch Na ↑!*
Magensonde mit langdauernder Aspiration	
Durchfälle	
Knollenblätterpilzvergiftung	*Auch K ↓*
Darmfisteln	
Gallenfisteln	
Zustand nach Dünndarmresektion	*Auch K ↓, Ca ↓, Phosphat ↓.*
Säuglingstoxikose	*K ↓, Wassermangel, Harnstoff ↑, Azidose.*
Ménétrier-Syndrom	*Eiweißverlierende Gastroenteropathie.*
Renale Verluste	
Salt-loosing-Nephritis (Polyurisches Stadium der Niereninsuffizienz)	*Die tubuläre Rückresorption im Bereich der distalen Tubuli ist gehemmt. NB: Im anurischen oder oligurischen Stadium der Niereninsuffizienz kann Na auch erhöht sein.*

Natrium ↓

Quecksilberdiuretika	Hemmung der tubulären Rückresorption.
Nebenniereninsuffizienz (Morbus Addison)	Steroidmangel bewirkt Hemmung der tubulären Rückresorption. (NB: Auch beim sicheren Morbus Addison können die Elektrolytwerte normal sein. Häufig ist der Na/K-Quotient erniedrigt (normal Na/K = 32).
Hypophyseninsuffizienz Diabetische Azidose (Metabolische Azidose)	Na wird zusammen mit den organischen Säuren ausgeschieden. Alkalireserve ↓.
Starkes Schwitzen	Bei ausreichendem Flüssigkeitsersatz und mangelnder Salzzufuhr. Siehe auch unter Chlorid S. 99

Vermehrung des extrazellulären Flüssigkeitsvolumens

Wasserintoxikation (Exzessive natriumfreie Infusionen) Pneumonie und andere Infektionen Künstliche Hibernisation	Bei erniedrigter Temperatur erhöht eine Glukose-Infusion das extrazelluläre Flüssigkeitsvolumen.

Weitere Ursachen

Schwangerschaftstoxikosen Punktion von Körperhöhlenergüssen Chloriprive Tetanie (Magentetanie-Kußmaul)	Cl ↓, Ca ∠, Alkalireserve ↑, Phosphat ↳, Rest-N ↳.
Leberzirrhose mit Aszites	Ein Natriummangel tritt hier nur bei der üblichen, stark natriumarmen Ernährung auf, besonders wenn größere Aszitespunktionen durchgeführt

	werden. (Symptome: Peritoneale Reizung, unklare Oberbauchkoliken).
Respiratorische Alkalose Hyperventilation Gehirnkrankheiten Fieber Salizylsäureintoxikation	*K ↓.*
Debré-Fibiger-Syndrom	*Dyskortizismus des frühen Säuglingsalters, Cl ↓, K ↓.*
Dysmetabolisch-dysendokrines Syndrom	*Cl ↓, K ↓, Phosphat ↓, Ca ↑, Minderwuchs, Adipositas, Osteoporose, Polyphagie, Polydipsie.*
Latrodektismus-Syndrom	*Zustand nach Giftspinnenbiß (Rußland und Südeuropa)*
Schwartz-Bartter-Syndrom	*Hormonaktives Bronchialkarzinom. K ↓, Harn: K ↑, 17-Ketosteroide ↑.*

Natrium (Harn)

Normalwerte:

Neugeborenes	0,036—0,114	g/24 h
Säugling	0,337—0,577	g/24 h
Kleinkind	1,5 —3,0	g/24 h
Erwachsener	4,0 —6,0	g/24 h (entspr. 175—260 mval)

Die Ausscheidung ist stark von der Zufuhr abhängig. Bei einem Abfall des Serum-Natriums unter 135 mval/l scheiden die Nieren kein Natrium mehr aus. Bei Kleinkindern und Säuglingen betragen die Natrium-Clearancewerte nur etwa 20% der Werte bei Erwachsenen. Bei Frühgeborenen ist die Differenz noch ausgeprägter. Bei Elektrolytinfusionen geraten sie daher leichter in eine Hypernatriämie.

Erhöhte Natriumausscheidung im Harn findet sich im allgemeinen bei allen Krankheiten und Zuständen, die ebenfalls einen erhöhten Serumnatriumspiegel bedingen, mit Ausnahme derer, die eine geänderte Ausscheidungsfunktion der Niere bewirken.

Erhöhte Werte:

Physiologisch

Postmenstruelle Diurese
Sehr hohe Natriumaufnahme
mit der Nahrung

Pathologisch

Nebennierinsuffizienz
Hypophyseninsuffizienz
Natriumverlierende Niere
(Salt-loosing-Nephritis)
Quecksilberdiuretika
Karboanhydrasehemmer
Lightwood-Albright-
Syndrom

Wasserintoxikation

Schädeltraumen
Zerebrale Insulte

Alle Formen von Alkalose

Erniedrigte Werte:

Physiologisch

Prämenstruelle Natrium-
retention
Reduzierte Natrium-
aufnahme

Pathologisch

Gastrointestinale Verluste
Erhöhte Kortikosteroid-
ausschüttung
  Stress-Situationen
  Postoperativ

Cushing-Syndrom
Behandlung mit Korti-
kosteroiden, besonders
DOCA-Behandlung

Bemerkungen:

Idiopathische renale hyperchlorämische Azidose ohne Glomerulusinsuffizienz, Nephrolithiasis, Spätrachitis, K-Harn ↑, Ca-Harn ↑, K ↓, Cl ↑, Phosphat ↓, Alkalireserve ↓.

Mit Wasser wird vermehrt Na ausgeschieden.

Wenn die Hypothalamusgegend betroffen wird.

Siehe bei Natrium-Serum S. 327

Erniedrigte Na-Ausscheidung in den ersten 24—48 Std. postoperativ.

Erniedrigte glomeruläre
Filtrationsrate
z. B. bei Herzinsuffizienz *Besonders bei Rechtsherzinsuffizienz, bei
Linksherzinsuffizienz weniger!*

Neutralfette s. Lipide S. 295

Neutrophile Granulozyten

Normalwerte:

Siehe S. 128
Die Neutrophilen Leukozyten sind die häufigsten Leukozytenformen im normalen Blutbild. Sie werden so genannt wegen ihrer färberischen Eigenschaften; denn sie zeigen eine besondere Empfänglichkeit für neutrale Farbstoffe bzw. färben sich mit den basischen oder sauren Farbstoffen nicht an. Sie haben die Fähigkeit der amöboiden Beweglichkeit, Phagozytose und proteolytischen Verdauung. Bei Abwehrvorgängen des Körpers, besonders im Verlauf von bakteriellen Infektionskrankheiten, spielen sie eine wesentliche Rolle. Die erste Phase bei solchen Infektionen geht meist mit der sogenannten „Neutrophilen Kampfphase" einher (ihr folgt häufig eine monozytäre Phase mit Zunahme der Monozyten und schließlich die lymphozytär-eosinophile Heilphase). Bei den Segmentkernigen (neutrophilen) Leukozyten unterscheidet man verschiedene Reifungsstadien. Ihre prozentualen Anteile verändern sich bei bestimmten Krankheiten. Näheres S. 129. Über Vermehrung der Neutrophilen (Neutrophilie siehe unter Leukozyten [Leukozyte] S. 289, über Verminderung (Neutropenie) s. S. 291 (Leukopenie!). Normalerweise sind bei Verschiebungen der Gesamtleukozytenzahl in erster Linie die Neutrophilen betroffen. Eine Leukozytenvermehrung durch andere weiße Blutzellen läßt sich im Blutausstrich (Differentialblutbild) erkennen. Siehe auch unter Eosinophile Granulozyten (S. 159), Basophile Granulozyten (S. 45), Lymphozyten (S. 312), Monozyten (S. 323).

Erhöhte Werte: s. S. 289

Erniedrigte Werte: s. S. 291

Nierenepithelien s. S. 225

Nonne Apelt s. Liquoruntersuchung S. 302

Nor-Adrenalin (Harn) *

Normalwerte:

Erwachsene	20—50	γ/24 h Harn (= µg/die)
Kleinkind	6—15	γ/24 h Harn (= µg/die)
Säugling	3,4— 8	γ/24 h Harn (= µg/die)
Neugeborenes	— 0,9	γ/24 h Harn (= µg/die)

Funktion:
Noradrenalin ist der natürliche Reizübermittler des sympathischen Nervensystems. Im Gegensatz zum Adrenalin hat Noradrenalin auf das ZNS keine Wirkung. Auch die herzleistungssteigernde und pulsfrequenzsteigernde Wirkung fehlt ihm. Dafür hebt es neben dem systolischen auch den diastolischen Blutdruck, der periphere Kreislaufwiderstand steigt an. Die blutzuckerhebende und stoffwechselfördernde Wirkung ist nicht signifikant.

Vorkommen:
Siehe unter Adrenalin S. 7

Einheiten:
1 γ = 1 µg = 0,000001 g

Vermehrte Ausscheidung (bzw. Werte über 0,45 γ⁰/₀ im Serum):

Phäochromozytom
a) der Nebenniere
b) der Paraganglien des Brust- und Bauchraumes.

Bemerkungen:
Manchmal auch paarig.

Leichte Erhöhungen
der Noradrenalinausscheidung finden sich bei
Aktiv, aggressiven Emotionen
Zustand nach Reizung des sympathischen Nervensystems
Nach Operationen
Nach Injektion von Methacholin
Bananenkost

Da Bananen Noradrenalin enthalten, dürfen vor Beginn und beim Sammeln des 24-Std.-Urins keine Bananen gegessen werden.

---

* Literaturauswahl: 75, 76, 108, 142, 147, 240, 245.

Nüchternsekret s. Magensaftuntersuchung S. 316

Östrogen s. S. 248

Osmotische Resistenz
s. Erythrozytenresistenzbestimmung S. 179

Oxalat-Kristalle im Harn S. 228

Oxalazetat-Transaminase s. S. 378

Pandy-Reaktion s. Liquoruntersuchung

pH-Serum s. S. 17 (bei Alkali-Reserve)

pH-Harn s. S. 18 und S. 218

Phenolrot-Test (Phenolsulfonphthaleintest)

Normalwerte:

Ausscheidung nach 15 Min. > 30%
nach 60 Min. > 50%
nach 120 Min. > 70%

Durchführung und Prinzip:

1 Std., nachdem der Patient nüchtern 1 l dünnen Tee getrunken hat, erhält er nach spontaner Blasenentleerung (Urinportion 1 aufheben) den Farbstoff injiziert. Nach 15 Min. wird erneut Harn (Portion 2) zur Untersuchung (ebenso wie Urinportion 1) abgegeben.
Da Phenolsulfonphthalein im überwiegenden Maß durch die Nierentubuli ausgeschieden und nur in geringem Maß glomerulär filtriert wird, eignet es sich zur groben Beurteilung tubulärer Partialfunktionen. Quantitative Aussagen über Sekretionsstörungen des proximalen Tubulus lassen sich wegen fehlender Standardisierung und Fehlen eines Fließgleichgewichts nicht machen. Hierzu eignet sich die Phenolsulfonphthalein-Clearance-Bestimmung.

Erhöhte Werte:	**Bemerkungen:**
Leberschäden	*Die sonst über die Galle ausgeschiedenen Farbstoffanteile werden hier auch über die Nieren ausgeschieden.*

Erniedrigte Werte:

Verminderes Farbstoffangebot
Störungen der Nieren-
durchblutung
Herzinsuffizienz

Nierenkrankheiten
Akute Niereninsuffizienz   *Die Untersuchung sollte hier
nicht durchgeführt werden.*

Chronische Nephritis
Pyelonephritis
Nephrotisches Syndrom
Amyloidose
Fortgeschrittene essentielle
Hypertonie

Prostatahypertrophie und   *Verdünnungseffekt durch
andere Ausscheidungsstörungen   Restharn!*

Phosphat (Serum) (Anorganischer Phosphor) *

Normalwerte:

Erwachsene	1,4—2,6 mval	2,4—4,4 mg%
Ältere Kinder	2,3—4,1 mval	4,0—7,0 mg%
Kleinkinder	1,8—2,3 mval	3,1—4,0 mg%
Säuglinge	2,6—3,2 mval	4,5—5,5 mg%
Neugeborene	2,3—4,6 mval	4,0—7,9 mg%

Im Körper finden sich vor allem zwei Formen von Phosphorverbindungen: Anorganischer Phosphor in Form von Phosphat und organischer Phosphorsäureester, die für Zellaufbau und Energiestoffwechsel wichtig sind. Erstere Form wird hier behandelt, sie ist in Serum und Harn gut bestimmbar. Verändert wird der Serumphosphatspiegel einerseits durch Resorption (Darm), Verschiebungen im Knochenstoffwechsel (wobei die Wirkung von Vitamin D wichtig ist) und an der Zellmembran (Insulinwirkung usw.), andererseits wird die Serumkonzentration durch die Nierenausscheidung reguliert, wobei Parathormon die Phosphatausscheidung steigert (verminderte tubuläre Rückresorption). Im Interzellularraum ist eine 40fach höhere Phosphatkonzentration als intravasal vorhanden.

---

* Literaturauswahl: 383.

Phosphat

In der Szent-Györgyi-Formel steht Phosphor im Zähler, die Phosphationen erhöhen also die neuromuskuläre Erregbarkeit.

Umrechnungsfaktoren:
mval/l = mg% × 0,581
mg% = mval/l × 1,72
NB: Der Umrechnungsfaktor gilt für 38° C und pH 7,4.

Haltbarkeit:
+ 4° C: *maximal 7 Tage*
Zimmertemperatur: *maximal 2 Tage*

Erhöhte Werte:	Bemerkungen:
Vitamin D-Intoxikation	*Erhöhung der enteralen Phosphatresorption und der renalen tubulären Rücksorption.*
Hypoparathyreoidismus (Hyperparathyreoidismus)	*Bei sekundärem H. möglich! Vergl. S. 96!*
Hypo-Hyperparathyreoidismus (Costello-Dent-Syndrom)	*Hyperparathyreoidismus mit Symptomen des Hypoparathyreoidismus, Ostitis fibrosa generalisata, Ca ↓, Alk. Phos. ↑.*
Pseudohypoparathyreoidismus (Martin-Albright-Syndrom)	*Ca ↓, Tetanieneigung, gegenüber Parathormon refraktär, familiäres Vorkommen.*
Chronische Nierenschäden Chronische Nephritis Tubuläre Insuffizienz	*Als (Vitamin-D-resistente) renale Rachitis werden die entsprechenden Skelettveränderungen bei Nierenschäden bezeichnet, die durch vermehrte Ca-Ausscheidung und Hyperphosphatämie bewirkt werden.*
Milchtrinker-Syndrom (Burnett-Syndrom) Nebenniereninsuffizienz (Morbus Addison) Schwere Knochenfrakturen in der Heilungsphase Diabetische Azidose	
Salzmangel-Syndrom	*Na ↓, Ca ↓, Cl ↓, evtl. symptomatische Polyglobulie und Leukozytose.*

Phosphat

Hypophysärer Gigantismus Eosinophiles Hypophysen- adenom Diffuse Hyperplasie der eosinophilen Zellen	*Eine reine Akromegalie be- steht dann, wenn die Erkran- kung nach Beendigung des normalen Wachstums eintritt. Alkal. Phos.* ↑. *Bei der aktiven Akromegalie steigt P bis auf 5 mg%, häufig Lipämie*
Fanconi-Schlesinger-Syndrom (Hypogonadaler-eunuchoider Hochwuchs)	s. *Bei Phosphat-Harn S. 337* $P \nearrow$, *Alkal. Phos.* $\nearrow$

Erniedrigte Werte:

Vitamin-D-Mangel	*Der normale Vitamin-D-Bedarf erhöht sich je mehr sich der $\frac{Ca}{P}$ Quotient in der Nahrung von 1 entfernt.*
Rachitis Osteomalazie Steatorrhoe	*Absinken bis unter 2 mg%.* *Herabgesetzte Vitamin-D- Resorption.*
Malabsorption anderer Ursachen z. B. Zustand nach Dünndarmresektion.	
Hyperparathyreoidismus	*Erhöhte renale Ausscheidung. Ca* ↑—↑↑! *Bei sekundärem H. auch P* ↗ *möglich.*
Ostitis fibrosa generalisata (Engel-v. Recklinghausen- Syndrom)	*Ca* ↑, *Alkal. Phos.* ↑. *Über- produktion von Parathormon durch Epithelkörperchen- tumoren.*
Hypopituitarismus (Hypophysärer Zwergwuchs)	*Mangel an Wachstumshormon. Alk. Phos.* ↘
Thyreogener Zwergwuchs (Kretinismus, kindliches Myxödem)	*Erniedrigt oder nieder normale Werte.*
Hyperinsulinismus	*Insulin fördert den Eintritt der Phosphationen zusammen mit Glukose und Kalium in die Zellen (z. B. Insulinbehand- lung bei diabetischer Azidose).*

de Toni-Debré-Fanconi-Syndrom	S. auch Phosphat-Harn S. 338
Abderhalden-Fanconi-Syndrom	Maligne Aminosäurestoffwechselstörung mit Zystinspeicherung, Zwergwuchs.
Phosphatdiabetes (Albright-Buttler-Bloomberg-Syndrom)	Vitamin-D-resistente Spätrachitis, familiär (Zwergwuchs).
Albright-Hadorn-Syndrom	Periodische hypokaliämische Muskellähmung, Osteomalazie, $Cl \uparrow$, $Na \uparrow$, $K \downarrow$.
Dysmetabolisch-dysendokrines Syndrom (de Toni)	$Ca \uparrow$, $Cl \uparrow$, $Na \downarrow$, Spätrachitis, renale Azidose mit Nephrokalzinose, Dystrophia adiposogenitalis.
Phenylketonurie (Fölling-Syndrom)	BZ nüchtern $\downarrow$, Alkalireserve $\downarrow$, Phenylbrenztraubensäure-Harn + +. Erbliche Störung im Aminosäurestoffwechsel.
Familiäres Hypolipidämie-Syndrom (Hooft-Syndrom)	Erhöhte tubuläre Phosphatrückresorption. Extrem selten!
Salvioli-Syndrom	$Ca \rightarrow$, sehr seltene familiäre hypophosphatämische Knochendystrophie, zentralnervöse und endokrine Störungen.

Phosphat (Harn)

Die Phosphatausscheidung im Harn ist erhöht in allen Fällen mit erhöhtem Serumphosphatspiegel mit Ausnahme der Fälle, in denen die erhöhten Serumphosphatwerte renal bedingt sind. Entsprechend finden sich erniedrigte Harnphosphatwerte bei niederem Serumphosphatspiegel mit Ausnahme der renalen Hypophosphatämie bzw. der Fälle, bei denen die Wirkung an den Nieren ansetzt.

Normalwerte:

Ausscheidung pro Tag: 0,5—1,5 (—4,5) g (pH 7,4)
meist 0,8—2,0
bzw. 10—85 mval (pH 7,4)

Phosphat (Harn)

Die normale Ausscheidung hängt sehr von der Diät ab und variiert daher stark. Bei der richtigen Bewertung der Phosphatausscheidung sollte immer das Serumphosphat mitbestimmt und beachtet werden.

Erhöhte Werte:	Bemerkungen:
Vitamin-D-Mangel Rachitis Osteomalazie	*Die Serumphosphatwerte sind hier niedrig. Eine erhöhte Phosphatausscheidung liegt nur vor, wenn in der Nahrung kein Phosphatmangel vorliegt, und der Calciumgehalt der Nahrung nieder ist.*
Vitamin-D-Intoxikation	*Trotz erhöhter tubulärer Rückresorption kann die Ausscheidung infolge der hohen enteralen Resorption erhöht sein.*
Hyperparathyreoidismus (Primärer)	*Phosphat-Serum ↓*
Azidosen nicht renaler Ursache	*Zur Kompensation wird vermehrt Phosphat ausgeschieden.*
Akute Immobilisation z. B. nach Knochenfrakturen nach akuten Lähmungen	
Phosphatdiabetes (Albright-Buttler-Bloomberg-Syndrom)	*S. Phosphat-Serum S. 337*
Abderhalden-Fanconi-Syndrom	*Aminosäurestoffwechselstörung mit Zystinspeicherung, Phosphaturie nicht immer vorhanden.*
De Toni-Debré-Fanconi-Syndrom	*Renaler Phospho-Gluko-Amino-Diabetes mit renaler Rachitis. Wie Abderhalden-Fanconi-Syndrom, aber ohne Zystinspeicherung.*
Fanconi-Schlesinger-Syndrom	*Chronisch idiopathische Hypercalcämie mit metabolischem Schwachsinn, Phosphat-Harn ↗, Ca-Harn ↑, Phosphat ↗, Ca ↑, BKS ↑↑.*

Boyd-Stearns-Syndrom   *Tubuläre Niereninsuffizienz
                                mit renaler hypochlorämischer
                                Azidose und Spätrachitis.
                                Eine Hyperphosphaturie ist
                                nicht immer vorhanden.*

Erniedrigte Werte:
Phäochromozytom
Hypoparathyreoidismus
Sekundärer (renaler)
Hyperparathyreoidismus
Zustand nach Parathyreo-
idektomie
Martin-Albright-Syndrom
(= Pseudohypoparathyreoidis-
mus)
Vitamin-D-Mangel bei sehr   *Calciumphosphate werden mit
calciumreicher Kost   dem Stuhl ausgeschieden.*

Differentialdiagnose des entkalkten Knochens

	Osteoporose	Osteomalazie	primärer Hyperparathyreo- idismus (M. Recklinghausen)	sekundärer (renaler) Hyperparathyreo- idismus
Serum-Phosphat	→	↗	↓	↑
Harn-Phosphat	→	↘	↑	↓
Serum-Calcium	→	↗	↑	↗
Harn-Calcium	→	↗	↑	↘
Alkalische Phosphatase	→	↑	↘	↑

Phosphatase s. Alkalische Phosphatase S. 22
s. Saure Phosphatase S. 361

Phosphatide s. S. 295

Phosphorhexoseisomerase (PHI)

Normalwerte:
15—67 mU/ml (25° C)
28—90 mU/ml (30° C)

Funktion und Bedeutung:
Die Phosphorhexoseisomerase katalysiert die Reaktion Fructose - 6 - Phosphat → Glucose - 6 - Phosphat.

Vorkommen:
Sehr hohe Konzentrationen finden sich in Leber- und Skelettmuskel, die sich in etwa 1000facher Erhöhung über der Serumkonzentration befinden.
Erythrocyten enthalten etwa die 100fache Serumkonzentration.

Haltbarkeit:
1. Lösung II (Substrat/Enzym) ist haltbar bei   + 4° C 2 Tage
bei Zimmertemperatur   *4 Stunden*
2. Lösung I (Pufferlösung) ist haltbar bei Kühlschranktemperatur 4 Wochen.

Erhöhte Werte:	**Bemerkungen:**
Carcinome, vor allem Prostatacarcinom	*Die Konzentration läuft etwa den Werten der SPh parallel.*
Mammacarcinom	
Metastasierungen, insbesondere Knochenmetastasen	*Die Bestimmung der PHI ist geeignet, den Behandlungserfolg zu kontrollieren, auch bei zytostatischer Behandlung und Hypophysesektomie.*

Akute myeloische Leukämie
Chron. myeloische Leukämie
Anaemien
 Haemolytische Anaemien
 Megaloblastenanaemien

Leberschäden
 Hepatitis *Früher Anstieg und langsamer Abfall*
 Leberzirrhose
 Cholostase
Muskelerkrankungen
 Progressive Muskeldystrophie
 Myocardinfarkt *Schon nach 6 Std. ist eine Erhöhung der PHI-Konzentration feststellbar. Maximum etwa bei 48 Std., nach 7 Tagen Normalisierung. Die Maximalwerte liegen zwischen der 2—15fachen Normalkonzentration.*

Phosphorhexoseisomerase (PHI) im Vaginalsekret

Erhöhte Werte:
Cervixcarcinome
Uteruscarcinome ??
Blutungen *Erhöhte Werte stammen aus den Erythrozyten.*

Colpitis

Falsch negative Resultate:
Bei Carcinoma-in-situ können falsch negative Werte gefunden werden.

Literaturangaben: 369, 370.

Plasmazellen

Normalerweise werden im peripheren Blut nur gelegentlich zufälligerweise Plasmazellen gefunden. Die Plasmazellen kommen

Plasmazellen

sonst im Knochenmark (bis zu 2,5%) vor und werden auch in chronisch entzündetem Gewebe gefunden. Die Plasmazellen werden mit der Antikörperbildung in Zusammenhang gebracht. Bei Agammaglobulinämie werden im Knochenmark keine Plasmazellen gefunden.

Vermehrtes Vorkommen im peripheren Blut:	**Bemerkungen:**
Plasmazellenleukämie	*Eine besondere Form des Plasmozytoms, bei der viele Plasmazellen im peripheren Blut gefunden werden. Meist handelt es sich um Formen mit Alpha- oder Betaglobulinämie.*
Plasmozytom	*Nur wenige Plasmazellen lassen sich hier im peripheren Blut finden. In ca. 80% finden sich jedoch typische Knochenmarkveränderungen mit fast völliger Anfüllung durch pathologisch veränderte Plasmazellen. Weitere Befunde: Meist sehr starke BKS-Beschleunigung, typische Veränderung der Serumeiweißkörper (Siehe unter Elektrophorese S. 137), häufig Anämie, Osteoporosenachweis. In ca. 45% Bence-Jones-Eiweißkörper (s. S. 47)*
Serumkrankheit	
Strahlenschäden (radioaktive Strahlung)	
Manche Hautleiden	

Selten können Plasmazellen im peripheren Blut auch bei folgenden Krankheiten gefunden werden:
Scharlach
Masern
Röteln

Windpocken
Infektiöse Mononukleose
Gutartige lymphozytäre Meningitis

Porphyrine *

Normalwerte:

	Ausscheidung im 24-Std.-Harn	
	Erwachsene	Kleinkinder
Koproporphyrin I	14,7—80 γ	20—40 γ
Koproporphyrin III	1,4—34,3 γ	1—20 γ
Uroporphyrin I	Negativ oder geringe Spuren	∅
Uroporphyrin III	∅	∅
Porphobilinogen	∅	∅

Bedeutung und Herkunft:

Porphyrine sind eisenfreie Vorläufer oder Abbauprodukte des Hämoglobins. Dementsprechend können sie vermehrt auftreten bei einer Blockierung der Hämsynthese oder bei einem vermehrten Abbau. Sie entstehen aus Porphin, das aus 4 Pyrrolringen zusammengesetzt ist durch Substitution mit organischen Radikalen. Porphyrine bilden nicht nur für Hämoglobin, sondern auch für Myoglobin und die Zytochrome das Grundskelett. Die im Organismus vorkommenden Porphyrine stammen vom endogenen Stoffwechsel und von der Nahrung (Hämatinabbau).

Zur Diagnostik können auch Porphyrinbestimmungen im Stuhl durchgeführt werden. Üblicherweise wird jedoch nur die Porphyrinausscheidung im Harn festgestellt, weil dies einfacher ist und für die Routinediagnostik ausreicht.

Syntheseweg:

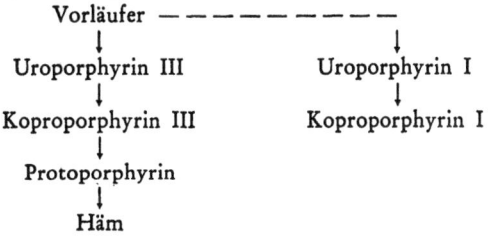

---
* Literaturauswahl: 71, 118.

Porphyrine   344

	Koproporphyrin I	Koproporphyrin III	Uroporphyrin I	Uroporphyrin III	Porphobilinogen	
Porphyria hepatica Akute idiopathische oder akute toxische Porphyrie	↑	↳	↑	+	+	Ca. 60—70%/o aller Porphyriefälle. Erkrankungsbeginn meist 20.—40. Lj., 61%/o♀. Symptomatik s. u. Es können bis zu 50 mg Porphobilinogen täglich ausgeschieden werden. Leuko ↑, Tachykardie, oft Fieber (cave Verwechslung) mit „akutem Bauch". Urinfarbe kann normal sein. Bei dafür Empfänglichen können Barbiturate die Erkrankung manifestieren oder einen Schub auslösen.
Chronische Form (Porphyria cutanea tarda)	↑	↗	↑	+	(+)	Ca. 30—40%/o der Porphyriefälle. Erkrankungsbeginn meist nach dem 40. Lj. Milde Photodermatose (bullöse Dermatitis). Braun-purpurne Gesichtsfarbe, Leberschaden. Porphyrin I — Isomere ca. 75%/o. Urinfarbe kann normal sein.
Gemischte (kombinierte) Form	↗	↑	↗	+	+	Alternierendes Auftreten von Photosensibilität und abdominellen Krisen. Porphyrin III — Isomere überwiegen.

Porphyrine

	Koproporphyrin I	Koproporphyrin III	Uroporphyrin I	Uroporphyrin III	Porphobilinogen	
Porphyria erythropoetica (Porphyria congenita)	↑	→	↑	∅	∅	Ca. 1% der Porphyriefälle. ♂ > ♀. Auftreten im Kindesalter, roter Urin; progrediente Photodermatose (Hidroa vacciniformia), hämolytische Anämie, Milztumor. Tägliche Porphyrinausscheidung bis zu 100 mg.
Hereditäre Koproporphyrie	→	↗	↑	∅	∅	Harmlose, rezessiv vererbliche Anomalie.
Symptomatische Porphyrinurien						
Gifte						
Akute Bleiintoxikation	↑	↑	→	(↑?)	∅	
Sulfonamide	→	↗				
Barbiturate	→	↗				
Antipyretika	→	↗				
Organ. Arsenverbindungen	→	↗				
Äthylalkohol	→	↗				
Phenylhydrazin	↗	→				
Phosphor						
Metalle					*	* z. B. Ag, Au, Bi, Cu, Fe, Hg, Zn.
u. a. Substanzen					*	* z. B. Anilin, CCl$_4$, CH$_3$Cl, Trinitrotoluol.

* In der Literatur ist ohne Differenzierung nur Porphyrinurie angegeben!

	Koproporphyrin I	Koproporphyrin III	Uroporphyrin I	Uroporphyrin III	Porphobilinogen	
Lebererkrankungen						
Virushepatitis	↗	↗			∅/(+)	
Leberzirrhose		↗	∠	∠	∅/(+)	
Erythematodes discoides chron.						* Die Porphyrinurie läuft hier einer Leberschädigung parallel.
Posthepatitische Hyperbilirubinämie (a) Icterus juvenilis (Meulengracht) (b)	↗					a) und b) sind in allen klinischen Erscheinungen völlig gleich, a) jedoch erworben, b) konstitutionell. Tägliche Koproporphyrinausscheidung 400—700 γ.
Blutkrankheiten						
Hämolytische Anämien	↗					Folge der erhöhten Hämopoese.
Perniziöse Anämie	↗					
Aplastische Anämie	→ ↗					
Schwere Eisenmangelanämie	→ ↗					
Polycythaemia vera	↗					Folge der erhöhten Hämopoese.
Hämochromatose						*

* In der Literatur ist ohne Differenzierung nur Porphyrinurie angegeben!

	Koproporphyrin I	Koproporphyrin III	Uroporphyrin I	Uroporphyrin III	Porphobilinogen
Maligne Erkrankungen			*		
Karzinose Leukämie Morbus Hodgkin					
Hypovitaminosen	→ ↗				
Pellagra Ariboflavinose	+				
Hypermetabolismus	↗				
Akute Infektionskrankheiten Fieber Thyreotoxikose Körperliche Überanstrengung					

* In der Literatur ist ohne Differenzierung nur Porphyrinurie angegeben!

	Koproporphyrin I	Koproporphyrin III	Uroporphyrin I	Uroporphyrin III	Porphobilinogen
Andere Ursachen					
Akutes rheumatisches Fieber	↗				
Verbrennungen	∠				
Poliomyelitis acuta	→ ↗				
Pseudohypertrophische Muskeldystrophie	→ ↗				

Wegen der häufigen Fehldiagnosen (Appendizitis, Cholezystitis usw. Etwa die Hälfte der Pat. landet vor Stellung der Diagnose auf dem Operationstisch!) seien hier die meistens vorhandenen Symptome der akuten, idiopathischen Porphyrie aufgezählt:

Bauchschmerzen (ca. 95%)
Erbrechen
Durchfälle (aber auch Obstipation)
Ileusartige Erscheinungen
Fieber
Leukozytose
Tachykardie
Reflexstörungen
Paresen
Bewußtlosigkeit
Schwächegefühl
Psychasthenische bis psychotische Bilder
Delirien

Präalbumin s. Elektrophorese S. 137

Pregnandiol s. S. 247

Pressorische Substanzen s. Adrenalin S. 7
s. Noradrenalin S. 332
s. Vanillinmandelsäure S. 400

Prostigmin-Test s. S. 34

Protein, C-reaktives s. S. 121

Proteine des Serums s. Elektrophorese S. 136

Proteinurie s. S. 205

Prothrombin s. S. 69

Proteingebundenes Jod *
(PBI = Protein-bound-Iodine)

Normalwert:
4,2—5,8 $\gamma^0/_0$

Maße:
$\gamma^0/_0 = \mu g/100$ ml Serum $= 10^{-6}$g/100 ml Serum

Bedeutung:
Das im Serum vorhandene Jod liegt in einer anorganischen (freien) Form vor und in einer organischen, an Eiweiß gebundenen Form (PBI). Es besteht in erster Linie aus Thyroxin sowie in Spuren aus Trijodthyronin, so daß das PBI (im Normalfall) die Konzentration der Schilddrüsenhormone im Blut angibt.

Erhöhte Werte:	Bemerkungen:
Hyperthyreose	*Meist 6—12 $\gamma^0/_0$.* *NB: Bei Hormontransportstörungen kann auch bei eindeutiger Hyperthyreose ein normales PBI gefunden werden!*
Auftreten von organischen Jodverbindungen, die sonst nicht vorhanden sind	*Dazu gehören:* *Monojodtyrosin* *Dijodtyrosin* *Jodierte Peptide* *Jodproteine* *Thyreoglobulin*
Akute Thyreoiditis (de Quervain)	*Erhöhtes PBI, aber schlechte Jodspeicherung*

---
* Literaturauswahl: 333.

Maligne Schilddrüsentumoren	*Hier besteht eine deutliche Differenz zwischen PBI und BEI (Butanol-extrahierbares Jod), das nur die Mengen des T_3 und T_4 angibt.*
Toxisches Adenom	*Im allgemeinen erhöhte Werte, auch wenn die Jodaufnahme der Schilddrüse im Normbereich liegt.*
Verstärkte Bindung und dadurch Inaktivierung von Thyroxin durch Thyreoglobulin Schwangerschaft Östrogenbehandlung Idiopathisch	
Verlangsamter Katabolismus der Schilddrüsenhormone Hepatozellulärer Ikterus Mechanischer Ikterus	
Nach TSH-Gabe, z. B. zu diagnostischen Zwecken	*Bei der primären Hypothyreose unterbleibt die Erhöhung.*
Verseuchung durch exogenes anorganisches Jod Röntgenkontrastmittel Jodhaltige Medikamente Starker Jodzusatz in der Nahrung	

Erniedrigte Werte:

Hypothyreose	*Meist 0,5—0,4 γ⁰/₀*
Thyreostatische Substanzen	
Trijodthyroninbehandlung (Thybon)	
Verminderte Bindungskapazität des Thyroxin-bindenden Globulins (TBG)	
a) familiär/idiopathisch	
b) Verdrängung durch andere Substanzen z. B. Salizylate Phenylhydantoin Dinitrophenol	

c) Hemmung der Synthese
des TBG
Androgene
Kortisol und Derivate

d) Eiweißverluste, bei denen
auch TBG verloren geht
Nephrotisches Syndrom
Exsudative Enteropathien
(eiweißverlierende)
Massive Höhlenergüsse

Quickwert (einschließlich Antikoagulantien-Therapie*)

Bewertung der Notwendigkeit und Durchführbarkeit einer Antikoagulantienbehandlung:

Allgemeines:
Der Antikoagulantien-Therapie kommt eine prophylaktische Wirkung bei der venösen und kardialen Thrombose, in vermindertem Maße auch bei der arteriellen Thrombose zu. Die Gefahr venöser Thrombosen besteht vor allem in der postoperativen, postpartalen, posttraumatischen und postinfektiösen Periode. Die oralen Antikoagulantien (Vitamin K-Antagonisten) kommen vor allem für die Langzeitbehandlung in Frage, die Heparin-Behandlung für akute Fälle (z. B. Lungenembolie, akute arterielle Thrombosen), wobei später ebenfalls auf Vitamin K-Antagonisten (Cumarin und Indandion-Derivate) übergegangen wird.

Das mit der Nahrung zugeführte und im Darm von Kolibakterien gebildete, fettlösliche Vitamin K wird in Anwesenheit von Gallensäuren resorbiert und der Leber zugeführt, wo es für die Synthese der Gerinnungsfaktoren II, VII, IX und X, dem sog. Prothrombin-Komplex notwendig ist. Diese Funktion des Vitamin K als Koferment wird durch die Vitamin-K-Antagonisten unterbrochen, so daß das Gerinnungspotential über eine Hemmung der Synthese des Prothrombin-Komplexes beeinflußt wird.

Normalbereich: Quickwert 100%

Therapeutisch wirkungsvoller Bereich: 15—30%.
Einstellung auf höhere Werte hat keinen therapeutisch sinnvollen Effekt.

NB: Die Therapie darf nicht abrupt abgebrochen werden, ausschleichen ist erforderlich (sonst droht Rebound-Effekt!).

* Literaturauswahl: 71, 110, 145, 151, 183, 250, 290.

Die Notwendigkeit der Antikoagulantien-Behandlung ergibt sich aus der Indikation, die Durchführbarkeit aus der Beachtung evtl. Kontraindikationen.

Indikationen der Antikoagulantien-Behandlung (Prophylaktische Langzeitbehandlung):

1. Abgelaufene Herzinfarkte
2. Flimmer- und Flatterarrhythmien auf der Basis rheumatischer Herzerkrankungen oder Coronarsklerose.
3. Schwere Angina pectoris mit drohendem Herzinfarkt
4. Rezidivierende venöse Thrombosen, besonders in Verbindung mit Lungenembolie.
5. Cor pulmonale chronicum durch rezidivierende Lungenembolien oder auf sonst nicht erklärbarer Basis.
6. Frühere arterielle Thrombosen und Embolien, wenn die Ursache inzwischen nicht beseitigt werden konnte.
7. Ausgewählte Fälle von Insuffizienz der Arteria carotis interna.

Kontraindikationen der Antikoagulantien

1. Hochgradige Arteriosklerose.
2. Blutdruckwerte über 200/110 mm Hg.
3. Schwerer Diabetes mellitus.
4. Apoplektische Insulte durch Enzephalorrhagie oder wenn die Genese unklar ist.
5. Ulcera und Tumoren des Magen-Darm-Kanals.
6. Akute oder subakute bakterielle Endokarditis.
7. Thrombozytopenie und andere Blutungsübel.
8. Mittelschwere bis schwere Leberparenchymschäden.
9. Schwere Niereninsuffizienz (für Heparin).
10. Tiefer Spontan-Quickwert.
    Hier muß erst die Ursache abgeklärt werden, bevor u. U. eine dosisreduzierte Therapie eingeleitet werden darf.

Ursachen des tiefen Spontan-Quickwertes:

I. Nur ein Gerinnungsfaktor vermindert.
Kongenital — sehr selten!
1. Hypo- und Afibrinogenämie
2. Prothrombinmangel
3. Faktor-V-Mangel
4. Faktor-VII-Mangel
5. Faktor-X-Mangel

II. Gleichzeitige Verminderung mehrerer Gerinnungsfaktoren:

Erworben

1. *Verminderung der Faktoren II, VII und X*

a) Mangelnde Resorption von Vitamin K
Verschlußikterus
Gallenfistel
Intestinaler Verschluß
Gastrokolische Fistel
Enterostomie
Chronische Pankreatitis
Sprue
Idiopathische Steatorrhoe
Zöliakie
Colitis ulcerosa
Profuse chronische Durchfälle

Durch Vitamin K normalisierbar.

Starke orale Paraffinzufuhr

Zu Abmagerungszwecken etc.

Antibiotika

Nur als Zusatzfaktor.

Neugeborene

Im Darm des Neugeborenen und des Milchkindes finden sich keine Kolibakterien, in der Muttermilch sind ausreichende Mengen Vitamin K nicht enthalten.

b) Vitamin-K-Antagonismus

(Durch Vitamin K normalisierbar.)

Kumarinvergiftungen

Vorbehandlung, Irrtum, Mordversuch, Selbstmordversuch.

Salizylate
Propylthiouracil

Mindestens 5 g tgl. 5 Tage.

c) Leberschaden

Durch Vitamin K nicht normalisierbar.

Hepatitis

*Leichte Hepatitis: Quickwert 80—100%.
Mittelschwere Hepatitis: 65—80%.
Schwere Hepatitis: 20—65%.
Schwerste Hepatitis mit infauster Prognose $< 20%$.*

Leptospirosen (z. B. M. Weil)
Leberzirrhose

Lebergifte, Drogenikterus
direkt toxisch
z. B. Tetrachlorkohlen-
stoff
Arsenik,
Amanite,
Chloroform.
hepatitisähnlich
z. B. Rimifon,
Halothan;
cholostatisch
z. B. Largactil
Nach schweren
Verbrennungen.

2. *Verminderung von Fibrinogen*   *Durch Vitamin K nicht*
  und Faktor V   *normalisierbar.*
 a) Intravasale Gerinnung   *Thrombopenie!*
   Akut:
   Geburtshilfliche Kompli-
   kationen
   Transfusionsreaktion
   Endotoxinschock
   (Schwartzmann-Sanarelli-
   Phänomen)
   Postoperativ (v. a. Pro-
   stataoperationen)
   Chronisch:
   Malignome,
   z. B. Prostata
   Magen
   Pankreas
   Leukämie   *Besonders akute Promyelo-*
       zytenleukämie.
 b) Fibrinolyse
   Leberzirrhose
   Malignome, besonders
   Prostata
 c) Kryofibrinogenämie   *Bei Kollagenosen oder*
       Malignomen.

3. *Verminderung aller fünf*
   Gerinnungsfaktoren
   (Fibrinogen, II, V, VII, X)
 a) Akute gelbe Leberdystrophie
 b) Terminale Leberzirrhose   *(Leberschaden + Fibrinolyse)*

*III. Alle beteiligten Gerinnungs-
faktoren normal*

1. Inhibitoren
a) Antithromboplastin *Bei Kollagenosen, besonders Lupus erythematodes disseminatus.*

b) Antithrombin
Paraproteine *Interferenz mit Fibrin-Polymerisation.*
Schwere Fibrinolyse *Interferenz mit Fibrin-Polymerisation.*
Heparin-Kontamination bei Blutentnahme

2. Artefakte
a) Falsches Antikoagulans
b) Falsches Verhältnis Antikoagulans — Blut
c) Verunreinigung durch Alkohol bei Desinfektion

Ursachen, die den therapeutischen Prothrombinspiegel beeinflussen.

A. Im Sinne einer Hebung des Quickwerts.

I. Medikamente
1. Vitamin K-haltige Substanzen
2. Vitaminkombinationen
3. Digitaliskörper (bei kardialer Dekompensation durch Besserung der Leberleistung nach geminderter Stauung)
4. Thiourazile (durch Erzeugung einer therapeutischen Minderfunktion der Schilddrüse)
5. Nebennierenrindensteroide (Kortisol-Prednisolon-Präparate)
6. Adrenalin
7. Azetylcholin
8. Atropin
9. Neuroplegika
10. Ganglienblocker
11. Salyrgan (durch Hämokonzentration und spezielle Faktoren-Bildungsreize)
12. Tranquillizer

13. Barbiturate in höheren Dosen
14. Penicillin in höherer Dosierung

II. Erkrankungen

Fieber
Herzdekompensation
Hyperthyreose

III. Nahrung

Größere Mengen von Spinat, Weißkohl, Blumenkohl können durch Vitamin K-Wirkung die Wirkung der Cumarine abschwächen.

B. Im Sinne einer Senkung des Quickwerts

I. Medikamente

1. Phenylbutazon (Verlangsamung der Ausscheidung von Cumarinen bzw. Indandionen)
2. Phenothiazin
3. Androsterone
4. Jod, Thyroxin (durch Senkung des Prothrombinspiegels selbst).
5. Höhere Dosen von Salizylaten
6. Höhere Dosen von Breitbandantibiotika, z. B. Tetrazykline (durch Schädigung der Darmflora als Lieferanten des Vitamin K_1)
7. Salizylamid
8. PAS
9. Thio-Barbiturate
10. Ronicol^R, Regelan
11. Hydergin^R
12. Adenosintriphosphat

II. Erkrankungen

1. Leberschäden
2. Infektionen
3. Tumoren
4. Gravidität
5. Hyperadrenale Zustände
6. Leukämie
7. Gewebsläsionen (durch Freisetzung von Gewebsthrombokinase)
8. Pankreatitis (durch Freisetzung von Gewebsthrombokinase).

Radiojod-Test s. Anhang

Rastinon-Test s. S. 81 (Tolbutamid-Test)

Rekalzifizierungszeit

Normalwert:

80—130 Sekunden.

Prinzip:

Mit Zitrat- oder Oxalatsalzen versetztes (d. h. ungerinnbar gemachtes) Blut wird mit Zusatz von Calciumionen wieder gerinnbar gemacht. Die Zeit, die dabei bis zur Gerinnung verstreicht, wird als Rekalzifizierungszeit bezeichnet. Sie stellt einen Globaltest dar, der zur Orientierung über die Gerinnungsverhältnisse geeignet ist. Die Untersuchung läuft in ihrem Ergebnis etwa der Gerinnungszeit (s. S. 190) parallel, sie ist jedoch genauer.

Verlängerte Rekalzifizierungszeit:

Hämophilie A
Hämophilie B
Stuart-Prower-Defekt
PTA-Mangelkrankheit
Hagemann-Defekt
Afibrinogenämie
Hypofibrinogenämie
Hyperfibrinolyse
PPA-Mangelkrankheit
Hyperheparinämie
Hemmkörperhämophilie

Hypoprothrombinämie	Nicht immer, jedoch meist verlängerte Rekalzifizierungszeit
Parahämophilie (Owren)	Nicht immer, jedoch meist verlängerte Rekalzifizierungszeit
Thrombopathie	Nicht immer, jedoch meist verlängerte Rekalzifizierungszeit
Symptomatische Thrombopenie	Nur leicht verlängerte Rekalzifizierungszeit
Morbus Werlhof	Nur leicht verlängerte Rekalzifizierungszeit
Hypoproconvertinämie	Die Rekalzifizierungszeit kann hier gelegentlich verlängert sein.

Rest-N (Total)

Normalwerte:

22—29 mg%   (Mittel 25 mg%)
(Nach anderen Literaturangaben liegen die Normalwerte bis 40 mg%, bei Neugeborenen sogar bis 45 mg%).

Rest-N

Als Rest-N wird diejenige Stickstoffmenge des Serums bezeichnet, die von allen stickstoffhaltigen Fraktionen des Serums mit Ausnahme des Eiweiß stammt.

Zusammensetzung:

Rest-N
- Harnstoff-N = ca. 10—15 mg% = $\dfrac{\text{Harnstoff mg\%}}{2{,}14}$
- Residual-N (= ca. 50%)
  - Aminosäuren-N = ca. 5—10 mg% =
  - Harnsäure-N = ca. 1 mg% = $\dfrac{\text{Harnsäure mg\%}}{3}$
  - Kreatinin-N = ca. 0,5 mg% = $\dfrac{\text{Kreatinin mg\%}}{2{,}69}$
  - Kreatin-N = ca. 0,2 mg% = $\dfrac{\text{Kreatin mg\%}}{3{,}12}$
  - Ammoniak-N = ca. 0,1 mg% = $\dfrac{\text{Ammoniak mg\%}}{1{,}22}$
  - Phenole
  - Bilirubin

Erhöhte Werte:	Bemerkungen:
Alle Erkrankungen, die mit einer Erhöhung des Serum-Harnstoffs einhergehen, vor allem Niereninsuffizienz.	*S. Harnstoff S. 239*
Alle Erkrankungen, die mit einer Erhöhung der Serum-Harnsäure einhergehen, z. B. Leukämie	*S. Harnsäure S. 238*
Eklampsie	*Der Serum-Harnstoff kann hier erniedrigt sein. Andere stickstoffhaltige Substanzen, z. B. Aminosäuren, treten vermehrt auf.*
Verbrennungen und Nekrosen	*Stickstoffhaltige Substanzen, auch Aminosäuren, treten vermehrt auf.*
Leberausfallskoma (und Präkoma)	*Der Blutammoniakgehalt steigt an.*

Erniedrigte Werte:

Schwere Leberinsuffizienz
Leberzerfallskoma

Retikulozyten
Normalwerte:

Neugeborene 25—60‰
Säuglinge 5—15‰
Kleinkinder, Kinder
und Erwachsene 4—10‰

Retikulozyten sind noch nicht ganz ausgereifte, junge Erythrozyten, die an ihrer Substantia granulo-filamentosa zu erkennen sind. Sie zeigen eine Netzstruktur, die sich mit der Methylenblaufärbung oder der Brillantkresylblaufärbung gut erkennen läßt. Die Erhöhung der Retikulozytenzahl verläuft parallel mit einer verstärkten Regeneration der Erythrozyten im Knochenmark.

Erhöhte Werte:	Bemerkungen:
Nach Blutverlusten	
Bei erfolgreicher Behandlung von Mangelanämien	
z. B. Perniziosa (B_{12}-Behandlung)	*Der schnelle Anstieg der Retikulozytenzahl (oft bis 300‰) wird als Retikulozytenkrise bezeichnet. Beginn des Anstiegs etwa am 2. Tag, Maximum am 10. Tag.*
Eisenmangelanämie (Eisenbehandlung)	
Hämolytische Anämien	*Die Erhöhung der Retikulozytenzahl hängt eng mit der Intensität der Hämolyse zusammen, vor allem bei hämolytischen Schüben steigt sie an, in Remissionsphasen fällt sie ab. Normale Retikulozyten schließen einen hämolytischen Ikterus nicht aus.*
Polyzythämie	
Chloramphenicol-Schaden**	*Die Reticulocyten-Zunahme ist Frühsymptom einer Schädigung des haematopoetischen Systems.*

** Literatur: 365.

Erniedrigte Werte:	*Sie sprechen für herabgesetzte Erythropoese.*
Mangelanämien (s. S. 169)	
Aplastische Anämien (s. S. 171)	

* Literaturauswahl: 13.

Rheumatests

Es gibt keinen einzigen Rheumatest, der eine solch hohe Spezifität hätte, daß allein auf einen oder mehrere Tests gegründet eine eindeutige Diagnose gestellt werden könnte. Das klinische Gesamtbild ist immer entscheidend. Erst die Laboratoriumsdiagnostik jedoch ermöglicht ein Optimum der derzeitigen diagnostischen Möglichkeiten. In der Mehrzahl der heutigen klinischen und Praxislabors ist die Durchführung eines Teils der verfügbaren Rheumatests möglich. Die übrigen Untersuchungen sind Speziallaboratorien oder Rheumatikerambulanzen vorbehalten.

Für den Nachweis des **Rheumafaktors** kommen folgende Untersuchungen in Frage:

Latex-Tropfen-Test s. S. 282
Latex-Röhrchen-Test
Waaler-Rose-Test
Betonit-Test
Hemmungstest

Der positive Nachweis des Rheumafaktors ist nicht beweisend für, der negative Befund nicht beweisend gegen eine Primär chronische Polyarthritis (PCP oder rheumatoide Arthritis). Positive Ergebnisse bei anderen Krankheiten (s. S. 282) finden sich in verschiedenem Maße bei allen Tests zum Nachweis des Rheumafaktors.

Tests zum Nachweis von Antikörpern gegen Bakteriensubstanzen:
Antistreptolysin-0-Titer s. S. 39
Anti-Hyaluronidase-Reaktion s. S. 36
Anti-Nikotinamid-Adenin-
Dinukleotidase-Reaktion s. S. 37
Antistreptokinase-Reaktion s. S. 39
Antistaphylolysin-Titer s. S. 37

Tests zum Nachweis antinukleärer Faktoren:
LE-Test
(Antinukleoprotein-Test)
Antihumanglobulinkonsumptionstest (AGKT)
Immunfluoreszenztechnische
Analyse der verschiedenen
antinukleären Faktoren
Leukozytenanreicherungspräparat
    LE-Zellen s. S. 293
    Sjögren-Zellen
    LE-bodies,
    Rosetten

Unspezifische Begleittests bei rheumatischen Krankheiten
Untersuchung zur Erkennung
allgemein entzündlicher
Reaktionen (Aktivitäts-
beurteilung):   Bemerkungen:
BKS   s. S. 62
CRP   (C-reaktives Protein s. S. 121)
Elektrophorese
  Alpha-2-Globuline   Vermehrt bei akut entzünd-
                         lichen Reaktionen.

  Gamma-Globuline   Vermehrt bei immunologisch-
                         (chronisch)-entzündlichen
                         Reaktionen

Serum-Harnsäure   Gichtnachweis
CPK
(Aldolase)   } Erkennung von Muskel-
(LDH)   entzündungen

SGPT
SGOT   } Begleitende Leberschäden

Serumcholesterin   } Zur Erkennung von Hyper-
(Triglyceride)   cholesterinämien oder Hyper-
(Gesamtlipide)   lipidämien. (Unspezifischer
                           ASL-O-Titer!)

Rivalta-Probe s. Transsudat-Exsudat-Status S. 399

Rotes Blutbild s. Erythrozyten
  s. Hämoglobin

Säure-Basen-Gleichgewicht s. Alkalireserve
  s. pH.

Saure Phosphatase*
Normalwerte:
1,5 —8,6 I. U.
0,4 —2   KAE
0,17—1   BE

Prostata-Phosphatase:
0,3 —1,0 I. U.
0   —0,5 KAE

* Literaturauswahl: 43, 60, 84, 85, 162, 234, 265.

Saure Phosphatase

(Die abweichenden Normalwerte ergeben sich aus den unterschiedlichen Literaturangaben! Vergl. Normalwerte des eigenen Labors!)

Funktion:
Die Saure Phosphatase katalysiert die hydrolytische Spaltung von Phosphorsäure-Estern. Im Gegensatz zur Alkalischen Phosphatase liegt hier das Wirkungsoptimum im sauren pH-Bereich.

Vorkommen:		Bemerkungen:
Prostata	1100 U/g Organ	*NB: Beim Gesunden stammen*
Thrombozyten		*die Phosphatase-Aktivitäten im*
Erythrozyten	2,9 U/g Organ	*Serum in erster Linie von den*
		Thrombozyten, gefolgt von den
		Erythrozyten und zuletzt von
		der Prostata (bis 10%).
Niere	2,2 U/g Organ	
Leber	1,8 U/g Organ	
Pankreas	1,3 U/g Organ	
Milz	1,2 U/g Organ	
Nebenniere	0,6 U/g Organ	
Schilddrüse	0,4 U/g Organ	

Einheiten und **Umrechnungsfaktoren** siehe Alkalische Phosphatase.

Mit L-Tartrat läßt sich die Prostata-Phosphatase hemmen und aus der Differenz zur Gesamtaktivität die **Prostata-Phosphatase** errechnen. Diese Werte sind bezüglich der Prostataerkrankungen etwas sicherer, jedoch ist die Spezifität auch nicht 100%ig. Die Thrombozytenphosphatase verhält sich wie die Prostata-Phosphatase.

Haltbarkeit: Sehr instabil! Die Aktivität beginnt bereits nach 1 bis 2 Std. deutlich abzufallen. Die Untersuchung muß in jedem Falle am selben Tag möglichst bald durchgeführt werden.

Erhöhung:	Bemerkungen:
Prostatitis	*Meist normal, selten leichte Erhöhung.*
Prostatahypertrophie	*Meist normal oder leichte Erhöhung bis 11,8 I. U.*
Prostatakarzinom	*Über 11 I. U. 20% der Prostatakarzinome zeigen normale Werte.*
Knochenmetastasen eines Prostatakarzinoms Lebermetastasen eines Prostatakarzinoms	*25% der Fälle zeigen normale Werte.*

Knochenmetastasen eines Mammakarzinoms	
Morbus Paget	*Meist auch starke Erhöhung der Alk. Phosphatase.*
Hyperparathyreoidismus	
Morbus Gaucher (Lipidose)	*Bis 80 I. U. Die Aktivität dieser Sauren Phosphatase steigt in der Milz auf das Zehnfache gegenüber den Werten einer normalen Milz. Die Gaucher-Phosphatase läßt sich mit Aktivatoren und Inhibitoren von den Erythrozyten-, Thrombozyten- und Prostata-Phosphatasen unterscheiden.*
Chronische Pyelonephritis	*Zeigt gelegentlich eine leichte Erhöhung.*
Nierentuberkulose	*Zeigt gelegentlich eine leichte Erhöhung.*

Erniedrigung:
Osteogenesis imperfecta

NB: Fehlerquellen falsch positiver Resultate:
1. Verwendung hämolytischer Seren (Saure Phosphatase aus Erythrozyten).
2. Blutgerinnung (Dabei werden aus den Thrombozyten größere Mengen Saure Phosphatase frei — daher bessere Verwendung von Plasma = Heparinisierung).
3. Prostatapalpation, andere rektale Untersuchungen, Katheterisierung (Derartige Untersuchungen sollten mindestens 24 Std! vor der Bestimmung der Sauren Phosphatase unterbleiben).

Schilddrüsendiagnostik:
s. Differentialdiagnostische Tabellen im Anhang

Schilling-Test *

Normalwert:	Ausscheidung im 24-Std.-Harn	Durchschnittswerte
Bei Gabe von 2 γ B_{12}:	5,4—17,8% der Testdosis	10,9%
Bei Gabe von 1 γ B_{12}:	7—22 % der Testdosis	14,2%
Bei Gabe von 0,5 γ B_{12}:	15,8—39,6% der Testdosis	25,9%

* Literaturauswahl: 30, 227.

Schilling-Test

Prinzip:

Der Patient erhält eine Spur Vitamin B_{12}, die mit Kobalt-60 markiert ist. Besser ist noch Kobalt-57 wegen der geringeren Strahlenbelastung infolge kürzerer Halbwertszeit. Zur Absättigung aller Vitamin B_{12}-bindenden Serum- und Organproteine werden dem Patienten außerdem 1—2 Std. später 1000 γ als Ausschwemmdosis verabreicht. Dadurch wird das überschüssige Vitamin B_{12} über die Nieren ausgeschieden, ebenso ein großer Teil des markierten Vitamins, das dann mit nuklearmedizinischen Methoden gemessen werden kann. Bei Resorptionsstörungen ist die ausgeschiedene Menge an markiertem Vitamin B_{12} wesentlich geringer.

Erniedrigte Werte:

I. Der Urinexkretionstest fällt pathologisch aus, ist bei Wiederholung nach zusätzlicher Gabe von Intrinsic-Faktor jedoch besserungsfähig bzw. normalisierbar:

Bemerkungen:

A. Immungenetisch *(Noch nicht endgültig bewiesen)*

Perniziosa *Ausscheidungswerte von 0,0 bis 2,3%. Megaloblastenanämien mit normalem Schillingtest haben eine andere Ursache als Vitamin B_{12}-Mangel, z. B. Folsäuremangel (s. S. 170).*

Vitiligo *Etwa 1/3 der Fälle zeigt eine verminderte Vitamin B_{12}-Resorption, die durch einen Intrinsic-Faktor-Mangel bedingt ist.*

B. Andere Ursachen eines Intrinsic-Faktor-Mangels:
Zustand nach totaler Gastrektomie
Partielle Gastrektomie mit Schleimhautatrophie des Magenrests
Schwere chronisch-atrophische Gastritis

Magenschleimhautzerstörung
  durch chemische Einwirkung
  durch Tumoren

II. Resorptionsstörung für Vitamin B_{12} ohne Intrinsic-Faktor-Mangel	*Bei Wiederholung des Schilling-Tests fällt das Ergebnis wieder pathologisch aus. Es ist darauf zu achten, daß der Test nicht zu früh wiederholt wird.*
Pankreasinsuffizienz mit Steatorrhoe	
Zerstörung der Ileumschleimhaut	
durch Entzündung	
durch Tumoren	
Enterokolische Fistel	
Abnorme Bakterienbesiedlung des Dünndarms	
besonders bei Dünndarmdivertikeln	
oder Blindsackbildung	
Fischbandwurmbefall	
Zustand nach Resektion des Ileums	

III. Fehlermöglichkeiten

Niereninsuffizienz	*Erniedrigte Exkretionswerte durch gestörte Ausscheidung. Bei Bestimmung der Serumaktivität oder bei Aktivitätsmessungen über der Leber finden sich infolge normaler Resorption normale Werte.*
Hochdosierte B_{12}-Therapie	*Innerhalb von 3 Tagen vor dem Test.*
Vorhergehende PAS-Behandlung	
Unvollständige Urinsammlung	*Besonders bei älteren Personen und bei Patienten mit neurologischen Ausfällen ist eine besonders sorgfältige Überwachung erforderlich. Mit Hilfe der Kreatininmethode kann man sich von der Vollständigkeit der Sammlung überzeugen (s. S. 277).*

Falsch erhöhte Werte:

Bei zu rascher Wiederholung des Harnexkretionstestes kann durch die B_{12}-Ausschwemmdosis des zweiten Tests eine zusätzliche Ausschwemmung von markiertem B_{12} vom ersten Test zustande kommen, so daß sich Aktivitäten des 1. und 2. Versuchs addieren. Dies kann man umgehen, wenn bei einer erforderlichen raschen Wiederholung einmal Co-60 und einmal Co-57 verwendet wird, denn die ausgeschiedenen Mengen können differenziert werden.

Indikationen zur Durchführung des Schilling-Tests

	Bemerkungen:
1. Megaloblastäre Anämien	*Bei einer voll dekompensierten Perniziosa läßt sich die Diagnose auch ohne Schilling-Test stellen!*
2. Unklare (besonders anbehandelte!) Anämien	
3. Vitiligo	
4. Unklare neurologische Erkrankung mit Verdacht auf Funikuläre Myelose, besonders bei Parästhesien Hypästhesien Ataxie Paresen	*NB: Diese Erkrankungen können auch ohne Anämie vorkommen!*
5. Psychische Veränderungen („Verdacht auf Perniziosa-Psychose")	
6. Zustand nach Magenresektion	*Zur Feststellung evtl. Resorptionsstörung noch vor Auftreten von Mangelerscheinungen mit entsprechenden organischen Schäden.*

Schwangerschaftstests *

Es bestehen zwei Gruppen von Schwangerschaftstesten, die **biologischen** und die **immunologischen**. Die biologischen Teste beruhen im Prinzip darauf, daß die gonadotropen Hormone im

* Literaturauswahl: 105, 185, 307.

Harn Schwangerer an den Gonaden von Versuchstieren bei den entsprechenden Reaktionen bestimmte typische Veränderungen auslösen können. Zu den bekanntesten biologischen Testen gehören der Mäusetest nach Aschheim-Zondek, der Krötentest, der Froschtest, der Rattentest und der Kaninchenversuch. Je nach gewünschter Genauigkeit werden pro Test 2 bis 10 Tiere verwendet. Wegen ihrer großen Vorteile werden heute im allgemeinen nur mehr die immunologischen Schwangerschaftsteste durchgeführt. Bei ähnlicher Spezifität zeigen sie eine höhere Empfindlichkeit (allerdings auch mehr falsch positive Resultate). Weitere Vorzüge der immunologischen Teste sind wesentlich kürzere Reaktionszeit, einfachere Handhabung, bessere Standardisierung, Billigkeit und die Möglichkeit einer relativ einfachen quantitativen Anwendbarkeit mit einheitlicher vergleichbarer Titerangabe in internationalen Einheiten/Liter. Die Aussagekraft der quantitativen Bestimmung wird jedoch durch unspezifische Antigene eingeschränkt.

Prinzip der immunologischen Schwangerschaftstests:

HCG (= menschliches Choriongonadotropin) hat Antigencharakter. Diese Tatsache ermöglicht die Immunisierung von Kaninchen mit HCG. Mit dadurch erhaltenem Antiserum läßt sich eine Antigen-Antikörperreaktion auslösen, die sich mit verschiedenen Indikatorsystemen nachweisen läßt. Als Indikator dienen dabei entweder sensibilisierte Schafblutkörperchen oder Latexpartikel. Bei jener Methode werden bei negativem Testergebnis die Schaferythrozyten durch das Anti-HCG-Serum agglutiniert und am Sedimentieren gehindert bzw. sedimentieren diffus. Bei positivem Test wird das freie HCG im Harn einer Schwangeren durch das Anti-HCG-Serum gebunden, so daß die Testerythrozyten reaktionslos bleiben und sich in typischer Weise ringförmig am Boden des Reagenzröhrchens absetzen.

Bei der Objektträgermethode werden statt Schaferythrozyten sensibilisierte Latexpartikel angewendet (Latexdesaggregationstest).

Der Schwangerschaftstest muß innerhalb 12 Std. nach Miktion durchgeführt werden. Ist eine Durchführung des Tests nicht eher möglich, muß die Probe eingefroren werden.

Positives Ergebnis (Schwangerschaft):

Harn mit HCG
+ HCG-Antiserum } HCG-Bindung

+ Latexpartikel → ungebundene
(HCG-beladen) Latexpartikel = diffuse Trübung

Negatives Ergebnis (Keine Schwangerschaft):
Harn ohne HCG
+ HCG-Antiserum
+ Latexpartikel   } Agglutination
(HCG-beladen)

Positiver   Bemerkungen:
Schwangerschaftstest:

Normale Schwangerschaft   *Der Schwangerschaftstest wird etwa 36 bis 42 Tage nach der letzten Menstruation oder 8 bis 14 Tage nach Ausbleiben der Menstruation positiv, d. h. negative Ergebnisse danach können als beweisend angesehen werden. In manchen Fällen kann jedoch schon ab 28. Zyklustag ein positives Ergebnis erhalten werden. Die Treffsicherheit der immunologischen Tests liegt im Durchschnitt bei 97%.*

Extrauteringravidität   *Das Ergebnis wird je nach Empfindlichkeit der verwendeten Tests positiv oder auch negativ, da die HCG-Titer sehr niedrig sind und meist um 1500 IE/l liegen. Wenn die Frucht nicht mehr intakt ist bzw. die Durchblutung erheblich gestört ist, wird ein vorher positiver Test negativ. Ein positiver Schwangerschafts-Latex-Schnelltest spricht bei akutem Abdomen oder sonstiger entsprechender Symptomatik für eine Extrauteringravidität. Bei seiner relativ geringen Empfindlichkeit darf ein negatives Ergebnis nicht als beweisend gegen angesehen werden. Der Hämagglutinationstest ist hier brauchbarer, benötigt aber mehr Zeit (2 Std.).*

Schwangerschaftstest

Intrauteriner Fruchttod	*Der Schwangerschaftstest bleibt 2—3 Wochen nach dem Fruchttod positiv.*
Abortus incompletus	*Der Test bleibt so lange positiv, wie aktives Plazentagewebe vorhanden ist.*
Abortus completus	*Die Schwangerschaftsreaktion bleibt ca. 8 Tage positiv. Die HCG-Titer liegen in dieser Zeit absinkend bei 10 000 bis 2000 IE/l.*
Blasenmole	*HCG-Titer von 400 000 IE/l und darüber.*
Chorionepitheliom	*HCG-Werte > 400 000 IE/l. Ein Chorionepitheliom kommt vor nach vorhergegangener Ausstoßung einer Blasenmole, nach Abortus und sehr selten auch einmal nach einer normalen Geburt. Der Schwangerschaftstest ist hier von entscheidender Bedeutung.*
Chorionkarzinom des Hodens	*Die Werte liegen ebenfalls um 400 000 IE/l.*
Seminom	
Andere Hodentumoren	
Rezidive vorangehend genannter Tumoren	*Das Wiederpositivwerden des vorher schon negativen Tests nach entsprechender Therapie weist auf ein Rezidiv hin.*

Positive Schwangerschaftstests durch erhöhte Gonadotropinspiegel (jedoch nur geringe Erhöhungen und nur von geringem diagnostischem Wert) **können auch vorkommen bei:**

Hypophysentumoren	*Hypophysäre Gonadotropine.*
Ovarialinsuffizienz	*Durch Wegfall der Hypophysenbremsung.*
Im Präklimakterium und Klimakterium	
Nach plötzlichem Entzug hormonaler Substitution	
Glandulär zystischer Hyperplasie	

Entzündlichen Adnextumoren
Portio- und Korpuskarzinom
(uteri)
Papillärem Kystom

Falsch positive Resultate der immunologischen Schwangerschaftstests entstehen durch:

Längere Phenothiazinmedikation	*Bei den biologischen Tests*
Reserpinbehandlung	*finden sich hier häufiger falsch pathologische Ergebnisse.*
Hochdosierte Salizylatbehandlung	
Blutspuren aus dem Genital- oder Harntrakt im Urin	*Das HCG-Antiserum enthält auch andere Antikörper, da*
Proteinurie, z. B. bei nephrotischem Syndrom	*bis jetzt kein vollkommen reines HCG-Präparat als Antigen existiert. Dadurch werden die das Anti-HCG-Serum produzierenden Kaninchen gegen andere Eiweißkörper ebenfalls sensibilisiert. Deshalb können bei massiver Proteinurie falsche Titer bis 300 000 IE/l festgestellt werden.*

Technische Faktoren, die einen falsch positiven Schwangerschaftstest auslösen können, sind:

Unsaubere Glaswaren	*Besonders Spuren früherer Proben.*
Unfiltrierter Harn	
Erschütterungen beim Hämagglutinationstest	
Harn mit einem spezifischen Gewicht unter 1015	*(Zu geringe Konzentration von HCG [?]), Morgenharn ist daher im allgemeinen günstiger, jedoch nicht Voraussetzung. Der Spontanharn sollte aber frühestens 2—3 Std. vor der letzten Miktion abgegeben werden.*

Falsch negativer Schwangerschaftstest kommt vor bei:

Zu früher Bestimmung
Gestörter Schwangerschaft
In den letzten Schwangerschaftsmonaten infolge ungleichmäßiger Ausscheidung

Hier sind zur diagnostischen Sicherung eines evtl. Fruchttodes mindestens 2 negative Reaktionen in einem zeitlichen Abstand von mindestens 4 Tagen erforderlich S. auch S. 369 bei Fruchttod.

Zu niedrige Temperatur der Reagenzien (Kühlschranktemperatur) kann Kälteagglutination bewirken.
Ungeeignetes Filterpapier

Die Indikation zur Durchführung eines Schwangerschaftstests besteht bei:

Fraglicher Schwangerschaft

Im Rahmen der geeigneten Zeit.

Weiterhin
(mit quantitativem Test)
Abklärung und Erhärtung gestörter Schwangerschaften

Auch hier immer nur Auswertung unter Berücksichtigung des klinischen Bildes. Aus einer einzigen Bestimmung können keine schwerwiegenden klinischen Folgerungen gezogen werden. Mehrfache Verlaufskontrollen erhöhen die Aussagekraft des quantitativen Tests wesentlich!

Alle Formen von Aborten

Besonders am Beginn der Gravidität.

Frage und Abgrenzung extrauteriner Schwangerschaft
Fragliche Blasenmole
Verlaufskontrolle nach Blasenmole
Bei fraglichem Chorionepitheliom der Plazenta
Bei Toxikosen
Verdacht auf embryonale Teratome (mit Trophoblastelementen)

Bei Männern
1. bei jeder Hodenaffektion
2. bei Gynäkomastie (infolge häufiger Kombination mit malignen Hodentumoren)

NB: Eine Unterlassung dieser Untersuchung kann bei entsprechenden Veränderungen oder Verdacht als Kunstfehler angesehen werden.

Sediment s. Harnsediment
Senkungsgeschwindigkeit s. Blutkörperchensenkung
Serum-Elektrophorese s. Elektrophorese

Serumlabilitätsproben

Cadmiumsulfat-Reaktion	s. S. 373
Cephalin-Flockungstest	s. S. 373
Gros'sche Probe	s. S. 374
Formolgelprobe	s. S. 374
Siaprobe	s. S. 375
Takata-Reaktion	s. S. 375
Thymol-Trübungstest	s. S. 376
Weltmann'sches Koagulationsband	s. S. 376
Zinksulfat-Trübungstest	s. S. 377

(Dies sind nur die im deutschen Sprachraum am häufigsten gebräuchlichen der bisher beschriebenen über 300 Serumlabilitätsproben!)

Die Serumlabilitätsreaktionen dienen zur Diagnostik von Verschiebungen der Serumeiweißkörper bei den verschiedensten Krankheiten. Ihre gemeinsame Grundlage ist die Trübung oder Ausflockung bei pathologischen Zuständen, wenn Ionenmilieu oder Temperatur geändert werden. Der besondere Nachteil der Serumlabilitätsproben ist ihre völlige Unspezifität. Nicht nur die Veränderung einzelner Fraktionen der Serumeiweißkörper, sondern auch das Verhältnis verschiedener Fraktionen zueinander sowie elektrophoretisch nicht faßbarer qualitativer Abweichungen der Seren beeinflußt das Ergebnis. Daher sind auch quantitative Rückschlüsse von den Serumlabilitätsproben auf einzelne elektrophoretische Fraktionen der Serumeiweißkörper nur mit Einschränkung möglich. So kann eine gegensätzliche Verschiebung der Serumeiweißkörper bei Dysproteinämien (Verschiebung normaler Eiweißkörper) und Paraproteinämien (Auftreten abnormer Eiweißkörper) ein normales (als pseudonormal, stumm

oder maskiert bezeichnet) Ergebnis bringen. Durch eine Kombination mehrerer Serumlabilitätsreaktionen läßt sich eine höhere Treffsicherheit erzielen. Der Vorteil eines geringeren Zeitaufwandes und der Billigkeit gegenüber der Elektrophorese wird dadurch mindestens aufgehoben.
Die Treffsicherheit (pathologischer Ausfall) der Serumlabilitätsproben bei entsprechenden Krankheitsbildern liegt etwa bei 60—70%. Die Serumlabilitätsproben als Leberfunktionsproben zu bezeichnen ist unsinnig, weil sie keinerlei Leberspezifität besitzen. Da die Serumeiweißkörper mit Ausnahme der Gamma-Globuline in der Leber gebildet werden, können bei manchen Leberkrankheiten bestimmte Verschiebungen der Serumlabilitätsproben gefunden werden. Zur Leberdiagnostik sind jedoch die enzymatischen Untersuchungen zusammen mit der Serumelektrophorese wesentlich aussagekräftiger.

Cadmiumsulfat-Reaktion

Normalwert:

$\emptyset$ — (+) (Keine oder geringe Trübung)

Prinzip:

Durch Zugabe von 0,4%iger Cadmiumsulfat-Lösung entsteht eine Serumtrübung (+; starke Trübung = ++).

Positiver Ausfall:

Hinweis auf Zunahme der Gamma-Globuline, weniger auch auf Zunahme der Alpha-Globuline.

NB: Albumin und Beta-1-Globulin (Beta-Plasmozytom) üben einen hemmenden Einfluß auf die Trübung aus.
Die Reaktion fällt also bei entzündlichen Prozessen und Leberschäden (ohne sicheren Hinweis auf die Art des Leberschadens) positiv aus. Pathologischer Ausfall findet sich auch schon bei banalen Infekten infolge hoher (zu hoher?) Empfindlichkeit.
Billigkeit, Einfachheit und kurzer Zeitaufwand machen die Methode als grobe Suchreaktion geeignet.

Cephalin-Flockungstest (= Cephalin-Cholesterin-Reaktion = Hanger-Flockungstest)

Normalwert:

$\emptyset$ (Keine Flockung)

Prinzip:

Mit Schafshirn-Cholesterin-Emulsion wird eine Ausflockung von Serumeiweiß bewirkt.

Positiver Ausfall:

Hinweis auf Vermehrung der Gamma-Globuline, weniger auch der Beta-Globuline.

NB: Albumine und Alpha-1-Globuline hemmen die Flockung!
Die Reaktion zeigt positive Ausfälle bei chronisch, aber auch. akut entzündlichen Krankheitsbildern. Bei Hepatitiden in verschiedenen Stadien ist die Reaktion positiv. Ein negatives Ergebnis spricht bei einer Lebererkrankung eher für einen Verschlußikterus, vorausgesetzt, daß nicht eine stärkere Entzündung vorliegt. Bei akuter Hepatitis kann der Test positiv ausfallen bevor noch ein Ikterus auftritt. Bei anderen Leberkrankheiten wie Leberzirrhose und akuter Leberatrophie kann das Ergebnis ebenfalls positiv ausfallen.
Die Reaktion ist etwas empfindlicher als der Thymoltrübungstest. Die Zubereitung und Standardisierung des Reagenz ist jedoch kompliziert.

Gros'sche Probe

Normalwert:

2,0 ml und darüber

Prinzip:

Tropfenweise Zugabe Hayem'scher Lösung (Sublimatlösung) zum Serum bis zur Ausfällung des Serumeiweiß.

Erniedrigte Werte:

Hinweis auf Vermehrung der Globuline, vor allem der Gamma-Globuline.

Formolgelprobe

Normalwert:

$\emptyset$ (Negativ, d. h. Gemisch dünnflüssig)

Prinzip:

Serum wird mit Formaldehydlösung versetzt.
(Dickflüssiges Gemisch wird als (+) bezeichnet
Bewegliches Gel   +
Festes Gel   ++)

Positiver Ausfall:

Gamma-Globulin-Vermehrung, zunehmende Albuminverminderung verstärkt die Reaktion, ebenso Harnstoff.
Stark positiver Ausfall vor allem bei:
Leberzirrhose
Lupoider Hepatitis
Gamma-Plasmozytom
Retikulosen mit Gamma-Globulinvermehrung
Kala Azar

Sia-Probe

Normalwert:

$\emptyset$ (Keine Trübung)

Prinzip:

Man läßt einen Serumtropfen in ein Reagenzglas mit Aqua bidest fallen. Eine Trübung des niedersinkenden Tropfens wird als positives Ergebnis bewertet.

Positiver Ausfall:

Hinweis auf Anwesenheit von Paraproteinen
z. B. Morbus Waldenström (Makroglobulinämie)
Plasmozytom
Die Probe ist wenig spezifisch und wenig empfindlich. Ihre Einfachheit und rasche Durchführbarkeit macht sie jedoch für die Praxis gut geeignet.

Takata-Reaktion (Modifikation Mancke-Sommer)

Normalwert:

Flockung $>$ 80 mg%
(Fraglich pathologisch   70—80 mg%
Pathologisch $<$ 70 mg%)

Prinzip:

Es wird die Grenzkonzentration ($HgCl_2$) ermittelt, die eine Ausflockung bewirkt.

Pathologische Werte:

Hinweis auf Vermehrung der Gamma-Globuline. Die Beta- und Alpha-Globuline üben ebenfalls bei Zunahme einen Einfluß zum Pathologischen aus.

NB: Die Takata-Reaktion ist als Suchreaktion nur noch von historischem Interesse. Ihr relativ hoher Zeit- und Arbeitsaufwand, ihre Thermolabilität und ihre geringe methodische Einfachheit im Vergleich zum diagnostischen Wert des Ergebnisses machte diese Reaktion obsolet. Zur Verlaufsbeobachtung bei Leberzirrhose kann sie noch angewandt werden. Schwankungen von 10 mg% können dabei im Rahmen der methodischen Fehlerbreite noch keineswegs als Verschlechterung oder Besserung gedeutet werden.
Die (heute mancherorts noch geglaubte) Meinung, ein Takata-Wert von z. B. 50 mg% deute darauf hin, die Leber arbeite nur noch zu 50%, ist unsinnig.

Thymol-Trübungstest

Normalwerte:
Reagenzglasmethode: ∅ (Kein Bodensatz, keine Trübung)
Photometermethode: Bis 2 MacLagan-Einheiten
(2—3 MacLagan-Einheiten, mehr als 4 sicher pathologisch)

Prinzip:
Serumtrübung durch Zusatz von gepufferter, gesättigter Thymollösung.

Pathologischer Ausfall:
Hinweis auf Zunahme der Gamma-Globuline, aber auch der Beta-Globuline, Beta-Lipoproteide (s. S. 48) und Phosphatide sowie Abnahme der Albumine.
Pathologische Befunde finden sich vor allem bei akuter Hepatitis, bei chronischen Entzündungen, schwerer Tuberkulose, Nephritiden, Lues (II und III), Malaria, PCP. Auch bei Nephrotischem Syndrom, Masern und infektiöser Mononukleose werden pathologische Befunde gefunden. Bei Leberzirrhose ist die Reaktion nicht so sicher. Ein normaler Ausfall kann nicht als beweisend gegen einen Leberschaden angesehen werden.

Weltmann'sches Koagulationsband

Normalwert:
Koagulation bis Röhrchen 6 oder 7
Als **verkürztes Band** (Linksverschiebung) wird eine Koagulation von weniger als 6 Röhrchen bezeichnet.
Als **verlängertes Koagulationsband** (Rechtsverschiebung) wird eine Ausflockung über das 7. Röhrchen hinaus bezeichnet.

Prinzip:

Serumeiweiß wird in verschieden konzentrierten $CaCl_2$-Lösungen bei Hitze koaguliert.

Bewertung:

Verkürztes Band (Linksverschiebung):
Zunahme der Alpha-Globuline
  z. B. Akute Entzündungen
  Nekrosen
  Maligne Tumoren
  Exsudative Prozesse
  Nephrotisches Syndrom
Verlängertes Band (= Rechtsverschiebung):
Zunahme der Gamma-Globuline
  z. B. durch Chronische Hepatitis
  Lupoide Hepatitis
  Leberzirrhose
  Fibrosen
  Zellproliferation
  aber auch Hämolytisches Serum
Bei Aszites spricht eine Linksverschiebung gegen Leberzirrhose und für eine andere Ursache, z. B. Peritonealkarzinose oder Tuberkulose.
Überlagerung akut- und chronisch-entzündlicher Vorgänge kann ein pseudonormales, verschleiertes Koagulationsband bewirken.
Das Weltmann-Band zählt wie die Takata-Reaktion zu den veralteten Serumlabilitätsproben, die vor allem in der modernen Leberdiagnostik ohne große Bedeutung sind.

Zinksulfat-Trübungstest

Normalwert:

2—8 Trübungseinheiten

Prinzip:

Trübung des Serums durch gepufferte Zinksulfatlösung. Die Trübung wird gegen einen Bariumsulfat-Standard (= 20 Trübungseinheiten) gemessen.

Erhöhte Werte: (> 8 Trübungseinheiten):
Zunahme der Gamma-Globuline (s. S. 149)
  z. B. Leberzirrhose
  Hepatitis
  Kollagenkrankheiten

PCP
Rheumatisches Fieber   (*In der Phase des Antistrepto-
                              lysin-Titer-Anstiegs!*)
Chronische Tbc
Infektionskrankheiten in der
Rekonvaleszenzphase
Gamma-Plasmozytom
Morbus Boeck

Erniedrigte Werte: ($<$ 2 Trübungseinheiten):

Abnahme der Gamma-Globuline (s. S. 152)
Der Zinksulfat-Trübungstest ist relativ einfach und gehört zu den brauchbaren Serumlabilitätsproben.

SGOT (Serum-Glutamat-Oxalacetat-Transaminase) *

Normalwerte:

Bis 12 mU/ml
Werte bis 20 mU/ml = verdächtig oder leicht pathologisch
Werte $>$ 20 mU/ml = sicher pathologisch
In der Neugeborenenperiode finden sich physiologisch höhere Werte.

Funktion:

Das Ferment katalysiert die Reaktion
L-Aspartat + α-Ketoglutarat $\rightleftharpoons$ L-Glutamat + Oxalacetat.
Die Reaktion gehört zum Aminosäurestoffwechsel.

Vorkommen:

Leber	59	U/g Organ
Herzmuskel	52	U/g Organ
Skelettmuskel	36	U/g Organ
Gehirn	15	U/g Organ
Niere	10	U/g Organ
Pankreas	3	U/g Organ
Lunge	1	U/g Organ
Erythrozyten	0,8	U/g Organ

Einheiten:

1 mU/ml = 1 U/l = 1 IU = 1 IE ist diejenige Enzymaktivität, die bei 25° C den Umsatz von 1 μMol Substrat in einer Minute bewirkt.

---

* Literaturauswahl: 2, 5, 42, 59, 103, 140, 152, 172, 221, 237, 275, 347.

Umrechnungsfaktoren:
1 mU/ml = 1 Wroblewski-Einheit × 0,482

1 Wroblewski-Einheit = $\dfrac{1 \text{ mU/ml}}{0{,}482}$

Haltbarkeit:
Serumaktivitätsverlust bei + 4° C — *8%o nach 3 Tagen*
bei Zimmertemperatur — *10%o nach 3 Tagen*
Bei eingesandtem Serum sollte man pauschal 10%o zum erhaltenen Wert hinzurechnen, wenn die Sendung 1—2 Tage unterwegs war. Selbstverständlich darf nur Serum oder Plasma, nicht Blut im Kühlschrank aufbewahrt werden.

Erhöhte Werte:	Bemerkungen:
Herzkrankheiten	
Herzinfarkt	*Der Enzymanstieg entwickelt sich etwa 4—6 Std. nach Eintritt des Infarktes. Das Maximum tritt nach 24—48 Std. ein, wobei im allgemeinen Werte von 50—150 mU/ml erreicht werden. Die Normalisierung tritt nach 4—7 Tagen ein. Ein normaler SGOT-Wert innerhalb der genannten Zeiten nach einem fraglichen Ereignis schließt einen Herzinfarkt praktisch aus (vorausgesetzt, daß nicht zu hohe Normalwerte angenommen werden!), s. auch die Abb. 2, S. 16.* $\dfrac{SGOT}{SGPT}$-*Quotient* > 2. *Vorausgesetzt, daß nicht andere Ursachen (z. B. Leber) eine Rolle spielen, ist ein SGOT-Wert über 170 mU/ml prognostisch ungünstig. Entscheidend neben der Größe des Infarkts (der sich etwa im SGOT-Wert widerspiegelt), ist der anatomische Sitz!*
Myocarditis rheumatica	*Leicht erhöhte Werte. SGOT-Wert nicht von der Schwere der Erkrankung abhängig.*

Myocarditis diphtherica	Stärkere SGOT-Anstiege kommen hier parallel zur Schwere der Herzerkrankung vor.
Coxsackie-Virus-Myocarditis	
Perikarditis	SGOT-Anstieg nur bei gleichzeitigem Vorliegen von subepikardialen Nekrosen.
Nach Herzoperationen	Am 2. Tag nach der Operation finden sich erhöhte Werte, die bis zum 10. Tag p. o. wieder normalisiert sind.
(Lungenembolie mit und ohne Infarkt)	Die Lungenembolie selbst bewirkt wohl keinen SGOT-Anstieg. Die allgemeine Kreislaufschädigung bewirkt aber vermutlich auf Grund einer Leberstauung leichte Anstiege, auch der SGPT. HBDH und CPK sind jedoch nicht erhöht.
Muskelkrankheiten	
Muskeldystrophien Dermatomyositis Myoglobinurie Muskeltraumen, Crush-Syndrom	*s. Tab. S. 383*
Zustand nach Operationen	*Nicht unbedingt nur Folge einer operativen Muskelschädigung. Bei gleichzeitigem SGPT-Anstieg weist der Befund eher auf eine Leberschädigung hin (Narkose?).*
Idiopathische, paroxysmale Myoglobinurie	*Aldolase ↑.*
Trichinose	*Eosinophile ↑↑, Diazo +, SGPT ∠, $α_2$-Glob ↑, γ-Glob ↑ Muskelschmerzen, Lidschwellungen, Komplementbindungs-Reaktion!*
Leberkrankheiten	*s. auch bei SGPT S. 387*

Hepatitis	$\dfrac{SGOT}{SGPT}$ Quotient < 1 (sog. DeRitis-Quotient. Er liegt im Normalserum bei 1,3). Die Diagnose Hepatitis ist um so wahrscheinlicher je höher die Transaminasenwerte sind. Bei der unkomplizierten Hepatitis ist der $\dfrac{SGOT + SGPT}{GLDH}$ Quotient > 50. Fällt dieser unter 50 und steigt SGOT im Vergleich zu SGPT stärker an, so weist dies auf eine besonders hohe Nekroserate hin. Siehe auch bei SGPT S. 387
Begleitende Leberzellschäden Metastasen	SGOT meist >SGPT, GLDH↑, Alkal. Phos. ↑, LDH ↑, Bili oft →.
Leukämie akute	Werte bis 100 mU/ml.
Cholangiohepatitis	Alkal. Phos. ↑↑, Ubg!
Toxische Hepatosen	Siehe Zusammenstellung S. 54 Der Enzymanstieg geht dem Grad der Leberschädigung parallel. Je nach Art der Substanz sind cholostatische oder zellnekrotische Vorgänge im Vordergrund (s. auch bei Bili S. 56). Meist findet sich folgendes Fermentmuster: LDH > SGOT > SGPT > GLDH meist > 100 mU/ml.
Infektiöse Mononukleose	In den ersten 2 Wochen Anstieg der Transaminasenaktivitäten, je nach dem Grad der Leberbeteiligung. Normalisierung im Verlauf von 5 Wochen. S. auch S. 389 bei SGPT.
Andere Leberschäden s. S. 387 bei SGPT	

*Weitere Ursachen eines
SGOT-Anstiegs sind:*
Strahlenschäden (radioaktive
Strahlung)
Niereninfarkt
Mesenterialinfarkt
Akuter Gichtanfall

Akute Pankreatitis	*Hinweis auf Verschluß mit Leberbeteiligung!*
Schwere zerebrale Insulte	*LDH-Liquor ↑.*
Übertragung einer Schwangerschaft	*Bei Verdacht auf Übertragung läßt ein SGOT-Anstieg eine Einleitung angezeigt erscheinen. Ein normaler SGOT-Wert ist jedoch kein Beweis gegen Übertragung. Bei Übertragung können die SGOT-Werte sehr hoch sein.*
Hyperemesis gravidarum	
Stadium II	*Beginnender Stoffwechselschaden. SGOT 20—75 mU/ml, keine sonstigen Symptome.*
Stadium III	*Mittelschwere Toxikose. SGOT 75—125 mU/ml, Bilirubinanstieg.*
Stadium IV	*Schwere Toxikose. SGOT > 125 mU/ml.*
(Stadium I)	*(Psychogene Phase, SGOT normal)*
Hypokaliämie	*Ca. 50% aller stärkeren Hypokaliämien gehen mit erhöhten SGOT-Werten einher. Bei Normalisierung des K normalisiert sich auch die SGOT.*
Infantile amaurotische familiäre Idiotie (= Tay-Sack'sche Krankheit)	*Gangliosidose, die sich meist zwischen 3.—7. Lebensmonat manifestiert. Jüdische oder osteuropäische Abstammung! SGOT- und LDH-Anstieg bis zum Fünffachen der Norm. Typischer kirschroter Fleck der fovea centralis und grauweiße Macula lutea.*

Serumenzyme bei Muskelkrankheiten (in Anlehnung an H. G. Mertens und W.-Ch. Globig)

Diagnose	Glutamat-Pyruvat-Transaminase (SGPT)	Glutamat-Oxalacetat-Transaminase (SGOT)	Kreatin-Phosphokinase (CPK)	Lactat-Dehydrogenase (LDH)	Diphospho-fructose-Aldolase	Malat-Dehydrogenase	Glyceraldehyd-phosphat-Dehydrogenase	α-Glycero-phosphat-Dehydrogenase
a) Muskeldystrophien								
1. Duchenne-Typ (rezessiv-X-chromosomal)	↑↑	↑	↑↑↑	↑	↑↑	↑	↓	↓
2. Gurartige Beckengürtelform (rezessiv-X-chromosomal)	↑	↑	↑↑	↑	↑	↑	↓	↓
3. Gliedmaßengürtelform (rezessiv-autosomal)	↑	↑	↑↑	↑	↑	↑	↑	↑
4. Facio-scapulo-humeraler Typ (dominant)	∨	↑	↑↑	↑	∨	↑	↑	↑
5. Okuläre Muskeldystrophie (unregelmäßig dominant)	↑	∨	↑	∨	↑	↓	↑	↑
6. Myotone Dystrophie (regelmäßig dominant)	↑	↑	↑	∨	∨	∨	↑	↑
b) Myotonia congenita (rezessiv und dominant)	↑	∨	↓	↑	↑	↑	↑	↑
c) Myasthenie	∨	∨	↓	↑ ←	∨ ←	↑ ←	↑ ↓	↑ ←
d) Chronisch diffuse Polymyositis	↓ ←	↑ ←	↑↑	↑ ←	∨ ←	↑ ←	∨	∨
e) Myatrophe Lateralsklerose	↓	↑	↓	↑	∨	↑	∨	∨

Substanzen, die schwere akute Leberschäden (akute gelbe Leberdystrophie), evtl. mit hepato-renalem Syndrom auslösen können.

Amanita phalloides, verna usw.
Antimonpräparate
Arsenik
Atophan
Avertin
Butuuulldln (hohe Dosen i. m.)
Cinchophenum
Chlordiphenyle
Chlornaphthalin
Chloroform
Diamox
Dinitrobenzol
Dinitrophenol
Diphenyle, chlorierte
Goldsalze

Helvella (Lorchel)
Irgapyrin (hohe Dosen i. m.)
Naphthaline, chlorierte
Phenylbutazon
Phenylhydrazin
Phosphor
Pikrinsäure
Salvarsan
Sulfonamide
Tetrachloräthan
Tetrachlorkohlenstoff
Toluidin
Toluilendiamin
Tribromäthanol
Trichlornaphthalin
Trinitrotoluol

Weitere Substanzen, die toxische Leberschäden auslösen:

Acetazolamid
Acetaldehyd
 (Alkoholentwöhnungsmittel!)
Äthylalkohol
Aminobenzol
Ammoniumchlorid (bei vorgeschädigter Leber durch Ammoniak-Vergiftung).
Anilin
Apiol
Arsen
Arsenwasserstoff
Asplit
Atebrin
Aureomycin

Benzole, chlorierte
Benzin
Beryllium
Blei
Borane
Bromate

Cadmium
Chlorate

Chlor-Benzole
Chloridphenyle
Chlorkohlenwasserstoffe
 (z. B. Fluothan)
Chlornaphthaline
Chlorpromazin (Bild des Verschlußikterus)
Chlortetracyclin
Chromate
Cycloserin

Diäthylendioxyd
Dibromäthan
Dichloräthan
Dichloräthylen
p-Dichlorbenzol
Dichlorhydrin
Dimethylnitrosamin
Dinitrobenzol
Dinitrokresol
Dinitrophenol
Dinitrotoluol
Dioxan (Nekrosen ohne Ikterus)

Diphenyle
Ethionamid (Trécator, Iridocyn)
Filix Mas
Formalin
Hydrazin
INH
Iproniazid (Marsilid)
Kohlenoxyd
Koloquinten
Kresol
Kupfersalze (akut)
Lysol
Mepacrinum (Atebrin)
Methylenbromid
Molybdän
Naphthol
Nickeltetrakarbonyl
Nitrobenzole
Nitrodimethylamin
Paratoluolsulfochlorid
Petrol
p-Phenylendiamin
Phosgen
Phosphor

Phosphorsäureester organische (E 605, Parathion)
Phosphorwasserstoff
Pyrazincarbonsäureamid (Pyrazinamid)
Quecksilberpräparate
Resorcin
Ricin (Teil des Rizinussamens, nicht im Rizinusöl)
Salicylate (in hoher Dosierung)
Salpetersäure
Selenium
Senfgas
Tanninsäure (kutane Resorption)
Tellur
Tetrachloräthan
Tetrachlorkohlenstoff
Tetranitromethylanilin (Tetryl)
Thiosemikarbazon
Thiouracil (selten)
Trinitrophenol
Trinitrotoluol
Uranium
Viomycin (hohe Dosen)

Substanzen, die eine cholostatische Hepatose auslösen:

Hierbei ist eine Leberzellenschädigung mit Transaminasenanstieg primär nicht vorhanden. Vielmehr kommt es erst zu einer Erhöhung von Bili und Alk. Phos. Eine Vermehrung der Transaminasenaktivität tritt erst ein, wenn infolge der Cholostase ein Leberzellschaden auftritt:

Acidum nicotinicum
Acidum phenylcinchonicum
Arsphenamine
Atophan
Azoxazolamin

Chlorothiazidderivate (Hygroton, Navidrex etc.)
Chlorpropamid
Demecolcin (Colcemid)
Dicumarole

Dinitrophenole
Eccylurea
Flexin
Goldsalze
Hydantoinderivate
Iproniazid (Marsilid)
Isocarboxazid (Marplan)
Metahexamide (D 970, Euglycin, Melanex)

Nandrolon
Neosalvarsan
Niacin
Niconacid
Paraaminosalicylsäure (PAS)
Penicillin
Phenacemid (Phenurone)
Phenelzin (Nardil)
Phenindione (Indon, Phenindional)
Phenipraezin (Catron, Caradil)
Phenylbutazon (Butazolidin, Irgapyrin, Elmedal)
Phenothiazinderivate
Pregnandion (Noréthandrolone, Nilevar)
Pyrazincarbonsäureamid (Pyrazinamid)
Stilboestrolum (Cyren, Oestromenin, Sulfonamide)
Syntharsan
Testosteron (Perandren, Testoviron etc.)
Thiouracilderivate (Methimazol, Tapazole)
Zoxazolamin

S G P T   (Serum-Glutamat-Pyruvat-Transaminase)*

Normalwerte:

Bis 12 mU/ml.
Fraglich oder leicht pathologische Werte 12—20 mU/ml.
Sicher pathologische Werte > 20 mU/ml.

Funktion:

Das Ferment katalysiert die Reaktion
  L-Alanin + α Ketoglutarat $\rightleftharpoons$ L-Glutamat + Pyruvat.
Es hat seine Bedeutung also im Rahmen des Aminosäurestoffwechsels.

Vorkommen:

Leber	35 U/g Organ
Skelettmuskel	3,4 U/g Organ
Herzmuskel	2,9 U/g Organ
Niere	1,3 U/g Organ
Pankreas	0,7 U/g Organ
Erythrozyten	

Einheiten:

s. S. 358 bei SGOT

Umrechnungsfaktoren:

s. S. 359 bei SGOT

Haltbarkeit:

Serumaktivitätsverlust bei + 4° C — *10%/o nach 3 Tagen*
bei Zimmertemperatur   — *17%/o nach 3 Tagen*

* Literaturauswahl: 140, 182, 197, 275, 311.

Erhöhte Werte:	Bemerkungen:
Leberzellschäden verschiedener Ursachen	*Die SGPT besitzt eine besonders hohe Leberspezifität, weil sie in der Leber in besonders hoher Konzentration vorkommt.*
Virushepatitis	*SGPT-Werte $>$ 300 mU/ml können als beweisend angesehen werden für eine akute Hepatitis. Transaminasenanstieg hier 3—5 Tage vor Ikterus. Maximum der Transaminasenwerte 5 Tage nach Ausbruch des Ikterus. Der DeRitis-Quotient (s. S. 381) fällt dabei ab und liegt meist bei 0,6—0,7. $\frac{SGOT + SGPT}{GLDH}$ Quotient $>$ 50.*
Chronische anikterische Hepatitis	*Die Transaminasenaktivitäten liegen meist zwischen 12 und 200 mU/ml, selten unter 12 mU/ml. Die Transaminasenbestimmung ist hier (neben der Leberbiopsie) zur Aufdeckung der Grundkrankheit besonders wichtig, da die chronische Hepatitis häufig mit uncharakteristischen („vegetativen") Symptomen einhergeht, wie Völlegefühl, unklare Oberbauchschmerzen, Appetitlosigkeit, Blähungen, Brechreiz, Obstipation, Müdigkeit oder Gewichtsverlust.*
Hepatitis mit Cholestase (Cholangiohepatitis)	*Gleichzeitiger stärkerer Anstieg der Alkal. Phos.*
Cholostatische Hepatosen	*Transaminasenanstieg erst bei Eintritt einer Leberzellschädigung. S. S. 385*
Verschlußikterus	*Hier findet sich ein Transaminasenanstieg erst nach längerer Zeit nachdem eine Leberzellschädigung eingetreten ist. Vorher steigen Bilirubin*

	und Alkal. Phos. an. Bei akutem Verschluß kann manchmal noch vor Anstieg der Alkal. Phos. eine flüchtige Transaminasenerhöhung festgestellt werden.
Toxische Leberschäden	LDH > SGOT > SGPT > GLDH. Über lebertoxische Substanzen s. S. 384
Fettleber	Die Transaminasen zeigen oft normale Werte oder nur leichte Erhöhungen. Eine Hepatomegalie bei normalen Leberbefunden (vor allem bei Alkohol- und Diabetesanamnese) ist immer fettleberverdächtig. Trotz normaler Transaminasen kann der Bromthalein-Test oder Zweifarbstoff-Test pathologisch ausfallen. Oft bringt nur die Leberbiopsie Aufklärung. NB: Bei der reversiblen Alkoholischen Fettleber ist die Cholinesterase erhöht. Mit Alkoholentzug und Besserung des Befundes geht sie wieder zur Norm zurück. Bei Verschlechterung des Befundes und Übergang zur Fettzirrhose sinkt die Cholinesterase ebenfalls zunächst auf normale Werte ab und geht schließlich auf erniedrigte Werte über.
Leberzirrhose	Die Transaminasen liegen meist zwischen 12 und 20 mU/ml oder nur wenig darüber. Gamma-Glob. ↑↑!
Leberzirrhose im akuten (nekrotisierenden) Schub	Es kommt zu einem stärkeren Transaminasenanstieg, wobei auch die GLDH-Werte auffällig hoch liegen. DeRitis-Quotient nahe 1 (Hepatitis niedriger).

	$\dfrac{SGOT + SGPT}{GLDH}$ Quotient $= 30\text{—}40\ (Hepatitis > 50)$.
Lupoide Hepatitis	*Diese ist vom vorherigen Krankheitsbild infolge der auch vorhandenen starken Gammaglobulinvermehrung nur sehr schwer zu unterscheiden. Verlaufsbeobachtung, Leberbiopsie und evtl. positiver LE-Faktor ermöglichen die Diagnose.*
Dekompensierende Leberzirrhose	*Bilirubinanstieg, DeRitis-Quotient > 2.*
Allgemeine schwere Leberinsuffizienz (Leberkoma)	*Erheblicher Anstieg nicht nur der Transaminasen, sondern auch besonders der GLDH. Differentialdiagnostisch sind diese Fermentuntersuchungen zur Abgrenzung anderer Ursachen eines Stupors gut geeignet.*
Infektiöse Mononukleose	*Die Erkrankung kann mit einem Transaminasenanstieg bis zum Zwanzigfachen der Norm und auch mit Bilirubinanstieg einhergehen. LDH relativ stark erhöht.* $\dfrac{LDH}{SGOT}$ *Quotient erhöht! (Normal $\approx 12,5$, bei Hepatitis bis unter $2,5$!) In fraglichen Fällen ist zur Unterscheidung von der Hepatitis neben der hier (immer?) positiven Paul-Bunnel-Reaktion auch das typische Blutbild mit Leukozytose und Vermehrung der Lymphozyten (s. S. 314) und Monozyten (s. S. 324) geeignet.*
Andere Infektionskrankheiten mit begleitender Leberschädigung	*Meist nur geringer Anstieg der Transaminasen.*

Schwere Kreislaufinsuffizienz mit Stauungsleber z. B. Herzinfarkt	*Seltener und in geringerem Maße kann auch bei Lungenembolie ein Transaminasenanstieg eintreten.*
Myopathien	*S. auch Tab. S. 383 sowie bei SGOT, LDH und Aldolase und CPK.*
Ausgedehnte zerebrale Blutungen und Thrombosen (Apoplexie und Subarachnoidalblutung)	*Ein flüchtiger Anstieg der SGOT und SGPT kann vorkommen.*

Spezifisches Gewicht des Harns s. S. 230

Staub-Traugott s. S. 81

Stickstoff s. Rest-N

s. Harnstoff

Stuhluntersuchungen*
Stuhl auf Blut

Normalwert:
Negativ.
Im **Prinzip** beruhen die chemischen Methoden des Blutnachweises darauf, daß die Oxydase der anwesenden Erythrozyten eine leicht oxydierbare Substanz unter Farbänderung in eine höhere Oxydationsstufe überführt. Diese Tatsache ist für zahlreiche **Fehlermöglichkeiten** verantwortlich. Fremdoxydasen aus Fleisch oder Wurst, aber auch pflanzlichen Ursprungs können das Ergebnis verfälschen, weshalb vor der Stuhluntersuchung nicht nur eine dreitägige (bei Obstipation evtl. längere) fleischfreie Kost eingehalten werden muß, sondern auch Rohgemüse, Salate, Bananen usw. vermieden werden sollen. Bei fehlender oder zu kurzer Diät ist nur das negative Ergebnis verwertbar. Die Anwesenheit störender Sauerstoffempfänger im Stuhl kann eine falsch negative Reaktion auslösen. Dementsprechend liegen die Ergebnisse verschiedener Untersucher bei Feststellung der Empfindlichkeit des chemischen Blutnachweises sehr unterschiedlich zwischen 0,2 g und 5,0 g Blut in 100 g Fäzes. Wo die Möglichkeit besteht, sollte statt des chemischen eine spektroskopische Untersuchung auf Blut durchgeführt

---
* Literaturauswahl: 291, 292.

werden. Dabei sind die entsprechenden Maßnahmen zum Ausschluß einer Verwechslung mit Chlorophyll zu ergreifen. Als weitere Untersuchungsmöglichkeit bei fraglicher okkulter Blutung besteht die Bestimmung 51-Cr-markierter Erythrozyten im Stuhl. Eine negative Probe auf okkultes Blut im Stuhl darf niemals als Beweis gegen das Vorliegen eines Neoplasmas angesehen werden. Die Bewertung der Untersuchung ist hier ganz besonders nur sinnvoll, wenn sie kritisch in das klinische Gesamtbild eingeordnet wird.

Positive Probe auf okkultes Blut
Erkrankungen mit Blutung
aus dem

Nasenrachenraum:
  Epistaxis
  Zahnfleischblutungen
  Skorbut
  Parodontose
  Blutende Stomatitis
  Verletzungen beim Zähneputzen
  Agranulozytose
  Leukämie

Ösophagus:
  Karzinom
  Ösophagusvarizen   *Meist akut, Leberzirrhose!*
  Ösophagitis erosiva

  Ulcus pepticum oesophagi
  Mallory-Weiss-Syndrom   *Rißblutung bei Erbrechen*

Magen/Duodenum:
  Ulkus
  Karzinom
  Postoperative Nahtinsuffizienz
  Ulcus pepticum
  Gastritis erosiva
  (hämorrhagische Gastritis)
  Hiatushernie
  Transpylorischer Schleimhautprolaps
  Magenpolyposis
  Ankylostoma duodenale

Dünndarm:
  Invagination
  Volvulus

Tumoren
  benigne (Polypen)
  maligne
Metastasen
Meckel'sches Divertikel
Teleangiektasien des Dünn-
darms
Wurmkrankheiten
Ileitis terminalis
(Morbus Crohn)

Dickdarm/Rektum: **Bemerkungen:**
Hämorrhoiden   *Bei Untersuchung innerer*
     Teile fester Fäzes ist die Probe
     negativ.

Analfissur   *Bei Untersuchung innerer*
     Teile fester Fäzes ist die Probe
     negativ.

Karzinom
Colitis ulcerosa
Schwere Divertikulitis
Unspezifisches Ulkus
Ruhr
  Shigellose
  Amöbiasis

Ursachen ohne besondere
Lokalisation:
Fremdkörper
Divertikel
Periarteriitis nodosa
Gefäßrupturen
Hämorrhagische Diathesen
Purpura Schoenlein-Henoch
Hämangiome
Endometriose
Stauung bei Herzinsuffizienz
Mesenterialthrombose
Lupus erythematodes
Septikopyämie
Urämie
Tuberkulose
Medikamente
  Antiphlogistika
  z. B. Butazolidin
    Irgapyrin

Tanderil
Amuno
Salizylate (z. B. Aspirin)
ACTH
Kortikosteroide
(Prednison, Prednisolon usw.)
Antikoagulantien
Chinin
PAS
INH
Vergiftungen
  Benzol
  Blei
  Nikotin
  Oxalsäure
  Phosphor
  Quecksilber
Strahlenschäden
(Radioaktive Strahlung)
Trichinose
Weitere Ursachen
  Pankreaskarzinom
  Chronisch rezidivierende
  Pankreopathien

Stuhl-Farbe
Normalbefund:

Braun
Hellbraun: Vorwiegend Pflanzenkost
Dunkelbraun: Vorwiegend Fleischkost

Schwarzer Stuhl:
Blutungen aus dem Bereich des oberen
Magen-Darm-Abschnittes
Zufuhr von Eisenpräparaten
  Wismut
  Kohle
  Rotwein
  Schwarzen Kirschen
  Heidelbeeren

Gelber Stuhl:
Normalbefund bei Säuglingen
Beschleunigte Dünndarmpassage bei
  Durchfällen verschiedener Ursache
  Schwerer Dünndarmentzündung.

Grüner Stuhl:
Stark chlorophyllreiche Gemüsenahrung
Nach Aufnahme von Kalomel
Pyozyaneusinfektion nach antibiotischer
Zerstörung der Darmflora
Beschleunigte Dünndarm- (*Gelbgrüner Stuhl*)
passage

Grauer Stuhl:
Gallenwegsverschluß
Steatorrhoe verschiedener   *Tonig-grau bis braungrau*
Ursachen   *glänzend, s. auch Stuhl auf*
   Fett.

Stuhl auf Fett
Normalbefund:
Geringe Mengen von Neutralfett (Sudan: Rot, Nilblau: Rosarot),
Fettsäuren und Seifen.

Erhöhte Fettausscheidung:
(Schon makroskopisch an der schmierig-glänzenden, evtl. leicht
grau-weißlichen Färbung des Stuhls erkennbar) kommt vor bei:

Gallenwegsverschluß   **Bemerkungen:**
(Obstruktionsikterus)
Äußerer Gallenfistel
Ductus-Pancreaticus-
Verschluß
Chronischen Pankreopathien   *Formen s. S. 31*
Postgastrektomie-Syndrom
Zöliakie   *Allergie gegen Gluten in*
   manchen Getreidesorten.

Idiopathischer (nichttropischer)
Steatorrhoe
Tropischer Sprue
Schweren Diarrhoen
Gastrokolischer Fistel
Whipple-Syndrom   *Intestinale Lipoidose zusam-*
   men mit Fettresorptions-
   störung, multiple Bauchbe-
   schwerden. Anämie, BKS ↑,
   GE ↓, Ca ↓, Cholesterin ↓.

Erkrankungen der
mesenterialen Lymphdrüsen
   z. B. Lymphogranulomatose
   Lymphosarkom
Amyloid des Darmes

Stuhl auf Muskelfasern
Normalbefund:
Negativ.

Vorkommen:
Pankreasinsuffizienz
Nach Gastrektomie
Gastrokolische Fistel

Stuhl-Reaktion
Normalbefund:
Neutral (bei gemischter Kost)
Stark sauer: Gährungsstühle durch übermäßig Kohlehydrate.
Stark alkalisch: Fäulnisstuhl bei übermäßig eiweißreicher Kost.

Subazidität s. Magensaftuntersuchung

Sulkowitsch-Probe s. S. 96

Target-Zellen s. S. 176

Thrombozyten
Normalwerte:
Erwachsene 200 000—350 000/mm^3
Neugeborene 150 000—250 000/mm^3
Die physiologische Schwankung der Thrombozytenzahl ist sehr erheblich. Als kritischer Wert, bei dem eine Blutungsbereitschaft eintreten soll, werden 20 000—30 000/mm^3 angesehen. Doch ist die absolute Zahl nicht so entscheidend. Selbst bei Werten von 5 000—10 000/mm^3 brauchen keine Blutungserscheinungen aufzutreten, andererseits kann auch bei Werten über 100 000/mm^3 die Blutungsneigung stark sein.

Wichtigste Funktionen:

Thrombokinasebildung zur Ingangsetzung der Blutgerinnung	*(Mangel durch Heparintoleranztest oder Heparinverbrauchstest feststellbar).*
Gefäßkonstriktorische Wirkung (Serotonin) zur zusätzlichen Blutstillung	*(Bei Thrombopenien und Thrombopathien fallen die Gefäßteste, z. B. Rumpel-Leede, pathologisch aus.)*

Bildung eines Retraktozyms zur Retraktion des Blutkuchens	(Die Retraktionsproben fallen daher pathologisch aus, im Thrombelastogramm besteht eine Verminderung der maximalen Thrombuselastizität).

Erhöhte Werte:

Im Gefolge plötzlicher Erregungszustände	Erhebliche Anstiege um mehrere 100 000/mm³ können vorkommen.
Polycythaemia vera	Werte über 1 000 000/mm³ können vorkommen.
Chronisch myeloische Leukämie	Bei akuten Schüben oder in Spätstadien fallen die Werte ab.
Postsplenektomie-Syndrom	
Milzvenenthrombose	
Lymphogranulomatose	Manche Fälle.
Morbus Boeck	Selten Thrombozytämie
Myelosklerose	Selten Thrombozytämie
Idiopathische Thrombozytämie	Verlängerte Lebensdauer der Thrombozyten?
Nach asphyktischen Zuständen	
Nach größeren Traumen	
Nach Knochenfrakturen	
Postoperativ	Die höchsten Werte werden zwischen 7. und 20. postoperativem Tag erreicht.
Retikulozytosen	Noch vor Anstieg der Retikulozytenwerte kann ein Thrombozytenanstieg eintreten.
Nach Adrenalininjektionen	Ein erheblicher Thrombozytenanstieg kann dadurch ausgelöst werden.

Erniedrigte Werte:

Menstruation	Die Thrombozytenwerte fallen um 50—70%, um am 4. Tag der Menstruation wieder normale Werte zu erreichen.
Essentielle Thrombopenie (Morbus Werlhof)	
Chronische Form	Blutungszeit verlängert,

Akute Form	Gerinnungszeit normal, Prothrombinkonsumptionstest pathologisch, schmales Thrombelastogramm mit deutlich verminderter Thrombuselastizität. Besonders starke Thrombopenie, schwere akute Blutungen, häufig Lymphozytose und Eosinophilie.
Kongenitale Megakaryozytenaplasie	
Leukämien	Vor allem akute Formen.
Plasmozytom	
Knochenmarkskarzinosen	
Retikulosen	
Speicherkrankheiten	
Myelofibrose/Myelosklerose	
Hypersplenie	
Perniziosa	
Kwashiorkor	
Verschiedene aplastische Zustände	s. S. 171
Strahlenschäden	
Nach schweren Verbrennungen	
Post vaccinationem	
Insektenstiche	
Spinnenbisse	
Schlangenbisse	
Neugeborenenthrombopenie	Mutter in der Schwangerschaft an thrombopenischer Purpura erkrankt. Vermutlich Übergang mütterlicher Antikörper auf das Kind.
Nach Bluttransfusionen a) bei Blutgruppenunverträglichkeit b) nach rascher Übertragung von mindestens 5 l Konservenblut bei großen Operationen	
Schwere toxische und infektiöse Schäden des Knochenmarks	

Chemische Gifte und s. u.
Medikamente
v. a. Benzol
Virusinfekte
z. B. Infektiöse Mono-
nukleose
Meningokokken-Meningitis
Thrombotische thrombopeni-   *Multiple Thrombosen kleiner*
sche Purpura (Moschcowitz-   *Arterien, thrombopenische*
Syndrom)   *Purpura und hämolytische*
   Anämie kombiniert.

Kasabach-Meritt-Syndrom   *Thrombopenie kombiniert mit*
   Hämangiom und hämorrhagi-
   scher Diathese bei Afibrino-
   genämie.

Substanzen (Medikamente), die eine Thrombopenie auslösen
können, sind:

Acetazolamid
Acidum phenylcinchonicum
(Atophan)
Antipyrin
Apronalid (Sedormid)
Arsenpräparate
Atebrin
Barbiturate
Benzol und Derivate
Carbutamid (Nadisan)
Chloramphenicol
Chinin und Chinidin
Chlorothiazid-Derivate
Colchicin
Diamox
DDT
Digitoxin
Dinitrophenol
Glykole
Goldpräparate

Haarfärbemittel
Heparin (selten)
Hydantoin-Derivate
Meprobamat
Insulin (selten)
Isonikotinsäurehydrazid
Lithiumkarbonat
Oxytetrazyklin
PAS
Phenylbutazon
(Butazolidin, Irgapyrin)
Quecksilberpräparate
Ristocetin (Spontin)
Saluretika
Salizylate
Streptomycin (selten)
Sulfonamide
Thiouracile
Wismut
Alle Zytostatika

Thymol-Trübungstest s. S. 376

Tolbutamid-Test s. S. 81

Transsudat-Exsudat-Status

	Transsudat	Exsudat
Entstehung	Stauung durch Zirkulationsstörung, z. B. durch Leberzirrhose oder Herzinsuffizienz	Entzündliche Grundlage s. unten
Spezifisches Gewicht	1008—1015	> 1018
Eiweißgehalt	< 2,5% oft < 1 g/100 ml	> 3 g/100 ml
Fibrinogengehalt	∅	+
Rivalta-Probe	∅	+
Zellen im Sediment	(∅)	+ s. unten
Glukosegehalt	Wie im Blut	↓ bei Anwesenheit von Bakterien

Man unterscheidet verschiedene Formen von Exsudaten:
Seröse Exsudate:
Auftreten bei serös-entzündlichen Vorgängen, z. B. Tbc. Hoher Eiweißgehalt, aber klar, oft Absetzen von Fibrinogenfäden.
Hämorrhagische Exsudate:
Rotgefärbte bis stark blutige Exsudate. Vorkommen vor allem bei Neoplasmen, aber auch hämorrhagischen Diathesen und Tbc.
Milchig trübe Exsudate:
Kommt bei Bauchpunktaten manchmal bei Peritonitis carcinomatosa oder tuberculosa vor. Auch bei Chylusgehalt des Ergusses z. B. infolge einer Arosion des Ductus thoracicus findet sich eine Trübung, die sich jedoch durch Ausschütteln mit Äther beseitigen läßt.
Eitrige Exsudate:
Reichlich Leukozyten und Erreger nachweisbar. Es soll hier grundsätzlich wie auch allgemein bei Exsudaten eine Kultur angelegt werden. Sind bei einem eitrigen Exsudat keine Erreger nachweisbar, so ist dies hochgradig verdächtig auf Tbc.
Transsudat-Exsudat-Formen:
Nicht selten kommt es zu sekundären entzündlichen Veränderungen eines Transsudats. Es trägt dann die Merkmale eines Exsudats. Die primäre Art des Punktats läßt sich dann auf Grund von Untersuchungen nicht mehr, sondern nur noch evtl. bei der Diagnose der Grundkrankheit feststellen.

Vanillinmandelsäure 400

NB: Bei Bauchpunktionen können evtl. auch einmal Punktionsflüssigkeiten anderer Natur erhalten werden. Bei Ovarialzysten liegt ein mehr oder weniger zähflüssiges, klares bis meist trübes Punktat vor mit einem spezifischen Gewicht über 1020. Der Eiweißgehalt liegt bei 3—5%, mikroskopisch läßt sich meist kubisches Flimmerepithel oder Zylinderepithel feststellen. Punktat aus Echinokokkuszysten hat ein spezifisches Gewicht von 1008 bis 1013, die klare Flüssigkeit enthält kein Eiweiß.

Urate s. S. 228

Urin s. Harn

Urobilinogen s. Aldehydprobe

Uroporphyrin s. Porphyrin

Vanillinmandelsäure (Harn) *

Normalwerte (Tagesausscheidung):

Erwachsene	2—6 mg
Kleinkinder	1—4 mg
Säuglinge	$>$ 1 mg
bei Mischkost	$\approx$ 0,5 mg

Bedeutung und Entstehung:
Die Vanillinmandelsäure ist das wichtigste gemeinsame Abbauprodukt von Noradrenalin und Adrenalin. Da die Vanillinmandelsäure in wesentlich größeren Mengen als Noradrenalin und Adrenalin im Harn ausgeschieden wird, hat sie bei der Diagnostik von Krankheitsbildern mit erhöhter Produktion der genannten Katecholamine eine wesentliche Bedeutung erlangt.

Bewertung:
S. bei Adrenalin S. 7 und Noradrenalin S. 332
Werte über 15 mg können als beweisend für ein Phäochromozytom angesehen werden.

Vollhardscher Konzentrationsversuch s. S. 216

Wachszylinder s. S. 226

Weltmannsches Koagulationsband s. S. 376

---
* Literaturauswahl: 75, 76, 108, 142, 147, 240, 245.

Xanthoprotein *

Normalwerte:
15—25 (—30) Becher-Einheiten.

Bedeutung:
Es handelt sich um eine einfache Reaktion, bei der ringhaltige, aromatische Aminosäuren und Oxysäuren durch Salpetersäure nitriert und damit im Serum nachgewiesen werden. Die dabei entstehenden Nitrokörper geben eine (gelbe) Farbreaktion, die durch Natronlauge verstärkt werden kann. Die genannten Substanzen, die Darmfäulnisprodukte darstellen, werden bei Niereninsuffizienz vermehrt retiniert.

Einheiten:
Willkürliche Festsetzung der Farbintensität durch BECHER (Internist, Halle, + 1947). Ursprünglich verglich Becher die Farbe mit einer 0,03874%igen $K_2Cr_2O_2$-Lösung am Authenrieth-Keil-Kolorimeter. Als Maß wurde die Differenz der Anzeige zu 100 genommen. Heute werden die Extinktionswerte am Photometer je nach verwendetem Filter mit einem bestimmten Faktor multipliziert. Der Xanthoproteinanstieg geht eher mit Indikan als mit dem Harnstoff parallel.

Erhöhte Werte:	Bemerkungen:
Niereninsuffizienz besonders urämisches Stadium bei Schrumpfnieren	*Erhöhte Werte können noch vor Erhöhung des Serumharnstoffs auftreten.*
Leberinsuffizienz	
Abnorme Darmfäulnisprozesse	
Iatrogen Salizylsäurepräparate Phenolderivate	*NB: Durch Sulfonamide und Harndesinfizientien können ebenfalls Fehlreaktionen auftreten.*

Xylose-Resorptionstest **

Normalwert:

	5-Std.-Ausscheidung
Nach peroraler Gabe von 25 g:	> 4,5 g
Nach peroraler Gabe von 5 g:	> 1,2 g

---

* Literaturauswahl: 20, 21, 165, 247.

** Literaturauswahl: 27, 50, 53, 88, 181.

(Im Serum finden sich bei Gesunden nach Gabe von 25 g Xylose maximale Serumkonzentrationen von 47,5 (± 11,5) mg%, die 1—2 Std. nach der Gabe auftreten und nach etwa 5 Std. auf 15,1 (± 5,2) mg% abfallen.)

Prinzip:
Die D-Xylose ist eine wasserlösliche in Pflanzenfrüchten vorkommende Pentose (Monosaccharid mit 5-Kohlenstoffatomen), die beim nüchternen Menschen nur in geringen Spuren im Blut oder Harn nachweisbar ist. Als einfacher Zucker wird die Xylose, ohne daß eine vorherige Verdauung durch Enzyme notwendig wäre, sofort im Duodenum und oberen Jejunum resorbiert. Ca. 25% der oral aufgenommenen Xylosemengen werden über die Nieren ausgeschieden. Daher fällt der Test bei pankreatogenen Resorptionsstörungen normal aus, bei primär intestinalen Resorptionsstörungen pathologisch.

Erniedrigte Werte (ausgeschiedene Xylosemenge im Harn):

Sprue
Zöliakie   *(Glutenallergie)*
Manche Formen von Myelo-
blastenanämie bei Morbus
Addison
Intestinale Amyloidose
Ausgeprägte Dünndarm-
divertikulose
Enteritis regionalis (?)   *Meist dürfte hier ein normaler*
                                      Resorptionstest vorkommen.

Niereninsuffizienz   *Normale Blutspiegel bei*
                                      erniedrigter Harnausscheidung!

Zweifarbstoff-Test *

Normalwert:
Ausscheidung von **mindestens 100%** eines angenommenen Sollwertes.

Prinzip:
Es handelt sich um einen modifizierten Bromsulphthaleintest, bei dem die Ausscheidung nur nach 10 Minuten gemessen wird, durch zusätzliche Bestimmung des nur langsam ausgeschiedenen Trypanrots jedoch der Farbstoffverdünnungsfaktor beachtet wird.

Bewertung:
Abfallende Werte unter 100% entsprechen einer zunehmenden

---

* Literaturauswahl: 17.

Leberfunktionsstörung. Bewertung sonst in etwa wie beim pathologischen Bromthaleintest.
Es ist zu beachten, daß in etwa 12% der Fälle mit pathologischem Zweifarbstofftest nicht eine primäre Lebererkrankung, sondern eine andere Grundkrankheit mit sekundärer Leberschädigung verantwortlich ist. Diese kommen vor allem bei Erkrankungen des Magen-Darm-Traktes, des Gallenwegsystems und durch Lebermetastasen bei Krebskranken vor.

Vorteil der Methode:

1. Kürzerer Zeitaufwand als beim Bromsulphthaleintest, also in der ambulanten Praxis bessere Durchführbarkeit.
2. Gleichzeitige Mitbestimmung des Blutvolumens.

Nachteil der Methode:

Etwa 1/3 der Fälle, die schon einen pathologischen Bromthaleintest zeigen, entgehen der Diagnostik mit dem Zweifarbstoff-Test. Es bestehen keine direkten Parallelen zwischen der 10-Minuten- und der 60-Minuten-Ausscheidung.

Zylinder s. Harnsediment

Anhang

Differentialdiagnose verschiedener Schilddrüsenerkrankungen

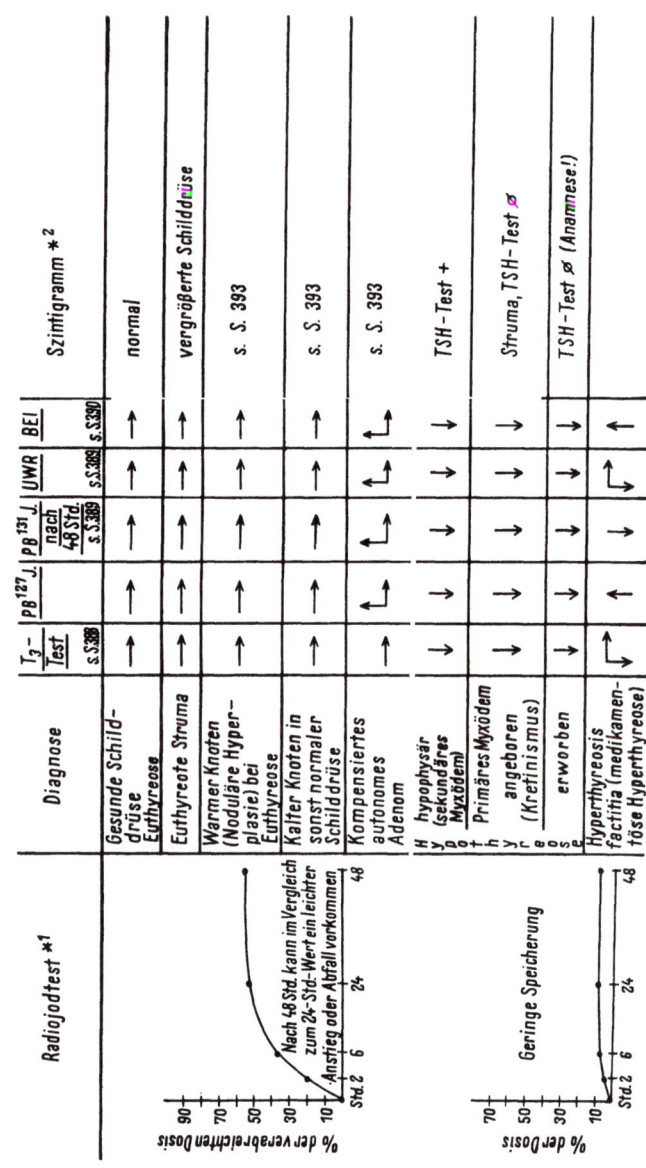

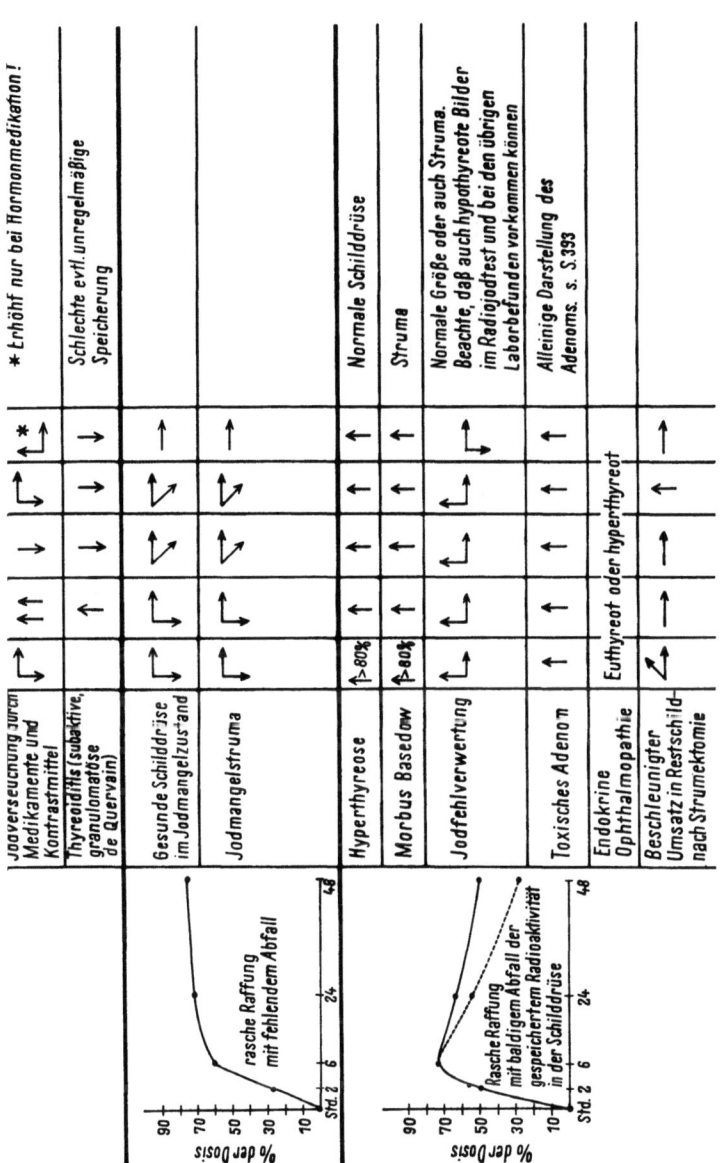

						*	
Jodverseuchung durch Medikamente und Kontrastmittel	↳	⇇	→	→	→	↳*	* Erhöht nur bei Hormonmedikation!
Thyreoiditis (subakute, granulomatöse de Quervain)		←	→	→	→	→	Schlechte evtl. unregelmäßige Speicherung
Gesunde Schilddrüse im Jodmangelzustand	↳	↳	↗	↗	↗	↑	
Jodmangelstruma	↳	↳	↗	↗	↗	↑	
Hyperthyreose	↑~80%	←	←	←	←	←	Normale Schilddrüse
Morbus Basedow	↑~80%	←	←	←	←	←	Struma
Jodfehlverwertung	↳	↳	↳	↳	↳	↳	Normale Größe oder auch Struma. Beachte, daß auch hypothyreote Bilder im Radiojodtest und bei den übrigen Laborbefunden vorkommen können
Toxisches Adenom	←	←	←	←	←	←	Alleinige Darstellung des Adenoms. s. S.393
Endokrine Ophthalmopathie	↗	Euthyreot oder hyperthyreot					
Beschleunigter Umsatz in Restschilddrüse nach Strumektomie		↑	↑	←	←	↑	

Der Radiojodtest (oder besser Radiojodspeicherungstest) gibt Auskunft über den zeitlichen Ablauf des Jodstoffwechsels in der Schilddrüse. Sein Verlauf hängt ab von der Jodidaufnahme der Schilddrüse, dem Einbau des Jods in die organischen Verbindungen und der Ausschüttung der Schilddrüsenhormone in die Blutbahn. Der Radiojodtest vermittelt einen Einblick in die Kinetik des Radiojodumsatzes, er gibt jedoch keine Auskunft über Art und Menge der tatsächlich von der Schilddrüse ausgeschütteten Hormone. Über Bewertung einiger wichtiger Veränderungen des Radiojodtests s. obige Kurven (S. 406/407).

Die Schilddrüsenszintigraphie wird meistens in Kombination mit dem Radiojodtest durchgeführt und liefert ein funktionstopographisches Bild der Schilddrüse, wobei Form, Größe und Lage der jodanreichernden Bezirke aufgezeichnet werden. Änderungen der Speicherungsdichte werden dabei entweder in Farbänderungen oder in Dichteänderungen der Markierung zum Ausdruck gebracht. Dies geschieht durch zeilenförmiges Abtasten der Schilddrüse mit einem geeigneten Detektor. Über Szintigraphie bei Schilddrüsenadenomen s. S. 413!

Beim T₃-Test wird die freie Thyroxinbindungskapazität bestimmt, entweder durch Bindung von markiertem T₃ an Erythrozyten oder an ein Ionenaustauschharz. Bei Hyperthyreose ist das Thyroxin bindende Globulin weitgehend mit Thyroxin besetzt, so daß sekundär bindende Blutbestandteile das zugegebene markierte T₃ (Trijodthyronin) binden. In gleichem Sinne verhalten sich gewisse Kunstharze. Erhöhte Bindung deutet auf Hyperthyreose, erniedrigte auf Hypothyreose hin. Der besondere Vorteil dieses Verfahrens liegt in der fehlenden Strahlenbelastung des Patienten und in der Unabhängigkeit von der vorangegangenen exogenen Jodbelastung des Patienten. Der T₃-Test reicht jedoch niemals allein zur Diagnostik, sondern sollte in Kombination mit anderen Verfahren durchgeführt werden.

Erhöhte T₃-Test-Werte:
Physiologisch
  Säuglingsalter

Pathologisch
  Hyperthyreose
  Nephrotisches Syndrom   *Änderung der Bindungs-*
                           verhältnisse.
  Leberschäden (?)   *Auch Verringerung der Bin-*
                           dungsfähigkeit wird in anderen
                           Literaturstellen beschrieben.

Urämie
Abortus imminens
Fortgeschrittenes Karzinom
CO_2-Retention
  Cor pulmonale
  Lungeninsuffizienz
Vorhofarrhythmien (?)
Polycythaemia vera
Medikamente
Dikumarol
Diphenylhydantoin
Heparin
Penizillin   *Nur bei hohen Dosen*
Phenylbutazon   *Z. B. Butazolidin oder Elmedal*
Prednison
Salizylate

Erniedrigter T_3-Test

Physiologisch
Normale Schwangerschaft
Menstruation

Pathologisch
Hypothyreose
Lebererkrankungen (?)   *s. bei erhöhten Werten*
Medikamente
  Thyreostatika   *Hemmung der Hormonsekretion*
                                 Nur bei akut hoher Dosis mit Plummerungseffekt. Sonst ist der T_3-Test von exogener Jodzufuhr nicht beeinflußbar.
  Östrogene
  Östrogene mit Kortison

PB ^{131}I nach 48 Stunden

Durch Eiweißfällung des Serums nach 48 Std. kann das an Protein gebundene ^{131}J bestimmt werden. Im wesentlichen entspricht es dem umgewandelten Jod.

UWR ist die Umwandlungsrate. Sie wird bestimmt durch das Verhältnis von PB^{131}I zu ^{131}J.

Berechnung: $\text{UWR} = \dfrac{\text{Impulsrate PB}^{131}\text{I}}{\text{Impulsrate }^{131}\text{J im Serum}} \times 100\%$

Normalwert nach 24 Std.: 10—50%

BEI = Butanol-extrahierbares Jod

Mit der Butanolextraktion werden nur T₃ (Trijodthyronin) und T₄ (Thyroxin) erfaßt. Bei exogener Störung des PBI wird mit BEI der wahre Hormonjodanteil im Serum erfaßt. Auch bei Thyreoiditis und Schilddrüsenkarzinomen bestehen erhebliche Differenzen zwischen PBI und BEI. Das Untersuchungsverfahren ist sehr kompliziert und wird daher nur selten angewandt.

Störmedikamente und Störsubstanzen des Radiojodtestes (alphabetisch)
(mindestens 1—3 Monate vor Testbeginn absetzen — Vorsicht: Liste nicht vollständig!)

Actyron
Aderin
Agontan
AM 49
Amplivix
Amplivix S
Animasa-forta „Organomed"
Apondom
Antasthmaticum ISN
Anthyrinum
Arterioscleroticum Naturale „Lappe"
Asthmamittel „DAW" 53
Asthma 6 „Hobein"
Asthmasol
Astrumin
Azojod-Lösung

Bartelin-Salbe
Biocitin purum
Biocitin Glutamin
Biocitin mit Vitamin B 12
Bronchitect
Bronchonerg-Hustentropfen
Bronchonerg-Hustensirup

Calcisanguin
Cefathyreon
Chloroform-Isapogen

Compretten-Kalium jodatum „MBK"

Detulin
Destrumin
Desplegum
Diaporin
Dijodthyrosin comp.
Dijodyl
Dijozol
Dijozol-Schnupfenpulver
Dolorsan
Drobena 101

Ecks-Asthma-Pulver
Elero-Asthma-Tropfen
Elityran
Emser-Salz „Stada"
Endojodin „Bayer"
Ephepect
Euphyllin-Jod-Calcium
Euteberol

Faexojodan
Favistan „Asta"
Furunkulosin

Gelodurat Kalium jodatum
Gomban
Guttajod

Helojodan
Hyperämol „Krewel"
Hypostat

Ikastear

Indrovisal
Inkretan
Irenat

Jobramag
Jocapral
Jocapraletten
Jocid
Jod-Calcium-Diuretin
Jod-Campher-Chloroform-
 Vasogen
Jodetten „Dr. Winzer"
Jodex „Protina"
Jodglidine „Klopfer"
Jod-Kaliklora
Jodlauge, Tölzer
Jodo-Muc mit Jod
Jod-Percutol
Jod-Sapan
Jod-Schwefel-Toruletten
Jod-Sedocalcium
Jod-Sedocalcium-Theobromin
Jodseife, Tölzer
Jodquellensalz, Tölzer
Jodtabletten, Tölzer
Jod-Turipol
Jod-Vasogen
Jod-Vel (Ungt. Lugol. 3%,
 6%, 10%)
Jokasil
Jo-Rhoedan
Josikol
Jotifix

Kropfkur nach Ottinger

Lamithyron
Lebrojan-Drag.
Lecin
Leukona-Jod-Bad
Lycopus „Steigerwald"
Lycocyn (Lykolyt)
Lyss-Tropfen

Macino-Asthma-Pulver

Mandrorhinon
Mediment „Krewel"
Methylthioracil „Woelm"
Mexaform S
Mutellon
My-Jod

Neocajod
Neo-Thyreostrat

Oranoderm, Animasa-Forte
Osnol Rheuma-Rub.
 „Orgamed"
Otosclerol mit Jod

Palästra
Pardinon „Bayer"
Pascossan
Pharhin mild
PHH-Holzinger
Pitufren
Pitufren comp.
Presojod-Trocken
Primotussan-Balsam
Propycil
Prothyrysat „Bürger"

Resplegum
Restausat
Rhinovasmol „Dr. Riethmüller"
Rheukomen
Rheumabreak
Rheuma-Ex
Rolinex-Nasensalbe
Rulun

Salicil-Isapogen
Salvistruman
Sanasi
Schieferöl Isapogen
Seniovita
Septojod
Dr. Sidler-Asthma-Sidletten
Sklerocholin
Somasthmon

Differentialdiagnose

Spongiosal
Strak-Jod-Kalikbra
Struma-Balsam ISN
Strumaplant Tabletten
Strumasaar
Struma-Stop cum Crataegus
  u. Lycopus
Für kurze Zeit (wenige Tage)
stören beim Radiojod-Test auch
Antibiotika, Bromsulphthalein,
Kobalt, Kortikosteroide, Östrogene, Phenylbutazon, Quecksilberdiuretika, Sulfonamide
und Tuberkulostika.
Struma-Stop cum Crataegus
  u. Lycopus u. Digitalis
Strumedical
Strumeel-forte
Strumetten
Strumex
Sulfojodetten

Theobromin-Sedocalcium
Therment-„Krewel"
Thybon
Thybon forte

Thymus „Henning"
Thyranon
Thyratrop
Thyreocordon
Thyreogutt liquid u. Tabletten
Thyreohorm
Thyreochorma
Thyreoid-Dispert
Thyreoidea „Henning"
Thyreoidin „Merck"
Thyreoiton „Feldhoff"
Thyreo-Mack
Thyreonorman
Thyreostat und Thyreostat II
Thyreostimulin
Thyreototal-Dragees
Thyreotropin
Tithen
Trisan-Hommel
Tussiozwo-Hustensaft
Tussiozwo-Hustentropfen

Vesalium (8 Wochen)
Vioform
Viscosal-R „Walter"
Viscosal „Walter"

Differentialdiagnose verschiedener Schilddrüsenadenome

Diagnose	normal	Szintigramm nach Suppressionstest	nach TSH-Belastung	Leerlaufphänomen
Noduläre Hyperplasie bei Euthyreose		Relation unverändert Speicherung insgesamt abgeschwächt	unverändert	∅
Kompensiertes autonomes Adenom				+
Dekompensiertes autonomes (toxisches) Adenom				+
Kalter Knoten*		unverändert	unverändert	

* Bemerkungen: z. B. Zyste, Blutung, Abszeß, Metastase, entdifferenziertes Schilddrüsenkarzinom oder degenerative Veränderung.

NB: Das differenzierte Schilddrüsenkarzinom ist zur ^{131}J-Speicherung befähigt, seine Metastasen können dabei im Szintigramm nachgewiesen werden.

Differentialdiagnostik der wichtigsten Leberkrankheiten

	Bili-rubin	SGPT	SGOT	Alkal. Phos.	GLDH	LDH	Elektro-phorese	Fe	Ergänzende Untersuchungen
Hepatozellulärer Ikterus	↑	↑	↑	↙	↑	↙	α↗, γ↗	↑	Prognostisch wichtig! Ch–E ↙ Prothrombin ↓, mit Vitamin K nicht normalisierbar.
Anikterische Hepatitis	→	↑	↑↗	↙	↙	↙	α↗, γ↗	↙	Ch–E ↙
Cholangiohepatitis	↙	↑↗	↑↗	↑↗	↙	↑	α↗, (γ↗)	~	Ubg ↑ entsprechend dem Grad der Entzündung.
Chronische Hepatitis	↙	↗	↗	↙	↙	↑	γ↑	↙	
Zirrhose	↙	↙	↙	↙	↙	↑	α↑↑	~	Ch–E ↓
Verschlußikterus	↑	↑	↑	↑	↑	↑	~	~	Ubg ↓ Prothrombin ↓, mit Vitamin K normalisierbar.
Cholangitis	↙	↙	↙	↑↗	↑	↑	α↑	↙	Ubg ↑
Fettleber	↙	↙	↙	↑	↑	↑	~	↙	Alkoholische Fettleber: Ch–E ↑ oder ↗ bei fortgeschrittenem Schaden abfallend, gleichzeitig Zunahme der Gamma-Glob. Bromthaleintest, Galaktosebelastungsprobe, Glukose- und Tolbutamidbelastung evtl. durchführen. s. d.

Differentialdiagnostik

Posthepatische und kostituionelle Hyperbilirubinämie	↗	↑					↑	↑	Evtl. leicht erhöhte Porphyrinausscheidung
Toxischer Leberschaden ↙		↑	↑	↑	↑	↗	↑	↷	Anamnese!
Akute Leberdystrophie ↑ ↗		↑	↑	↑	↑	↑	↷	↷	Leucin- und Tyrosinnachweis im Harn (Kristalle!)
Leberkoma { Zerfallskoma ↑		↑		↑		↑	↷	↑	Foetor hepaticus, Flapping Tremor, meist akut im Gefolge von Intoxikation oder schwerer Hepatitis. Ammoniak im Serum ↗. Präfinal Abfall der Transaminasen. Elektrolyte ∿
Ausfallskoma ↗	↗	↗		↗		↗	γ↑↑	(↗)	Ammoniak ↑, Elektrolyte ∿
Elektrolytkoma	↑	↑	↑	↑		↑	↑		Elektrolyte im Serum, v. a. K ↓ EKG-Veränderungen!
Metastasenleber (Tumor)	↙	↙	↙	↑	∠	↑	α↑	↓	
Hämolytischer Ikterus ↑ unkonjugiert	↑	↑	↑	↑	↑	↙	↑	↑	Ubg ↑↑

Literatur*

1. Achenbach, W.: Münch. med. Wschr. 104, 566 (1962)
2. Agress, C. M. und J. H. C. Kim: Amer. J. Cardiol. 641 (1960)
3. Albath, W., H. Lommel und M. F. Schloß: Vademecum der medizinischen Laboratoriumsdiagnostik, Würzburg 1967
4. Aldridge, W. M. und D. R. Davis: Brit. med. J. 1, 945 (1952) Aly, F. W.: s. Nr. 345
5. Amelung, D.: Fermentdiagnostik interner Erkrankungen, Georg Thieme Verlag, Stuttgart 1964
6. Amelung, D. et al.: Dtsch. med. Wschr. 91, 851 (1966)
7. Anderson, H. C. and M. McCarty: Amer. J. Med. 8, 445 (1950)
8. Aponté, G. E. und T. R. Fetter: Amer. J. Clin. Path. 24, 1363 (1954)
9. Arias, I. M.: Bull. New York Acad. Med. 454 (1959)
10. Arthur, A. B. and B. D. R. Wilson: Brit. med. J. 539 (1967)
11. Astrup, P. et al.: Lancet 1035 (1960)
12. Aviram, A. et al.: J. of Lab. and Clin. Med. 3 (1966) Bärschneider M.: s. Nr. 326
13. Bäumer, A.: Monatskurse ärztl. Fortbild. 17, 568 (1967)
14. Baitsch, H.: Münch. med. Wschr. 106, 878 (1964)
15. Baldauf, H. und W. Jacobi: Acta neurochirurg. 377 (1959)
16. Bansi, A. W.: Klin. d. Gegenwart, Urban u. Schwarzenberg Verlag, München-Berlin (1960)
17. Bargon, G. und Ch. Hochmiller: Acta Hepato-Splenol. 201 (1966)
18. Bauer, H. und D. Seitz: Klin. Wschr. 31, 323 (1953)
19. Bauer, H.: Klinik der Gegenwart, Bd. 4, S. 367. Urban und Schwarzenberg Verlag, München-Berlin 1967
20. Becher, E.: Münch. med. Wschr. 71, 1611 (1924)
21. Becher, E.: Ergeb. inn. Med. Kinderheilk. 194 (1939)
22. Becker, H. J.. Münch. med. Wschr. 108, 815 (1966)
23. Begemann, H. und H.-G. Harwert: Prakt. Hämatologie, Stuttgart (1967)
24. Berg, G. und G. Honsig: Therapiewoche 16, 448 (1966)
25. Berning, H. und A. Fischer: Dtsch. med. Wschr. 86, 2153 (1961)
26. Berning, H.: Dtsch. med. Wschr. 91, 1090 (1966)
27. Bezmann, A., D. G. Kinnear und N. Zamcheck: J. Lab. Clin. Med. 226 (1959)
28. Björnesjö, K. B. et al.: Scand. J. Clin. Lab. Invests 11, 238 (1959)
29. Blanchaer, M. C. et al.: Blood 13, 245 (1958)
30. Bleifeld, W. und G. Gehrmann: Dtsch. med. Wschr. 92, 1072 (1967)
31. Bock, H. E.: Dtsch. med. Wschr. 90, 1722 (1965)
32. Böhme, C.: Ärztl. Lab. 3, 197 (1958)
33. Borelli, S. und N. Berowa: Münch. med. Wschr. 106, 118 (1964)
34. Borgmann, K.: Dtsch. Apoth. Ztg. 263 (1955)
35. Boshamer, K.: Lehrbuch der Urologie. Gustav Fischer Verlag, Stuttgart (1963)
36. Bosnes, R. W. and H. H. Taussky: J. Biol. Chem. 158, 581 (1945)
37. Boyd, R. V. and B. I. Hoffbrand: Brit. med. J. 901 (1966)
38. Braun-Falco, O. und H. Geissler: Med. Welt 13, 1737 (1962)
39. Breuer, E. und G. Stahler: Med. Welt 17, 1013 (1966)
40. Brock, J.: Biolog. Daten f. d. Kinderarzt. Springer-Verlag, Berlin-Göttingen-Heidelberg 1954
41. Brod, J. and J. H. Sirota: J. Clin. Invest. 27, 645 (1948)
42. Bruce, R. et al.: Brit. med. J. 7125 (1958)
43. Büscher, H. K.: Monatskurse ärztl. Fortbild. 15, 479 (1965)
44. Büttner, H.: Dtsch. med.

* Da die Materialsammlung zunächst nur zum privaten Gebrauch erfolgte, sind z. T. nur die Jahrgangszahlen, nicht jedoch die Jahrgangs-Nummern enthalten!

Wschr. 91, 784 (1966)
Burg, H.: s. Nr. 347
45. Burnett, W.: Lancet 1, 488 (1954)
46. Burton, J. L.: Brit. med. J.
214 (1967)
47. Bustamante, V.: Bull. Soc.
Chim. Biol. 39, 155 (1957)
48. Carcassi, U. und S. Pitzus:
Minerva med. 48, 3 (1957)
49. Caroli, J., Y. Corcos: Maladies
des voies billaires intrahepatiques segmentaires. Paris 1964
50. Chanarin, I. und M. C.
Bennett: Brit. med. J. 1,
985 (1962)
51. Chaptal, J., R. Jean,
R. Guillaumot und G. Morel:
Arch. pediat. S. 905 Paris 1963
52. Choresis, C. und D. Leonidas:
Acta Paediat. S. 293
Stockholm 1962
53. Christiansen, P. A.,
J. B. Kirsner and J. Ablaza:
Amer. J. Med. 27, 443 (1959)
54. Churgina, R.: Klin. Med. 11,
70 (1956)
55. Clarke, E. et al.: Clin. Sci.
14, 421 (1955)
56. Clayton, B. et al.: Arch. Dis.
Childh. 208 (1963)
Cobet, R., K. Gutzeit und
H. Bock: s. Nr. 327
57. Colowick and Kaplan: Methods
in Enzymology. Bd. 2
New York 1955
58. Crooks, J., I. P. C. Murray
und E. J. Wayne: Lancet 1,
604 (1958)
59. Csömör, S. et al.: Zbl.
Gynaekol. 85, 1866 (1963)
60. Czitober, H. et al.: Klin.
Wschr. 42, 1179 (1964)
61. Demling, L.: Dtsch. med.
Wschr. 90, 1267 (1965)
62. Dieckhoff, J.: Lehrbuch der
Pädiatrie. Leipzig 1966
Documenta Geigy: s. Nr. 328
63. Doenicke, A. und
St. Schmidinger: Med. Klin. 60,
2112 (1965)
64. Dubach, U. C. und
K. Margreth: Dtsch. med.
Wschr. 90, 1429 (1965)
65. Dubin, I. N. und F. B. Johnson: Medicine 155 (1954)
66. Dulce, H.-J.: Dtsch. med.
Wschr. 91, 325 (1966)

67. Eastham, R. D.: Acta med.
scand. 171, 375 (1957)
68. Eastham, R. D. et al.: Acta
med. scand. 172, 277 (1958)
69. Eastham, R. D. et al.: Ann.
Rheumatic. Dis. 17, 314 (1958)
70. Eastham, R. D.: Clin.
Hematology. Bristol 1961
71. Eastham, R. D.: Biochem. Val.
in Clin. Med. Baltimore 1963
Ehrly, A. M. et al.: s. Nr. 337
72. Ehrly, A. M.: Ärztl. Forschung 21,
323 (1967)
73. Elter, S. K. et al.: Amer.
Heart, J. 64, 533 (1956)
74. Elliot, B. A. and J. H.
Wilkinson: Lancet 2, 71 (1962)
75. Elmadjian, M. et al.: Recent
Progr. Hormone Res. 14,
513 (1958)
76. Euler, U. S. von: Ciba Found
Coll. Endocr. 11, 379 (1957)
77. Fanconi, A.: Praxis 56, 271 (1967)
78. Feinstein, A. R. and R. G.
Petersdorf: Ann. intern. Med. 44,
899 (1956)
79. Fenner, O.: Monatskurse ärztl.
Fortbild. 16, 191 (1966)
80. Fenner, O.: Persönliche Mitteilung
81. Figdor, P. P. and H. Wiltschke:
Wien. med. Wschr. 116, 525 (1966)
82. Finger, H.: Med. Welt 16,
2531 (1965)
83. Firkin, B. G.: Quart. J. Med. 27,
187 (1958)
84. Fishman, W. H. und F. Lerner:
J. Biol. Chem. 200, 89 (1953)
85. Fishman, W. H. et al.: J. Clin.
Invest. 1034 (1953)
86. Förster, H., H. Mehnert und
I. Alhough: Klin. Wschr. 45,
436 (1967)
87. Fourman, P., D. B. Morgan:
Proc. Nutr. Soc. 34 (1962)
88. Fowler, D. und W. T. Cooke:
Gout 1, 67 (1960)
89. Frahm, H.: Dtsch. med.
Wschr. 91, 499 (1966)
90. Fuller, R. H.: Military
Medicine 22 (1963)
91. Gasser, C., R. Goutier et al.:
Schweiz. med. Wschr. 85,
905 (1955)
92. Gerlach, U., H. Losse und
C. G. Schmidt: Klin. Wschr. 39,
195 (1961)
93. Giese, R.: Ärztl. Lab. 12,
285 (1966)

94. Gitlin, D. et al.: J. Clin. Invest. 35, 1199 (1956)
95. Gitter, A. und L. Heilmeyer: Taschenb. klin. Funktionsprüfungen. Gustav Fischer Verlag, Stuttgart 1963
96. Gladke, E. und H. Rind: Klin. Wschr. 44, 88-90 (1966)
97. Gleiss, J.: Monatskurse ärztl. Fortbild. 16, 484 (1966)
98. Gofman, J. W. et al.: Circulation 679 (1966)
99. Goldeck, H.: Dtsch. med. Wschr. 2343 (1966)
100. Gossmann, H. H.: Internist 7, 236 (1966)
101. Gossmann, H. H. und G. Baltzer: Med. Klin. 62, 938 (1967)
102. Grafe, G.: Hippokrates 34, 736 (1963)
103. Graig, F. A. und F. M. Jacobus: Sitzungsbericht des American College of Physicians (Bericht Med. Trib. 1967, Nr. 38/1)
104. Gray, C. H.: The Bilepigments. London 1953
105. Gretschel, L.: Vorabdruck im med. Monatsspiegel, 38 (1967)
106. Gross, R.: Monatskurse ärztl. Fortbild. 13, 136 (1963)
107. Gross, R., W. Gerhard und G. Rassner: Dtsch. med. Wschr. 91, 1869 (1966)
108. Gross, R. und D: Jahn: Lehrbuch der Inneren Medizin. F. K. Schattauer Verlag, Stuttgart 1966
109. Grunke, W.: Lehrbuch der Hämatologie. Halle/Saale 1962
110. Günther, P. G. und E. Kiefer: Med. Klin. 50, 1944 (1955)
111. Gutman, A. B.: Amer. J. Med. 27, 875 (1959)
112. Händel, D. und W. Kitlak: Dtsch. med. Wschr. 91, 1781 (1966)
113. Hänze, S.: Magnesiumstoffwechsel, Stuttgart 1962
114. Hänze, S. und C. A. Pierach: Dtsch. med. Wschr. 91, 837 (1966)
115. Hafter, E.: Praktische Gastroenterologie. Georg Thieme Verlag, Stuttgart 1965
116. Hallen, J.: Bericht auf dem Kongreß der International Hematology Society. Sydney 1966
117. Hallmann, L.: Klin. Chemie und Mikroskopie. Georg Thieme Verlag, Stuttgart 1960
118. Hallmann, L.: Klin. Chemie und Mikroskopie. Georg Thieme Verlag, Stuttgart 1966
119. Hanna, S. et al.: Brit. med. J. 2, 1253 (1961)
120. Harnack, van G.-H.: Monatskurse ärztl. Fortbild. 14, 484 (1964)
121. Harrison, G. A.: Chemical Methods in Clin. Med. London 1957
122. Harter, F.: Ärztl. Mitt. 59, 2503 (1962)
123. Harter, F. et al.: Die med. Welt 16, 2525 (1965)
124. Harter, F., H. C. Schiek und K. Störike: Klin. Wschr. 43, 1114 (1965)
125. Harter, F.: Therapeut. Berichte 207 (1966)
126. Hartmann, F.: Verhdlg. dtsch. Ges. inn. Med. (1957)
127. Hartmann, F. und B. Schlegel: In: Klinik der Gegenwart. Urban und Schwarzenberg Verlag, München-Berlin 1959
Hauss, H.: s. Nr. 329
128. Hauswaldt, Ch. et al.: Dtsch. med. Wschr. 91, 1832 (1966)
Hayduk, K. und W. Knodel: s. Nr. 338
129. Heaton, F. W. and P. Fourman: Lancet II, 50 (1965)
130. Heilmeyer, L., W. Keiderling und F. Wöhler: Dtsch. med. Wschr. 83, 1965 (1958)
131. Heilmeyer, L. und F. Wöhler: Klin. Wschr. 37, 785 (1959)
132. Heilmeyer, L. und F. Wöhler und W. Dusche: Münch. med. Wschr. 101, 2061 (1959)
133. Heilmeyer, L.: Münch. med. Wschr. 109, 677 (1967)
134. Heimsoth, V. et al.: Dtsch. med. Wschr. 90, 1209 (1965)
135. Heimpel, H.: Landarzt 522 (1966)
136. Heikel, K.: Monatskurse ärztl. Fortbild. 15, 458 (1965)
137. Heinrich, H. C. et al.: Klin. Wschr. 44, 831 und 904 (1966)
138. Henning, N.: Klin. Laboratoriumsdiagnostik. Urban und Schwarzenberg Verlag, München-Berlin-Wien 1966
139. Henry, K.: Clin. Chemistry 553 (1964)

140. Hess, B.: Enzyme im Blutplasma. Stuttgart 1966
141. Heyck, H. und G. Laudahn: Klin. Wschr. 41, 905 (1963)
142. Hoff, F.: Klin. Physiologie und Pathologie. Georg Thieme Verlag, Stuttgart 1962
143. Holley, H. L. and W. W. Carlson: Potassium Metabolism in Health and Disease. New York 1959
144. Holtmeier, H.-J.: Med. Klin. 18, 1392 (1964)
145. Holzknecht, F.: Med. Welt, 15, 1461 (1964)
146. Holzmann, K.: Monatskurse ärztl. Fortbild. 17, 644 (1967)
147. Homolka, J.: Chem. Diagnostik im Kindesalter. Springer Verlag, Berlin-Göttingen-Heidelberg 1961
148. Hoppe-Seyler, und Thierfelder: Handbuch der physiol. und pathol. chem. Analyse. Springer Verlag, Berlin-Göttingen-Heidelberg 1953
   Hornbostel, H.: s. Nr. 344
149. Hunt, A. H. and H. Lehmann: Lancet 2, 547 (1959)
150. Huser, H.-J.: Dtsch. med. Wschr. 92, 1313 (1967)
151. Jürgens, L.: Dtsch. med. Wschr. 88, 88 (1963)
152. Kahlke, W.: Fortschr. d. Med. 84, 818 (1967)
153. Kaiser, W. und H. Krosch: Z. ärztl. Fortbild. 60, 957 (1966)
154. Kalk, H. und E. Wildhirt: Z. klin. Med. 354 (1955)
155. Karcher, G.: Kurzlehrbuch der Urologie. F. K. Schattauer Verlag, Stuttgart 1967
156. Kark, R. M. et al.: Arch. Intern. Med. 99, 176 (1957)
157. Kazmeier, F.: Münch. med. Wschr. 106, 561 (1964)
158. Keller, W., A. Wiskott: Lehrbuch der Kinderheilkunde. Georg Thieme Verlag, Stuttgart 1961
159. Kienholz, M.: Der Landarzt 43, 782 (1967)
160. King, E. J.: Brit. med. Bull. 160 (1953)
161. King, E. J.: Klin. Chem. 3, Nr. 4, 507 (1957)
162. King, E. J.: Indian Assoc. of Pathologists. p 128. 12th Annual Conference (1961)

163. Klette, H.: Acta Biol. Med. German. 237 (1965)
   Knedel, M. und R. Böttger: s. Nr. 349
164. Kress, H. v.: Taschenbuch der med. klin. Diagnostik. Verlag J. F. Bergmann, München 1959
165. Kress, H. v.: Taschenbuch der med. klin. Diagnostik. Verlag J. F. Bergmann, München 1966
166. Krück, F.: Kalium und Elektrolythaushalt. Heidelberg...
167. Krück, F.: Der Internist 2, 623 (1961)
168. Kühn, A.: Almanach ärztl. Fortbild. S 90, J. F. Lehmanns Verlag, München 1963
169. Kuhn, D. et al.: Dtsch. med. Wschr. 91, 91 (1966)
170. Kuhn, D. et al.: Dtsch. med. Wschr. 91, 1634 (1966)
   Kuschinsky, G. und H. Lüllmann: s. Nr. 330
171. Kutter, D.: Schnelltests im klin. Laboratorium. Urban und Schwarzenberg Verlag, München-Berlin-Wien 1966
172. La Due, J. S.: Amer. J. Cardiol. 308 (1958)
173. Lang, W.: Münch. med. Wschr. 105, 1598 (1963)
174. Lang, W. und O. Broda: Münch. med. Wschr. 108, 1353 (1966)
175. Lange, H. und H. H. Gossmann: Dtsch. med. Wschr. 92, 296 (1967)
176. Laubinger, G. und I. M. Priest: Klin. Wschr. 38, 662 (1960)
177. Ławkowicz, W. und I. Krzemińska-Ławkowicz: Kliniczna Diagnostyka Róznicowa w Hematologii. Warzawa 1965
178. Lehmann, H. et al.: Proc. R. Soc. Med. 147 (1957)
179. Leiber, B. und G. Olbrich: Die klin. Syndrome. Urban und Schwarzenberg, München-Berlin-Wien 1966
180. Lemann, J. jr. and E. J. Lennon: The J. of Lab. and Clin. Med. 906 (1966)
181. Lick, R. F., H. Welsch, W. Hart und W. Brückner: Fortschr. Med. 83, 677 (1966)

182. Liebermann, J. et al.: Ann. Int. Med. 96, 497 (1957)
183. Likin, S. and S. P. Bessmann: Blood 916 (1956)
184. Lindner, H.: Dtsch. med. Wschr. 91, 1557 (1966)
185. Loenit, K.: Dtsch. med. Wschr. 91, 1609 (1966)
186. Van Loon et al.: Amer. J. Clin. Path. 22, 1134 (1952)
187. Losse, H.: Kurzlehrbuch der Nierenkrankheiten. F. K. Schattauer Verlag, Stuttgart 1963
188. Lowe, K. G.: Clin. Sci. 12, 57 (1953)
189. Lous, P. und O. Sylvest: Scand. J. Clin. Lab. Invest. 40 (1954)
190. Machella, T. E.: Arch. Intern. Med. 96, 322 (1955)
191. Mac Leod, C. M. und O. T. Avery: J. Exper. Med. 73, 183 (1941)
192. Man, E. B. et al.: J. Clin. Invest. 24, 623 (1945)
193. Maretić, Z.: Med. Klin. 18, 1352 (1964)
194. Markoff, H.: Dtsch. med. Wschr. 91, 1689 (1966)
195. Markoff, H.: Schweiz. med. Wschr. 96, 546 (1966)
196. Markoff, N. B. und M. Schmid: Monatskurse ärztl. Fortbild. 13, 51 (1963)
197. Mason, J. H. und F. Wroblewski: Arch. Intern. Med. 245 (1957)
198. Mateer, J. G. et al.: Amer. J. Dig. Dis. 9, 13 (1942)
199. Merten, R., C. Moncke, P. Petrides und H. W. Steinbach: Ges. z. Bekämpfung v. Krebskrankheiten S. 373 Nordrhein-Westfalen (1961)
200. Mertens, H.-G. und W.-Ch. Globig: Dtsch. med. Wschr. 90, 1177 (1965) Metz, H. und G. Wanner: s. Nr. 350
201. Metz, K. O.: Diss., Göttingen 1963
202. Meulengracht, E.: Klin. Wschr. 118 (1939)
203. Meyer zum Büschenfelde, K. H. und J. Knolle: Klin. Wschr. 44. 875 (1966)
204. Meythaler, F.: Medizin und Ernährung. 195 (1967)
205. Meythaler, F.: In: Klinik der Gegenwart. Urban und Schwarzenberg Verlag, München-Berlin 1963
206. Michel, H.: Monatskurse ärztl. Fortbild. 16, 14 (1966)
207. Milténi, M. und K. Gál: Schweiz. med. Wschr. 88, 310 (1958)
208. Missmahl, H. P.: Münch. med. Wschr. 107, 846 (1965)
209. Missmahl, H. P.: Fortschr. d. Med. 84, 613 (1967)
210. Moeschlin, S.: Klinik und Therapie der Vergiftungen. Georg Thieme Verlag, Stuttgart 1964
211. Moll, W.: Dtsch. med. Wschr. 91, 219 (1966)
212. Moore, C. B. et al.: Amer. J. Med. Sci. 234, 538 (1957)
213. Müller-Wieland, K. und W. Berndt: Münch. med. Wschr. 108, 2611 (1966)
214. Münzenmaier, J.: Dtsch. med. Wschr. 73, 315 (1948)
215. O'Brien, D. und F. A. Ibbot: Laboratory Manual of Pediatric Micro- and Ultramicrobiochemical techniques. New York 1962
216. v. Oldershausen, H. F. et al.: Dtsch. med. Wschr. 90, 29 (1965)
217. v. Oldershausen, H. F. et al.: Dtsch. med. Wschr. 90, 1290 (1965)
218. Oliver, M. F.: Lancet 1321 (1962)
219. Oppermann, A.: Die Medizinische 8, 1865 (1957)
220. Ott, V. R.: Wirbelsäule und Rheumatismus. Stuttgart 1966
221. Pearson, C. M. et al.: Arch. Intern. Med. 376 (1957)
222. Perheentupa, J. und K. Raivio: Lancet II, 528 (1967)
223. Peters, J. B. and D. D. van Slyke: Quant. Clinical Chemistry. S. 908 Baltimore 1946
224. Plenert, W. und W. Heine: Normalwerte. Berlin 1966
225. Plonovski, C. und J. Colin: Explorations biologiques en pédiatrie. Paris 1963
226. Preston, J. A., J. G. Batsakis und R. O. Briere. The Amer. J. of Clin. Path. 237 (1964)
227. Pribilla, W.: Dtsch. med. Wschr. 92, 1774 (1967) Pschyrembel, W.: s. Nr. 331
228. Pschyrembel, W.: Praktische

Gynäkologie. Verlag Walter
de Gruyter, Berlin 1966
229. Rapp, W.: Monatskurse ärztl.
Fortbild. 15, 572 (1965)
230. Reber, H. und A. Heusler: Der
Landarzt 42, 765 (1966)
231. Reimer, E. E.: Wiener Inn. Med.
und ihre Grenzgebiete 45,
466 (1964)
232. Reissmann, K. R. und M. R.
Dietrich: J. Clin. Invest 588
(1956)
233. Relman, A. S. and N. G.
Levinsky: Ann. Rev. Med. 63
(1961)
234. Richterich, R.: Klin. Chemie.
Frankfurt 1965
235. Richterich, R.: Monatskurse ärztl.
Fortbild. 16, 563 (1966)
236. Riecker, G.: Der Internist 1, 601
(1961)
237. Rimbach, E.: Therap. Monat. 119
(1961)
238. Rind, H.: Der Landarzt 42,
1435 (1966)
239. Rink, M.: Die Harnanalyse.
Wissenschaftliche Verlagsgesellschaft, Stuttgart 1964
240. Ritzel, G. und W. A. Hunzinger:
Klin. Wschr. 41, 419 (1963)
241. Rosenheim, M. L.: Lancet 2,
505 (1951)
242. Rosenheim, M. L., E. J. Ross:
In: D. A. K. Black, Renal
Disease. Oxford 1964
243. Rosenthal, S. M. and I. C.
White: J. Amer. Med. Ass. 1112
(1925)
244. Rotor, A. B. et al.: Acta med.
Philippina 37 (1948)
Lancet 2, 114 (1959)
245. Sandler, W. und S. Ruthven:
246. Sarles, H. et al.: Dtsch. med.
Wschr. 87, 125 (1962)
247. Sarre, H.: Nierenkrankheiten.
Georg Thieme Verlag,
Stuttgart 1967
Scazziga, B.-R.: s. Nr. 333
Sch . . . s. u.
248. Seidel, K.: Z. ärztl. Fortbild. 55,
529 (1966)
249. Seidel, K.: Z. ärztl. Fortbild. 55,
589 (1966)
250. Semmler, K.: Therapie der
Gegenwart. S. 450. Urban und
Schwarzenberg Verlag, München-Berlin 1966
251. Shannon, F. T. und E. G. L.
Bywaters: Brit. med. J. 2,
1405 (1957)
252. Sherlock, Sh.: Disease of The
Liver and Biliary System
Oxford 1963
253. Sibley, J. A. und A. L.
Lehninger: J. Biol. Chem. 177,
859 (1949)
254. Siegenthaler, W.: Monatskurse
ärztl. Fortbild. 17, 60 (1967)
255. Simon, K. H.: Magnesium.
Georg Thieme Verlag,
Stuttgart 1967
256. Simon, K. H.: Therapie der
Gegenwart. Urban und
Schwarzenberg Verlag, München-Berlin 1967
257. Smith, A. J.: Biochem. J. 60,
522 (1955)
258. Smith, B. W. und J. H. Roe:
J. Biol. Chem. 179, 53 (1949)
259. Smith, H. W. et al.: J. Mt.
Sinai Hosp. 59 (1943)
260. Smith, H. W.: The Kidney.
New York 1951
261. Seldin, D. W., N. W. Carter
and F. C. Rector: In: Strauss,
M. B. and L. G. Welt; Disease
of The Kidney. Boston 1963
262. Spiro, H. M.: Gastroenterology
544 (1960)
263. Südhoff, H. et al.: Dtsch. med.
Wschr. 87, 249 (1962)
St . . . s. u.
264. Sullivan, T. and E. B. Gutman:
J. Urol. 426 (1942)
265. Swoboda, W.: Monatskurse ärztl.
Fortbild. 17, 486 (1967)
266. Székely, K.: Helv. paed. Acta 94
(1960)
267. Scheiffarth, F., G. Berg, und H.
Götz: Papierelektrophorese in
Klinik und Praxis. Urban und
Schwarzenberg Verlag, München-Berlin 1962
268. Schettler, G.: Dtsch. med.
Wschr. 91, 1133 (1966)
Schilling, V.: s. Nr. 332
269. Schlierf, G.: Monatskurse ärztl.
Fortbild. 16, 126 (1966)
270. Schlierf, G.: Monatskurse ärztl.
Fortbild. 17, 237 (1967)
271. Schmid, F.: Fortschritte der
Medizin 84, 106 (1967)
272. Schmidt, E. und H. U. Bergmeyer: Methoden der enzymat.
Analyse. S. 752 Verlag Chemie,
Weinheim 1962

273. Schmidt, E. und F. W.: Klin. Wschr. 40, 962 (1962)
274. Schmidt, E. und F. W.: Enzymol. Biol. Clin. 1 (1963)
275. Schmidt, E. und F. W.: Enzymfibel. Bibliographisches Institut, Mannheim 1966
276. Schneider K. W., E. R. Heise und F.-G. Lehmann: Enzymologia biol. et clin. 1 (1964)
277. Schneider, K., F.-G. Lehmann und S. Hornung: Med. Klinik 19, 6 (1965)
278. Schneider W.: Ärztl. Forschg. 21, 382 (1967)
279. Schulten, H.: Lehrbuch der klinischen Hämotologie. Georg Thieme Verlag, Stuttgart 1953
280. Schumacher, K. und P. Böhm: Med. Welt 17, 281 (1966)
281. Schwarz, G. Z.: Rheumaforschung 238 (1957)
282. Schwarz, G. Z.: Das C-reaktive Protein. Dr. Dietrich Steinkopff Verlag, Darmstadt 1963
283. Stacher, A.: Wiener Z. Inn. Med. und ihre Grenzgebiete 45, 490 (1964)
284. Stave, U. Z.: Kinderheilkunde 472 (1958)
285. Steurer, G.: Med. Klin. 18, 1944 (1964)
286. Stich, W.: Med. Klin. 16, 1923 (1962)
287. Stötter, G.: Almanach ärztl. Fortbild. J. F. Lehmanns Verlag, München 1966
Stötter, G.: s. Nr. 340
288. Stojanon, S.: Zbl. gynäl. 88, 36 (1966)
289. Strandjord, P.-E. and K. J. Clayson: J. Lab. Clin. Med. 962 (1961)
290. Straub, W.: Praxis 56, 203 (1967)
291. Streicher, H.-J.: Dtsch. med. Wschr. 91, 991 (1966)
292. Streicher, H.-J.: Münch. med. Wschr. 109, 407 (1967)
293. Strohmeyer, G.: Der Internist 7, 33 (1964)
Strohmeyer, G.: s. Nr. 342
294. Talbot, J. H. und F. S. Coombs: J. Clin. Invest. 508 (1938)
295. Talbot, J. H.: Gout. New York 1957
296. Thierfelder, S. et al.: Dtsch. med. Wschr. 89, 506 (1964)
Thomas, H.: s. Nr. 343
Thompson, G. R. et al.: s. Nr. 346
297. Thompson, R. A. und P. J. Vignos: Arch. Int. Med. 103, 551 (1959)
298. Tillet, W. S. und J. Jr. Francis: J. Exper. Med. 52, 561 (1930)
299. Tönnis, W. und K. Nittner: Klinik der Gegenwart. Urban und Schwarzenberg Verlag, München-Berlin 1957
300. Traumann, K. J. und H. Robbers: Der Landarzt 42, 225 (1966)
301. Uehlinger, E.: Münch. med. Wschr. 106, 685 (1964)
Uehlinger, E.: s. Nr. 341
302. Vélez-Garcia, E. et al.: J. of. Lab und Clin. Med. 636 (1966)
303. Vittali, H. P. und J. Harder: Münch. med. Wschr. 106, 151 (1964)
304. Vogt, D., J.-D. Murken und J. Suschke: Fortschr. Med. 84, 878 (1967)
305. Vogt, H.: Klinik der Gegenwart. Urban und Schwarzenberg Verlag, München-Berlin 1960
306. Volk, B. W. et al.: Amer. J. Med. Sci. 232, 38 (1956)
307. Wagner, H.: Der Landarzt 42, 59 (1966)
308. Waldenström, J.: Bericht auf dem Kongreß der Internat. Hematology Society. Sydney 1966
309. Waller, H. D. und G. W. Löhr: Dtsch. med. Wschr. 91, 1603 (1966)
Weber, H.: s. Nr. 348
310. Weicker, H. und D. Kuhn: Dtsch. med. Wschr. 91, 1656 (1966)
Weissbecker, L. et al.: s. Nr. 335
311. Weissmann, C. H.: Schweiz. med. Wschr. 89, 777 und 811 (1959)
312. Wessel, G. und B. Schulze: Z. ärztl. Fortbild. 56, 232 (1967)
313. Wieland, Th. und E. D. Wachsmuth: Biochem. Z. 334, 185 (1961)
314. Wilken, H.: Münch. med. Wschr. 108, 99 (1966)
315. Wilkinson, J. H.: Geriatrics 637 (1965)
316. Wöhler, F. und F. Schönlau: Klin. Wschr. 37, 445 (1959)
317. Wöhler, F.: Münch. med. Wschr. 105, 999 (1963)
318. Wood, P. D. S. et al.: Lancet 604 (1966)

319. Woodward, H. O. and L. F. Craven: J. Clin. Invest. 19, 1 (1940)
320. Wroblewski, F. und J. S. La Due Proc. Soc. Exp. Biol. 90, 210 (1955)
321. Wroblewski, F.: Amer. J. Med. Sci. 234, 301 (1957)
322. Wroblewski, F.: Progr. Cardiovasc. Diss. S. 63 (1965)
323. Wuhrmann, F. und S. Niggli: Münch. med. Wschr. 102, 226 (1960)
324. Wuhrmann, F.: Schweiz. med. Wschr. 107, 343 (1965)
325. Wynn, V. and C. G. Rob: Ibid. 1, 587 (1954)
326. Bärschneider, M.: Kleines Diagnostikon. Gustav Fischer Verlag, Stuttgart 1964
327. Cobet, R., K. Gutzeit und H. E. Bock: Klinik der Gegenwart. Urban und Schwarzenberg Verlag, München-Berlin 1960
328. Documenta Geigy: Wissenschaftliche Tabellen, 6. Auflage
329. Hauss, H.: Lehrbuch der Inneren Medizin. J. F. Lehmanns Verlag, München 1960
330. Kuschinsky, G. und H. Lüllmann: Lehrbuch der Pharmakologie Georg Thieme Verlag, Stuttgart 1964
331. Pschyrembel, W.: Klinisches Wörterbuch. Walter de Gruyter und Co., Berlin 1964
332. Schilling, V.: Das Blutbild und seine klinische Verwertung. Gustav Fischer Verlag, Jena 1933
333. Scazziga, B.-R. und Th. Lemarchand-Béraud: Acta clin. S. Karger Verlag, Basel 1966
335. Weissbecker, L. et al.: Dtsch. med. Wschr. 91, 1909 (1966)
336. Zukschwerdt, L.: Monatskurse ärztl. Fortbild. 17, 631 (1967)
337. Ehrly, A. M. et al.: Klin. Wschr. 43, 943 (1965)
338. Hayduk, K. und W. Knodel: Ärztl. Forschung 22, 117 (1968)
339. Stötter, G.: Persönliche Mitteilungen, 1968
341. Ühlinger, E.: Münch. med. Wschr. 106, 692 (1964)
342. Strohmeyer, G.: Dtsch. med. Wschr. 92, 398 (1967)
343. Thomas, H.: Fortschritte Med. 85, 383 (1968)
344. Hornbostel, H.: Dtsch. med. Wschr. 93, 878 (1968)
345. Aly, F. W.: Med. Welt, 19, 19 (1968)
346. Thompson, G. R. et al.: J. Amer. Med. Ass. 464 (1968)
347. Burg, H.: Med. Klinik, 22, 534 (1968)
348. Weber, H.: Dtsch. med. Wschr. 91, 1927 (1966)
349. Knedel, M. und R. Böttger: Klin. Wschr. 45, 325 (1967)
350. Metz, H. und G. Wanner: Ärztl. Forschung 22, 186 (1968)
352. Schettler, G.: Fettstoffwechselstörungen, Thieme Verlag
353. Schlierf, G.: DMJ, 23/Nr. 11 972
354. Seidel, D.: DMJ, 22/Nr. 141 971
355. Szasz, G., P. Rosenthal, W. Fritsche: DMW, 94, 1911 (69)
356. Sitzmann, F. C., K. Kellerer, M. Bierschenk: Med. Klin. 67, Nr. 37 (1972), s. 1183
357. Hegner, D., W. Dölle, A. Engelhardt: Aktuelle Diagnostik (Böhringer Mannheim). Die Bedeutung der γ-GT in der klinischen Diagnostik
358. Sitzmann, F. C., K. Kellerer u. M. Bierschenk: Das Verhalten der γ-GT im Serum gesunder Kinder, Archiv für Kinderheilkunde, Band 183, Heft 3/1971
359. Schmidt, E. u. F. W.: Med. Welt 21, 805 (1970)
360. Mayr, K.: Wiener Klin. Wschr. 85 (1973), 83, Die γ-GT in der klin. Diagnose
361. Weber, H.: Dtsch.-med. Wochenschr. 94, 181 (1967)
362. Nagel, W., F. Willig u. F. H. Schmidt: Klin. Wschr. 42, 447 (1964)
363. Eisenburg, J.: Fortschritte d. Med. 86, 849 u. 903 (1968)
364. Berg, P.: Hepatitis-assoziiertes Antigen (HAA), Klin. u. imm. Bed., Klin. Wschr. 50, 125
365. Geserick, G.: Hep.-ass.-Antigen, Zeitschr. f. d. ges. inn. Med. 22 (1971)
366. Sattler, A.: Mocudaepho 12 (1969) 590
367. Ahrends, G.: D. Urinanalyse, Ambrosius Barth Verlag 1966
368. Teichmann, W.: Unters. v. Harn u. Konkrementen, VEB Verlag Volk u. Gesundh., Berlin 1967

369. Strassner, W.: Laborwerte u. i. klin. Bed., VEB Verlag Volk u. Gesundh., Berlin 1971
370. Easthan, R. Duncan, R. Richterich u. J. P. Colombo: Interpretation klin.-chem. Laborresultate, F. Karger Verlag, Basel 1970
371. Schwartz, M. K., V. G. Bethone, D. L. Bach u. J. I. Woodbridge: New say for measuring Phosphorhexoseisomerase (PHI) activity clin. chem. 17, 656 (1971)
372. Huber, H., D. Pastner, F. Gabl: Laboratoriumsdiagn. haematolog. u. imm. Erkr., Springer Verl., Berlin-Hamb.-New York (1972)

Bezugsquellennachweis

Alkalische Phosphatase (AP)

Firma:
Boehringer Mannheim GmbH, 68 Mannheim 31, Postfach 51

Farb-Test:
Testcombination »Alkalische Phosphatase« für ca. 100 Bestimmungen.
Best.-Nr.: 15 987.

Zusätzlich:
Natronlage (ca. 0,02 N).
Best.-Nr. 15 903.

Methode:
Der Test beruht auf der Methode nach Bessey und Lowry unter Verwendung von p-Nitrophenylphosphat als Substrat. Das pro Zeiteinheit freigesetzte p-Nitrophenol verursacht eine zunehmende Gelbfärbung, die photometrisch gemessen wird.

Erforderlich:
0,2 ml Serum und 3 Pipettierungen (Ausführliche Beschreibung: Test-Fibel »Alkalische Phosphatase« Boehringer Mannheim).

Geräte:
Es handelt sich um einen Farb-Test, sodaß im Prinzip alle Photometer verwendet werden können, die über ein Blaufilter verfügen. Bei kleineren Geräten und zumal bei älterer Lichtquelle ist jedoch die Lichtintensität in dem benötigten blauen Spektralbereich zu gering, um eine ausreichend zuverlässige Messung zu gestatten. Auch ist bei diesen Geräten die Aufstellung einer Eichkurve erforderlich (Eichsubstanz auf Anforderung kostenlos; Best.-Nr. 15 911).
Es ist daher die Verwendung eines Photometers mit Quecksilberlampe als Strahlungsquelle empfehlenswert, bei dem mit der Wellenlänge 405 nm gemessen wird. Die Aufstellung einer Eichkurve entfällt hierbei! Zusätzlich erforderlich ist ein Wasserbad für 37° C.

Normalwerte:
Erwachsene: 20—48 U/l (37° C).
Kinder: 38—138 U/l (37° C).

Alkalische Phosphatase (AP)
optimiert*

Firma:
Boehringer Mannheim GmbH, 68 Mannheim 31, Postfach 51

Farb-Test:
Testcombination für 90 Bestimmungen, Best.-Nr.: 15 990
Monotest® für 20 Bestimmungen, Best.-Nr.: 15 758

Methode:
Der Test beruht auf der Methode von T. U. Hausamen et al. unter Verwendung von p-Nitrophenylphosphat als Substrat. Das pro Zeiteinheit freigesetzte p-Nitrophenol verursacht eine zunehmende Gelbfärbung, die photometrisch gemessen wird.

Erforderlich:
0,05 ml Serum und 2 Pipettierungen. (Ausführliche Beschreibung: Test-Fibel „Alkalische Phosphatase optimiert". Bochringer Mannheim).

Geräte:
Siehe vorstehenden Abschnitt „Alkalische Phosphatase".

Normalwerte:
Erwachsene: 60—170 U/1 (25° C)
Kinder: 151—471 U/1 (25° C)

Cholesterin
Enzymatischer Farb-Test

Firma:
Boehringer Mannheim GmbH, 68 Mannheim 31, Postfach 51

Farb-Test:
Testcombination für ca. 50 Bestimmungen; Best.-Nr.: 15 732
Testcombination für ca. 180 Bestimmungen; Best.-Nr.: 15 738

Erforderlich:
0,02 ml oder 0,05 ml Serum

Messung:
Spektrallinienphotometer mit Filter Hg 405 nm
Spektralphotometer 410 nm

Normalwerte:
Vorläufige Normalwerte s. Packungsbeilage, endgültige Normalwerte werden z. Z. ermittelt.

CPK aktiviert*
Creatin-Kinase

Firma:
Boehringer Mannheim GmbH, 68 Mannheim 31, Postfach 51

UV-Test:
Testcombination für ca. 20 Bestimmungen; Best.-Nr.: 15 926
Monotest® für 3 Bestimmungen; Best.-Nr.: 15 795
Monotest® für 20 Bestimmungen; Best.-Nr.: 15 873
Monotest® 10 für 3 x 10 Bestimmungen; Best.-Nr.: 15 759

Erforderlich:
0,1 ml Serum

Messung:
im UV-Bereich mit Filter Hg 366 nm bzw. Hg 334 nm

Normalwerte:
bis 50 U/l

Creatinin

Firma:
Boehringer Mannheim GmbH, 68 Mannheim 31, Postfach 51

Farb-Test:
Testcombination für 60—180 Bestimmungen; Best.-Nr.: 15 943

Zusätzlich:
Trichloressigsäure (1,2 N); Best.-Nr.: 15 844

Erforderlich:
1 ml Serum bzw. verd. Harn (1 + 49 mit dest. Wasser)

Messung:
mit jedem Photometer möglich, Grünfilter: 500—550 nm, Hg 546 nm

Normalwerte:
im Serum: Männer: 0,6—1,1 mg/100 ml
          Frauen: 0,5—0,9 mg/100 ml
für Creatinin-Clearance:
   Männer: 98—156 ml/min
   Frauen: 95—160 ml/min

Eisen im Serum

Firma:
Boehringer Mannheim GmbH, 68 Mannheim 31, Postfach 51

Farb-Test: mit Bathophenanthrolin
Testcombination für 30—80 Bestimmungen; Best.-Nr.: 15 947

Erforderlich: 2 ml Serum

Blutentnahme: mit V_2A-Kanüle

Messung: mit jedem Photometer möglich, Grünfilter: 500—560 nm, Hg 546 nm

Normalwerte im Serum:
bei Männern: 59—158 µg/100 ml bzw.
            10,6—28,3 µMol/l
bei Frauen: 37—145 µg/100 ml bzw.
            6,6—26,0 µMol/l

Galactose

Firma:
Boehringer Mannheim GmbH, 68 Mannheim 31, Postfach 51

UV-Test:
Testcombination für 3 x ca. 10 Bestimmungen; Best.-Nr.: 15 921
Testcombination für 3 x 4 Bestimmungen; Best.-Nr.: 15 932

Messung: im UV-Bereich mit Filter Hg 366 nm bzw. Hg 334 nm

Normalwerte im Vollblut: bis 4,3 mg/100 ml

GLDH aktiviert (Glutamat-Dehydrogenase)*

Firma:
Boehringer Mannheim GmbH, 68 Mannheim 31, Postfach 51

UV-Test:
Monotest® für 19 Bestimmungen: Best.-Nr.: 15 883

Erforderlich: 0,5 ml Serum (hämolysefrei)

Messung: im UV-Bereich mit Filter Hg 366 nm (bzw. Hg 334 nm)

Normalwerte:
Männer: bis 4 U/l
Frauen: 3 U/l

Gesamteiweiß im Serum nach der Biuretmethode

Firma:
ASID Bonz u. Sohn GmbH, 8044 Lohhof bei München

Prinzip:
Eiweißkörper geben ebenso wie andere Stoffe, die mehr als einen Amidrest besitzen, mit Kupfersalzen in alkalischer Lösung eine intensiv violettblau gefärbte Kupferkomplexverbindung.

Reagenzien:
1. Biuret-Reagenz
2. Eiweiß-Standard-Lösung ASID (8 g Albumin / 100 ml)
3. Kontrollserum mit bekanntem Proteingehalt für die Richtigkeitskontrolle:
   RKS ASID, RKP ASID, NORMOSIC®
4. Kontrollserum ohne Angabe von Werten für die Präzisionskontrolle:
   PKS ASID, LPK ASID

Haltbarkeit:
Biuret-Reagenz ist praktisch unbegrenzt haltbar.
Die Laufzeit von Eiweiß-Standard-Lösung beträgt 2 Jahre.

Verfahren:
Makromethode

Man pipettiert in je ein entsprechend beschriftetes Reagenzglas:

	Unbekannte Probe	Standard	Kontrolle	Leerversuch
Patientenserum (UP)	0,1 ml			
Standard-Lösung (ST)		0,1 ml		
Kontrollserum (KT)			0,1 ml	
Biuret-Reagenz	5,0 ml	5,0 ml	5,0 ml	5,0 ml

Gut mischen! 30 Minuten bei Zimmertemperatur stehenlassen.

Messung bei 546 nm
Schichtlänge: 1 cm
Berechnung: $\frac{\text{Ext. UP}}{\text{Ext. ST}} \times 8 =$ g Gesamteiweiß / 100 ml UP
Berechnung für die Kontrolle analog.

Man kann auch die Werte an einer Bezugskurve ermitteln, die man mit Hilfe der Eiweiß-Standard-Lösung ASID am eigenen Photometer erstellt, bzw. mit dem Faktor der Bezugskurve berechnen.
Bei hämolytischen, ikterischen und trüben Seren ist ein Serumleerversuch mitzuführen: 0,1 ml Serum + 5 ml Kochsalz-Lösung. Die Extinktion dieses Leerversuches ist von der Extinktion der betr. Serumprobe abzuziehen.

GOT (Glutamat-Oxalacetat-Transaminase)
Firma:
Boehringer Mannheim GmbH, 68 Mannheim 31, Postfach 51
UV-Test:
Testcombination für ca. 25 Bestimmungen; Best.-Nr.: 15 971
Testcombination für ca. 100 Bestimmungen; Best.-Nr.: 15 955
Testcombination für 2 × ca. 150 Bestimmungen; Best.-Nr.: 15 957
Monotest® für 20 Bestimmungen; Best.-Nr.: 15 871
Monotest® 10 für 4 × 10 Bestimmungen; Best.-Nr.: 15 874
Erforderlich: 0,5 ml Serum
Messung: im UV-Bereich Hg 366 nm (bzw. Hg 334 nm)
Normalwerte: bis 12 U/l

GOT optimiert*
Firma:
Boehringer Mannheim GmbH, 68 Mannheim 31, Postfach 51
UV-Test:
Testcombination für 2 × ca. 25 Bestimmungen; Best.-Nr.: 15 766
Testcombination für ca. 100 Bestimmungen; Best.-Nr.: 15 923
Testcombination für 2 × ca. 150 Bestimmungen; Best.-Nr.: 15 922
Monotest® für 20 Bestimmungen; Best.-Nr.: 15 975
Monotest® 10 für 3 × 10 Bestimmungen; Best.-Nr.: 15 877
Erforderlich: 0,5 ml Serum
Messung: im UV-Bereich Hg 366 nm (bzw. Hg 334 nm)
Normalwerte: Männer: bis 18 U/l
Frauen: bis 15 U/l

GPT (Glutamat-Pyruvat-Transaminase)
Firma:
Boehringer Mannheim GmbH, 68 Mannheim 31, Postfach 51
UV-Test:
Testcombination für ca. 25 Bestimmungen; Best.-Nr.: 15 978
Testcombination für ca. 100 Bestimmungen; Best.-Nr.: 15 956
Testcombination für 2 × ca. 150 Bestimmungen; Best.-Nr.: 15 958
Monotest® für 20 Bestimmungen; Best.-Nr.: 15 878
Monotest® 10 für 4 × 10 Bestimmungen; Best.-Nr.: 15 875
Erforderlich: 0,5 ml Serum
Messung: im UV-Bereich Hg 366 nm (bzw. Hg 334 nm)
Normalwerte: bis 12 U/l

GPT optimiert*

Firma:
Boehringer Mannheim GmbH, 68 Mannheim 31, Postfach 51

UV-Test:
Testcombination für 2 × ca. 25 Bestimmungen; Best.-Nr.: 15 767
Testcombination für ca. 100 Bestimmungen; Best.-Nr.: 15 925
Testcombination für 2 × ca. 150 Bestimmungen; Best.-Nr.: 15 924
Monotest® für 20 Bestimmungen; Best.-Nr.: 15 976
Monotest® 10 für 3 × 10 Bestimmungen; Best.-Nr.: 15 880

Erforderlich: 0,5 ml Serum

Messung: im UV-Bereich Hg 366 nm (bzw. Hg 334 nm)

Normalwerte: Männer: bis 22 U/l
Frauen: bis 17 U/l

* Optimierte Standard-Methode nach den Empfehlungen der Deutschen Gesellschaft für Klinische Chemie

Kontrollseren für Enzyme (E), für Substrate (S) und als spezielles Lipid-Serum Precilip®

Richtigkeits-Kontrollseren

Precinorm® E	4 × 3 ml	Best.-Nr.: 15 918
Precinorm® E	20 × 3 ml	Best.-Nr.: 15 860
Precipath® E	4 × 3 ml	Best.-Nr.: 15 889
Precipath® E	20 × 3 ml	Best.-Nr.: 15 861
Precinorm® S	4 × 3 ml	Best.-Nr.: 15 780
Precinorm® S	20 × 3 ml	Best.-Nr.: 15 864
Precinorm® S	4 × 10 ml	Best.-Nr.: 15 919
Precipath® S	4 × 3 ml	Best.-Nr.: 15 892
Precipath® S	4 × 10 ml	Best.-Nr.: 15 894
Precilip®	4 × 3 ml	Best.-Nr.: 15 938
Precilip®	20 × 3 ml	Best.-Nr.: 15 862

Präzisions-Kontrollseren (ohne Sollwerte)

Precinorm® EPX	4 × 3 ml	Best.-Nr.: 15 646
Precinorm® EPX	20 × 3 ml	Best.-Nr.: 15 647
Precinorm® SPX	4 × 3 ml	Best.-Nr.: 15 652
Precinorm® SPX	20 × 3 ml	Best.-Nr.: 15 653
Precinorm® SPX	4 × 10 ml	Best.-Nr.: 15 648
Precilip® PX	4 × 5 ml	Best.-Nr.: 15 649
Precilip® PX	20 × 5 ml	Best.-Nr.: 15 650

γ-GT
γ-Glutamyl-Transferase
Firma:
Boehringer Mannheim GmbH, 68 Mannheim 31, Postfach 51
Farb-Test:
Monotest® für 20 Bestimmungen; Best.-Nr.: 15 885
Erforderlich: 0,2 ml Serum
Messung: mit Blaufilter bei Hg 405 nm,
ist kein Photometer mit Quecksilberlampe vorhanden — kann
also nicht exakt bei 405 nm gemessen werden — muß eine Eichkurve aufgestellt werden.
Eichsubstanz: p-Nitranilin, auf Anforderung kostenlos;
Best.-Nr.: 15 912
Normalwerte: Männer: 6—28 U/l
Frauen: 4—18 U/l

Blutzucker
GOD-Perid®-Methode
Firma:
Boehringer Mannheim GmbH, 68 Mannheim 31, Postfach 51
Enzymatischer Farb-Test:
Testcombination für ca. 20 Bestimmungen; Best.-Nr.: 15 754
Testcombination für 2 × ca. 50 Bestimmungen; Best.-Nr.: 15 755
Testcombination für 3 × ca. 175 Bestimmungen; Best.-Nr.: 15 756
Zusätzlich: URAC® (Enteiweißungslösung), Best.-Nr.: 15 908
Messung: 560—660 nm bzw. Hg 436 oder Hg 578 nm
Normalwerte: 70—100 mg/100 ml

Neutralfett (Triglyceride)
Firma:
Boehringer Mannheim GmbH, 68 Mannheim 31, Postfach 51
UV-Test:
Testcombination für 3 × 4 Bestimmungen; Best.-Nr.: 15 940
Testcombination für 3 × 17 Bestimmungen; Best.-Nr.: 15 989
Packung für Analysen-Automaten für 3 × 35 Bestimmungen; Best.-Nr.: 15 747
Zusätzlich: garantiert glyzerinfreie Hilfsreagenzien:
Äth. Kalilauge, ca. 0,5 N, Best.-Nr.: 15 916
$MgSO_4$-Lösung, ca. 0,15 M, Best.-Nr.: 15 907
Erforderlich: 0,2 ml Serum
Messung: im UV-Bereich mit Filter Hg 366 nm (bzw. Hg 334 nm)
Normalwerte: 74—172 mg/100 ml

Hämoglobinbestimmung im Blut als Hämiglobincyanid

Prinzip:
Kaliumferricyanid oxidiert Hämoglobin zu Hämiglobin, das mit Kaliumcyanid einen für mindestens 24 Stunden stabilen Hämiglobincyanidkomplex bildet.

Reagenzien:
1. Cyanhämiglobin-Reagenz »S«
   a) Trockensubstanz
   b) Detergens
   Ein Fläschchen Trockensubstanz und 1 ml Detergens ergeben mit aqua dest. 1000 ml Reaktionslösung
   Die Reaktionszeit beträgt für dieses Reagenz 3 Minuten
2. Cyanhämiglobinstandardlösung:
   79,6 mg Hämiglobincyanid / 100 ml
   Dies entspricht bei 251-facher Verdünnung 20 g Hämoglobin/100 ml
   Blut = 12,4 mmol Hb (Fe) / 1 Blut.
3. Kontrollblut ASID

Haltbarkeit: Die Reagenzien sind ungelöst praktisch unbegrenzt haltbar; gelöst in brauner Glasflasche mindestens 3 Monate.
Bei Standard-Lösung und Kontrollblut Verfallsdatum beachten!
Anzahl der Bestimmungen pro Reagenzienpackung: 800 Bestimmungen.

Verfahren:
(photometrisch)

Man pipettiert in je ein entsprechend beschriftetes Reagenzglas:

	Unbekannte Probe	Standard	Kontrolle	Leerwert
Reaktionslösung	5 ml		5 ml	5 ml
Cyanhämiglobin-Standardlsg. (ST)		5 ml		
Kapillarblut (UP)	0,02 ml			
Kontrolle (KT)			0,02 ml	

Ansatz mit unbekannter Probe und Kontrolle gut mischen! 3 Minuten stehenlassen.

Messung bei:
Wellenlänge 540 nm oder entsprechenden Filtern (520–546 nm) gegen den Leerwert. Schichtlänge 1 cm.

Berechnung:

$\dfrac{\text{Ext. UP}}{\text{Ext. ST}} \times 20 =$ g Hb In 100 ml UP; für Kontrolle analog verfahren

bzw.

$\dfrac{\text{Ext. UP}}{\text{Ext. ST}} \times 12,4 =$ mmol Hb (Fe) / 1 UP

Harnsäure Urica-quant®

Firma:
Boehringer Mannheim GmbH, 68 Mannheim 31, Postfach 51

Enzymatischer Farb-Test:
Testcombination für ca. 50 Bestimmungen; Best.-Nr.: 15 865
Testcombination für ca. 180 Bestimmungen; Best.-Nr.: 15 866

Erforderlich:
0,50 ml Serum bzw. verd. Harn (1 + 9 mit Natriumchlorid-Lösung, 0,9proz., Best.-Nr.: 15 870)

Messung:
mit Blaufilter 405—415 nm, z. B. Hg 405 nm

Normalwerte im Serum:
Männer: 3,4—7,0 mg/100 ml
Frauen: 2,4—5,7 mg/100 ml

Harnstoff

Firma:
Boehringer Mannheim GmbH, 68 Mannheim 31, Postfach 51

Farb-Test: nach Berthelot
Testcombination für ca. 80 Bestimmungen; Best.-Nr.: 15 954
Testcombination für ca. 250 Bestimmungen; Best.-Nr.: 15 930

Erforderlich:
0,02 ml hämolysefreies Serum bzw. 0,20 ml verdünnter Harn (1 + 999 mit dest. Wasser);
außerdem Wasserbad von 37° C

Messung:
mit jedem Photometer möglich; Grünfilter 530—570 nm

Normalwerte:
Serum: 10—50 mg/100 ml
Harn: 20—35 g/24 Stunden

Harnstoff-Bestimmung
nach der Berthelot-Reaktion

Firma:
ASID Bonz u. Sohn GmbH, 8044 Lohhof bei München

Prinzip:
Urease katalysiert die hydrolytische Spaltung von Harnstoff. Der entstehende Ammoniak bildet mit Hypochlorsäure Chloramin, das sich mit Phenol und Sauerstoff zu einem Indophenolfarbstoff umsetzt.

Reagenzien:
1. Urease-Mischung
2. Harnstoff-Standard-Lösung (30 mg Harnstoff/100 ml)
3. Natriumhypochlorit-Lösung
4. Phenol-Reagenz
5. Kontrollserum mit bekanntem Harnstoffgehalt für die Richtigkeitskontrolle:
   RKS ASID, RKP ASID, NORMOSIC®
6. Kontrollserum ohne Angabe von Werten für die Präzisionskontrolle:
   PKS ASID, LPK ASID

Haltbarkeit
der Reagenzien: 9 Monate

Anzahl der Bestimmungen:
pro Reagenziensatz 50 Makrobestimmungen

Verfahren:
In je ein entsprechend beschriftetes Reagenzglas pipettieren:

	Unbekannte Probe	Standard	Kontrolle	Leerversuch
Urease-Mischung	0,1 ml	0,1 ml	0,1 ml	0,1 ml
Patientenserum (UP)	0,02 ml			
Harnstoff-Standard.-Lsg. (ST)		0,02 ml		
Kontrollserum (KT)			0,02 ml	
5 Minuten im Wasserbad bei 37°C inkubieren.				
Phenol-Reagenz	5 ml	5 ml	5 ml	5 ml
Natriumhypochlorit-Lösung	5 ml	5 ml	5 ml	5 ml

Gründlich mischen. 15 Minuten im Wasserbad bei 37°C inkubieren. Röhrchen kurz unter fließendem Wasser auf Zimmertemperatur abkühlen. Photometrieren.

Messung: bei 546 nm
Schichtlänge: 1 cm
Berechnung: $\frac{\text{Ext. UP}}{\text{Ext. ST}} \times 30 =$ mg Harnstoff / 100 ml UP
Berechnung der Kontrolle analog.

Kontrollseren für die Klinische Chemie
Firma: ASID Bonz u. Sohn GmbH, 8044 Lohhof bei München
Zur Verbesserung der Zuverlässigkeit von Laboratoriumsergebnissen wurden statistische Kontrollsysteme entwickelt. Mit den Methoden der sog. statistischen Qualitätskontrolle können Präzision und Richtigkeit von Analysenergebnissen geprüft werden.
Die Überwachung der Präzision bezweckt die Erfassung zufälliger, die Überwachung der Richtigkeit die Erfassung systematischer Fehler.
Zufällige Fehler sind grundsätzlich nicht vermeidbar, sie müssen jedoch möglichst klein gehalten werden. Wenn man das gleiche Untersuchungsmaterial mehrfach untersucht, streuen die erhaltenen Werte stets um einen Mittelwert. Streuen die einzelnen Meßwerte stark um den Mittelwert, so ist die Präzision schlecht. Die Präzision ist vor allem abhängig von der Methode, der Güte der Geräte und von der Arbeitsweise der untersuchenden Personen.
Systematische Fehler haben zur Folge, daß die Analysenwerte entweder überwiegend zu hoch oder zu tief liegen. Je größer ein systematischer Fehler ist, um so kleiner ist die Richtigkeit. Ein systematischer Fehler liegt vor, wenn beispielsweise bei Enzymaktivitätsbestimmungen bei zu hoher oder zu tiefer Temperatur gearbeitet wird.
Bei der Kontrolle von Präzision und Richtigkeit von Serumanalysen wird mit käuflichen Kontrollseren gearbeitet. Dei Kontrollseren werden als Stichprobe in die zu untersuchende Serie von Patientenserum eingefügt, sie sind wie Patientenserum zu analysieren.
Für die *Präzisionskontrolle* muß eine ausreichend große Menge *konstanter Zusammensetzung* für längere Zeit zur Verfügung stehen. Die genaue Zusammensetzung muß nicht bekannt sein.
Für die *Richtigkeitskontrolle* müssen *Sollwerte* für die zu bestimmenden Bestandteile und Methoden für das betr. Kontrollserum vorliegen.
Neben Kontrollseren für die Richtigkeit mit Normalwerten werden auch Kontrollseren für die Richtigkeit mit Werten im pathologischen Bereich geführt, da es sich als zweckmäßig erwiesen hat, Richtigkeitskontrolle über den gesamten möglichen Bereich durchzuführen.

Präparate:
RKS ASID
flüssiges Kontrollserum für die Richtigkeitskontrolle mit Sollwerten in Normalbereich
PKS ASID
flüssiges Kontrollserum für die Präzisionskontrolle
RKP ASID
flüssiges Kontrollserum für die Richtigkeitskontrolle mit Sollwerten im pathologischen Bereich
Normosic®
lyophilisiertes Kontrollserum für die Richtigkeitskontrolle von Substraten und Enzymen mit Sollwerten im Normalbereich.
LPK ASID
lyophilisiertes Kontrollserum für die Präzisionskontrolle von Substraten und Enzymen.
ERK ASID
lyophilisiertes Kontrollserum für die Richtigkeitskontrolle von Enzymen mit Sollwerten vorwiegend im pathologischen Bereich.
EPK ASID
lyophilisiertes Kontrollserum für die Präzisionskontrolle von Enzymen.

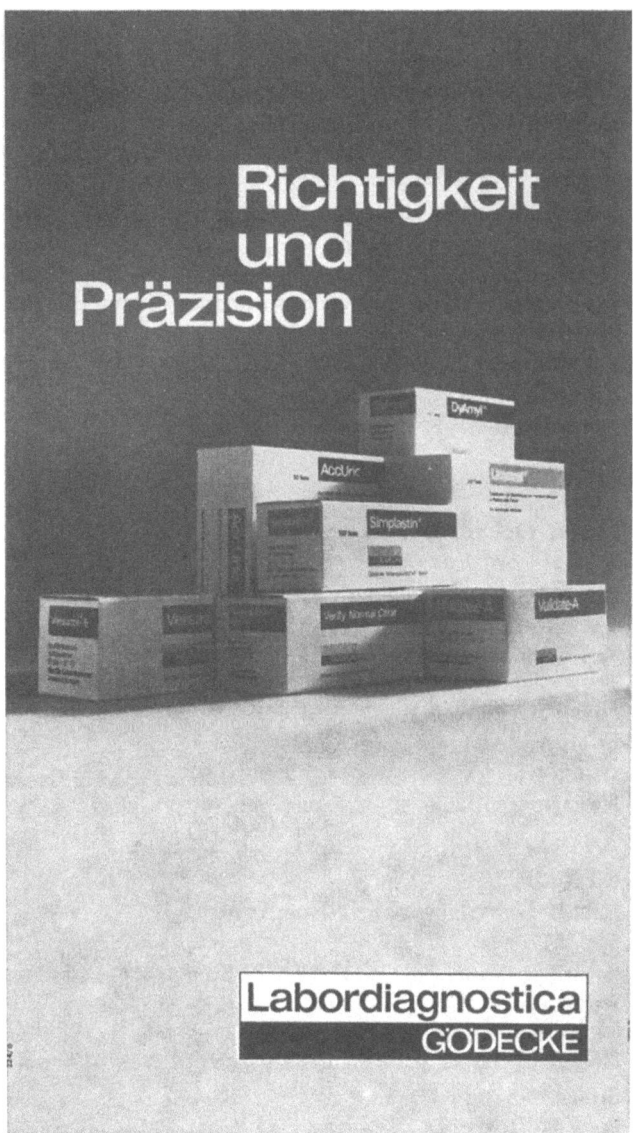

LAP
Leucin-Arylamidase
Firma:
Boehringer Mannheim GmbH, 68 Mannheim 31, Postfach 51
Farb-Test: mit L-Leucin-p-nitranilid als Substrat
Testcombination für ca. 30 Bestimmungen; Best.-Nr.: 15 952
Monotest® für 20 Bestimmungen; Best.-Nr.: 15 882
Erforderlich: 0,2 ml hämolysefreies Serum bzw. dialysierter Harn
Messung: mit Blaufilter bei Hg 405 nm,
ist kein Photometer mit Quecksilberlampe vorhanden — kann also nicht bei exakt 405 nm gemessen werden — muß eine Eichkurve aufgestellt werden.
Eichsubstanz: p-Nitranilin, auf Anforderung kostenlos; Best.-Nr.: 15 912
Normalwerte: 8—22 U/l Serum

LDH*
Lactat-Dehydrogenase
Firma:
Boehringer Mannheim GmbH, 68 Mannheim 31, Postfach 51
UV-Test:
Testcombination für 3 x ca. 12 Bestimmungen; Best.-Nr.: 15 977
Testcombination für 2 x ca. 50 Bestimmungen; Best.-Nr.: 15 948
Monotest® für 20 Bestimmungen; Best.-Nr.: 15 887
Erforderlich: 0,1 ml Serum
Messung: im UV-Bereich mit Filter Hg 366 nm (bzw. Hg 334 nm)
Normalwerte: 120—240 U/l Serum

α-HBDH*
Lactat-Dehydrogenase-1-Isoenzym
Firma:
Boehringer Mannheim GmbH, 68 Mannheim 31, Postfach 51
UV-Test:
Testcombination für 3 x ca. 20 Bestimmungen; Best.-Nr.: 15 953
Monotest®: für 20 Bestimmungen; Best.-Nr.: 15 888
Erforderlich: 0,1 ml Serum
Messung: im UV-Bereich mit Filter Hg 366 nm (bzw. Hg 334 nm)
Normalwerte: bis 140 U/l Serum

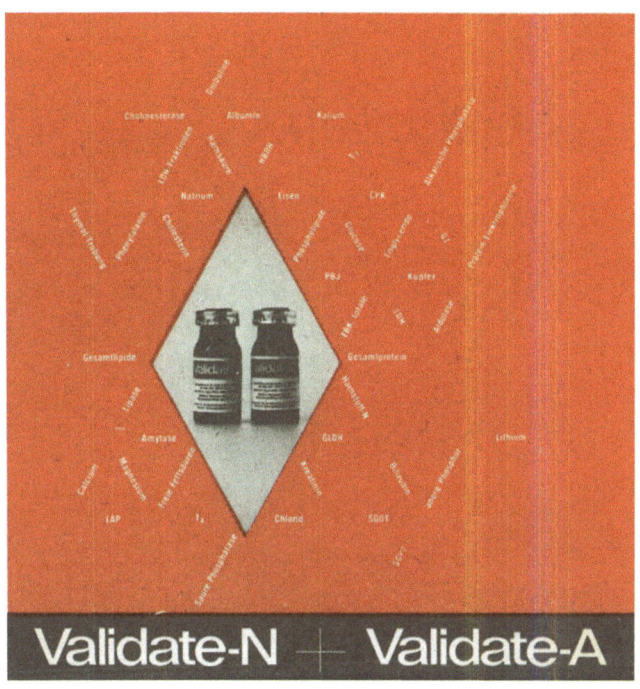

Routineanalysen

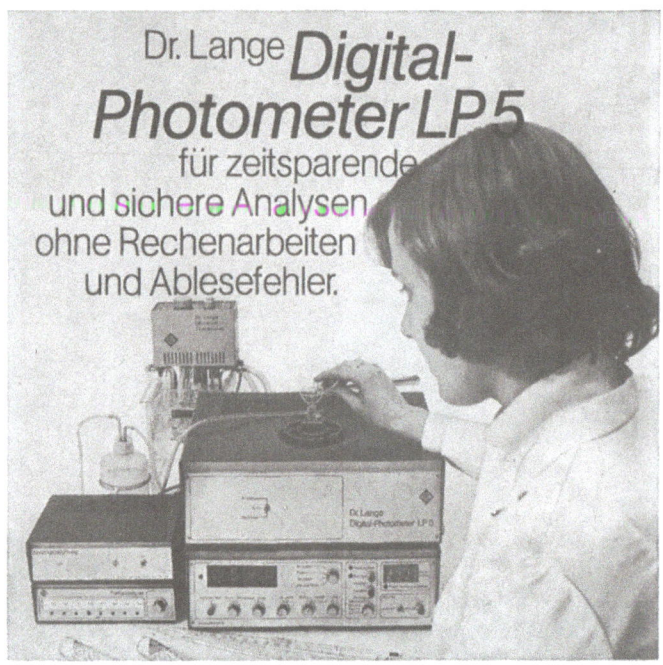

Die Zahl der Routineanalysen im klinisch-chemischen Labor steigt ständig, die Anforderungen an die Qualität der Ergebnisse werden größer.

Für die anstehenden Meßprobleme entwickelten wir das Dr. Lange Digital-Photometer LP 5. Das »LP 5« ist ein vielseitiges Photometer mit digitaler Anzeige. Messungen können im ultravioletten und sichtbaren Spektralbereich von 254 nm bis 700 nm durch wahlweisen Einsatz eines Hg-Brenners oder einer Wolframfadenlampe vorgenommen werden.

Die technische Konzeption:
Eingebauter Konzentrationswert-Rechner mit kommarichtiger Faktor- und Standardeingabe. Druckerausgang, Enzym-Automatik mit Meßwertspeicherung, eingebaute Küvetten-Temperierung, Absaugküvette oder Küvettenwechsler für 8 Rechteck-Küvetten, für Dr. Lange Küvetten-Tests® oder NP-Rundküvetten.

Robuste Ausführung, schnelle, genaue und einfache Bedienungsmöglichkeit sowie geringe Abmessungen sind die äußeren Merkmale dieses Gerätes. Informieren Sie sich über diese Möglichkeit der Rationalisierung Ihrer Laborarbeit.

Dr. Bruno Lange GmbH
1 Berlin 37
Hermannstraße 14–18
Telefon 030-813 30 51
Telex 01-83 163

Thromboplastinzeitbestimmung
Einphasengerinnungszeit nach Quick

Firma:
ASID Bonz u. Sohn GmbH, 8044 Lohhof bei München

Prinzip:
Dem sorgfältig gewonnenen Patientenplasma wird ein Thrombokinase-Calcium-Gemisch zugesetzt und der Eintritt der Gerinnung bestimmt. Mit dem Test werden die Verhältnisse im exogenen Gerinnungssystem erfaßt.

Reagenzien:
1. Thromboplastin Calcium Asid
   Mischung einer mit Natriumdiäthylbarbiturat und Natriumacetat gepufferten Thrombokinase aus menschlichen Placenten und Calciumchlorid.
   Konservierungsmittel: Natriumtimerfonat
2. Standard-Citratplasma Asid
   lyophilisiertes, standardisiertes, gepooltes Normal-Citrat-Plasma zur Erstellung der Eichkurve oder zur Kontrolle.
3. Normales Kontroll-Citrat-Plasma Asid
   lyophilisiertes, gepooltes Citrat-Plasma zur Kontrolle des Normalbereiches.
4. Pathologisches Kontroll-Citrat-Plasma I u. II
   lyophilisierte, gepoolte Citratplasmen zur Kontrolle der oberen und unteren Grenze des therapeutischen Bereiches bei der Anticoagulatientherapie mit Dikumarinen und Indandionen.

Haltbarkeit:
Alle Produkte müssen im Kühlschrank bei +4° — +6°C gelagert werden und sind dann bis zu dem auf der Packung angegebenen Datum verwendbar. Bzgl. Haltbarkeit nach Anlösen siehe Einzelprospekte.

Geräte:
Wasserbad mit Thermostat und Umwälzvorrichtung, Stoppuhr, Pipetten, Reagenzröhrchen, Häkchen, Brenner, ggf. Coagulometer.

Verfahren:
Mit Standard-Citratplasma Asid wird eine Standardkurve erstellt, wobei zu beachten ist, daß hierfür dieselbe Methode (z. B. Häkchenmethode oder Coagulometer) verwandt wird wie auch später für die Untersuchung mit Patientenmaterial. Diese Standardkurve behält so lange Gültigkeit wie man mit Thromboplastin derselben Aktivität arbeitet, in der Regel also mit ein- und derselben Chargennummer. Durch laufende Kontrollen im normalen und pathologischen Bereich überzeugt man sich vom Funktionieren des Testsystems.

Berechnung:
Die im Testansatz ermittelten Zeiten werden über die Eichkurve in Prozent abgelesen und angegeben.
Details siehe Einzelprospekte.

Diagnostika
der Behringwerke AG

Kontrollproben
für die Qualitätskontrolle

Standard-Präparate
für die klin.-chem. Analysen

Enzym-Diagnostika

Reagenzien für Gerinnungs-
und Fibrinolyse-Teste

Reagenzien für die Rheuma-Diagnostik

Reagenzien für die Blutgruppenserologie

Reagenzien für die Gewebe-Typisierung

Partigen®-Immundiffusionsplatten

Protein- und Standard-Präparate

Reagenzien für Bestimmung
von Serumprotein-Gruppen

Plasmaprotein-Antisera

Agar-Präparate

Antisera für die biologische
Eiweißdifferenzierung

Diagnostika der Behringwerke AG

Bakteriologische Reagenzien
Virologische Reagenzien
Zusatzreagenzien für die
Komplementbindungsreaktion (KBR)
Reagenzien für den Lues-Nachweis

Radioassay
Isotopen
Generatoren
Elutionszubehör
Markierungsbestecke

Laboratoriumsgeräte

B E H R I N G W E R K E   A G
Medizinische Information u. Vertrieb
6230 Frankfurt (M) 80   Postf. 800 280

BEHRING INSTITUT

Bestimmung der partiellen Thromboplastinzeit

Firma:
ASID Bonz u. Sohn GmbH, 8044 Lohhof bei München

Prinzip:
Mit der Bestimmung der partiellen Thromboplastinzeit werden die Faktoren des endogenen Gerinnungssystems überprüft. Der Test eignet sich besonders als Suchtest, z. B. um Blutungsrisiken vor chirurgischen Eingriffen auszuschalten, am besten ergänzt durch den Quicktest, die Blutungszeitbestimmung, die Plasmathrombinzeit und die Thrombozytenzählung.

Reagenzien:
1. PTT-Reagenz
   aus Human-Thrombozyten mit Kaolin als Aktivator.
2. Calcium-Chlorid-Lösung, 0,025 m.
3. Standard-Citratplasma Asid
   lyophilisiertes, gepooltes, standardisiertes Normalplasma zur Kontrolle.
4. Normales Kontroll-Citrat-Plasma Asid
   lyophilisiertes, gepooltes Citratplasma, ebenfalls für die Kontrolle der partiellen Thromboplastinzeitbestimmung geeignet.

Haltbarkeit:
Alle Produkte müssen im Kühlschrank bei +4° — +6° gelagert werden und sind dann bis zu dem auf der Packung angegebenen Datum verwendbar. Bzgl. Haltbarkeit nach Anlösen siehe Einzelprospekt.

Geräte:
Wasserbad mit Thermostat und Umwälzvorrichtung, Stoppuhr, Pipetten, Reagenzröhrchen, Häkchen, Brenner, ggf. Coagulometer.

Verfahren:
Das PTT-Reagenz wird nach Vorschrift angelöst und die Gerinnungszeit in gewohnter Technik bestimmt (siehe auch Gebrauchsanweisung PTT-Reagenz).

Berechnung:
Die ermittelte Zeit wird direkt in Sekunden angegeben.

BIOTECHNIC GMBH

HAMBURG

Lieferprogramm für das Laboratorium

MONO-REAGENZIEN für alle Photometer.
Gebrauchsfertig in Einmalröhrchen,
kein Rechnen und kaum Pipettierarbeit,
arbeitszeitsparend und wirtschaftlich.

KONTROLL-SEREN, preiswert, für die Qualitätskontrolle
nach dem **EICHGESETZ.**

REAGENZ-Packungen, komplett mit allen für
eine photometrische Bestimmung erforderlichen
Reagenzien. Mit Standard und Konzentrationslineal.

PLAXAN für die Thrombozytenzählung,
schnell, einfach, genau,
kein spezielles Mikroskop erforderlich.

NÄHRBODENTRÄGER DIPINOC für den schnellen
Nachweis von Bakterien im Urin.
Keimzahlbestimmung durch Bildvergleich.

REAGENZ-Packung für die Nierenstein-Analyse
ohne Laboraufwand, leicht und sicher zu bestimmen.

STAYNE Proberöhrchen mit Gerinnungshemmer.
K_2-EDTA, Natrium-Citrat 3,8 % und 3,1 %,
Kalium-Oxalat, Lithium-EDTA, Fluorid-Oxalat,
Ammonium-Oxalat, Kalium-Oxalat, Lithium-Heparin,
Kalzium-Heparin, Natrium-Heparin.

KAPETTEN, Mikrokapillaren mit einer
Genauigkeit von ± 1%.
Entscheidende Vereinfachung, wesentliche Vorzüge.

LABOR-AUTOMATEN-Zubehör
Probengefäße, Schläuche, Kurvenpapiere,
Verbindungsstücke, Glasware, **Pipettenspitzen.**

Lieferprogramm für die EKG-Abteilung

EINWEG-KLEBEELEKTRODEN,
4 verschiedene Ausführungen
EXTREMITÄTEN-KLAMMERELEKTRODEN
EKG-PAPIER, besonders preiswert.
ELEKTRODEN-PASTE.
ELEKTRODEN-PAPIER in 4 Abmessungen.

BIOTECHNIC GMBH 2 Hamburg 65 · Postf. 25 03 20
Weidende 19
Telefon: (040) 6 01 35 93
Telex: 2 174 567 labo d

Register

Register

A-Beta-Lipoproteidämie 49
A-Betalipoprotein-Syndrom 109
Abderhalden-Fanconi-Syndrom 93, 210, 229, 260, 265, 337, 338
Abdomen akutes 45, 268
Abdominalkoliken 106
Abdominalkrisen 209
ABO-Faktoren-Unverträglichkeit 56, 176, 180
Aborte 248
Abort krimineller 59
Abort, Seifen- 241
Abortus completus 369
Abortus imminens 26
Abortus incompletus 369
Acetaldehyd 384
Acetanilid 8, 50, 62, 165, 178, 253
Acetazolamid 8, 384, 398
Acetessigsäure siehe Azetessigsäure
Aceton siehe Azeton
Acetylphenylhydrazin 50
Acetylsalizylsäure 50
Acholest-Methode 110
Acholinesterase idiopathische 116
Achondroplasie 26
Achor-Smith-Syndrom 92, 101, 210, 239, 259
Achylie 4
Acidum nicotinicum 385
Acidum phenylcinchonicum 385, 398
Acriflavin 62
Acrocyanosis haemopythica 12
ACTH 4, 5, 26, 46, 75, 110, 124, 134, 153, 162, 165, 192, 238, 261, 266, 268, 270, 276, 280, 315, 327, 393
ACTH-Syndrom ektopisches 251
ACTH-Test 4, 162
Actinomycin-C 61
Addis-Sediment 204, 219
Addisonismus 257
Addisonkrise 71, 202, 234, 257
Addisonsyndrom 29, 100, 102, 198, 275
Adelphan 294
Adenin 236
Ardenokarzinom des Ileums 26
Adenom eosinophiles 74, 96
Adenom toxisches 350
Adenomatose 76
Adenosintriphosphat 79, 348
Adipositas 84, 91, 99, 112, 164, 252, 270, 329
Adiuretin-Test 233
Adnextumor entzündlicher 370
Adrenalin 5, 6, 7, 73, 75, 82, 162, 230, 290, 332, 349, 355, 396, 400

Adrenogenitales Syndrom 4, 5, 251, 252, 258, 267
Adynamie 100
Adynamie hereditäre intermittierende 259
Aerobacter-Infektion 214
Afibrinogenämie 137, 191, 352, 357
Agammaglobulinämie 7, 137, 153, 342
Agastrische Anämie 170
Agglomerine 43
Agglutination 8, 124, 283, 358
Agglutinations-Reaktion 7, 57, 282
Agglutinine 7, 8, 155
Agglutinine, Leukozyten- 155, 293
Agglutinine, Rh- 155
Agglutinine, rh- 155
Agglutinine, Thrombozyten- 155
Agglutinine, Typhus- 155
Agranulozytose 8, 21, 292, 314, 324, 391
Agranulozytose zyklische 292
AHR 36, 360
Ajmalin 61
Akanthozytose 110
Akne 114
Akren verfärbte 12
Akromegalie 45, 74, 96, 197, 238, 273, 275, 277, 336
Aktinomykose 142, 149, 304, 305, 309
Alaxon 115
Albamycin 61
Albers-Schönberg-Syndrom 90
Albright-Buttler-Bloomberg-Syndrom 337, 338
Albright-Hadorn-Syndrom 97, 99, 260, 265, 327, 337
Albright-Syndrom 90
Albumin 9, 41, 63, 85, 92, 93, 94, 114, 122, 136, 137, 138, 140, 141, 142, 143, 144 — 158, 205, 207, 239, 278, 373, 374, 375, 376
Albumin-Globulin-Quotient 9, 155, 156
Albumin, Prä- 137, 348
Albuminplasmozytom 141
Albuminurie 9, 21, 242
Albustix 206
ALD 14, 15, 16, 51, 120, 275, 285, 286, 361, 380, 390
Aldehydausscheidung 12, 13
Aldehydprobe 9, 10, 11, 12, 13, 130, 184
Aldolase 14, 15, 16, 51, 120, 275, 285, 286, 361, 380, 390
Aldolase, Erythrozyten- 17
Aldosteron 209, 230, 261
Aldosteronantagonisten 260

Aldosteronismus primärer 99, 102, 117, 209
Aleukämische Leukämie 286, 291
Alkalireserve 17, 19, 20, 52, 88, 93, 94, 98, 99, 258, 328, 330, 333, 337, 361,
Alkalische Phosphatase 20, 22, 23, 26, 52, 53, 54, 88, 89, 90, 91, 93, 96, 99, 137, 194, 229, 236, 243, 265, 287, 335, 336, 339, 362, 363, 381, 385, 387, 390
Alkalose 88, 92, 94, 99, 101, 230, 261, 264, 265, 327, 330
Alkalose metabolische 18, 19, 29, 100, 118, 218, 261
Alkalose renale 18
Alkalose respiratorische 18, 19, 29, 89, 99, 118, 329
Alkaptonurie 212
Alkohol 104
Alkoholdehydrogenase 37
Alkoholhepatitis 187
Alkoholintoxikation 121, 213, 220
Alkoholismus 25, 112, 299, 321
Alkoholmißbrauch 77
Alkohol-Probetrunk 27, 316
Alkron 115
Alkylphosphat 258
Allergene 154, 159, 162
Allergie 65, 78, 82, 93, 159, 171, 258, 394
Allergische Purpura 210
Allergisches Ödem 159
Allergosen 20, 47, 220, 294
Allibin 169
Allyl-propyl-disulfid 169
Aloe 62
alpha-Amylase (Harn) 34, 35, 52
alpha-Amylase (Serum) 27, 33, 34, 35, 54
alpha-Ätianolon 267
Alpha-Globulinämie 342
alpha-Globuline 27, 53, 84, 94, 106, 122, 136, 140 — 151, 153, 207, 241, 274, 278, 361, 373, 374, 375, 377, 380
alpha-Glycerophosphatdehydrogenase 383
Alpha-Lipoproteide 48
Alport-Syndrom 210
Altersdiabetes 74
Aluminium-Intoxikation 127
Amanita phalloides 181
Amanite 354, 384
Amenorrhoe 250, 251, 252
Amethopterin 61
Amidopyrin 8
Aminoazidurie 279

Aminoazidurie, Hyper- 25, 90
Aminoazidurie renale 260
Aminobenzol 384
Aminophenazon 8, 50
Aminopterin 61, 170, 171, 182, 203
Ammoniak 27, 358
Ammoniak-Harn 29
Ammoniak-Vergiftung 384
Ammoniumchlorid 384
Ammoniumchloridaufnahme 20
Ammonium-Nitrat 165
Amöbenmittel 84
Amöbiasis 24, 161, 392
Amphetamin 169
Ampicillin 216
Amuno 393
Amylase 29, 33, 34, 35, 52, 54, 126, 137
Amylase (Harn) 31, 34, 35
Amylnitrit 181
Amyloid, Alters- 272
Amyloid des Darmes 394
Amyloidnephrose 105, 144, 151, 153, 241, 295
Amyloidose 48, 137, 153, 208, 241, 271, 272, 273, 334
Amyloidose intestinale 401
Amyloid-Test 36
Anabolika 61, 85, 244, 263
Analbuminämie 137
Analfissur 392
Analgetika 8
Anämie 12, 20, 25, 26, 36, 54, 57, 64, 66, 71, 72, 114, 137, 161, 166, 177, 179, 199, 202, 203, 278, 279, 280, 286, 290, 296, 342, 366, 394
Anämie agastrische 170
Anämie aplastische 21, 64, 109, 125, 132, 135, 171, 172, 279, 346, 359
Anämie bei Darmparasiten 170
Anämie, Eisenmangel- 66, 109, 114, 134, 135, 136, 169, 175, 176, 180, 182, 202, 204, 279, 280, 346, 359
Anämie erworbene hämolytische 11, 15, 50, 65, 176, 178, 242, 341
Anämie hämolytische 11, 15, 50, 58, 64, 65, 105, 108, 125, 132, 134, 135, 136, 137, 167, 174, 175, 176, 178, 237, 286, 288, 290, 294, 346, 359, 398
Anämie hämolytische akute 242
Anämie hämolytische angeborene 50, 178, 180, 286
Anämie hämolytische chronische 46, 179
Anämie hämolytische symptomatische 169
Anämie hypochrome 90, 169, 170,

175, 176, 182, 203
Anämie hypoplastische 171, 172, 173
Anämie immunhämolytische erworbene 168
Anämie leuko-erythroblastische 175
Anämie, Loutit- 168
Anämie makrozytäre 174, 175, 203
Anämie, Mangel- 132, 169, 171, 359
Anämie megaloblastäre 366
Anämie, Megaloblasten- 15, 170, 175, 178, 180, 246, 286, 364
Anämie megalozytäre 174, 182, 203, 209
Anämie mikrozytäre 174
Anämie, Myeloblasten- 402
Anämie normochrome 167
Anämie perniziöse 12, 64, 72, 109, 114, 129, 132, 134, 135, 136, 137, 141, 144, 156, 170, 174, 175, 177, 178, 179, 180, 182, 198, 203, 217, 237, 279, 284, 286, 346, 359, 364, 366
Anämie posthämorrhagische 176, 359, 364, 366
Anämie, Proteinmangel- 174, 182, 203
Anämie, Sichelzell- 65, 169, 176, 180, 208, 221
Anämie sideroachrestische 125, 132, 173
Anämie, Schwangerschafts- 170, 175, 182, 203
Anämie toxische 178
Anämie, Tumor- 71, 109, 169, 175
Anämie, Ziegenmilch- 122, 170
Anaphylaktischer Schock 162
Anästhesin 178, 181
Anazidität 36, 91, 92, 215, 220, 224, 317
Anazidität histaminrefraktäre 109
Androgene 62, 252, 351
Androsteron 267, 356
Anergie 91
Aneurysmablutung 305
Angina pectoris 123, 233, 246, 352
Angina, Streptokokken- 40
Angiom, Urethra- 221
Angiotensin 230
Anilin u. Derivate 50, 177, 178, 212, 345, 384
Anisochromie 169
Anisozytose 36, 170, 290
Ankylostoma duodenale 160, 391
Ankylostomiasis 92
Anorexia mentalis 260
Anorexia nervosa 144, 153
Anorexie 108, 264
Anosmie 271

Anovulatorischer Zyklus 270
Anoxämie 85
Antésite 327
Antibiotika 8, 32, 60, 137, 172, 216, 245, 353
Antichymotrypsin 127
Antidepressiva 60
Antidiabetika 8, 61, 79
Antiepileptika 8, 61, 170, 172
Antifebrin 178
Antigene 367, 370
Antigen-Antikörper-Reaktion 159, 367
Antihistaminika 8
Antihumanglobulinkonsumptionstest 360
Anti-Hyaluronidase-Reaktion 36, 360
Antikoagulantien 61, 393
Antikoagulantienbehandlung 191, 351, 352
Antikonzeptionsmittel 65
Antikörper 7, 36, 37, 39, 40, 57, 73, 122, 131, 137, 148, 153, 154, 181, 292, 293, 342, 360, 370, 397
Antimonverbindungen 8, 169, 384
Anti-Nikotinamid-Adenin-Dinukleotidase 37, 360
Antinukleoprotein-Test 360
Antiphlogistika 8, 392
Antiplasmin 137
Antipyretika 345
Antipyrin 8, 51, 61, 165, 211, 398
Antirheumatika 61, 62, 172
Anti-Staphylolysin-Reaktion 37, 38, 39
Anti-Staphylolysin-Titer 360
Antistin 8
Anti-Streptokinase-Reaktion 39, 360
Antistreptolysin-Reaktion 36, 37, 39, 108
Antistreptolysin-Titer 39, 40, 41, 378
Antithrombin 355
Antithrombinzeit 42
Antithromboplastin 355
Antithyreotoxika 8
Antitrypsin 137
Anturano 238
Anulozyten 176
Anurie 12, 13, 20, 234, 235, 243, 244, 257
Aortenaneurysma 33
Apathie 263
Aphannit 115
Apiol 384
Aplastische Anämie 64, 109, 121, 132, 135, 171, 172, 279, 346, 359

Apoplektrischer Insult 352
Apoplexie 207, 390
Appendizitis 45, 272, 348
Appetitlosigkeit 322
Apresolin 294
Apronalid 398
Arachnitis 303, 310
Arafum 115
Aralo 115
Aramul 115
Arax 115
Arcûs lipoides 298
Arginin 274
Ariboflavinose 347
Arrhenoblastom 269
Arrhythmien 263
Arsen und -verbindungen 8, 34, 60, 78, 125, 169, 172, 208, 290, 315, 345, 384, 398
Arsenik 354, 384
Arsenwasserstoff 177, 181, 384
Arsphenamine 60, 385
Arteriitis 242
Arteriosklerose 49, 108, 352
Arthralgien 209
Arthritis psoriatrica 272
Arthritis rheumatoide 84, 122, 133, 136, 139, 143, 145, 147, 150, 208, 282, 294, 360
Artosin 206
Arzneiexanthem 115
Arzneimittel myelotoxische 171
Arzneimittelallergie 159
Asbestose 18
Ascaris lumbricoides 160
Aschheim-Zondek-Test 367
Ascorbinsäure 11
Askaridenlarven 162
ASL 239
ASL-O-Titer 360, 361
ASP-47 115
Aspirin 8, 393
Asplit 384
AStaL-Reaktion 37, 38, 39
Asthenie 259
Asthma bronchiale 18, 159, 189
Asthmaanfall 233
Aszites 84, 92, 157, 328, 377
Aszitespunktion 100
AT-10 88, 96
Ataxie 366
Atebrin 51, 60, 172, 211, 384, 385, 398
Atemlähmung 116
Atemzentrum, Hemmung des 18
Äther 104
Äther intraduodenal 34
Äthernarkose 13

Äthervergiftung 13
Äthinylöstrenol 25, 53
Äthylalkohol 345, 384
Äthylalkoholvergiftung 33
Atonie der Muskulatur 275
Atophan 8, 62, 126, 238, 284, 385, 398
ATP 79, 356
Atransferrinämie 125, 135, 136, 137, 170
Atropin 355
Aureomycin 384
Aushebung fraktionierte 27
Austauschtransfusion 56, 94, 320
Autoaggressionsanämie 168
Autoaggressionskrankheit 171
Autoantikörper 168
Autoantikörperanämie 168
Autoimmunhepatitis 201
Avertin 61, 384
Azetessigsäure 4, 42, 43, 204, 205, 267
Azeton 4, 43, 44, 78, 101, 204, 205, 214, 267
Azetonämisches Erbrechen 44, 78, 79, 100
Azetylcholin 34, 111, 355
Azetylcholinesterase 110
Azidität 217
Aziditätsanalyse 318
Azidose 21, 127, 137, 255, 265, 320, 327, 338
Azidose diabetische 30, 34, 44, 66, 98, 218, 258, 261, 263, 265, 290, 320, 326, 328, 335, 336
Azidose, Hunger — 45
Azidose metabolische 18, 19, 28, 29, 100, 118, 218, 229, 261, 328
Azidose renale 18, 20, 25, 97, 98, 229, 260, 337
Azidose renale hyperchlorämische 98, 260, 265, 320
Azidose renale hypochlorämische 209, 339
Azidose respiratorische 18, 28, 29, 100, 118, 327
Azidose tubuläre 20, 97, 98
Azoangin 211
Azoospermie 269
Azotämie 99, 100, 295
Azotämie chloriprive 100
Azoxazolamin 385
Azulfidine 51

B_{12}-Behandlung 359, 365
B_{12}-Mangel 170, 209, 364
Babinski-Fröhlich-Krankheit 165
Bakterien im Liquor 310

Register

Bakterienagglutinationstest 282
Bakterientoxine 78
Bakteriurie 207, 213
Banti-Syndrom 324
Barbiturat-Vergiftung 34
Barbiturate 60, 170, 172, 344, 345, 356, 398
Bartter-Syndrom 321, 327
Basalmeningitis 75
Basaltemperatur 247
Basophile Granulozyten 45, 331
Basophile Leukämie 46
Basophile Leukozyten 45, 127, 128, 195, 288
Basophile Tüpfelung 177
Basophiles Hypophysenadenom 74, 162, 250, 269
Basophilie des Zytoplasmas 323
Bassen-Kornzweig-Syndrom 49
Basudin 115
Bearn-Kunkel-Syndrom 294
Beatmung 19, 89, 116
Beinvenenthrombose 189
Bence-Jones-Eiweißprobe 47
Bence-Jones-Paraprotein 64, 140, 204, 205, 210, 342
Benemid 62
Bengalrosa 83, 85
Benzidin 178
Benzidinprobe 48
Benzin 384
Benzodiazepin 60
Benzodioxan 7
Benzol 8, 153, 169, 171, 177, 181, 291, 384, 398
Benzolvergiftung 393
Berardinelli-Syndrom 269
Bergkrankheit 51
Beryllium 384
Beta-Globulinämie 342
Beta-Globuline 54, 106, 107, 122, 136, 140, 141, 142, 143, 144, 146, 148, 149, 150, 151, 153, 210, 242, 373, 374, 375, 376
Beta-Lipoproteide 48, 54, 112, 376
Beta-Plasmozytom 247, 373
Betazol 316, 317, 318
Betonit-Test 360
Biermer-Syndrom, Pseudo- 132
Bilharziose 160, 213, 220, 222
Biliäre Leberzirrhose 48, 105, 147, 279
Biligrafin 62
Bilirubin 10, 24, 25, 26, 49, 52, 53, 54, 56, 59, 75, 78, 83, 84, 86, 105, 109, 130, 137, 151, 184, 217, 240, 243, 286, 287, 294, 358, 381, 382, 385, 387, 389

Bilirubin direktes 50, 51, 52, 55, 58, 130
Bilirubin Harn 204, 212
Bilirubin indirektes 50, 51, 55, 56, 58
Bilirubinämie 12
Bilirubinerhöhungen beim Neugeborenen 55
Bilirubinerhöhungen in der Schwangerschaft 58
Biliverdin 10, 212, 217
Billroth-II-Operation 32
Bismutum subnitricum 165
Bittermandelöl 165
BKS 20, 53, 54, 62, 64, 66, 86, 88, 90, 105, 122, 124, 241, 273, 283, 338, 342, 361, 394
Bladafum 115
Bladan 115
Blades 115
Blasendivertikel 221
Blasenendometriose 221
Blasenkarzinom 221
Blasenmole 369, 371
Blasenpapillom 221
Blasenstein 221
Blasentrauma 221
Blasentumor 221
Blasenvarix 221
Blei 125, 169, 177, 181, 237, 290, 384
Bleigicht 237
Bleivergiftung 12, 175, 177, 179, 345, 393
Blutausstrich 62
Blutbild rotes 131, 163, 175, 291, 361
Blutbild weißes 171, 288
Blutdruck 6, 7, 51, 70, 99, 100, 207, 251, 332, 352
Bluteiweißkörper 62
Blutfarbstoff 62
Blutgerinnung 137, 151, 363, 395
Blutgerinnungszeit 62
Blutgruppenantikörper 155
Blutgruppenunverträglichkeit 397
Blutkörperchensenkung siehe BKS
Blutmastzellen 45
Blut-pH 18
Blutthromboplastinkomplex 137
Blutung intrazerebrale 305
Blutungsanämie 71, 109, 136, 166, 167, 170, 182, 203, 204
Blutungsneigung 163, 273
Blutungsübel 352
Blutungszeit 68, 69, 396
Blutvolumen 51, 70, 71, 166, 201, 325, 403
Blutzucker 6, 44, 72, 77, 80, 81, 101, 107, 194, 195, 306, 332, 337
Blutzuckerbelastungsproben 80, 195

Boecksche Sarkoidose 292
Boecksches Sarkoid 152
Bor 181
Borane 384
Botulinus-Toxin 131
Boyd-Stearns-Syndrom 209, 339
Braunsche Anastomose 32
Brenztraubensäure 284
Bromate 384
Bromchlorotrifluoräthan 61
Bromidvergiftung 101
Bromsulfalein 55, 82, 86
Bromsulfalein-Ausscheidungstest duodenaler 86
Bromsulfaleintest 54, 55, 82, 84, 85, 113, 151, 183, 388, 402, 403
Bromthalein 86
Bromthalein-Ausscheidungstest duodenaler 86
Bromthalein-Ausscheidungstest renaler 86
Bronchialkarzinom 189, 251, 261, 270, 329
Bronchiektasen 164, 189, 192, 241, 272
Bronchitis 189
Bronchopneumonie 121, 139, 189
Brooke-Syndrom 107
Brucellen 311
Brucellosen 314, 324
Brustkorbdeformation 164
BSG siehe BKS
Budd-Chiari-Syndrom 109, 166
Bürger-Grütz-Syndrom 106
Burnett-Syndrom 19, 88, 95, 245, 335
Busulfan 8, 171
Butanol-extrahierbares Jod 350
Butazolidin 8, 53, 61, 62, 65, 208, 238, 384, 386, 392, 398
Butylcholinesterase 110

C-reaktives Protein 16, 84, 121, 122, 123, 124, 283, 349, 361
Ca siehe Calcium
Cabotsche Ringe 170, 177
Cadmium 384
Cadmiumsulfat-Reaktion 87, 372, 373
Calcitonin 87
Calcium (Harn) 88, 95, 204, 320, 338, 339
Calcium (Serum) 6, 19, 20, 21, 25, 26, 52, 86, 88, 90, 91, 92, 94, 96, 98, 99, 100, 101, 108, 122, 236, 239, 243, 258, 319, 320, 327, 328, 329, 335, 336, 337, 338, 339, 357, 394
Calcium-Carbonat 228
Calcium-oxalat 93, 228
Calcium-Phosphat 229

Calciumchloridaufnahme 20
Calciummangel prim. 26
Calciurie 96, 97, 243
Cantharidin 222
Carbarsone 60
Carbutamid 61, 398
Carcinoid, Dünndarm- 13
Carcinoma in situ 341
Carotine 106, 137
Carpopedalspasmen 94
Cass-Syndrom 101, 244
Cavernom, Urethra- 221
Cephalin-Flockungstest 52, 97, 372, 373
Cerebrosidspeicherkrankheit 297
ChE siehe Cholinesterase
Chenopodiumöl 62
Cheyne-Stokes-Atmung 164
Chiari-Krankheit 54
Chinidin 181, 398
Chinin 8, 59, 169, 181, 290, 393, 398
Chiniotonum 62
Chlor-Benzole 384
Chloralhydrat 8, 60
Chlorambucil 61, 315
Cloramphenicol 8, 51, 172, 216, 398
Chlorate 165, 169, 181, 384
Chlordiphenyl 384
Chlorethazine 315
Chlorid (Harn) 101, 102, 103, 204, 209
Chlorid (Serum) 19, 20, 21, 92, 97, 98, 99, 100, 102, 103, 107, 209, 239, 243, 257, 327, 328, 329, 330, 335, 337
Chloridphenyle 384
Chloriprive Azotämie 100
Chloriprive Tetanie 19, 328
Chlorkohlenwasserstoffe 384
Chlornaphthalin 384
Chloroform 12, 59, 61, 78, 104, 345, 354, 384
Chloromycetin 8, 51, 60
Chlorophenotan 8
Chlorophyll 13, 391, 394
Chlorose 170, 175, 182, 203
Chlorothiazid 398
Chlorothiazidderivate 385
Chlorthion 115
Chlorpromamid 61
Chlorpromazin 8, 79, 384
Chlorpropamid 385
Chlortetrazyklin 384
Chlorthion 115
Cholangiohepatitis 24, 186, 279, 381, 387
Cholangiolitis 24, 53
Cholangitis 12, 24, 52, 53, 78, 186

Register

Cholelithiasis 55, 186
Cholera 100, 204, 242
Cholestase intrahepatische 25, 53, 186, 281, 341
Cholestase, Schwangerschafts- 59
Cholestatische Zirrhose 32
Cholesterin 44, 48, 53, 54, 78, 92, 100, 104, 105, 106, 107, 108, 109, 110, 137, 170, 198, 207, 241, 242, 361, 394
Cholesterinester 103, 104, 105, 108, 225, 296, 297
Cholesteringranulomatose 297
Cholesterinkristalle im Harnsediment 229
Cholesterinspeicherkrankheit 107
Cholezystitis 33, 34, 52, 83, 186, 348
Cholin 111
Cholinesterase 54, 84, 110, 111, 112, 113, 114, 116, 137, 258, 388
Cholinesterase-Blocker 20
Cholinesterase-Index 110, 111
Cholinesterase-Inhibitoren 115
Cholinesterase, Pseudo- 110, 111
Cholostase 52, 53, 385, 387
Cholostatisch-biliäre Leberzirrhose 297
Cholostatische Hepatose 105, 385, 387
Chondrocalcinosis 238
Chorea Huntington 164
Chorea minor 41, 123
Choriomeningitis lymphozytäre 306
Chorionepitheliom 269, 369, 371
Chorionogonadotropin 249, 269, 367, 368, 369, 370
Chorionkarzinom des Hodens 369
Chromaffine Zellen 6
Chromate 384
Chrysarobin 126, 211
Chvostek-Zeichen 94, 321
Chylurie 213, 229
Cibalgin 8
Cinchophen 62, 78, 238, 384
Citochol-Reaktion 53
Citrobacter-Infektion 214
Cl siehe Chlorid
Clearance 116, 205, 245
Clostridium perfringens-Sepsis 59
CO_2-Partialdruck (arteriell) 118
Codein 33
Coeruloplasmin 137, 278, 279, 280
Colcemid 61, 315
Colchicin 248, 398
Cold-pressure-Test 7
Coli-Infektion 52, 58, 127, 169, 214, 223, 235, 311

Colitis 224
Colitis mucosa 159
Colitis ulcerosa 91, 155, 156, 159, 167, 187, 262, 272, 321, 353, 392
Coma 19, 66, 71, 91, 100, 127, 137
Coma diabeticum 202, 241, 243, 261
Coma hepaticum 28, 187, 227, 229, 247, 287
Commotio cerebri 303, 307
Conn-Syndrom 99, 102, 209, 233, 266, 321, 327
Conn-Syndrom, Pseudo- 99, 102, 327
Conteben 8, 60, 62
Contusio cerebri 300, 307
Cooley-Anämie 173
Coombs-Test 55
Cor pulmonale 72, 188, 352
Coronarsklerose 352
Cortiron 99, 276
Cortison-Glukose-Belastungstest 81, 119
Costello-Dent-Syndrom 335
Coxsackie-Virus 304, 308
Coxsackie-Virusmeningitis 306
Coxsackie-Virusmyokarditis 380
CPK siehe Creatinphosphokinase
Crampus-Krankheit 94, 236
Creatinphosphokinase 16, 119, 120, 241, 275, 286, 361, 383, 390
Crecelius-Seifert-Reduktionsprobe 119
Crigler-Najjar-Syndrom 55, 58, 286
CRP siehe C-reaktives Protein
Crush-Niere 234
Crush-Syndrom 209, 241, 258, 275, 290, 380
Cryogénine 178
Cu siehe Kupfer
Cumarin 351, 356
Curare 112
Curshmann-Batten-Steinert-Syndrom 275
Cushing-Syndrom 5, 45, 74, 89, 94, 96, 100, 103, 146, 162, 165, 198, 251, 254, 266, 267, 275, 290, 315, 327, 320
Cushingoid 74
Cycloserin 384
Cyren 386
Cystein 119
Cystidin 236
Cystinkristalle im Harnsediment 229

D-Hypervitaminose 89
D-Xylose-Test 130
Daraprim 170, 174, 182, 203
Darmblutung 167

Register

Darmfistel 98, 102, 242, 327
Darmparasiten, Anämie bei - 170
Darmresektion 321
Darmverschluß 155, 215
DDT 8, 398
DeRitis-Quotient 381, 387, 388, 389
De-Toni-Debré-Fanconi-Syndrom 21, 25, 108, 209, 229, 260, 265, 337, 338
Debré-Syndrom 107
Debré Filiga 8, 1 100, 267 267, 329
Decholin 85
Degenerative Gelenkprozesse 38
Dehydratation 72, 75, 98, 116, 176, 203, 326
Delirium tremens 321
Demecolcin 61, 385
Denguefieber 313
Depressive Psychose 199
Dermatitis bullöse 344
Dermatitis herpetiformis 161
Dermatomyositis 15, 89, 114, 120, 161, 208, 276, 278, 287, 380
Dermatose 137
Desferal-Test 125, 126, 132
Desferrioxamin-Test 125
Dexamethason 252
Dextrose 183
di Guglielmo-Syndrom 290
Di-Syston 115
Diabetes insipidus 93, 98, 102, 198, 211, 216, 232, 233
Diabetes insipidus nephrogener fam. 326
Diabetes mellitus 34, 43, 49, 73, 99, 106, 112, 137, 148, 205, 211, 212, 214, 226, 228, 232, 247, 251, 276, 277, 299, 306, 352
Diabetes mellitus dekompensierter 44, 49, 295
Diabetes mellitus jugendlicher 73
Diabetes mellitus kindlicher 106
Diabetes mellitus kompensierter 121, 295
Diabetes mell. latenter 75
Diabetes mell. subklinischer 74
Diabetes, Phlorhizin- 195
Diabetes, Phosphat- 229, 239, 337, 338
Diabetes, Phospho-Gluko-Amino- renaler 21, 108, 265, 338
Diabetische Azidose 34, 44, 66, 98, 218, 258, 261, 263, 265, 290, 320, 326, 328, 335, 336
Diabetische Glomerulosklerose 118, 194, 208, 243
Diabetische Hyperlipämie 44

Diabetische Ketoazidose 100, 121, 258
Diabetische Ketose 19, 156
Diabetische Nephrose 105
Diabetisches Koma 320
Diabinese 61
Dialyse 20
Diamox 8, 98, 218, 384, 398
Dianabol 61
Diarrhoe chron. 26
Diarrhoe diffuse 28
Diasone 51
Diastase 126
Diathese hämorrhagische 137, 141, 152, 221, 222, 240, 319, 321, 322, 392, 399
Diäthylendioxyd 181, 384
Diazo-Reaktion 126, 204, 380
Dibromäthan 384
Dichloräthan 384
Dichloräthylen 384
Dichlorbenzol 384
Dichlorhydrin 384
Dicumarol 61, 220, 221, 238, 385,
Differentialblutbild 62, 127, 159, 195, 255, 288, 290, 291, 312, 331
Digitalis 91, 260, 290, 355
Digitoxin 398
Dihydrostreptomycin 8
Dijodtyrosin 349
Dimercaprol 51
Dimethasulfonoxybutan 61
Dimethylnitrosamin 384
Dimethylparathion 115
Dinitrobenzol 165, 178, 384
Dinitrokresol 178, 384
Dinitrophenol 8, 62, 178, 360, 384, 385, 398
Dinitrotoluol 178, 384
Dinukleotidase-Reaktion 360
Dioxan 384
Dioxyacetonphosphorsäure 14
Diphenyl 385
Diphenyldisulfone 178
Diphenylhydramin 169
Diphosphofructose-Aldolase 383
Diphosphoglyzeromutase-Mangel 173
Diphtherie 142, 207, 220, 240
Diphtherie-Bakterien 127
Diphtherie-Toxin 131
Diphtherie toxische 137, 141
Diphyllobothrium latum 170, 174, 182, 203
Dipsomanie 233
Dipterex 115
Diskusprolaps 303, 307
Distomum hepaticum 162
Diurese 35, 100, 102, 155, 211, 230,

232, 245, 320
Diuretika 8, 101, 211, 231, 234, 242, 260, 266, 320
Divertikelblutung 167
Divertikulitis 392
Dizinin 115
Doca 99, 230, 261, 266, 327, 330
Doryl 34
Drogenikterus 354
Drosselungshochdruck 117
Dubin-Johnson-Syndrom 26, 55
Duchenne-v.-Leyden-Syndrom 275, 278
Ductus Botalli offener 72, 164
Ductus pancreaticus-Verschluß 394
Dumping-Syndrom 195
Dünndarm-Carcinoid 13
Dünndarmdivertikel 365
Dünndarmdivertikulose 402
Dünndarmentzündung 393
Dünndarmileus 71
Dünndarmresektion 327, 336
Duodenaltumor 24
Durariß 304
Durchblutungsstörungen periphere 80
Durchfälle 20, 26, 44, 71, 92, 98, 99, 102, 156, 183, 202, 204, 234, 242, 262, 313, 321, 327, 348, 353, 393, 394
Dysdiadochokinese 275
Dysendokrinismus 90, 270
Dysgammaglobulinämie 299
Dyskortizismus 257, 268, 329
Dysmenorrhoe 321
Dysmetabolisch-dysendokrines Syndrom 99, 260, 329, 337
Dysostosis multiplex 297
Dysplasie polyostische fibröse 90
Dysproteinämie 64, 93, 130, 153, 191, 327, 372
Dysproteinämie, Tumor- 114
Dystrophia adiposogenitalis 198, 337
Dystrophia myotonica 15, 120
Dystrophie 327
Dystrophie, Hunger- 320

E-605 20, 115, 258, 385
EBK siehe Eisenbindungskapazität
Eccylurea 385
Echinokokkus 160, 222, 229, 281, 309
Echinokokkuszysten 400
Echo-Virus 304, 308, 309, 310
EEG-Veränderungen 263
Ehrlich-Probe 130
Ehrlich-Reagens 11
Einschlußkörperchen 177
Eisen (Serum) 50, 51, 55, 109, 130, 131, 132, 133, 135, 170, 277, 240, 242, 279, 280

Eisen-Ausscheidung 131
Eisenbelastungstest 131
Eisenbindungskapazität 131, 132, 134
Eisen-Intoxikation 127
Eisenmangelanämie 66, 109, 110, 134, 135, 136, 169, 175, 176, 182, 202, 279, 280, 346, 359
Eisenmenger-Syndrom 164
Eisenresorption 125, 133
Eisenresorptions-Test 135
Eisensulfat 62
Eisentherapie 132, 359, 393
Eisentransportstörung 133
Eisenverwertungsstörung 132
Eiweißharn 136, 204, 205
Eiweißserum 136
Eiweißmangel 133, 137, 171
EKG-Veränderungen 88, 92, 94, 99, 243, 246, 255, 259, 263
Eklampsie 192, 213, 226, 237, 248, 254, 290, 358
Ekzeme 159
Elektrophorese 7, 9, 27, 53, 62, 88, 105, 106, 113, 122, 130, 136, 140, 141, 152, 157, 192, 194, 278, 342, 348, 349, 361, 373
Elektrophorese, Urin- 47
Elektroschock 162
Elliptozyten 175
Elliptozytose 168
Elmedal 65, 386
Embolie 123, 220, 242, 352
Emetin 60
Emphysem 164
Empyeme 48, 241, 272
Encephalitis epidemica (v. Economo) 300, 301, 306, 309
Endocarditis fibroplastica 244
Endocarditis lenta 139, 145, 192, 220, 323
Endokardfibrose 210
Endokarditis abakterielle 293
Endokarditis bakterielle 145, 149, 169, 207, 352
Endokarditis rheumatische 145
Endokrine Störungen 72, 74
Endometriose 392
Endophlebitis venae hepaticae 54
Endotoxinschock 354
Engel- v.-Recklinghausen-Syndrom 336
Enteritis 99, 215, 223
Enteritis hämorrhagische 167
Enteritis regionalis 402
Enterokokken-Infektion 214
Enterokolische Fistel 365
Enteropathie exsudative 137, 144, 350
Enterostomie 353

Enzephalitis 75, 142, 232
Enzephalitis nekrotisierende bei
  Herpes simplex 303
Enzephalomalazie 160, 286, 287, 289, 291
Enzephalomyelitis 288
Enzephalomyelitis postvakzinale 284
Enzephalopathie bei Hepatitis 285
Enzephalorrhagie 332
Enzymkontrollen 447
Eosin 199
Eosinopenie 158
Eosinophile 4, 6, 124, 155, 157, 158, 198, 295, 360
Eosinophile Granulozyten 313
Eosinophile Leukämie 157
Eosinophile Leukozyten 123, 155, 185, 272, 273
Eosinophile Leukozyten im Liquor 291
Eosinophilen-Test 4, 158
Eosinophiles Hypophysenadenom 74, 96, 238, 250, 275, 277, 336
Eosinophilia persistens 162
Eosinophilie 46, 92, 159, 160, 161, 162, 210, 244, 283, 397
Eosinophilie familiäre 161
Eosinophilie neurogene 162
Eosinophilie, Röntgen- 161
Eosinophilie tropische 160
Ephedrin 162
Epidermolysis acuta toxica 210
Epiglottisödem 210
Epilepsie 307
Epileptiforme Krämpfe 94
Epileptischer Anfall 207, 233
Epistaxis 391
Epithelien (im Harnsediment) 204, 225
Epitheliom 107
Epithelkörperchenkarzinom 88
Epithelkörperchentumor 336
Epithelzylinder 162, 227
Erbrechen 19, 44, 59, 71, 91, 92, 99, 101, 102, 156, 166, 183, 202, 204, 242, 262, 268, 321, 327, 348, 391
Erbrechen azetonämisches 44, 78, 79, 100
Erbsches Phänomen 94
Erregung 6, 162, 207, 234, 289, 396
Erysipel 41, 142, 149, 240
Erythema anulare 41
Erythema infectiosum 160
Erythema marginatum 41, 123
Erythema nodosum 41, 123
Erythematodes 321
Erythematodes discoides chron. 346
Erythraema vera 46

Erythrämie 161, 315
Erythroblasten 56, 57, 132
Erythroblasten, Para- 290
Erythroblastopenie akute 172
Erythroblastopenie zyklische 172
Erythroblastose fetale 175, 286
Erythroblastose maligne akute 290
Erythrogenesis imperfecta 172
Erythroleukämie 129
Erythromycin 61
Erythropoese 175, 177, 179, 359
Erythropoese, Insuffizienz der - 172
Erythrozyten 10, 14, 36, 62, 67, 109, 110, 127, 151, 163, 167, 175, 176, 177, 179, 182, 202, 203, 237, 240, 242, 258, 288, 296, 320, 322, 359, 361, 362, 378, 386, 390
Erythrozyten im Harn 219
Erythrozyten (im Harnsediment) 204, 227
Erythrozyten im Liquor 304, 305, 310
Erythrozytenabbau 50
Erythrozytenaldolase 17
Erythrozytendicke 173, 174
Erythrozytendurchmesser 173
Erythrozyteneinzelvolumen 170, 173, 174
Erythrozytenformen 63, 173
Erythrozytenphagozytose 288
Erythrozytenphosphatase 363
Erythrozytenresistenz 167, 168, 180
Erythrozytenresistenzbestimmung 12, 179, 333
Erythrozytenvolumen 63, 66, 71
Erythrozytenzahl 63, 170, 173, 182, 203
Erythrozytenzerfall 11, 12
Erythrozytenzylinder 227
Erythrozytopathie 58
Erythrozytose, Höhen- 165, 202
Erythrozytose, Kompensations- 165
Erythrozytose, Stress- 166
Erythrozytosen 164, 166, 202
Erythrozyturie 210
Escamilla-Lisser-Syndrom 107
Ethionamid 385
Etilon 115
Eu-med 8
Euglycin 61, 385
Euvernil 211
Evokationstest 35
Exanthem, Arznei- 115
Exanthema subitum 313
Exsikkose 71, 98, 156, 166, 202, 234, 242, 255, 320, 326
Exsikkose saloprive 20, 98
Exsudat 182, 399

Exsudat-Transsudatbildung 234
Extrasystolen 263
Extrasystolie 322
Extrauteringravidität 368, 371

Fabry-Syndrom 243
Fallotsche Tetralogie 164
Fanconi-Syndrom 29, 172, 238, 239
Fanconi-Schlesinger-Syndrom 90, 210, 229, 336, 338
Färbe-Index 36, 170, 182, 240
Fasciola hepatica 160
Faunsgesicht 270
Fava-Bohnen 51
Favismus 181
Favistan 8
Fe siehe Eisen (Serum)
Fe (Metall) 345
Febris recurrens 324
Febris undulans 292
Fehlgeburt drohende 24, 26
Felty-Syndrom 283, 292
Feminisierungs-Syndrom 267
Fermenthemmung toxische 58
Ferritin 131, 132
Fetale Erythroblastose 175, 286
Fettleber 54, 59, 78, 84, 132, 144, 158, 183, 186, 187, 281, 388
Fettleber alkoholische 112, 388
Fettleber, Schwangerschafts- 59
Fettspeicherkrankheit 107
Fibrin 190, 191
Fibrinasthenie 137
Fibrinogen 63, 65, 69, 137, 140, 141, 142, 143, 191, 354, 399
Fibrinolyse 354, 355
Fibroangioadenomatose 53
Fibrom 79
Fibrose 377
Fibrozystische Pankreaserkrankung des Kindesalters 38
Fieber 13, 19, 31, 32, 45, 84, 106, 122, 197, 207, 209, 218, 226, 228, 230, 234, 235, 239, 292, 313, 329, 344, 347, 348, 356
Fieber rheumatisches 36, 40, 44, 51, 108, 122, 143, 145, 147, 150, 279, 348, 378
Filarien 160
Filariose 213, 222
Filix mas 62, 181, 385
Filtrationsfraktion 116, 117
Fischbandwurmbefall 365
Flatterarrhythmie 352
Fleckfieber 126, 127, 143, 149, 240, 314, 324
Fleckfieberenzephalitis 303, 304, 305, 306, 308, 310
Flexin 62, 385

Flimmerarrhythmie 352
Fluor 181
Fluothan 61, 384
Fluoxymesteron 61
Folidon 115
Follikelstimulierendes Hormon 249
Fölling-Syndrom 339
Folsäureantagonisten 174, 182, 203
Folsäuremangel 177, 364
Formalin 385
Formalinvergiftung 13
Formolgel-Probe 182, 372, 374
Franklin-Syndrom 210
Fruchttod intrauteriner 369, 371
Fructose 255
Fructoseintoleranz 78, 209, 237
Fructosephosphorsäure 14
Fuchsin 212
Fungizide 51
Funikuläre Myelose 198, 366
Funikuläre Spinalerkrankungen 303
Furadantin 60, 211
Furosemid 231
Furunkulose 80, 272

Gaisböck-Syndrom 166
Galaktorrhoe 250
Galaktosämie 58, 75, 78, 80, 184, 243
Galaktose-Belastungsprobe 113, 182, 183, 184
Galaktoseintoleranz 209
Galaktosurie 75
Galle eingedickte 58
Gallefistel 262, 327
Gallekontrastmittel 55, 84
Gallen-Pankreas-Fistel 30
Gallenblase perforierte 32
Gallenblasen-Karzinom 24
Gallenfarbstoffe 184, 212
Gallenfistel 353, 394
Gallengangsatresie 58
Gallengangserweiterung kongenitale intrahepatische 53
Gallengangsproliferation 25
Gallengangsverschluß 104
Gallenkolik 186
Gallensäure 351
Gallenwegsinfekt 13
Gallenwegskarzinom 114
Gallenwegtumor 24
Gallenwegsverschluß 12, 13, 24, 50, 279, 394
Gamma-Globuline siehe Globuline, gamma-
Gamma-Globulin-Differenzierung 138, 154
Gamma-Glutamyl-Transpeptidase 184
Gamma-Plasmozytom 247, 375, 378
Gamstorp-Syndrom 259, 263

Ganglienblocker 355
Ganglioplegika 230
Ganglioside 287
Gangliosidose 382
Gargoylismus 297
Gastrektomie 364, 395
Gastritis atrophische 317
Gastritis chronische 133, 187, 318
Gastritis chronisch-atrophische 364
Gastritis erosiva 391
Gastritis haemorrhagische 107, 391
Gastritis, Oberflächen- 317, 318
Gastritis, Stauungs- 133
Gastroduodenitis akute 19
Gastrogene Polyglobulie 166
Gastrointestinale Blutung 84, 177
Gastro-kolische Fistel 26, 353, 394, 395
Gaucher-Niemann-Pick-Syndrom 324
Gaucher-Phosphatase 363
Gaucher-Syndrom 90, 292, 363
Gaumen-Ödem 210
GE siehe Gesamteiweiß
Gehirnblutung 75, 164
Gehirnödem 75
Gehirntumor 164
Gelbfieber 21, 52, 78, 93, 109, 240
Gelbsucht chronische idiopath. 55
Gelenkprozesse degenerative 38
Gelenkrheumatismus akuter 40, 108, 279
Genithion 115
Gerinnung intravasale 354
Gerinnungsdauer 42
Gerinnungsfaktoren 137, 351, 352, 353, 354, 356
Gerinnungsstörung plasmatische 69
Gerinnungszeit 62, 69, 137, 190, 191, 357, 397
Gerinnungszeit verkürzte 192
Gesamtazidität 192
Gesamtblutvolumen 192
Gesamtcholesterin 231, 296, 297
Gesamteiweiß 92, 93, 99, 101, 108, 138, 139, 141, 144, 151, 153, 155, 192, 207, 239, 241, 294, 394
Gesamtgonadotropine 192, 249, 250, 252
Gesamtlipide 109, 192, 295, 296, 297, 361
Gesamtöstrogenausscheidung 248
Gestagene Hormone 61
Gestose, Aufpfropf- 118
Gestose, Spät- essentielle 118
Gewebsthrombokinase 190, 356
Gewichtsabnahme 322
Gicht 64, 89, 108, 228, 236, 238, 290, 361, 382

v.-Gierke-Syndrom 44, 78, 107
Giftspinnenbiß 329
Gigantismus 197
Gigantismus hypophysärer 336
Glandulär-zystische Hyperplasie 369
GLDH siehe Glutamat-Dehydrogenase
Glioblastom 307
Globuline 194, 236, 374
Globuline, alpha- 27, 53, 84, 94, 106, 122, 136, 140—151, 153, 207, 241, 274, 278, 361, 373, 374, 375, 377, 380
Globuline, beta- 54, 106, 107, 122, 136, 140, 141, 142, 143, 144, 146, 148, 149, 151, 153, 210, 241, 373, 374, 375, 376
Globuline, gamma- 53, 84, 93, 94, 107, 122, 137, 138, 139, 141, 142, 143, 144, 145, 146, 147, 148, 149, 150, 151, 152, 153, 183, 184, 207, 210, 282, 283, 293, 294, 361, 373, 374, 375, 376, 377, 378, 388, 389
Glomerulonephritis 217, 226, 239
Glomerulonephritis akute 40, 117, 144, 207, 226, 240, 242
Glomerulonephritis chronische 40, 89, 105, 117, 144, 151, 207, 226, 240, 320
Glomerulosklerose diabetische 118, 194, 208, 243
Glomerulusinsuffizienz 320
Glukagon 73
Glukokortikoide 75, 230, 237
Glukoneogenese 73, 258
Glukose 14, 73, 80, 81, 195, 231, 255, 263, 336, 399
Glukose (Harn) 194, 204
Glukose, wahre enzymatische 72, 81
Glukosebelastung 75, 80
Glukosetoleranz 107
Glukosetoleranz-Test 80
Glukosurie 75, 80, 106, 194, 231
Glukosurie renale 44, 195
Glukuronsäure 50
Glukuronyltransferase 50, 55, 56, 286
Glutamat-Dehydrogenase 192, 193, 194, 287, 381, 387, 388, 389
Glutathionsreduktase-Mangel 173
Glyceraldehydphosphatdehydrogenase 383
Glycerinaldehyd 14
Glycirrhinsäurevergiftung 99, 327
Glykogen 14, 73, 78, 183, 256, 258
Glykogenese 260
Glykogenose 78, 106
Glykogenspeicherkrankheit 44, 66, 107, 208, 297, 299
Glykokoll 274

Register

Glykole 181, 398
Glykoproteid-Elektrophorese 138, 157, 158
Glykoside 137
Gold 177, 208, 241, 291, 345, 398
Goldpräparate 8, 61, 62
Goldsalze 172, 384, 385
Gonadenaplasie 271
Gonadendysgenesie 250, 270
Gonadendysplasie 271
Gonadotropin 250, 252, 369
Gonadotropine hypophysäre 369
Gonorrhoe 161, 223
Goodpasture-Syndrom 209, 243
Gordan-Overstreet-Syndrom 270
GOT siehe SGOT
GPT siehe SGPT
Granulosazelltumor 248
Granulozyten 8, 23, 128, 195, 288, 293, 314
Granulozyten basophile 45
Granulozyten im Liquor 305, 308, 309
Granulozyten neutrophile 8, 195, 331
Granulozyten unreife 163
Granulozytopenie chron. 291, 293
Granulozytopenie, Säuglings- 293
Griess'sche Probe 195, 205, 213, 235
Grippe 311
Gros'sche Flockungsreaktion 195, 372, 374
Grundumsatz 195, 196, 197, 198
Guajakol 126
Guanin 236
Gumma 232
Gynäkomastie 90, 269, 270, 271, 372

HAA siehe Hepatitis-assoziiertes Antigen
Haarausfall 322
Hagemann-Defekt 191, 357
Halothan 61, 62, 354
Häm 343
Hämagglutinationstest 282, 368, 370
Hämangiome 392
Hämatin 343
Hämatokrit 63, 66, 71, 173, 201, 203
Hämatom 12
Hämatom subdurales 167, 304, 305, 307, 309
Hämatothorax 167
Hämaturie 167, 209, 213, 219, 220, 221, 227, 243
Hämaturie, Pseudo- 222
Hämaturie, Rest- 117
Hämochromatose 74, 125, 132, 135, 136, 179, 198, 279, 346
Hämochromatose, Transfusions- 125
Hämoglobin 10, 36, 62, 131, 134, 137, 177, 182, 203, 205, 210, 212, 217, 234, 240, 343, 361
Hämoglobin-C-Krankheit 176, 180
Hämoglobinabbau, Anomalien des — 168
Hämoglobinämie 241
Hämoglobingehalt des Einzelerythrozyten 203
Hämoglobinkonzentration pro Einzelerythrozyt 203
Hämoglobinstruktur, Anomalien der — 173
Hämoglobinsynthese, Anomalien der - 168
Hämoglobinurie 99, 137, 169, 227, 242
Hämoglobinurie paroxysmale nächtliche 21
Hämoglobinzylinder 227
Hämokonzentration 71
Hämolyse 11, 25, 37, 40, 51, 86, 169, 176, 178, 179, 180, 284, 359
Hämolysegifte 241
Hämolytische Anämie 11, 15, 50, 58, 64, 65, 105, 108, 109, 125, 132, 134, 135, 136, 137, 167, 174, 175, 176, 178, 237, 286, 288, 290, 294, 346, 359, 398
Hämolytische Anämie akute 242
Hämolytische Anämie angeborene 50, 178, 180, 286
Hämolytische Anämie chronische 46, 179
Hämolytische Anämie erworbene 11, 15, 50, 65, 176, 178, 180, 242
Hämolytischer Ikterus 242, 359
Hämolytischer Ikterus fam. 168
Hämolyt. Ikterus fam. mikrosphärozytärer 180
Hämolytischer Ikterus kongenitaler 11, 83
Hämolyt. urämisches Syndrom (Gasser) 209, 242
Hämoperikard 167
Hämoperitoneum 167
Hämophilie 69, 70, 109, 137, 167, 190, 221, 222, 357
Hämophilie, Hemmkörper- 191, 357
Hämophilie, Para- 190, 357
Hämopoese 346
Hämoptoe 243
Hämoptysen 167
Hämorrhagische Diathese 137, 141, 152, 221, 222, 319, 321, 322, 392, 399
Hämorrhagische Enteritis 167
Hämorrhagische Gastritis 167
Hämorrhoidalblutung 167
Hämorrhoiden 392

Hämosiderin 131
Hämosiderose 55, 134
Hämosiderose, Lungen- 134, 167, 209
Hanane 115
Hand-Schüller-Christian-Syndrom 107, 233, 324
Haptoglobin 137
Harbitz-Müller-Syndrom 106
Harn-Blaufärbung 13, 212
Harn-Indikan 204, 215
Harn-Konzentrationsversuch 99, 204, 216, 233
Harn orangerote Färbung 13, 211
Harn spezifisches Gewicht 204, 230, 370, 390
Harn-Tagesausscheidung 204, 231
Harn-TTC-Test 235
Harnamylase 31
Harnbefunde 195, 204
Harnfarbe 204, 210, 344
Harngeruch 204, 213
Harnmenge 204
Harnreaktion 204, 218
Harnsäure 30, 94, 163, 235, 236, 237, 238, 358, 361
Harnsäure (Harn) 238
Harnsäurekristalle 228
Harnsäurestein 248
Harnsediment 59, 195, 204, 219, 225, 372, 403
Harnsediment, Kristalle 228
Harnsediment, Thyrosinkristalle im- 229
Harnsperre 235
Harnstatus 162
Harnsteroide 254
Harnstoff 24, 52, 88, 91, 94, 100, 101, 205, 213, 218, 228, 230, 232, 236, 239, 240, 241, 242, 245, 322, 326, 327, 358, 375, 390, 401
Harnstoff (Harn) 244
Harnstoff-Clearance 245
Harnstoff-Stickstoff 245
Harnzucker 210, 232
Harnzylinder 225
Hautkrankheiten 161
Hautpigmentierung 270
Hauttumor 112, 114
HBDH siehe α-Hydroxybutyrat-dehydrogenase
HbE siehe Hämoglobingehalt des Einzelerythrozyten
HCG siehe Choriongonadotropin
HCl-Mangel 133
HCl-Sekretion der Magenschleimhaut 91, 99
Heinz-Innenkörper 177

Helvella 184
Hemmkörperhämophilie 191, 357
Heparin 46, 49, 194, 351, 352, 355, 398
Heparintoleranztest 395
Hepatitis 27, 33, 34, 41, 53, 58, 78, 109, 113, 123, 132, 137, 140, 150, 151, 156, 158, 176, 180, 183, 246, 287, 296, 303, 341, 353, 354, 377, 381, 388, 389
Hepatitis akute 12, 13, 15, 51, 68, 86, 112, 134, 142, 144, 149, 193, 279, 374, 376, 397
Hepatitis angeborene 58
Hepatitis anikterische 83, 387
Hepatitis chronische 12, 52, 68, 83, 113, 132, 139, 142, 144, 147, 149, 151, 156, 158, 186, 193, 283, 377, 397
Hepatitis-Enzephalopathie 305
Hepatitis epidemica 52, 63, 105, 112, 292, 313
Hepatitis infektiöse 199, 283
Hepatitis latente 83
Hepatitis lupoide 151, 294, 375, 377, 389
Hepatitis assoziiertes Antigen 199
Hepatitis mit Cholostase 387
Hepatitis progressive hypergamma-globulinämische 151
Hepatokardiales Syndrom 94, 261
Hepatolentikuläre Degeneration 238, 279
Hepatomegalie 106, 107, 297, 388
Hepatorenales Syndrom 209, 243, 384
Hepatose cholostatische 105, 385, 387
Hepatose prim. 243
Hepatose toxische 54, 381
Hepatosplenomegalie 106, 107, 283, 298
Herdinfekte 312
Herdnephritis 207, 240
Herpes 223
Herpes simplex 303
Herpes simplex-Enzephalitis nekrotisierende 305
Herz-Lungen-Maschine 117
Herzdekompensation 356
Herzdilatation 263
Herzerkrankungen entzündliche 38
Herzerkrankungen rheumatische 352
Herzflimmern 259
Herzinfarkt 16, 72, 114, 118, 145, 149, 188, 220, 237, 246, 247, 285, 289, 352, 379, 390
Herzinsuffizienz 7, 17, 34, 71, 72, 85, 109, 118, 119, 144, 148, 152, 157, 198, 207, 208, 216, 217, 234,

242, 244, 261, 263, 273, 277, 282, 285, 287, 326, 331, 334, 392, 399
Herzklappenfehler erworbene 38, 165, 202
Herzklappenfehler kongenitale 38, 164, 202
Herzoperation 246, 380
Herzrhythmusstörungen 189
Herzstillstand diastolischer 259
Herzversagen 262
Heufieber 159
Heuschnupfen 159
Hexamit 115
Hexaptide 322
Hexosamin, Serum- 274
Hiatus leucaemicus 129
Hiatushernie 391
Hibernisation 75, 328
Hippursäurekristalle im Harnsediment 229
Hirnabszeß 300, 301, 304, 305, 306, 307, 309, 310
Hirnarteriosklerose 303
Hirnatrophie präsenile 303
Hirnschaden 19, 103
Hirnschädigung traumatische 302
Hirntumor 302, 303, 305, 307, 310
Hirsutismus 251, 252, 270
Histamin 7, 46, 159, 316, 317, 318
Histaminrefraktäre Anazidität 109
Histiozyten 293, 323
Histiozytose 187
Hitzehyperhidrosis 99
Hitzschlag 19
Hochdruck, Phäochromozytom- 117
Hochdruckkrise paroxysmale 6
Hodenaffektion 372
Hodenbiopsie 271
Hodentumor 269, 369, 372
Homogentisinsäure 212
Honvan 61
Hooft-Syndrom 337
Hormonjodanalyse 197
Houssay-Syndrom 107
Howell-Jolly-Körperchen 170, 177, 178, 290
Hungerazidose 45
Hungerdystrophie 320
Hungerhypoglykämie 78
Hungerketose 20
Huntingtonsche Chorea 164
Hyaluronidase 36
Hyaluronsäure 36
Hydantoin 9, 51, 61, 62, 314, 315, 398
Hydergin 356
Hydralazin 294
Hydralazin-Syndrom 294

Hydrämie 65, 71, 204
Hydratation 116, 325
Hydrazin 385
Hydrochinon 181, 212
Hydrochlorothiazide 231
Hydrokortison 254
Hydrokortisonhyperbilirubinämie 55
Hydronephrose 89, 220, 222, 224
11-Hydroxyandrosteron 267
11-Hydroxyätianolon 267
β-Hydroxybuttersäure 43, 205
α-Hydroxybutyratdehydrogenase 16, 50, 245, 246, 247, 285, 380
5-Hydroxyindolessigsäure 13, 252
17-Hydroxykortikoide 5, 254
17-Hydroxykortikosteroide 249, 250, 251, 254
Hydroxylamin 178
Hygroton 385
Hypalbuminämie 142, 143
Hypästhesie 366
Hyperaldosteronismus 327
Hyperaldosteronismus extraadrenaler 327
Hyperaldosteronismus prim. 29, 233, 261, 266, 321
Hyperaldosteronismus sec. 327
Hyperaminoazidurie 25
Hyperbilirubinämie 105
Hyperbilirubinämie bei kongenitalem Hypothyreoidismus 55
Hyperbilirubinämie bei Säuglingspyurie 58
Hyperbilirubinämie chronische 55
Hyperbilirubinämie funktionelle 132
Hyperbilirubinämie, Hydrokortison- 55
Hyperbilirubinämie kongenitale nichthämolytische 55
Hyperbilirubinämie, Neugeborenen- 56
Hyperbilirubinämie, Novobiocin- 55
Hyperbilirubinämie posthepatitische 54, 346
Hyperbilirubinämie, Pregnandiol- 56
Hyperbilirubinämie, Rivomycin- 55
Hyperbilirubinämie, Shunt- 55
Hypercalcämie 88, 89, 96, 97, 108, 210, 229, 230, 243, 338
Hypercalciurie 93, 97, 229
Hyperchlorämische renale Azidose 98, 260, 265, 330
Hyperchlorhydrie 81
Hypercholesterinämie 41, 48, 65, 106, 107, 108, 148, 296, 361
Hyperchromie 203
Hyperemesis 28, 44, 127, 281
Hyperemesis gravidarum 44, 382

Hyperfibrionolyse 191, 357
Hypergammaglobulinämie 137, 142, 143, 152, 283
Hypergenitalismus 269
Hyperglobulinämie 143
Hyperglykämie 73, 74, 75, 78, 107
Hyperheparinämie 69, 191, 357
Hyperhidrosis 102, 269
Hyperinsulinismus 74, 76, 77, 82, 336
Hyperkaliämie 258, 263
Hyperkortizismus 99, 162, 261, 315
Hyperkuprämie 279
Hyperlipämie 54, 66, 106, 137, 148, 269, 320
Hyperlipämie diabetische 44
Hyperlipämie idiopathische 48, 106
Hyperlipämie xanthomatöse 296
Hyperlipidämie 25, 105, 106, 107, 207, 361
Hyperlipidämie Typeneinteilung 298
Hypermetabolismus 347
Hypernatriämie 329
Hypernephrom 64, 92, 222
Hyperoxalurie 237
Hyperparathyreoidismus 25, 92, 96, 97, 229, 234, 321, 335, 336, 338, 339, 363
Hyperparathyreoidismus sec. 335, 336, 339
Hyperphosphatämie 335
Hyperphosphaturie 25, 229, 339
Hyperproteinämie 155, 156
Hypersalivation 101
Hypersegmentation hereditäre 129
Hypersplenie 397
Hypersplenismus 291
Hypertension portale 172
Hyperthermie 230
Hyperthyreoidismus 88
Hyperthyreoidismus prim. 321
Hyperthyreose 47, 49, 72, 74, 109, 112, 133, 146, 165, 197, 244, 274, 276, 278, 279, 320, 321, 349, 356
Hypertonie 6, 7, 166, 198, 205, 208, 217, 240, 243
Hypertonie essentielle 117, 334
Hypertonie jugendliche 41
Hypertonie maligne 117, 243
Hypertonie pulmonale 18, 165
Hypertonie, Rest- 117
Hypertriglyzeridämie 65
Hyperurikämie 236
Hyperventilation 51, 329
Hyperventilation absichtliche 19
Hyperventilation psychogene 19
Hyperventilationstetanie 94
Hypnotika 199

Hypocalcämie 91, 92, 93, 94, 95, 96, 320, 321
Hypochlorämische Azidose renale 209, 339
Hypochrome Anämie 90, 169, 170, 175, 176, 182, 203
Hypochromie 176, 203
Hypofibrinogenämie 137, 191, 352, 357
Hypogammaglobulinämie 137
Hypoglykämie 74, 75, 77, 78, 79, 80, 82, 107, 184, 297
Hypoglykämie, Hunger- 78
Hypoglykämie insulininduzierte 6, 7
Hypogonadaler eunuchoider Hochwuchs 336
Hypogonadismus 198, 271, 276
Hypogonadismus hypogonadaler 271
Hypogonadismus postpuberaler 271
Hypo-Hyperparathyreoidismus 325
Hypokaliämie 121, 230, 259, 261, 265, 287, 382
Hypokaliämische Muskeldegeneration 92, 99, 101, 239, 259
Hypokaliämische Muskellähmung 260, 265, 337
Hypokaliämisches Koma 193, 261
Hypokaliurie 265
Hypokortizismus 88
Hypolipidämie-Syndrom fam. 337
Hypomagnesiämie 230
Hypoparathyreoidismus 27, 55, 91, 237, 335, 339
Hypoparathyreoidismus, Pseudo- 335, 339
Hypophosphatämie renale 337
Hypophosphatämische Knochendystrophie 337
Hypophosphatasämie 26, 90
Hypophosphatasie 97, 243
Hypophysärer Riesenwuchs 197, 277
Hypophysektomie 76, 340
Hypophysenadenom 230
Hypophysenadenom basophiles 74, 162, 250, 269
Hypophysenadenom essinophiles 74, 96, 238, 250, 275, 277, 336
Hypophysenerkrankungen 164
Hypophyseninsuffizienz 100, 161, 328, 330
Hypophysentumor 174, 270, 369
Hypophysenüberfunktion 197, 269
Hypophysenunterfunktion 270
Hypophysenvorderlappeninsuffizienz 4, 76, 80, 107, 173, 314
Hypophysenvorderlappenunterfunktion 255
Hypopituitarismus 77, 183, 295, 336

Hypoplasie generalisierte der Muskulatur 275
Hypoplastische Anämie 171, 172, 173
Hypoproconvertinämie 357
Hypoproteinämie 32, 95, 153, 154, 327
Hypoprothrombinämie 191, 357
Hyposthenurie 216
Hypothalasmus 75, 98, 164, 326, 320
Hypothermie 101, 117, 230
Hypothyreoidismus 146, 148
Hypothyreose 4, 26, 46, 48, 77, 107, 121, 134, 152, 157, 173, 198, 237, 250, 271, 277, 279, 350
Hypotonie der Muskulatur 275
Hypotransferrinämie 135
Hypovitaminosen 347
Hypoxanthin 236
Hypoxie 164, 202, 230

Icterus e graviditate 59
Icterus in graviditate 58
Icterus juvenilis intermittens Meulengracht 54, 112, 346
Icterus neonatorum 55
Idiopathische Hyperlipämie 48, 106
Idiopathische Thrombopenie 46
Idiotie fam. amaurotische 297
Ikterus 42, 54, 58, 59, 83, 144, 217, 228, 374, 384, 387
Ikterus, Belastungs- 59
Ikterus, Drogen- 354
Ikterus flüchtiger 31
Ikterus hämolytischer 242, 359
Ikterus hämolyt. fam. 168
Ikterus hämolyt. fam. mikrosphärozytärer 180
Ikterus hepatozellulärer 350
Ikterus, Kern- 58
Ikterus kongenitaler hämolytischer 11, 83
Ikterus mechanischer 350
Ikterus, Obstruktions- 394
Ikterus paralytischer 101, 264
Ikterus, Verschluß- 42, 52, 69, 104, 114, 137, 176, 180, 183, 193, 247, 279, 283, 296, 353, 374, 384, 387
Ileitis terminalis 187, 272, 392
Ileus 32, 202, 215, 262
Ileus, Dünndarm- 71
Ilidar 62
Ilosone 61
Imipramin 60
Immerslund-Gräsbeck-Syndrom 209
Immunelektrophorese 141, 152
Immunglobuline 140, 154
Immunthyreoiditis 294
Impetigo herpetiformis 94

Inappetenz 44
Indandione 351, 356
Indigokarmin 212
Indikan (Harn) 204, 215
Indikanurie 215
Infantile amaurot. fam. Idiotie 382
Infantilismus 248
Infarktpneumonie 189
Infekt akuter 133, 135, 207
Infekt chron. 133, 135, 137, 207, 312, 323
Infektanämie 169, 175
Infektiöse Mononukleose 26, 52, 140, 142, 147, 149, 220, 240, 246, 293, 310, 312, 324, 343, 376, 381, 389, 398
Influenza 303
Influenzabakterien 311
Influenza-Enzephalitis 305
INH siehe Isonikotinsäurehydrazid
Insektenstiche 397
Insektenvertilgungsmittel, Vergiftung mit -n 291
Inselzelladenom 76, 80
Inselzellhyperplasie 76
Insulin 74, 110, 162, 230, 237, 244, 255, 260, 261, 263, 314, 326, 334, 336, 398
Insulinantagonisten 73
Insulinhypoglykämie 7
Insulinmangel 43, 73, 74
Insulinmangeldiabetes 73
Insulinsucht 79
Insulinüberdosierung 79
Insulom 79
Intelligenzdefekt 275
Interruptio 94
Intestinaler Verschluß 353
Intrinsic-Faktor 364, 365
Inulin-Clearance 116, 117
Invagination 391
Iproniacid 60, 385
Irgapyrin 9, 208, 384, 386, 392, 398
Iridocyn 385
Isoagglutinine 153, 154
Isoantikörper 168
Isocarboxazid 385
Isoniacid 9, 60
Isonikotinsäurehydrazid 79, 385, 393, 398
Isopestox 115
Isosthenurie 21, 207, 216, 244

Jaffé-Lichtenstein-Syndrom 90
Jaksch-Hayem-Syndrom 132, 171
Jod 62, 349, 350, 356
Jodierte Peptide 349
Jodkali 177

Jodproteine 349
Jolly-Körperchen 170, 174, 178, 255, 290
Jugendliche Neutrophile 255
Juhel-Renoy-Syndrom 100, 209

Kachexie 32, 49, 72, 114
Kadmium-Intoxikation 127
Kala-Azar 20, 26, 149, 169, 192, 292, 374, 375
Kalium (Harn) 257, 260, 264, 329
Kalium (Serum) 6, 20, 21, 75, 79, 87, 92, 93, 94, 98, 99, 100, 101, 209, 239, 241, 242, 243, 255, 257, 258, 259, 265, 287, 319, 320, 321, 325, 326, 327, 329, 330, 336, 337, 382
Kalium-Defizit-Test 255, 266
Kalium-Verlustniere 265
Kaliummangel-Syndrom 101, 234, 253
Kallmann-Syndrom 271
Kalomel 394
Kälteagglutinine 242
Kälteagglutininkrankheit 16, 65, 168
Kältehämoglobinurie 168, 169, 288
Kalzium siehe Calcium
Kammerseptumdefekt 72, 164
Kaplan-Klatskin-Syndrom 89, 236
Karboanhydrasehemmer 231, 266, 330
Karbolsäurevergiftung 212
Karbutamid 9
Kardiale Dekompensation 355
Kardiale Leberstauung 114, 148, 183, 261, 285
Karditis rheumatische 40, 123
Karzinomatose 197
Karzinoide 253
Karzinose 347
Kasabach-Meritt-Syndrom 398
Katalase 131
Katecholamin-produzierender Tumor 7
Katecholamine 7, 400
Kationenaustauscher 260, 320
KBR siehe Komplementbindungsreaktion
Keratitis, Band- 91
Kernikterus 58
11-Ketoandrosteron 267
Ketoazidose 19, 43, 73
Ketoazidose diabetische 100, 121, 258
Ketonämie 107
Ketonkörper 267
Ketose diabetische 19, 28, 156
Ketose, Hunger- 20
Ketose zentrale 45
17-Ketosteroide 90, 100, 107, 249, 250, 251, 254, 261, 270, 329

17-Ketosteroide-Harn 257, 267
Keuchhusten 313
Kilax 115
Kilphas 115
Kimmelstiel-Wilson-Syndrom 243
Klebsiellen-Infektion 214
Kleinwuchs 251
Klimakterium 249, 250, 359
Klinefelter-Syndrom 268
Klitorishypertrophie 90, 251, 252, 269
Knochendystrophie hypophosphatämische 337
Knochenerkrankungen osteolytische 321
Knochenfraktur 145, 149, 213, 276, 290, 335, 338, 396
Knochenmarkbiopsie 170
Knochenmarkinsuffizienz 171
Knochenmarkobliteration 291
Knochenmarkpunktion 131
Knochenmarkskarzinose 397
Knochenmarkskrise 237
Knochenmarksyndrom 172
Knochenmetastasen 25, 47, 64, 97, 129, 152, 161, 174, 181, 362, 363
Knochensarkom osteoklastisches 26
Knollenblätterpilzvergiftung 54, 243, 262, 327
Koagulationsband 271
Koagulopathie 137
Koffeinmißbrauch 77
Kohlenhydratpolyglobulie 166
Kohlenoxyd 385
Kohlenoxydvergiftung 290
Kokken-Infektion 289
Koli-Infektion siehe Coli-Infektion
Kollagenosen 64, 137, 143, 145, 147, 156, 161, 208, 272, 279, 282, 354, 355, 357
Kolontumor 24
Koloquinten 385
Kolpitis 224, 341
Koma siehe auch Coma
Koma diabetisches 320
Koma hypokaliämisches 193, 261
Koma, Leber- 193, 227, 229, 247, 287, 389
Komazylinder 227
Kompensationserythrozytose 165
Komplementbindungsreaktion 57, 380
Konduktorin 120
Kongorotprobe 35, 36, 241, 271, 272, 273
Konjunktivitis 223, 313
Konzentrationsversuch-Harn 99, 204, 216, 233
Konzentrationsversuch, Volhardscher 400

Koproporphyrie hereditäre 345
Koproporphyrine 343, 344, 345, 346, 347, 348
Koronarinsuffizienz 188
Koronarsklerose 217
Korpuskarzinom uteri 370
Kortiko-Striato-Zerebellares-Syndrom 275
Kortikoide 29, 32, 81
Kortikoidtherapie 321
Kortikosteroide 33, 40, 58, 68, 99, 150, 153, 238, 267, 268, 315, 393
Kortisol 73, 351, 355
Kortisoltest 251
Kortison 47, 66, 110, 124, 134, 162, 165, 254, 255, 261, 268, 270
Kortison-Glukose-Toleranztest 81, 119
Kortisonazetat 81
Krabbe-Syndrom 275, 278
Krämpfe epileptiforme 94
Kraniopharyngeom 77, 233
Kreatin (Harn) 274, 277, 278
Kreatin (Serum) 274, 275, 375
Kreatinin 20, 41, 205, 275, 276, 357, 365
Kreatinin (Harn) 275, 277
Kreatininurie 276, 277
Kreatinurie 241
Kreislaufinsuffizienz 390
Kreislaufkollaps 75
Kresole 178, 181, 385
Kretinismus 26, 336
Kristalle, Harnsäure- 228
Kristalle im Harnsediment 228
Krötentest 367
Kryofibrinogenämie 354
Kryoglobulinämie 65, 152, 192, 294
Kugelzellanämie 178, 179, 180, 182
Kugelzellen 176
Kumarinvergiftung 353
Kupfer 125, 127, 133, 278, 279, 345
Kupfersalze 385
Kupfersulfat 181
Kupffersche Sternzellen 10
Kwashiorkor 26, 133, 137, 171, 280, 321, 397
Kystom papilläres 370

Lachgas 9
Lähmung aufsteigende schlaffe 259
Laktat 19
Laktatdehydrogenase siehe LDH
Laktation 75, 91, 104, 196
Laktose-Intoleranz 209
Landkartenschädel 107
Largactil 60, 354
Laryngospasmus 94

Lateralsklerose myatrophische 303, 383
Latex-CRP-Reagens 124
Latex-Fixationstest 282
Latex-Rheumafaktor 454, 455
siehe auch Rheumafaktor
Latex-Röhrchentest 360
Latex-Tropfentest 282, 360
Latexdesaggregationstest 367
Latrodektismus-Syndrom 101, 210, 244, 259, 329
Laurence-Moon-Biedl-Syndrom 108
Laurylsulfat 61
Laverié-Syndrom 263
Laxantienabusus chron. 262
LDH 16, 50, 53, 54, 109, 137, 193, 194, 245, 246, 247, 284, 286, 287, 361, 381, 382, 383, 388, 389, 390
LDH-Liquor 382
LE-Faktor 154, 389
LE-Test 360
LE-Zellen 293, 360
LE-Zellphänomen 294
Leber, Stauungs- 12, 54, 78, 84, 109
Leber thyreotoxische 13
Leberabszeß 23, 229
Leberatrophie 12, 324, 374
Leberatrophie gelbe 146, 148, 229
Leberausfallskoma 28, 358
Leberbiopsie 53, 54, 55, 131, 273, 318, 387, 388, 389
Leberdystrophie 49, 54, 109, 187, 296
Leberdystrophie akute gelbe 59, 354, 384
Leberechinokokkus 24
Leberextrakte 62
Lebergifte 78, 132, 354
Lebergifte, Intoxikation mit -n 15
Leberinsuffizienz 357, 358, 389, 401
Leberinsuffizienz postoperative 113
Leberintoxikation 229
Leberkarzinom 114, 187, 194, 201
Leberkoma 193, 227, 229, 247, 287, 389
Leberkoma falsches 261
Lebermetastasen 15, 24, 53, 78, 114, 246, 276, 281, 284, 287, 362, 403
Leberparenchymschaden 83, 137, 183, 287, 352
Leberregeneration 24
Lebersarkoidose 25
Leberschaden toxischer 12, 54, 193, 287, 384, 388
Leberstauung kardiale 114, 148, 183, 261, 285
Lebertumor 53, 78
Lebervenenthrombose 166
Lebervenenverschluß 109

Lebervergrößerung 90
Leberzellnekrose 193, 281
Leberzerfall akuter 146
Leberzerfallskoma 28, 358
Leberzirrhose 12, 24, 28, 41, 46, 53, 71, 75, 79, 84, 113, 117, 121, 125, 132, 133, 144, 147, 151, 156, 157, 158, 166, 171, 174, 176, 180, 183, 186, 201, 216, 234, 247, 271, 283, 292, 324, 328, 341, 346, 353, 354, 374, 375, 376, 377, 388, 389, 391, 399
Leberzirrhose biliäre 48, 105, 147, 279
Leberzirrhose cholostatisch-biliäre 297
Leberzirrhose dekompensierte 109, 139
Leberzirrhose kompensierte 109
Leberzirrhose posthepatitische 113
Lecithin 169
Lederer-Brill-Syndrom 108, 168, 242
Lepra 161, 201, 272
Lepramittel 60
Leprechaunismus-Syndrom 90, 270
Leptospiren 52
Leptospirosen 109, 142, 240, 304, 353
Lethargie 91
Leucin 80, 229
Leucin-Aminopeptidase 280
Leukämie 113, 114, 123, 137, 146, 154, 170, 174, 177, 178, 194, 197, 201, 217, 221, 228, 237, 278, 279, 283, 294, 321, 347, 354, 356, 358, 391, 397
Leukämie akute 276, 279, 280, 381
Leukämie aleukämische 286, 291
Leukämie basophile 46
Leukämie eosinophile 161
Leukämie lymphatische 48, 238, 291, 314
Leukämie lymphatische chron. 17, 26, 137, 150, 153, 154, 286
Leukämie monozytäre 314
Leukämie, Monozyten- 291, 324
Leukämie, Myeloblasten- akute 291
Leukämie myeloische 48, 161, 286, 315, 341
Leukämie myeloische chronische 17, 23, 26, 71, 129, 291, 315, 396
Leukämie, Paramyeloblasten- 26
Leukämie, Plasmazellen- 342
Leukämie, Promyelozyten- 354
Leukämie, Pseudo- infantile 171
Leukeran 61, 315
Leuko-erythroblastische Anämie 175
Leukomycin 9, 51
Leukopenie 8, 90, 283, 291, 292, 294, 314, 315, 331

Leukose 171
Leukozyten 6, 8, 16, 53, 66, 101, 128, 129, 151, 159, 163, 166, 170, 172, 195, 210, 237, 242, 243, 288, 289, 291, 312, 313, 331, 344, 399
Leukozyten-Agglutinine 155, 293
Leukozyten basophile 45, 127, 128, 195, 288
Leukozyten eosinophile 127, 159
Leukozyten im 'Sediment 204, 219, 223, 227
Leukozyten myeloische 288
Leukozyten neutrophile 127, 286, 288, 290, 292, 293, 331
Leukozyten vitale 224
Leukozytenanreicherungspräparat 360
Leukozytenphagozytose 319
Leukozytenphosphatase, alkalische 21
Leukozytenzylinder 227
Leukozytose 33, 52, 57, 122, 162, 289, 290, 292, 293, 312, 314, 331, 335, 348, 389, 397
Leukozytose lymphatische 313
Leukozyturie 21, 207, 215, 223
Leydigzell-Tumor 269
Libman-Saks-Syndrom 143, 145, 161, 208, 293
Librium 60
Lichen amyloidosus 272
Lidödem 101
Lidschwellung 380
Lightwood-Albright-Syndrom 98, 218, 260, 265, 320
Lightwood-Syndrom 108
Linksverschiebung 127, 129, 290
Lipaemia retinalis 298
Lipämie 213, 295, 336
Lipase 35
Lipidämie 106
Lipide 295, 297
Lipidosen 90, 148, 297, 363
Lipidspeicherkrankheit 297
Lipocalcinogranulomatose 106
Lipodystrophie intestinale 92, 297
Lipogenese 73
Lipoide 110
Lipoidgranulomatose 48, 233
Lipoidnephrose 105, 117, 144, 188, 225, 241
Lipoidosen 106, 108, 394
Lipoidurie 144
Lipoprotein-Elektrophorese 137, 157, 158
Lipoproteidlipase 49
Lipoproteine 41, 137
Lipoproteinose 297
Lipurie 213
Liquor 300 ff.

Register

Liquor alpha-Globuline 142
Liquor beta-Globuline 142
Liquor bräunlich-dunkler 305
Liquor eitriger 304
Liquor Eiweißquotient 301, 302
Liquor eiweißreicher 305
Liquor, eosinophile Leukozyten im 309
Liquor, Erythrozyten im - 304, 305, 310
Liquor Gammaglobuline 142
Liquor Gesamteiweiß 142, 301, 302
Liquor, Granulozyten im - 197, 308, 309
Liquor hämorrhagischer 303
Liquor, Makrophagen im - 310
Liquor, Mastix-Reaktion 301, 302
Liquor, Monozyten im - 305, 308, 309, 310
Liquor, Nonne-Apelt-Reaktion 301, 302, 331
Liquor, Pandy-Reaktion 301, 302, 333
Liquor sanguinolenter 300, 303, 304, 305
Liquor-Sediment 304, 309
Liquor Spinnwebsgerinnsel 300
Liquor spontan gerinnender 305
Liquor-Trübung 300, 301, 303, 304
Liquor xanthochromer 300, 301, 303, 304, 305
Liquor Zellzahl 300, 301, 305, 306, 307, 308
Liquorchlorid 300, 301
Liquordruck 300, 301
Liquorzucker 300, 301, 306, 307, 308
Listeriose 52, 57, 59, 303, 304, 308, 309
Lithiumkarbonat 398
Lobärpneumonie 189, 292
Löffler-Syndrom 162, 210, 252
Lorchelvergiftung 54
Loutit-Anämie 168
Lowe-Syndrom 99
Lucey-Priscoll-Syndrom 58, 286
Lues 38, 42, 57, 121, 142, 149, 181, 183, 207, 241, 272, 283, 312, 324, 376
Lues cerebrospinalis 301, 302, 303, 308, 310
Lues connata 142, 149, 169, 308, 312
Luische Nephrose 105
Luisches nephrotisches Syndrom 142, 149
Lumbalschmerz 100
Lungenabszeß 272
Lungenembolie 121, 247, 351, 352, 380, 390

Lungenemphysem 18, 164, 189
Lungenfibrose 164
Lungenhämosiderose 134, 167, 209
Lungeninfarkt 12, 17, 189, 289
Lungenkarzinom 253
Lungenödem 121
Lungentumor 164
Lupoide Hepatitis 151, 294, 375, 377, 389
Lupus erythematodes 64, 88, 143, 145, 147, 150, 162, 208, 272, 276, 279, 283, 293, 294, 315, 355, 392
Lupus-erythematodes-Zellen 293
Luteinisierungshormon 249
Lymphadenose chronische 21, 109
Lymphatische Leukämie 48, 238, 291, 314
Lymphatische Leukämie chron. 17, 26, 137, 150, 153, 154, 286
Lymphatische Leukozytose 313
Lymphatischer Rachenring 314
Lymphknotenschwellung 162, 210, 313
Lymphknotentuberkulose diffuse 315
Lymphoblastom funikuläres 148
Lymphoblastom großfollikuläres 150
Lymphocytosis infectiosa acuta 313
Lymphogranuloma benignum 152
Lymphogranulomatose 7, 64, 68, 88, 113, 114, 124, 146, 150, 153, 161, 181, 197, 272, 279, 324, 394, 396
Lymphoide Monozyten 52
Lymphosarkom 68, 137, 161, 238, 292, 310, 394
Lymphozyten 6, 52, 101, 127, 128, 210, 288, 289, 293, 312, 313, 314, 324, 331, 389
Lymphozyten im Liquor 305, 307, 308, 309, 310
Lymphozyten monozytoide 293, 313
Lymphozytose 170, 292, 312, 313, 314
Lysol 93, 100, 181, 212, 385
Lysoym 137
Lyssa 303
Lysthenon 116

Mackothion 115
Magen, Sturzentleerung des - 133
Magenaushebung fraktionierte 27
Magenbiopsie 318
Magenkarzinom 130, 174, 253, 354, 391
Magenpolyposis 391
Magenresektion, Zustand nach - 133, 170, 366
Magensaftaspiration 19
Magensaftuntersuchung 27, 36, 192, 316, 318, 333, 395

Magensonde 170, 316, 327
Magensonde fraktionierte nach
 Lambling 316
Magentetanie - Kußmaul 328
Magentumor 24, 352
Magenulkus 32, 244, 352, 391
Magenvarizen 166
Magnesium 20, 87, 93, 94, 127, 319,
 320, 321, 322
Magnesium (Harn) 322
Magnesium-Toleranztest 322
Magnesiumintoxikation 322
Magnesiummangel 319, 321, 322
Magnesiummangel-Syndrom 209
Magnorbin 93
Makroglobulin 137, 139, 143, 147,
 152
Makroglobulinämie Waldenström 64,
 89, 137, 152, 155, 192, 208, 273,
 299, 314, 375
Makroglossie 273
Makrohämaturie 219, 220, 221
Makrophagen im Liquor 310
Makropolyzyt 129
Makrozytäre Anämie 174, 175, 203
Makrozyten 174
Makrozytose 170
Malabsorptionssyndrom 26, 92, 95,
 137, 189, 262, 336
Malaria 12, 142, 147, 149, 169, 170,
 174, 181, 207, 241, 292, 324, 376
Malat-Dehydrogenase 383
Malathion 115
Mallory-Weiss-Syndrom 166, 391
Malnutrition 199
Maltafieber 314, 324
Mamma-Karzinom 89, 340, 363
Mancke-Sommer-Reaktion 375
Mangan 79
Mangelanämie 132, 169, 171, 359
Marasmus 114
Marchiafava Anämie 169
Markhypoplasie 175
Marmorknochenkrankheit 90, 172
Marplan 60, 385
Marschhämoglobinurie 169
Marschproteinurie 206
Marsilid 60, 385
Martin-Albright-Syndrom 91, 325,
 339
Masern 126, 149, 160, 169, 308, 313,
 342, 376
Masernenzephalopathie 306
Maskulinisierende Tumoren des Ovars
 252
Mastitis 38
Mastix-Reaktion, Liquor 301, 302
Mastozytose 253

Masturbation 223
Mauriac-Syndrom 106
Mecholyl 34
Meckelsches Divertikel 392
Mediastinalkarzinom 251, 270
Medikamentenallergie 294
Medulloblastom 307
Megakaryozytenaplasie kongenitale
 397
Megaloblastäre Anämie 366
Megaloblastenanämie 15, 170, 175,
 178, 180, 246, 286, 341, 364
Megaloblastenanämie, Schwanger-
 schafts- 279
Megalozytäre Anämie 174, 182, 203,
 209
Megalozyten 174
Megalozytose 170
Megaphen 9
Mehlnährschaden 137, 171
Meinicke-Trübungs-Reaktion 57
Mekonium 57
Melaena vera 167
Melanex 385
Melanin 212
Melanomatose 246
Melanosarkom im ZNS 305
Melleril 60
Melubrin 9
Membranfolien-Elektrophorese 138,
 157
Ménétrier-Syndrom 92, 262, 327
Meningitis 38, 142, 149, 232, 304, 305,
 306, 307, 308, 309, 310
Meningitis epidemica 300, 301
Meningitis lymphozytäre gutartige
 343
Meningitis, Torula- 306, 307, 308,
 309
Meningitis tuberculosa 300, 301, 303,
 304, 306, 307, 308, 309
Meningitis, Virus- 302, 304, 308, 309
Meningoencephalitis toxoplasmotica
 304, 309
Meningoenzephalitis bei Influenza 303
Meningoenzephalitis bei Leptospirose
 304
Meningoenzephalitis bei Listeriose
 304, 305, 308, 309
Meningokokken 311
Meningokokken-Meningitis 398
Menstruation 44, 131, 196, 222, 326,
 368, 396
Mepacrinum 385
Mephesin 253
Meprobamat 398
Mepyramin 9
Mercazole 61

Register

6-Merkaptopyrin 9, 61, 171, 291
Mesantoin 9, 61, 169
Mesenterialinfarkt 28, 382
Mesenterialthrombose 392
Mestranol 25, 53
Metabolische Alkalose 18, 19, 100, 117, 218, 261
Metabolische Azidose 18, 19, 100, 117, 218, 229, 261, 328
Metabolischer Schwachsinn 229, 338
Metacide 115
Metacrin 51
Metahexamide 61, 385
Metamyelozyten 129
Metastasenleber 187, 194
Metasystox 115, 258
Meteorismus 92
Methacholin 332
Methämoglobin 178, 212
Methämoglobinämie 165, 173
Methandrostenolon 61
Methimazol 386
Methionin 274
Methotrexat 61
Methylalkoholvergiftung 20, 33
Methylchlorid 169
Methylcholin 33
Methylenbromid 385
Methylhydantoin 173
Methylmerkaptoimidazol 9
Methyltestosteron 61, 274, 276
v.-Meyenburg-Altherz-Uehlinger-Syndrom 210
Migräne 233
Mikrocardiolipin-Reaktion 57
Mikrohämaturie 206, 207, 219, 220, 221, 240, 243
Mikrozytäre Anämie 174
Mikrozyten 175
Milchsäure 284
Milchtrinker-Syndrom 19, 325
Miliartuberkulose 64, 292, 314
Milzaplasie kogenitale 178
Milzatrophie 178
Milzneutropenie prim. 291
Milzruptur 32
Milztuberkulose 166, 292
Milztumor 90
Milzvenenthrombose 172, 396
Milzvergrößerung 90
Minderwuchs 91, 96, 270, 329
Mipatox 115
Mitosegifte 315
Mitosehemmer 291
Mitralvitium 72, 188
Möller-Barlowsche Krankheit 68
Molybdän 385
Monarthritis 238

Mongolismus 201
Moniliasis 95, 309
Monoaminooxydasehemmer 60, 79
Monojodtyrosin 349
Monomakrophagen 323
Mononukleose infektiöse 26, 52, 140, 142, 147, 149, 187, 220, 240, 246, 293, 310, 312, 324, 343, 376, 381, 389, 398
Mononukleosetest 52
Monozytäre Leukämie 315
Monozyten 52, 127, 128, 288, 293, 315, 323, 325, 331, 389
Monozyten im Liquor 305, 308, 309, 310
Monozyten-Leukämie 291, 324
Monozyten lymphoide 52
Monozytoide Lymphozyten 293, 313
Monozytose 292, 323, 324, 389
Monozytose falsche 325
Monozytose, Objektträger- 325
Monozytose, Ohrblut- 325
Morbus Addison 4, 5, 77, 80, 88, 95, 254, 257, 270, 328, 335, 402
Morbus Ayerza 18, 165
Morbus Bang 146, 149, 220, 314, 324
Morbus Basedow 109
Morbus Bechterew 38, 41, 90, 133, 142, 145, 272, 283
Morbus Biermer 170
Morbus Boeck 24, 41, 89, 97, 152, 156, 233, 236, 272, 283, 398, 380
Morbus Crohn 392
Morbus Cushing 26, 153, 261, 320
Morbus Gaucher 297, 353
Morbus Gierke 297
Morbus haemolyticus neonatorum 51, 55, 168, 288
Morbus Hand-Schüller-Christian 297
Morbus Hodgkin 22, 26, 124, 126, 146, 174, 201, 208, 217, 237, 241, 246, 279, 292, 315, 324, 347
Morbus Osler 221
Morbus Paget 25, 89, 97, 363
Morbus Pfaundler-Hurler 297
Morbus Recklinghausen 96, 341
Morbus Schüller-Christian 48
Morbus Tay-Sachs 297
Morbus Waldenström 273
Morbus Weil 52, 240, 353
Morbus Werlhof 68, 357, 396
Morphin 33
Mortopal 115
Moschcowitz-Syndrom 398
Mukoide, Serum- 122
Mukoviszidose 272
Multiple Sklerose 224, 300, 302, 303, 307

Mumps 308
Muskelatonie 275
Muskeldegeneration hypokaliämische 92, 99, 101, 239, 259
Muskeldystrophie myogene 120
Muskeldystrophie progressive 15, 16, 246, 275, 277, 286, 341, 380, 383
Muskeldystrophie pseudohypertrophische 348
Muskelentzündungen 361
Muskelerkrankungen 15, 120, 380, 383, 390
Muskelgangrän 15
Muskelhypertrophie 269
Muskelkrämpfe 94, 236
Muskellähmung, hypokaliämische 260, 265, 337
Muskellähmung paroxysmale fam. 263
Muskelrelaxantien 115, 116
Muskelschädigung traumatische 15, 258
Muskelschmerzen 380
Muskelspasmen 321
Muskeltrauma 121, 380
Muskeltrichinen 126
Myasthenia gravis 314
Myasthenie 383
Myatrophische Lateralsklerose 303, 383
Myeloblasten 129, 291
Myeloblasten-Anämie 402
Myeloblasten-Leukämie akute 291
Myelofibrose 172, 291, 397
Myeloische Leukämie 48, 161, 286, 315
Myeloische Leukämie chronische 15, 23, 26, 71, 129, 291, 315, 396
Myeloische Leukozyten 288
Myeloische Reaktionen 21
Myelom 139, 152, 158
Myelom multiples 208
Myelose 88
Myelose chronische 46
Myelose funikuläre 198, 366
Myelosklerose 181, 290, 396, 397
Myelotoxische Arzneimittel 171
Myelozyten 129, 291
Myleran 9, 61, 172, 232, 295
Myocarditis diphtherica 380
Myocarditis rheumatica 379
Myogene Muskeldystrophie 120
Myoglobin 131, 212, 234, 342
Myoglobinämie 241
Myoglobinurie 241, 275, 380
Myoglobinurie paroxysmale 15
Myokardinfarkt 75, 123, 137, 246, 258, 341
Myokarditis 246, 286

Myopathie neurogene 275
Myotonia congenita 383
Myxödem 77, 107, 137, 161, 170, 271, 279, 295, 299
Myxödem kindliches 336
Myxödem sekundäres 66, 295

Na siehe Natrium
Na/K-Quotient 328
Na/K-Quotient im Harn 4
Nabelsepsis 57
Nadisan 61, 398
Nahrungsmittelallergie 159
Nandrolon 386
Naphthalin 51, 169, 178, 384
Naphthol 126, 178, 385
Nardil 386
Narkose 13, 18, 19, 116, 380
Narkose, Äther- 13
Narkotika 61
Nasenbluten 166
Natrium 19, 20, 92, 97, 99, 100, 101, 107, 209, 257, 261, 320, 321, 325, 326, 327, 328, 335, 337
Natrium (Harn) 257, 329
Natriummangel 29, 325, 328
Natriummangel-Syndrom 209, 266
Natriumsalizylat 65
Natriumüberschuß 325
Natriumzitrat 63, 66, 67
Navidrex 385
Nebenniere 6, 7, 332
Nebennierenadenom 251, 267
Nebennierenandrogene 268
Nebennierendysfunktion 243
Nebennierenhyperplasie 100, 209, 248, 251, 257, 267
Nebenniereninsuffizienz 77, 80, 88, 100, 102, 161, 250, 252, 257, 275, 312, 314, 327, 328, 330, 335
Nebennierenkarzinom 251, 267
Nebennierenmark 6
Nebennierenrindenadenom 79
Nebennierenrindenkarzinom 79
Nebennierenrindeninsuffizienz primäre 4
Nebennierenrindentumor 327
Nebennierensteroide 103, 261, 266
Nebennierentumor 99, 165, 209, 248
Nebennierenüberfunktion 260
Nebenschilddrüsenhyperplasie 89
Nekrose 64
Neosalvarsan 386
Neostibosan 9
Neoteben 60
Nephritis 29, 35, 39, 89, 133, 158, 206, 207, 220, 222, 227, 376
Nephritis akute 220

Nephritis chronische 144, 146, 148, 153, 154, 156, 213, 220, 226, 334, 335
Nephritis interstitielle 207, 220, 225, 240, 272
Nephritis latente 220
Nephritis, Oxalat- 243
Nephritis, Salt-losing- 93, 100, 102, 257, 327, 330
Nephrokalzinose 20, 90, 91, 337
Nephrolithiasis 21, 91, 144, 320
Nephropathie angeborene 210
Nephropathie, Schwangerschafts- 208
Nephrose 41, 137, 148, 226, 271
Nephrose, Amyloid- 105, 144, 151, 153, 241, 295
Nephrose diabetische 105
Nephrose genuine 105
Nephrose, Lipoid- 105, 117, 144, 225, 241
Nephrose luische 105
Nephrose, Quecksilber- 105
Nephrose polyurische 320
Nephrose, Pyo- 224
Nephrose, Sulfonamid- 105
Nephrose toxische 21, 52, 93, 226
Nephrosesyndrom kongenitales 105
Nephrosklerose 222, 226, 227
Nephrotisches Ödem 234
Nephrotisches Syndrom 48, 64, 66, 93, 97, 105, 112, 117, 133, 134, 139, 144, 146, 153, 156, 157, 161, 198, 207, 213, 241, 280, 295, 299, 326, 334, 350, 370, 376, 377
Neuphrotisches Syndrom luisches 142, 149
Nepresol 62, 294
Nervensystem sympathisches 5, 6, 288
Neugeborenenhyperbilirubinämie 56
Neugeborenenthrombopenie 397
Neuraminsäure 67
Neurodermitis atopische konstitutionelle 112, 115
Neurolues 303
Neuropathie 80
Neuroplegika 355
Neutralfett 104, 105, 106, 109, 295, 296, 297, 331, 394
Neutropenie 291, 293, 331
Neutrophile Granulozyten 8, 195, 331
Neutrophile Jugendliche 255
Neutrophile Leukozyten 127, 286, 288, 290, 292, 293, 331
Neutrophile Leukozytose 289
Neutrophilie 289, 331
Niacin 386

Niamid 60
Nickel-Intoxikation 127
Nickeltetrakarbonyl 181, 385
Niconacid 386
Niere künstliche 262
Nierenadenose 166
Nierenarterienstenose 117
Nierenbiopsie 273
Nierendiathermie 234
Nierenepithelien 331
Nierenhypoplasie 89
Niereninfarkt 222, 289, 382
Niereninsuffizienz 19, 34, 91, 93, 94, 97, 188, 227, 228, 233, 236, 270, 271, 277, 278, 294, 320, 322, 327, 334, 352, 358, 365, 401, 402
Niereninsuffizienz chronische 20, 260, 321, 322
Niereninsuffizienz tubuläre 335, 339
Nierenkarzinom 166, 188
Nierenkolik 233, 234
Nierenlues 226
Nierenptose 222
Nierenrindennekrose 100, 209, 242
Nierenschädigung tubuläre 43, 100, 102, 156, 209, 233, 265
Nierenstein 222, 234, 242
Nierenstriktur 234
Nierentransplantation 208
Nierentrauma 222
Nierentuberkulose 224, 364
Nierentumor 222, 234, 242
Nierenvenenthrombose 222
Nierenversagen akutes 20, 118, 188, 240, 241, 287
Nierenzysten 166, 222
Nifos 115
Nikotin 230
Nikotinamid-Adenin-Dinukleotid 284
Nikotinamid-Adenin-Dinukleotidase 37
Nikotinmißbrauch 77
Nikotinsäure 62, 79
Nikotinsäureamid 79
Nikotinvergiftung 393
Niran 115
Nirvanol 61
Nitrite 165, 181, 204, 214
Nitrobenzol 169, 178, 385
Nitrodimethylamin 385
Nitrofurantoin 51
Nitroglykol 178
Nitroglyzerin 165
Nonne-Apelt-Reaktion, Liquor 301, 302, 331
Noradrenalin 5, 6, 7, 349
Noradrenalin (Harn) 332, 400

Normazidität 81
Normocalcämie 96
Novobiocin 61
Novobiocinhyperbilirubinämie 55
Nüchternsekret
 siehe Magensaftuntersuchung 333

O₂-Partialdruck 165
Objektträgermonozytose 325
Obstipation 10, 12, 90, 215, 262, 264, 387, 390
Obstruktionsikterus 394
Ödeme 25, 32, 54, 92, 93, 103, 157, 198, 207, 216, 223, 260, 325
Oestromenin 386
Offener ductus Botalli 72, 164
Ohrblutmonozytose 325
Oligämie 71
Oligomenorrhoe 251, 252
Oligophrenie 91
Oligospermie 269
Oligurie 20, 101, 102, 233, 234, 235, 243, 244, 257
Operation 6, 15, 44, 121, 124, 129, 157, 162, 242, 254, 269, 320, 332, 380, 397
Ophthalmia sympathica 324
Opiate 18, 33, 85, 126, 199
Oppenheim-Krankheit 275
Optarson 9
Orgasteron 61
Orinase 206
Osmolarität 216
Osmotische Resistenz siehe Erythrozytenresistenzbestimmung 333
Ösophagitis erosiva 391
Ösophaguskarzinom 391
Ösophagusrißblutung 166, 391
Ösophagusvarizen 166, 391
Ösophagusvarizenblutung 28
Osteoblasten 28
Osteogenesis imperfecta 363
Osteoklastisches Knochensarkom 26
Osteomalazie 25, 48, 97, 260, 265, 336, 337, 338, 339
Osteomyelitis 241, 272
Osteomyelitis, Staphylokokken-- 38
Osteomyelofibrose 23
Osteomyelosklerose 21, 129, 295
Osteopathie renale 96
Osteopetrosis 90, 172
Osteoplastisches Sarkom 47
Osteoporose 21, 27, 88, 89, 96, 251, 329, 339, 342
Osteosarkom 28
Osteosklerose 23, 25, 229
Ostitis cystoides multiplex
 Jüngling 89

Ostitis deformans 25
Ostitis fibrosa generalisata 335, 336
Ostitis fibrosa Recklinghausen 24
Ostitis fibrosa renale 25
Östradiol 248
Östriol 248
Östrogene 62, 248, 249, 250, 281, 282, 333, 350
Östron 248
Ovalozyten 161
Ovarialhyperplasie 250
Ovarialinsuffizienz 369
Ovarialkarzinom 251
Ovarialtumor 165, 269
Ovarialzysten 400
Ovulationshemmer 27, 53, 62, 281
Owren-Syndrom 237, 357
Oxalacetat-Transaminase 333
Oxalate 228, 285, 357
Oxalatkristalle im Harn 333
Oxalatnephritis 243
Oxalaturie 213
Oxalose-Syndrom 228
Oxalsäure 92
Oxalsäurevergiftung 320, 393
Oxalurie 228, 243
Oxazolidine 61
Oxybuttersäure 43
11-Oxysteroide 45, 107, 244
Oxytetrazyklin 398
Oxyuren 160

p-Phenylendiamin 385
Pacatal 60
Pachymeningosis 167
PAH 116, 117
Pamachin 51
Pamaquin 9
Pandy-Reaktion, Liquor 301, 302, 333
Pankarditis 188
Pankreasatrophie 42
Pankreaserkrankung fibrozystische des Kindesalters 42
Pankreaserkrankungen 31, 42, 74, 106, 174
Pankreasfermentmangel 92
Pankreasinsuffizienz 215, 365, 395
Pankreaskarzinom 74, 76, 114, 251, 270, 281, 354, 393
Pankreaskopfkarzinom 42, 52, 189
Pankreaslipase 93
Pankreasnekrose akute schwere 34
Pankreasschädigung traumatische 74
Pankreassklerose sekundäre 32
Pankreastumor 27
Pankreaszysten 42
Pankreatektomie 106

Register

Pankreatitis 27, 32, 34, 189, 297, 299, 320, 356
Pankreatitis akute 31, 33, 42, 74, 93, 106, 287, 382
Pankreatitis chronische 31, 42, 52, 54, 106, 353
Pankreatitis nekrotisierende 91
Pankreatitis primäre sklerosierende 32
Pankreopathie chronische 394
Pankreopathie chronisch kalzifizierende 31
Pankreopathie chronisch rezidivierende 393
Pankreopathie familiäre verkalkende 32
Pankreozym 34
Pankreozymin 35
Panmyelophthise 291
Papillennekrose 222
Papillitis 32, 222
Paraaminohippursäure-Clearance 116, 117
Paraaminosalizylsäure 9, 60
Paraerythroblasten 290
Paraffin 353
Paraganglien 6, 74, 332
Paragranuloma 124
Parahämophilie 190, 357
Paralyse 300
Paralyse periodische 255
Paralyse progressive 302, 303, 308, 310
Paramyeloblastenleukämie 26
Paramyeloblastenleukämie akute 15
Paraneoplastisches Syndrom 239
Paranitroanilin 178
Paraphenyldiamin 178
Paraprotein 47, 64, 141, 148, 152, 154, 155, 206, 355, 375
Paraproteinämien 64, 192, 372
Paraproteinose 208
Parästhesien 94, 259, 366
Parasympathikotonie 115
Parathion 115, 385
Parathormon 320, 334, 335, 336
Parathyreoidea-Adenom 32
Parathyreoidektomie 321
Parathyreoidektomie, Zustand nach - 339
Paratoluolsulfochlorid 385
Paratyphus 292, 311, 314, 324
Paraxin 9, 51
Parese 366
Parkinsonismus 303
Parodontose 391
Parotitis 262
Parotitis epidemica 33, 292, 313, 324

Parotitis purulenta 33
Paroxysmale Hochdruckkrise 6
PAS 51, 169, 178, 260, 314, 356, 365, 386, 393, 398
Paul-Bunnel-Reaktion 52, 240, 312, 389
PBI siehe Proteingebundenes Jod
pCO₂ (arteriell) 118
Pellagra 347
Pemphigus 161
Pemphigus erythematodes 294
Penicillin 9, 40, 61, 356, 386
Penicillinamine 208
Pentachin 51
Pentdyopent (Harn) 204, 217
Perandren 61, 386
Periarteriitis nodosa 64, 142, 145, 147, 150, 151, 208, 243, 282, 283, 294, 392
Perichondritis chondrolytische generalisierte 210
Perikarditis 188, 286, 380
Perikarditis konstriktiva 208
Periston · 66
Peritonealdialyse 262
Peritonealkarzinose 377
Peritonitis 32, 155, 157
Peritonitis carcinomatosa 399
Peritonitis tuberculosa 399
Perniziosa-Psychose 366
Perniziosa, Schwangerschafts- 170, 274, 182, 203
Perniziöse Anämie 12, 64, 72, 109, 114, 129, 132, 134, 135, 136, 137, 141, 144, 156, 170, 174, 175, 177, 178, 179, 180, 182, 198, 203, 217, 237, 238, 279, 284, 286, 346, 359, 364, 366, 397
Peroxydase 131
Petrol 385
Pflanzenschutzmittel 115
Pfortaderthrombose 192
pH-Serum siehe Alkalireserve
pH-Urin 18, 204, 217, 333
Phagozytose 294, 331
Phagozytose, Leukozyten- 319
Phäochromozytom 6, 7, 74, 117, 197, 243, 332, 339, 400
Phäochromozytomhochdruck 117
Phenacemid 178
Phenacetin 9, 51, 62, 165, 169, 178, 240, 290
Phenelzin 386
Phenergan 60
Phenetolcarbamidum 178
Phenicarbazidum 178
Phenindione 61, 62, 386
Phenipraezin 386

Pheniramin 65
Phenobarbital 314
Phenol 23, 178, 181, 212, 222, 358, 401
Phenoloxydase 278
Phenolphthalein 23, 126, 220
Phenolphythaein 212
Phenolrot 212
Phenolrot-Test 333
Phenolsulphonphthalein 333
Phenothiazine 9, 60, 169, 178, 253, 356, 370, 386
Phenuron 386
Phenylazetylharnstoff 172
Phenylbrenztraubensäure — Harn 337
Phenylbutazon 9, 61, 62, 65, 68, 172, 238, 356, 384, 386, 398
Phenylhydantoin 350
Phenylhydrazin 51, 61, 169, 177, 178, 345, 386
Phenylketonurie 337
Pherogramm 144, 146
PHI siehe Phosphorhexoseisomerase
Phlebomegalie 237
Phlorhizin-Diabetes 189
Phlorhizin-Vergiftung 189
Phosgen 181, 385
Phosphat 19, 20, 21, 26, 36, 88, 89, 92, 94, 96, 218, 263, 327, 328, 329, 330, 334, 335, 336, 338, 339
Phosphat (Harn) 336, 337, 338, 339
Phosphat-Diabetes 229, 239, 337, 338
Phosphat alkalische 20, 22, 23, 25, 26, 52, 53, 54, 58, 88, 89, 90, 91, 93, 96, 99, 137, 194, 229, 236, 243, 265, 287, 335, 336, 339, 362, 363, 381, 385, 387, 388
Phosphatase, Erythrozyten- 363
Phosphatase saure 25, 339, 361, 362, 363
Phosphatase, Thrombozyten- 362, 363
Phosphate im Urin 229
Phosphatid-Thesaurimose 243
Phosphatide 104, 105, 106, 109, 110, 295, 296, 297, 339, 376
Phosphatlipoidose 297
Phosphaturie 213, 338
Phosphaturie, Hyper- 25, 229, 339
Phospho-Gluko-Amino-Diabetes renaler 21, 108, 265, 338
Phospholipoide 106
Phosphor 9, 23, 25, 78, 90, 91, 92, 93, 97, 99, 169, 229, 243, 258, 265, 345, 384, 385

Phosphor organischer 25, 36, 115, 334, 335
Phosphorhexoseisomerase 340
Phosphorinsektizide 258
Phosphormangel primärer 28
Phosphorsäureester organische 334, 385
Phosphorvergiftung 54, 213, 220, 222, 229, 393
Phosphorwasserstoff 181, 385
Photodermatose 344
Photosensibilität 344
Phylloerythrinogen 13
Physostigmin 115
Phytinsäure 92
Pickwick-Syndrom 164
Pikrinsäure 384
Pilzgifte 169
Pilzintoxikation 229
Pinealom 233
Pittressin 90, 192, 233
Plasma, Gelbfärbung des — 66
Plasma-Thromboplastinanticedent-Mangel 191
Plasma wasserhelles 66
Plasmaeisen 132
Plasmaexpander 71, 82
Plasmazellen 288, 289, 314, 341
Plasmazellenleukämie 342
Plasmochin 9, 60, 169, 178, 181
Plasmozytom 26, 47, 64, 88, 97, 108, 113, 114, 137, 138, 140, 145, 148, 150, 153, 154, 155, 156, 174, 192, 208, 237, 241, 273, 291, 294, 342, 375, 397
Plasmozytom, gamma- 247, 375, 378
Plazenta 24, 247, 249
Plazentalösung vorzeitige 137
Pleozytose 307
Pleuraexsudat 92
Pleuritis 41
Pleuritis exsudava 189
Pneumokokken 122, 127, 311
Pneumokokkensepsis 169
Pneumonie 13, 18, 38, 41, 63, 101, 126, 142, 180, 237, 242, 243, 287, 328
Pneumonie, Virus- 313, 324
Pocken 46, 127, 313, 324
Poikilozyten 175
Poikilozytose 170
Poliomyelitis 15, 88, 142, 147, 154, 275, 300, 302, 308, 309, 348
Pollakisurie 223
Pollenüberempfindlichkeit 208
Polyämie 71
Polyarthritis akute 38, 122, 222
Polyarthritis chronische 283

Polyarthritis primär chronische 38, 41, 84, 122, 134, 136, 139, 143, 147, 150, 192, 208, 272, 274, 279, 282
Polychromasie 178
Polychromatophilie 167
Polydipsie 264, 329
Polyglobulie 5, 71, 118, 164, 202, 203, 237, 335
Polyglobulie gastrogene 166
Polyglobulie, Kohlenhydrat- 166
Polymyositis 120
Polymyositis chronisch diffuse 383
Polyneuritis 273
Polyostische fibröse Dysplasie 90
Polyphagie 329
Polyposis 167
Polyserositis-Syndrom 209
Polyurie 21, 90, 97, 155, 211, 232, 233, 234, 260, 264, 265, 327
Polyurische Nephrose 320
Polyzythämie 21, 23, 46, 65, 71, 72, 89, 129, 163, 164, 166, 180, 198, 201, 203, 221, 237, 238, 290, 346, 349, 396
Porphin 343
Porphobilinogen 12, 343, 344, 345, 346, 347, 348
Porphyria congenita 345
Porphyria cutanea tarda 125, 344
Porphyria erythropoetica 345
Porphyrie 12, 299, 344, 348
Porphyrie akute toxische 344
Porphyrie hepatische 132, 344
Porphyrine 204, 212, 217, 344
Porphyrinurie 345, 346
Porphyrinurie symptomat. 345
Portale Hypertension 172
Portiokarzinom 370
Postgastrektomie-Syndrom 195, 394
Posthämorrhagische Anämie 175
Posthepatische Leberzirrhose 113
Postimmersions-Syndrom 99, 251
Postpankreatektomie-Syndrom 44
Postsplenektomie-Syndrom 396
PPA-Mangelkrankheit 357
Präalbumin 137, 398
Praecoma hepaticum 28
Präklimakterium 369
Prazine 60
Prednisolon 82, 89, 261, 266, 355, 393
Prednison 266, 280, 393
Pregnandiol 56, 348
Pregnandiol-Ausscheidung 251
Pregnandiol-Bestimmung 248, 249
Pregnandiol-Hyperbilirubinämie 56
Pregnandion 386

Pressorische Substanzen 349
Price-Jones-Kurve 170
Primaquin 178, 181
Primär chronische Polyarthritis 293, 360, 376, 378
Primolut-N 61
Proaccelerinmangel 190
Probenecid 238
Procainamid 9
Progesteron 247, 249
Progressive Paralyse 302, 303, 308, 310
Prolactin 249
Promyelozyten 129
Promyelozytenleukämie 360
Prontosil 9, 211
Propylthiouracil 353
Prostata-Erkrankungen 362
Prostata-Hypertrophie 221, 224, 242, 334, 362
Prostata-Karzinom 327, 340, 354, 362
Prostata-Operation 354
Prostata-Phosphatase 361, 362, 363
Prostata-Tumor 224
Prostatitis 38, 223, 225, 362
Prostigmin 115
Prostigmin-Test 34, 349
Proteinämie, Rest- 117
Proteinanalyse 138
Proteine des Serums 349
Proteingebundenes Jod 349, 350
Proteinmangel 321
Proteinmangelanämie 174, 182, 203
Proteinurie 9, 48, 59, 75, 86, 99, 137, 144, 156, 205, 206, 207, 209, 210, 231, 240, 241, 243, 273, 349, 370
Proteinurie orthostatische 206
Proteinurie, Schwangerschafts- 156
Proteinurie, Sport- 198
Proteus 311
Proteus-Infektion 214, 218, 235
Prothrombin 59, 69, 137, 140, 349, 351, 355
Prothrombinkonsumptionstest 397
Prothrombinmangel 352
Prothrombinzeit 69
Protoporphyrin 343
Provokationstest 35
Prurigo 161
Pruritus 53, 163
Pseudo-Biermer-Syndrom 132
Pseudo-Conn-Syndrom 99, 104, 327
Pseudocholinesterase 110, 111
Pseudogicht-Syndrom 248
Pseudohämaturie 222
Pseudohypoparathyreoidismus 91, 95, 335, 339

Pseudoleukämie infantile 171
Pseudomangelrachitis 95
Pseudopylorospasmus 100, 268
Pseudothalassämie 176
Pseudozylinder 227
Psoriasis 89, 112, 161, 236
Psychopharmaka 9
Psychose 133, 279
Psychose depressive 199
Psychose endogene 303
Psychose, Perniziosa- 366
PTA-Mangel 191
PTA-Mangelkrankheit 357
Pubertas praecox 90, 254, 269
Puerperalinfektion 126
Pulmonale Hypertonie 18
Pulmonale Ventilationsstörung 18
Pulmonalstenose 164
Purinethol 61, 172
Purpura allergische 210
Purpura ananphylaktoide 46
Purpura haemorrhagica 221
Purpura hyperglobulinaemica 137, 152
Purpura rheumatica 41, 68
Purpura Schönlein-Henoch 392
Purpura Schönleini 152
Purpura thrombopenische 397, 398
Purpura thrombopenische thrombotische 398
Purpura vaskuläre symptomatische 68, 69
Pyämie, Septiko- 392
Pyelitis 224
Pyelonephritis 20, 40, 59, 117, 151, 188, 207, 220, 224, 225, 226, 227, 242, 334
Pyelonephritis chronische 21, 26, 117, 241, 265, 363
Pyelonephrose 89
Pylorospasmus, Pseudo- 100, 268
Pylorusstenose 259
Pyocyaneus 311
Pyocyaneus-Infektion 235, 394
Pyonephrose 224
Pyramidon 9, 172, 211
Pyrazinamid 60, 314, 385, 386
Pyrazincarbonsäureamid 385, 386
Pyribenzamin 9
Pyridium 211
Pyrithyldion 9
Pyrogallol 181
Pyrogene 230
Pyrophosphat 322
Pyruvatkinase-Insuffizienz 173
Pyurie 48, 213, 223
Pyurie, Säuglings- 58

Quecksilber 345
Quecksilberdiuretika 9, 100, 231, 266, 328, 330
Quecksilberintoxikation 208, 220, 222, 290, 393
Quecksilbernephrose 105
Quecksilberpräparate 62, 241, 320, 385, 398
Querschnittslähmung 224
Quickwert 59, 294, 351, 352, 354, 355
Quick'sche Wert 135

Rachenring lymphatischer 314
Rachitis 27, 92, 95, 97, 171, 265, 312, 321, 336, 338
Rachitis, Pseudomangel- 95
Rachitis renale 21, 25, 108, 209, 239, 265, 335, 338
Rachitis, Spät- 209, 260, 265, 330, 337, 339
Rachitis, Vitamin-D-resistente 229
Radioaktive Strahlung 29
Radiojodtest 197, 198, 356, 406, 408
Radiojodtest Störmedikamente 410
Rastinon 61, 206
Rastinon-Test 356
Rathbun-Syndrom 90
Rechtsherzinsuffizienz 54, 188, 331
Rechtsherzversagen 284
Rechtsverschiebung 129, 170
Reduktionsdiät 45
Reflexstörungen 275, 348
Regelan 356
Regitin-Test 7
Reiter-Syndrom 223
Reizbarkeit erhöhte 321
Reizleitungsstörung 322
Reizmagen 317, 318
Rekalzifizierungszeit 357
Rekonvaleszenz 76, 143, 147, 149, 160, 244, 260, 326, 378
Rektumbiopsie 273
Rektumkarzinom 188
Renale Alkalose 22
Renale Aminoazidurie 260
Renale Azidose 18, 20, 25, 97, 98, 229, 260, 337
Renale Glukosurie 44, 195
Renale hyperchlorämische Azidose 98, 260, 265, 330
Renale hypochlorämische Azidose 209, 339
Renale Hypophosphatämie 337
Renale Osteopathie 96
Renale Ostitus fibrosa 25
Renale Rachitis 21, 25, 108, 209, 239, 265, 325, 338
Renaler Phospho-Gluko-Amino-Diabetes 21, 108, 265, 338
Rendu-Oslersche Krankheit 165

Register

Reserpin 79, 370
Resitox 115
Resorcin 178, 385
Respiratorische Alkalose 18, 19, 89, 99, 117, 329
Respiratorische Azidose 18, 100, 118, 327
Rest-Hämaturie 117
Rest-Hypertonie 117
Rest-N 19, 322, 327, 328, 357, 358, 390
Rest-Proteinämie 117
Restharn 334
Restreduktion 73
Retikulo-endotheliales System 10, 50, 122, 130, 132, 136, 140
Retikulosarkom 161
Retikulose 174, 324, 375, 397
Retikulose leukämische 21
Retikulose maligne 146, 148, 150
Retikulose reaktive 152, 156
Retikulozyten 12, 50, 55, 66, 109, 167, 170, 271, 359, 396
Retikulozytenkrise 286, 359
Retikulozytose 174, 396
Retikulumzellschaden 188
Retinitis pigmentosa 108
Retothelsarkom 68
Retraktozym 396
Rh-Agglutinine 155
rh-Agglutinine 155
Rh-Faktoren-Unverträglichkeit 55
Rhagaden 322
Rheomakrodex 66
Rheumafaktor 155, 282, 360
Rheumatests 359, 360
Rheumatische Endokarditis 145
Rheumatische Herzerkrankungen 352
Rheumatische Karditis 40, 123
Rheumatisches Fieber 36, 38, 40, 41, 108, 122, 142, 145, 147, 150, 279, 348, 378
Rheumatoid bei Röteln 283
Rheumatoide Arthritis 84, 122, 133, 136, 139, 143, 145, 147, 150, 208, 282, 298, 360
Riboflavin 211
Ribonuklease 137
Ricin 385
Rickettsien 127
Riesenwuchs hypophysärer 197, 277
Rimifon 60, 354
Ristocetin 398
Rivalta-Probe 361, 399
Rivomycinhyperbilirubinämie 55
Rizinusöl 169
Ronicol 356
Röntgenbestrahlung 130, 172

Röntgeneosinophilie 161
Rössle-Urbach-Wiethe-Syndrom 297
Röteln 126, 308, 313, 342
Röteln, Rheumatoid bei 283
Rotor-Syndrom 55, 58, 83
Rubazonsäure 211
Rückenmarkangiome 305
Ruhr 19, 161, 223, 392
Rumpel-Leede-Gefäßtest 395

Sabin-Feldmann-Test 57
Salazopyrin 178
Salazosulfapyridin 51
Salizylat 124, 229, 238, 350, 353, 356, 370, 385, 393, 398
Salizylsäure 9, 79, 211, 212, 401
Salizylsäureintoxikation 329
Salmonellen-Infektion 214
Salpetersäure 325
Salpingitis 33
Salt-losing-Nephritis 93, 100, 102, 257, 327, 330
Saluretika 100, 398
Salvarsan 9, 384
Salvioli-Syndrom 337
Salyrgan 345
Salzfieber 98
Salzmangelsyndrom 20, 92, 241, 325
Salzsäure 133
Sanamycin 61
Santonin 126, 211
Saponine 169
Sarkoidose der Leber 24
Sarkome 64, 68, 79, 181, 246, 291
Säuglingsintoxikation 20
Säuglingspyurie 58
Säuglingspyurie, Hyperbilirubinämie bei - 54
Säuglingstoxikose 75, 241, 327
Säure-Basen-Gleichgewicht 17, 87, 218, 265, 361
Saure Phosphatase 25, 339, 361, 362, 363
Schädel-Hirn-Trauma 232
Schädeltrauma 75, 98, 100, 326, 330
Schädlingsbekämpfungsmittel 165
Scharlach 13, 31, 126, 143, 149, 160, 220, 223, 240, 289, 342
Scheidenprolaps 224
Schilddrüsendiagnostik 363
Schilddrüsenhormon 198, 244, 276, 349, 350
Schilddrüseninsuffizienz 257, 270
Schilddrüsentumor maligner 350
Schilddrüsenunterfunktion 26
Schilling-Test 109, 170, 363, 364, 365, 366
Schistosoma 160

Register

Schistozyten 175
Schizophrenie 133, 279, 303
Schlafmittel 13
Schlagvolumen 6
Schlangenbiß 397
Schlangengifte 169, 181, 222, 241
Schleimdrüsenatrophie 134
Schmidt-Syndrom 257, 269
Schock 28, 72, 85, 199, 241, 258
Schock anaphylaktischer 162
Schockniere 234
Schönlein-Henoch-Syndrom 210
Schradan 115
Schrumpfniere 100, 207, 226, 240, 241, 401
Schwachsinn 108
Schwachsinn metabolischer 229, 338
Schwangerschaft 21, 29, 44, 58, 70, 75, 91, 94, 100, 104, 120, 124, 131, 137, 142, 148, 180, 185, 191, 195, 196, 209, 222, 224, 244, 248, 274, 278, 281, 289, 299, 315, 321, 326, 350, 356, 367, 371
Schwangerschaft, Bilirubinerhöhung in der - 58
Schwangerschaft Übertragung 382
Schwangerschaftsanämie 170, 175, 182, 203
Schwangerschaftscholestase 59
Schwangerschaftsfettleber 59
Schwangerschaftsmegaloblastenanämie 279
Schwangerschaftsnephropathie 208
Schwangerschaftsperniziosa 170, 174, 182, 203
Schwangerschaftsproteinurie 156
Schwangerschaftstest 249, 366, 367, 368, 369, 370, 371
Schwangerschaftstoxikose 34, 237, 244, 328, 382
Schwangerschaftsunterbrechung 59
Schwartz-Bartter-Syndrom 251, 261, 270, 329
Schwartzmann-Sanarelli-Phänomen 354
Schwarzwasserfieber 12
Schwefelwasserstoff 181
Schweißdrüsenatrophie 134
Sedativa 9, 199
Sedormid 398
Segmentkernige 129
Sehnervenschädigung 20
Seifen 181
Seifenabort 241
Sekretin 34, 35
Selenium 385
Seminom 369
Senfgas 9, 385

Senkungsgeschwindigkeit siehe BKS
Senna 13, 211
Sensibilisierung 8, 65, 169
Sepsis 63, 110, 126, 130, 139, 153, 174, 239, 242, 292, 315
Sepsis, Pneumokokken- 169
Sepsis, Staphylokokken- 38
Septikopyämie 392
Seromucoid 137
Serotonin 395
Serum bakteriell verunreinigtes 42
Serum-Glutamat-Oxalazetat-Transaminase siehe SGOT
Serum-Glutamat-Pyruvat-Transaminase siehe SGPT
Serum hämolytisches 17, 42, 363, 377
Serum ikterisches 42
Serum lipämisches 42, 124, 284
Serum trübes 295, 296, 297
Serumelektrophorese siehe Elektrophorese
Serumhepatits 199
Serumkrankheit 159, 294, 342
Serumlabilitätsproben 86, 97, 113, 182, 195, 271, 372, 373, 374, 375, 376, 377, 378
Serumlipide 48, 105
Serumtrübung 66
Sexualhormone 97
SGOT 16, 51, 114, 151, 193, 194, 195, 285, 286, 287, 361, 278, 380, 381, 382, 383, 387, 388, 389, 390
SGPT 16, 51, 54, 151, 183, 193, 194, 285, 287, 361, 380, 383, 386, 387, 388, 389, 390
Sheehan-Syndrom 250, 252, 295
Shigellose 392
Shunt-Hyperbilirubinämie 55
Siaprobe 372, 375
Sichelzellanämie 65, 173, 176, 180, 208, 221
Sideroachrestische Anämie 125, 132, 173
Sideropenie 133
Siderophilie 55
Siderophilin 137
Siderose 125
Siderozyten 179
Sigmamycin 60
Silber 169, 177, 345
Silber-Porter-Chromogene 254
Silikose 18
Simmonds-Krankheit 76, 198, 248
Simmonds-Sheehan-Syndrom 100, 107, 198
Sinusitis 46, 272
Sinusthrombose 304, 305, 308
Sjögren-Syndrom 272

Sjögren-Zellen 360
Sjögrensche Erkrankung 134, 294
Skabies 160
Skelettveränderungen 20, 25, 89, 335
Sklerodermie 64, 283, 294
Sklerose maligne 6
Skorbut 26, 68, 156, 167, 171, 222, 391
Smear 247
Sorbitol-Eisen 134
Spasmophilie normocalcique 321
Spät-Dumping-Syndrom 77
Spät-Rachitis 209, 260, 265, 320, 337, 339
Spätgestose essentielle 118
Spätsyphilis 324
Speicheldrüsenatrophie 134
Speicheldrüsenerkrankungen 33
Speichelsteinverschluß 33
Speicherkrankheiten 106, 297, 324, 397
Spermaturie 213
Spezifisches Gewicht des Harns 390
Sphärozyten 176
Sphärozytose 65, 167, 168, 174, 176, 203
Sphincter Oddi 33, 85
Spinozerebelläre Erkrankung 303
Spinnenbiß 397
Spirochäten 52, 289, 301
Spirocid 9
Spirolactone 231, 320
Splenektomie 46, 130, 161, 176, 178, 179, 180
Splenomegalie 71, 162, 163, 166, 172, 291, 313
Spondylarthritis ankylopoetica 41, 143, 145, 147, 150, 280, 283
Spondylitis 272
Sportkrankheit 76
Sportler, Hochleistungs- 17
Sportproteinurie 206
Sprue 92, 106, 131, 170, 171, 174, 182, 203, 262, 321, 353, 394, 402
Sprue-Syndrom 187
Stabkernige 129
Stachelzelltumor 89
Stammfettsucht 251
Staphylokokken 37, 127, 214, 223, 310
Staphylokokkenosteomyelitis 38
Staphylokokkensepsis 38
Staphylolysin 37
Stärke-Intoleranz 171
Status epilepticus 258
Staub-Traugott'sche Doppelbelastung 81, 390
Staublunge 164

Stauungsgastritis 133
Stauungsinsuffizienz 246
Stauungsleber 12, 54, 78, 84, 109, 183, 187, 390
Stauungsniere 118, 207, 226
Steatorrhoe 26, 92, 110, 129, 134, 174, 182, 198, 203, 216, 262, 336, 353, 365, 394
Stein-Leventhal-Syndrom 252, 270
Steinniere 224
Stelazin 60
Stemetil 60
Stenokardie 188
Sterilität 252
Sterkobilin 11
Sterkobilinogen 9, 10, 11
Sternalpunktion 88
Sternheimer-Malbin-Zellen 204, 225
Steroidtherapie 74, 145, 150
STH 73, 75
Stickstoff 258, 390
Stickstofflost 315
Stickstofflostverbindungen 172, 191, 237
Stickstofflostvergiftung 153
Stilbamidin 60
Stilboestrolum 386
Still'sche Erkrankung 272, 283
Stimmveränderungen 251
Stoffwechselanomalie kongenitale 229
Stomatitis 391
Strahlenschäden 26, 122, 145, 149, 172, 191, 291, 342, 382, 393, 397
Stratilon 115
Streptokokken 36, 37, 39, 127, 223, 239, 311
Streptokokkenangina 40
Streptolysin-O 39
Streptomycin 9, 60, 159, 172, 398
Stress-Erythrozytose 166
Stress-Situationen 6, 44, 81, 134, 162, 260, 269, 314, 320
Striae 251
Strongyloides stercoralis 160
Strumektomie 77
Strychninvergiftung 258
Stuart-Prower-Defekt 191, 357
Stuart-Prower-Faktor 69
Stuhl auf Blut 48, 166, 390, 391, 392
Stuhl auf Fett 394
Stuhl auf Muskelfasern 395
Stuhl-Farbe 393
Stuhl-Reaktion 395
Stuhl, Urobilinogen 286
Stuhluntersuchungen 390, 391, 392, 393, 394, 395
Stupor 389
Sturzentleerung des Magens 133

Subarachnoidalblutung 304, 390
Subazidität 91, 215, 395
Subdurales Hämatom 167, 304, 305, 307, 309
Sublimat 93, 100, 177, 242
Succinylbischolin 115, 116
Sulfapyridin 9
Sulfat 20, 215
Sulfathiazol 9
Sulfite 165
Sulfonal 211
Sulfonamide 9, 13, 51, 60, 137, 165, 169, 172, 208, 234, 242, 314, 345, 384, 386, 398, 401
Sulfonamidnephrose 105
Sulfone 178
Sulfonylharnstoff 9
Sulfonylharnstoff-Test 78, 79
Sulfosalizylprobe 206
Sulfotepp 115
Sulfoxon 51
Sulkowitsch-Probe 88, 90, 96, 204, 395
Sulphos 115
Suprarenin 82
Sympathikotonie 112, 114
Sympathisches Nervensystem 5, 6, 288
Synkavit 178
Syntharsan 386
Syphilis, Spät- 324
Systox 115
Szent-Györgyi-Formel 87, 94, 319, 335
Szintigraphie 53

Tabes dorsalis 224, 301, 302, 303
Tachykardie 263, 344, 348
Tachykardie paroxysmale 127, 233, 285
Taenia saginata 162
Takata-Reaktion 372, 375, 376, 377
Tanderil 393
Tannin 126, 160
Tanninsäure 385
Tapazole 61, 386
Target-Zellen 176, 395
Tart-Zellen 294
Taubheit 210, 272
Tay-Sachssche-Krankheit 287, 382
Tebefen 60
Tebethion 9
Teleangiectasia hereditaria 165
Teleangiektasien 222
Teleangiektasien des Dünndarms 392
Tellur 385
TEM 315
Tendinitis kalzifizierende 238
Teratome embryonale 371

Terpentinöl 181, 220
Testishypoplasie 269
Testosteron 244, 249, 255, 260, 263, 267, 269, 386
Testoviron 386
Tetanie 87, 94, 95, 335
Tetanie chloriprive 19, 328
Tetanie, Hyperventilations- 94
Tetanie latente 94
Tetanusantiserum 9
Tetanustoxin 131
Tetrachloräthan 384, 385
Tetrachloräthylen 181
Tetrachlorkohlenstoff 15, 34, 78, 242, 345, 354, 384
Tetranitromethylanilin 385
Tetraplegie 262
Tetratom 115
Tetrazyklin-Toxizität 59
Tetrazykline 60, 216
Tetryl 178
Teutschländer-Syndrom 106
Thalassaemia maior 176
Thalassaemia minor 176
Thalassämie 125, 173, 176, 179, 180
Thalassämie, Pseudo- 176
Thekazelltumor 248
Thimazol 61
Thiantoin 9
Thiazide 101, 320
Thimet 115
Thio-Barbiturate 356
Thioglykollate 9
Thiophos 115
Thiosemikarbazon 9, 60, 385
Thiouracil 9, 61, 355, 385, 386, 398
Thorn-Syndrom 243, 257
Thorn-Test 4
Thrombasthenie (Glanzmann) 68, 69
Thrombelastogramm 396, 397
Thrombokinase 395
Thrombokinase, Gewebs- 356
Thrombopathie (Willibrand Jürgens) 68, 191, 357, 395
Thrombopenie 46, 68, 90, 137, 161, 167, 191, 221, 222, 294, 354, 357, 395, 396, 397, 398
Thrombopenie, Neugeborenen- 397
Thrombopenische Purpura 397, 398
Thrombopenische Purpura thrombotische 398
Thromboplastin 191
Thromboplastinbildungstest 69
Thrombose 123, 163, 208, 220, 242, 273, 351, 352, 390, 398
Thromboseneigung 322
Thrombozytämie 22, 396

Thrombozyten 69, 151, 163, 166, 172, 237, 291, 362, 395, 396
Thrombozyten-Agglutinine 155
Thrombozytenphosphatase 362, 363
Thrombozytopenie 352
Thybon 198, 350
Thymoltrübungstest 52, 183, 372, 374, 376, 398
Thymom 314
Thymus persistens 314
Thyramin-Test 7
Thyreoglobulin 349, 350
Thyreoiditis akute (de Quervain) 349
Thyreoiditis chronische (Hashimoto) 152
Thyreostatika 61, 199, 230, 279
Thyreotoxikose 34, 45, 74, 97, 109, 141, 156, 183, 314, 347
Thyreotoxische Leber 13
Thyroxin 230, 260, 349, 350, 356
Thyroxin-bindendes Globulin 350, 351
Tofranil 60
Tolbutamid 9, 61, 81, 206
Tolbutamid-Test 75, 81, 398
Toluidin 178, 384
Toluidindiamid 169
Toluilendiamin 384
Tonephin 233
Tonsillektomie 38
Tonsillenbluten 166
Tonsillitis 38, 40, 220, 312, 313
Torula-Meningitis 306, 307, 308, 309
Toxicodendron 208
Toxikose, Säuglings- 75, 241, 327
Toxikose, Schwangerschafts- 34, 328, 382
Toxische Anämie 178
Toxisches Adenom 350
Toxocara canis 160
Toxoplasmose 169, 309
Toxoplasmosetiter 57
Tränendrüsenatrophie 134
Tranquilizer 9, 355
Transaminasen 52, 54, 84, 112, 113, 381, 385, 387, 388, 389, 390
Transferrin 134, 135, 137
Transfusionshämochromatose 126
Transfusionsunverträglichkeit 12, 51
Transfusionszwischenfall 241
Transpositio vasorum 164
Transpylorischer Schleimhautprolaps 391
Transsudat-Exsudat-Status 361, 399
Trécator 385
Tremor grobschlägiger 321
Treton 115
Triazetyloleandomycin 60

Tribromäthanol 384
Trichinose 126, 380, 393
Trichlornaphthalin 384
Trichocephalus dispar 170
Trichomonaden-Urethritis 223
Tridione 61, 208
Triglyzeride 112, 295, 296, 297, 361
Trijodthyronin 349, 350
Trilafon 60
Trilen 61
Trimethadion 9
Trinitrobenzol 165
Trinitrophenol 385
Trinitrotoluen 9
Trinitroluol 169, 172, 178, 345, 384, 385
Trithion 115
Tropenkrankheiten 324
Trotyl 178
Troxidon 208
Truncus arteriosus communis 164
Trypaflavin 211
Trypanomoniasis 329
Trypsin 42
Tryptophan 215
TSH 350
TTC-Test 235
Tubargravidität 33
Tuberkelbakterien 310
Tuberkulose 38, 39, 41, 62, 64, 77, 124, 126, 127, 143, 149, 180, 207, 220, 232, 241, 260, 272, 287, 306, 307, 312, 323, 376, 377, 378, 392, 399
Tuberkulose, Urogenital- 222
Tuberkulostatika 60
Tuberkulo-Toxin 131
Tubuläre Niereninsuffizienz 335, 339
Tubuläre Nierenschädigung 43, 100, 102, 156, 209, 233, 265
Tubuläre Azidose 20, 97, 98
Tubulusepithelatrophie 21
Tubulusinsuffizienz kongenitale 99
Tularämie 314
Tumor intraspinaler 304, 305, 307
Tumoranämie 71, 109, 169, 175
Tumordysproteinämie 114
Tumorkachexie 110, 116
Tumorsickerblutung 167
Turner-Syndrom 250
Typhus 63, 126, 143, 149, 223, 240, 288, 292, 311, 314, 324
Typhus-Agglutinine 155
Typhus exanthematicus 142, 149
Tyrosinkristalle im Harnsediment 229
Tyrothricin 181

Übelkeit 264
Ulcus duodeni 19, 91, 166, 244

Ulcus pepticum 391
Ulcus pepticum oesophagi 391
Ulcus ventriculi 19, 32, 91, 166, 187, 344
Uliron 9
Ulkusblutung 167
Ultandren 61
Ultraschallecholot 53
Unterkühlung 20
Urämie 93, 107, 169, 173, 215, 218, 257, 290, 315, 320, 322, 392
Urämie extrarenale 100
Uranium 385
Urate 228, 400
Uraturie 213
Urecholin 34
Ureteritis 221
Ureterknick 224
Ureterstein 221
Ureterstriktur 221
Uretertumor 221
Ureterunterbindung 242
Urethan 9, 61, 172, 291, 315
Urethra-Angiom 221
Urethra-Cavernom 221
Urethritis 224, 225
Urethritis, Trichomonaden- 223
Urikosurika 238, 239
Urin siehe Harn 400
Urin Blaufärbung 13
Urin orangerote Färbung 13
Urin-pH 18
Urinelektrophorese 47
Urinexkretionstest 364
Urinsediment 52
Urobilin 11, 12, 205, 211, 217
Urobilinogen 9, 10, 11, 13, 205, 237, 243, 275, 400
Urobilinogen, Stuhl- 286
Urochrom 210
Urochromogene 210
Uroerythrin 210
Urogenitaltuberkulose 222
Uroporphyrin 343, 344, 345, 346, 347, 348, 400
Urorosein 210
Urtikaria 112, 115, 159, 272
Uteruskarzinom 248, 341

Vaginalsekret 341
Vagotonie 76, 162
Vanillin-Mandelsäure 7, 349, 400
Vapophos 115
Vapotone 115
Vaquez-Oslersche Krankheit 163
Varicosis spinalis 305
Varizellen 308
Varizenblutung 84

Vaskuläre symptomatische Purpura 68, 69
Vasodilatation 6
Vasopressin 230, 232
Vegetative Dystonie 75
Vegetative Labilität 78
Venenthrombose 319
Ventilationsstörung pulmonale 18
Ventrikeldurchbruchsblutung 304
Veralin 115
Veramon 211
Verbrennungen 28, 34, 71, 75, 77, 136, 137, 155, 156, 162, 175, 179, 202, 242, 254, 258, 276, 290, 315, 348, 354, 358, 397
Verdoglobin 10
Vergiftungen 33, 34, 75, 101, 178, 288, 290, 291
Verschlußikterus 42, 52, 69, 104, 114, 137, 176, 183, 186, 193, 248, 279, 283, 296, 299, 353, 374, 384, 387
Verwirrungszustände 259, 263, 321
Vesicocele 224
Vicia fava 181
Viomycin 159, 385
Virilisierung 243, 244, 245
Virusagranulozytose 292
Virushepatitis 109, 147, 186, 200, 346, 387
Virusinfektion 122, 127, 210, 243, 292, 398
Virusleukopenie 292
Virusmeningitis 302, 304, 308, 309
Viruspneumonie 313, 324
Vitalkapazität 164
Vitamin-A 106
Vitamin-A-Intoxikation 209
Vitamin-B-Komplex 211
Vitamin-B_1-Mangel 75
Vitamin-B_{12} 363, 364, 366
Vitamin-B_{12}-Resorption 364, 365
Vitamin-C-Mangel 68, 133, 170
Vitamin-D 325
Vitamin-D-Mangel 25, 90, 92, 95, 97, 171, 336, 338, 339
VitaminD-Mangel-Rachitis 95
Vitamin-D-resistente Rachitis 229
Vitamin-D-Resorption 92, 336
Vitamin-D-Überdosierung 27, 93, 321
Vitamin-D-Vergiftung 96, 100, 229, 335, 338
Vitamin-K 58, 69, 351, 353, 354, 355, 356
Vitamin-K-Antagonisten 351, 353
Vitamin-Mangel-Anämie 170
Vitiligo 364, 366
Volhardscher Konzentrationsversuch 400

Register

Volvulus 391
Vorhofseptumdefekt 72, 164

Waaler-Rose-Test 360
Wachstumshormon, Mangel an 336
Wachstumsstörungen 316
Wachszylinder 226, 400
Wadenkrämpfe 321
Wärmeagglutinine 168
Wasserintoxikation 101, 204, 320, 328
Wassermann-Antikörper 155
Wassermann'sche Reaktion 57, 160, 300, 301
Wasserversuch 205, 217
Wegener Syndrom 208, 243
Weil-Felix-Reaktion 240
Weißbrotbelastung nach Umber 82
Weltmannsches Koagulationsband 372, 376, 377, 400
Westphal-Syndrom 263
Whipplesche Krankheit 92, 106, 297, 394
Wilson-Syndrom 248, 293
Wilsonsche Krankheit 137, 279
Windpocken 46, 313, 343
Wirbelsäulen-Tbc 304
Wirbelsäulenprozesse degenerative 38
Wismutpräparate 9, 62, 208, 241, 345, 393, 398
Witrion 60
Wurmkrankheiten 392
Wurmmittel 165, 172

Xanthelasmen 105
Xanthine 231
Xanthochromie des Liquors 303, 304
Xanthom 298
Xanthomatose 106, 148
Xanthomatose eruptive hyperlipämische 44
Xanthomatosis diabetica 66, 106
Xanthome 105, 106, 296
Xanthoprotein 401
Xylenolum 181
Xylol 169
Xylose-Resorptionstest 401
Xylose-Test 130

Yatren 62

Zahnfleischblutungen 391
Zeckenenzephalitis 303, 308
Zellhämin 131
Zerebrale Blutung 390

Zerebraler Insult 320, 382
Zervikal-Syndrom 91
Zervikalschleim 247
Zervixkarzinom 341
Ziegelmehlsediment 227
Ziegenmilchanämie 132, 170
Ziel-Neelsen-Färbung 310
Zieve-Syndrom 25, 34, 105, 169
Zink 177, 345
Zink-Intoxikation 127
Zinksulfat-Trübungstest 372, 377, 378
Zirrhose cholestatische 32
Zirrhose posthepatitische 201
Zitrat 19, 67, 94, 357
Zitronensäurezyklus 43, 205
Zofarol N 115
Zöliakie 108, 171, 353, 394, 402
Zollinger-Syndrom 317
Zoxazolamin 386
Zucker (Harn) 205, 232
Zweifarbstofftest 54, 388, 402, 403
Zwerchfellhernie 167
Zwergwuchs 265, 337
Zwergwuchs hypophysärer 107, 336
Zwergwuchs thyreogener 336
Zwischenhirnsyndrom 269
Zyklusstörungen 248, 250, 251
Zylinder (im Sediment) 205, 219, 225, 403
Zylinder, Epithel- 162, 227
Zylinder, Erythrozyten- 227
Zylinder granulierte 195
Zylinder, Hämoglobin- 227
Zylinder, Harn- 225
Zylinder hyaline 225, 226
Zylinder, Koma- 227
Zylinder, Leukozyten- 227
Zylinder, Pseudo- 227
Zylinder, Riesen- 227
Zylinder, Wachs- 226
Zylindroide 227
Zylindrurie 209, 210
Zystenlunge 164
Zystenniere 89, 220, 222
Zystinspeicherkrankheit 20, 93, 208, 210
Zystinspeicherung 265, 337, 338
Zystitis 222, 224, 225
Zystizerkose 309
Zystoskopie 222
Zytochrome 131, 343
Zytomegalie 57
Zytostatika 9, 61, 177, 237, 238, 315, 398

Notizen

Anhang: Normalwerte des eigenen Labors

(Tragen Sie bitte die Werte mit Bleistift ein, damit bei Wechsel der Methodik, Angabe in anderen Einheiten usw. die entsprechende Änderung leicht durchgeführt werden kann!)

Normalwerte	Erforderliches Material*
Adrenalin	....
Aldolase	....
Alkali-Reserve	....
Alkalische Phosphatase	....
Alpha-Amylase (Diastase)	....
Alpha-Amylase (Serum)	....
Azetessigsäure (Harn)	....
Azeton (Harn)	....
Azeton (Serum)	....
....	....
....	....
Bilirubin	
Gesamt	....
Konjugiertes (direktes) B.	....
Unkonjugiertes (indirektes) B.	....
Betalipoproteide	....
Blutungszeit	....
Blutzucker	....
Bromthaleintest	....
....	....
....	....
Calcium (Serum)	....
Calcium (Harn)	....

* Mengenangabe von Serum, Plasma, Vollblut, Urin usw.

Anhang: Normalwerte des eigenen Labors

Normalwerte	Erforderliches Material*
C-reaktives Protein	....
Chlorid (Serum)	....
Chlorid (Harn)	....
Cholesterin	....
Cholinesterase	....
CPK	....
....	....
....	....
Eisen	....
Eisenbindungskapazität	....
Elektrophorese	
Albumine	....
Alpha-1-Glob.	....
Alpha-2-Glob.	....
Beta-Glob.	....
Gamma-Glob.	....
Gesamteiweiß	....
....	....
Gerinnungszeit	....
GLDH	....
....	....
....	....
Harnsäure	....
Harnstoff	....
Hydroxyindolessigsäure	....

* Mengenangabe von Serum, Plasma, Vollblut, Urin usw.

Anhang: Normalwerte des eigenen Labors

Normalwerte	Erforderliches Material*
....	....
....	....
....	....
Kalium (Serum)	....
Kalium (Harn)	....
17-Ketosteroide ♂	....
♀	....
Kongorotprobe	....
Kreatin (Serum)	....
Kreatin (Harn)	....
Kreatinin (Serum)	....
Kreatinin (Harn)	....
Kupfer (Serum)	....
Kupfer (Harn)	....
....	....
....	....
....	....
LDH	....
....	....
....	....
Magnesium (Serum)	....
Magnesium (Harn)	....
....	....
....	....
Natrium (Serum)	....
Natrium (Harn)	....

* Mengenangabe von Serum, Plasma, Vollblut, Urin usw.

Anhang: Normalwerte des eigenen Labors

Normalwerte	Erforderliches Material*
Noradrenalin	
Phosphatide	
Phosphor, anorganischer (Serum)	
Phosphor, anorganischer (Harn)	
Proteingebundenes Jod (PBI)	
Rest-N	
Saure Phosphatase	
SGOT	
SGPT	
Triglyzeride	
Vanillinmandelsäure	
Xylose-Resorptions-Test	
Zweifarbstoff-Test	

* Mengenangabe von Serum, Plasma, Vollblut, Urin usw.

Nachwort

Verfasser und Verlag sind dankbar für Vorschläge zur Änderung, Verbesserung, Ergänzung und Erweiterung dieses Buches.
Bitte verwenden Sie für Ihre Nachricht den beigehefteten Vordruck.

Anschriften:

Dr. med. German Weiß
Schießgrabenstraße 4
8900 Augsburg

J. F. Lehmanns Verlag
Agnes-Bernauer-Platz 8
8000 München 21

WEISS „Diagnostische Bewertung von Laborbefunden"

Für eine Neuauflage schlage ich vor:

Datum

Absender

(bitte Stempel und Unterschrift)

MIX
Papier aus verantwortungsvollen Quellen
Paper from responsible sources
FSC® C105338

If you have any concerns about our products,
you can contact us on
ProductSafety@springernature.com

In case Publisher is established outside the EU,
the EU authorized representative is:
**Springer Nature Customer Service Center GmbH
Europaplatz 3, 69115 Heidelberg, Germany**

Printed by Libri Plureos GmbH
in Hamburg, Germany